快速反应团队体系建设
实施教程

Textbook of Rapid Response Systems
Concept and Implementation

第 2 版

主　编	Michael A. DeVita
	Ken Hillman
	Rinaldo Bellomo
副主编	Mandy Odell
	Daryl A. Jones
	Bradford D. Winters
	Geoffrey K. Lighthall
主　审	李天庆　王华庆
主　译	段　军　刘　鹏
副主译	应娇茜　丛鲁红
	张伟硕　焉　丹

人民卫生出版社
·北 京·

版权所有，侵权必究！

First published in English under the title
Textbook of Rapid Response Systems: Concept and Implementation (2nd Ed.)
edited by Michael A. DeVita, Ken Hillman, Rinaldo Bellomo, Mandy Odell, Daryl A. Jones, Bradford D. Winters and Geoffrey K. Lighthall
Copyright © Springer International Publishing Switzerland, 2017
This edition has been translated and published under licence from Springer Nature Switzerland AG.

图书在版编目（CIP）数据

快速反应团队体系建设：实施教程 /（美）迈克尔
·A. 德维塔（Michael A. DeVita）主编；段军，刘鹏主译 . —北京：人民卫生出版社，2023.2
ISBN 978−7−117−34183−7

Ⅰ.①快… Ⅱ.①迈…②段…③刘… Ⅲ.①心脏骤停 – 急救 Ⅳ.①R541.705.97

中国版本图书馆 CIP 数据核字（2022）第 250030 号

人卫智网	www.ipmph.com	医学教育、学术、考试、健康，购书智慧智能综合服务平台
人卫官网	www.pmph.com	人卫官方资讯发布平台

图字：01-2019-5538 号

快速反应团队体系建设——实施教程
Kuaisu Fanying Tuandui Tixi Jianshe——Shishi Jiaocheng

主　　译：段　军　刘　鹏
出版发行：人民卫生出版社（中继线 010-59780011）
地　　址：北京市朝阳区潘家园南里 19 号
邮　　编：100021
E - mail：pmph @ pmph.com
购书热线：010-59787592　010-59787584　010-65264830
印　　刷：中农印务有限公司
经　　销：新华书店
开　　本：787 × 1092　1/16　印张：23.5
字　　数：572 千字
版　　次：2023 年 2 月第 1 版
印　　次：2023 年 3 月第 1 次印刷
标准书号：ISBN 978-7-117-34183-7
定　　价：139.00 元

打击盗版举报电话：010-59787491　E-mail：WQ @ pmph.com
质量问题联系电话：010-59787234　E-mail：zhiliang @ pmph.com
数字融合服务电话：4001118166　E-mail：zengzhi @ pmph.com

译者名单（按姓氏拼音排序）

保　晶	中日友好医院	任在方	中日友好医院
常志刚	北京医院	申艳玲	中日友好医院
陈德生	中日友好医院	孙继红	中日友好医院
陈学斌	中日友好医院	唐　刚	北京化工大学
陈咏怡	北京协和医学院 研究生院	王　慧	中日友好医院
		王　薇	中日友好医院
丛鲁红	中日友好医院	王华庆	北京化工大学
段　军	中日友好医院	王书鹏	中日友好医院
甘　亢	中日友好医院	王燕森	中日友好医院
蒋正英	重庆大学附属 肿瘤医院	吴筱箐	中日友好医院
		吴依娜	中日友好医院
李　晨	中日友好医院	夏杰峰	中日友好医院
李　涛	中日友好医院	焉　丹	中日友好医院
李　颖	中日友好医院	应娇茜	中日友好医院
李天庆	中国医学科学院 阜外医院	翟姗姗	中日友好医院
		张军伟	唐山南湖医院
李喜元	航空总医院	张伟硕	中日友好医院
李战国	中日友好医院	赵　菁	中日友好医院
刘　宝	中日友好医院	赵　晶	中日友好医院
刘　鹏	中日友好医院	钟林涛	中日友好医院
刘　晓	中日友好医院	朱　爽	中日友好医院
刘文婷	中日友好医院		

原著编著者

Max Bell, MD, PhD Perioperative Medicine and Intensive Care, Karolinska University Hospital, Stockholm, Sweden

Rinaldo Bellomo Department of Intensive Care, Austin Hospital, Heidelberg, VIC, Australia

Christopher P. Bonafide, MD, MSCE Perelman School of Medicine at the University of Pennsylvania, The Children's Hospital of Philadelphia, Philadelphia, PA, USA

Eliezer Bose, RN, PhD, ACNP-BC Department of Acute and Tertiary Care, School of Nursing, University of Pittsburgh, Pittsburgh, PA, USA

Patrick W. Brady, MD, MSc University of Cincinnati College of Medicine, Cincinnati Children's Hospital Medical Center, Cincinnati, OH, USA

Jeffrey Braithwaite, PhD Faculty of Medicine and Health Sciences, Australian Institute of Health Innovation, Macquarie University, Sydney, NSW, Australia

Richard J. Brilli, MD, FCCM, FAAP Nationwide Children's Hospital, Columbus, OH, USA

Magnolia Cardona-Morrell, MBBS, MPH, PhD The Simpson Centre for Health Services Research, South Western Sydney Clinical School and Ingham Institute for Applied Medical Research, The University of New South Wales, Sydney, NSW, Australia

Jack Chen, MBBS, PhD, MBA (Exec) Simpson Centre for Health Services Research, South Western Sydney Clinical School, University of New South Wales, Sydney, NSW, Australia

Karen Cox, PhD, RN University of Missouri Health, Columbia, MO, USA

Patricia Dalby, MD Associate Professor, Department of Anesthesiology, University of Pittsburgh School of Medicine, Magee-Womens Hospital of UPMC, Pittsburgh, PA, USA

Oluwaseun Davies, MD Critical Care Medicine—Internal Medicine, Adult Critical Care Internal Medicine/Emergency Medicine, University of Pittsburgh Medical Center, Pittsburgh, PA, USA

Edgar Delgado Respiratory Care Department UPMC Presbyterian Shadyside, UPMC Presbyterian Campus, Pittsburgh, PA, USA

Michael A. DeVita, MD, FCCM, FRCP Department of Surgery, Critical Care, Harlem Hospital Center, New York, NY, USA

Department of Internal Medicine, Critical Care, Harlem Hospital Center, New York, NY, USA

Kathy D. Duncan, RN Institute for Healthcare Improvement, Cambridge, MA, USA

Arthas Flabouris, FCICM Intensive Care Unit, Royal Adelaide Hospital and Faculty of Health Sciences, School of Medicine, University of Adelaide, Adelaide, SA, Australia

Donna Goldsmith, RN, PGCert & Dip, MN, PhD Austin Hospital, Heidelberg, VIC, Australia

Gabriella G. Gosman, MD Associate Professor, Department of Obstetrics, Gynecology, and Reproductive Services, University of Pittsburgh School of Medicine, Magee-Womens Hospital of UPMC, Pittsburgh, PA, USA

Kristin Hahn-Cover, MD, FACP University of Missouri Health, Columbia, MO, USA

Leslie W. Hall, MD University of South Carolina, Palmetto Health, Columbia, SC, USA

Melinda Fiedor Hamilton, MD, MSc, FAHA Department of Critical Care Medicine, University of Pittsburgh Medical Center. Director, Pediatric Simulation, Peter M. Winter Institute for Simulation, Education, and Research (WISER), Pittsburgh, PA, USA

Children's Hospital of Pittsburgh Simulation Center, Pittsburgh, PA, USA

Helen Haskell, MA Mothers Against Medical Error, Columbia, SC, USA

Melodie Heland, RN, CritCareCert, GDip. Surgical Clinical Services Unit, Austin Health, Heidelberg, VIC, Australia

Ken Hillman, MBBS, FRCA, FCICM, FRCP, MD The Simpson Centre for Health Services Research, South Western Sydney Clinical School, UNSW Sydney, the Ingham Institute for Applied Medical Research and Intensive Care, Liverpool Hospital, Liverpool, NSW, Australia

Laura E. Hirschinger, RN, MSN, AHN-BC, CPPS Clinic Administration, University of Missouri Health System, Columbia, MO, USA

Marilyn Hravnak, RN, PhD, ACNP-BC, FCCM, FAAN Department of Acute and Tertiary Care, School of Nursing, University of Pittsburgh, Pittsburgh, PA, USA

Elizabeth A. Hunt Department of Anesthesiology and Critical Care Medicine, The Johns Hopkins University School of Medicine, Baltimore, MD, USA

Gabriella Jaderling, MD, PhD Perioperative Medicine and Intensive Care, Karolinska University Hospital, Stockholm, Sweden

Daryl A. Jones Department of Intensive Care, Austin Hospital, Melbourne, VIC, Australia

John Kellett, MD Adjunct Associate Professor in Acute and Emergency Medicine, University of Southern Denmark, Hospital of South West Jutland, Esbjerg, Denmark

David Konrad, MD, PhD Perioperative Medicine and Intensive Care, Karolinska University Hospital, Stockholm, Sweden

Stephen Lam, MBBS(Hons), FRACP, FCICM Department of Critical Care Medicine, Flinders Medical Centre, Bedford Park, SA, Australia

Flinders University, SA, Australia

Bernard Lawless, MD, FRCS (C) Provincial Lead, Critical Care Services Ontario, St. Michaels Hospital, Toronto, ON, Canada

Geoffrey K. Lighthall, PhD, MD Department of Anesthesia, Stanford University School of Medicine, Palo Alto, CA, USA

Patrick Maluso, MD Department of Surgery, George Washington University, Washington, DC, USA

Sonali Mantoo, MD Critical Care Medicine, Harlem Hospital, New York, NY, USA

Andrea Mazzoccoli, MSN, MBA, RN, PhD, FAAN Bon Secours Health System Inc., Marriottsville, MD, USA

Myra McCoig, CPHRM Corp Risk Management, University of Missouri Health Care, Columbia, MO, USA

Marlene Miller Quality and Safety, Children's Center, The Johns Hopkins Hospital, Baltimore, MD, USA

Nicolette Mininni, BSN, RN, MEd, CCRN Nursing Education & Research, UPMC Shadyside, Pittsburgh, PA, USA

Andrew W. Murray, MD Department of Anesthesiology and Perioperative Medicine, Mayo Clinic, Phoenix, AZ, USA

Hadis Nosrati, PhD The Simpson Centre for Health Services Research, Sydney, NSW, Australia

Mandy Odell, RN, MA, PGDip, PhD Royal Berkshire NHS Foundation Trust, Reading, Berkshire, UK

Amy Pearson, RN, BSN Adult Medicine Service Line, Presbyterian Hospital, Albuquerque, NM, USA

John Asger Petersen, EDIC Department of Anesthesia and Intensive Care, Bispebjerg and Frederiksberg University Hospital, Copenhagen, NV, Denmark

Michael R. Pinsky, MD, Dr hc, FCCP, FCCM Department of Critical Care Medicine, University of Pittsburgh, Pittsburgh, PA, USA

Peter J. Pronovost Department of Health Policy and Management, School of Nursing, The Bloomberg School of Public Health, Baltimore, MD, USA
Department of Anesthesiology, Critical Care Medicine and Surgery, The John Hopkins University School of Medicine, Baltimore, MD, USA

David R. Prytherch, PhD, MIEPM, CSci Centre for Healthcare Modelling and Informatics, University of Portsmouth, Portsmouth, Hampshire, UK

Alex J. Psirides Department of Intensive Care Medicine, Wellington Regional Hospital, Wellington, New Zealand

Ajay D. Rao, MD Section of Endocrinology, Diabetes and Metabolism, Temple University School of Medicine, Philadelphia, PA, USA

Stuart F. Reynolds, MD, FRCPE, FCCP Director of Critical Care Services, Spartanburg Regional Healthcare System, Clinical Professor of Critical Care, Medical University of South Carolina, AHEC, Spartanburg, SC, USA

Francesca Rubulotta, MD, PhD, FRCA, FFICM, eMBA Department of Surgery, Intensive Care Unit Charing Cross Hospital, Bariatric Anaesthesia St. Mary's Hospital, Imperial College London, NHS Trust London, London, UK

Babak Sarani, MD, FACS, FCCM Associate Professor of Surgery Director, Center for Trauma and Critical Care Director, George Washington Transfer Center, George Washington University, Washington, DC, USA

John J. Schaefer III, MD Medical University of South Carolina, Charleston, SC, USA

Susan D. Scott, PhD, RN, CPPS, FAAN Office of Clinical Effectiveness, University of Missouri Health System, Columbia, MO, USA
University of Missouri Health, Columbia, MO, USA

Dan Shearn, RN, MSN UPMC Presbyterian Hospital, Pittsburgh, PA, USA

Gary B. Smith, BM, FRCP, FRCA Faculty of Health and Social Sciences, Centre of Postgraduate Medical Research and Education (CoPMRE), University of Bournemouth, Bournemouth, Dorset, UK

Karen Stein, RN, BSN, MSED Department of Nursing Education, University of Pittsburgh School of Nursing, Magee-Womens Hospital, Pittsburgh, PA, USA

David Streitman, MD Assistant Professor, Department of Maternal Fetal Medicine, Saint Luke's Health System Kansas City, Kansas City, MO, USA

Christian Subbe, DM, MRCP Ysbyty Gwynedd, Penrhosgarnedd, Bangor, Wales, UK

Andreas Taenzer The Simpson Centre for Health Services Research, South Western Sydney Clinical School and Ingham Institute for Applied Medical Research, The University of New South Wales, Sydney, NSW, Australia

James Tibballs, MD, MBA, MEd Royal Children's Hospital, Melbourne, VIC, Australia

Shane C. Townsend, MBBS, FANZCA, FCICM, MBA Complex-Wide Adult Intensive Care, Mater Health Services, Brisbane, QLD, Australia

John R. Welch, RN, BSc, MSc Critical Care Unit (T03), University College Hospital, London, UK

Terri Wells, RN, MSN, CCRN Adult Medicine Service Line, Presbyterian Hospital, Albuquerque, NM, USA

Bradford D. Winters, PhD, MD Department of Anesthesiology and Critical Care Medicine, The Johns Hopkins University School of Medicine, Baltimore, MD, USA

Nancy Wise, RNC, BNS Department of Woman Child Birthing Center of Magee-Womens Hospital of UPMC, Labor and Delivery Department, Pittsburgh, PA, USA

Eyal Zimlichman The Simpson Centre for Health Services Research, South Western Sydney Clinical School and Ingham Institute for Applied Medical Research, The University of New South Wales, Sydney, NSW, Australia

原著编辑

Michael A. DeVita, MD, FCCM, FRCP
Department of Surgery
Critical Care
Harlem Hospital Center
New York, NY, USA

Department of Internal Medicine
Critical Care
Harlem Hospital Center
New York, NY, USA

Rinaldo Bellomo, MD
Department of Intensive Care
Austin Hospital
Heidelberg, VIC, Australia

Ken Hillman, MBBS, FRCA, FCICM, FRCP, MD
The Simpson Centre for Health Services Research
South Western Sydney Clinical School
UNSW Sydney, the Ingham Institute for Applied Medical Research and Intensive Care
Liverpool Hospital
Liverpool BC, NSW, Australia

原著副编辑

Mandy Odell, RN, MA, PGDip, PhD
Royal Berkshire NHS Foundation Trust
Reading, Berkshire, UK

Bradford D. Winters, PhD, MD
Department of Anesthesiology and Critical Care Medicine
The Johns Hopkins University School of Medicine
Baltimore, MD, USA

Daryl A. Jones
Intensive Care Unit
Austin Hospital
Heidelberg, VIC, Australia

Geoffrey K. Lighthall, PhD, MD
Department of Anesthesia
Stanford University School of Medicine
Palo Alto, CA, USA

自从我们开始在这一领域工作以来，我们遇到了许多出色的临床医生，他们努力提高我们对快速反应系统的知识和应用。他们太神奇了。然而，编辑们遇到的最大和最发自内心的影响来自孩子、父母、兄弟姐妹和配偶。他们由于医院系统未能对病情恶化有效应对而失去了亲人。他们与我们分享了他们的痛苦，我们将一直记得他们。这本书是献给逝去的亲人的。

中文版序一

过去几十年,随着科技进步,医学就像高铁驶入轻轨一样得以迅猛发展。各个专业以及亚专业分工越来越细,从宏观到微观,从整体到局部,从器官、组织到细胞、分子,一路纵深,繁花似锦。从各种导航诊疗设备的发明,到对各种精准靶点的掌控,无疑推动了专科诊疗实践活动达到前所未有的高度。

然而,疾病往往没有想象得那么简单。从 2003 年的非典到 2009 年的流感,再到此次突如其来的 COVID-19 疫情,面对急危重症患者,面对骇人听闻的发病率和病死率,各个领域中身怀绝技的专家们怅然若失。所以,有人倡导"整体医学",有人提倡"全科医学",但无论学科如何细化,如何发展,都是为了更好地救治患者。

如何真正体现"以患者为中心"的理念? 早在九十年代,欧美、澳大利亚等开始建立各种快速反应团队,以应对心肺复苏、创伤等各种急危重症,目前取得巨大成功。一种新的体系——快速反应体系破茧而出。随着流程不断优化,培训不断深入,该体系日臻完善。中日友好医院在国内率先将此体系优化,把医学与工学、信息结合,开创了将移动 4G 可视化对讲和监护设备自动报警应用于围术期患者的国内先例,取得了很好的临床效果。

更值得一提的是,中日友好医院援鄂抗疫国家医疗队将已在临床实施的快速反应体系创新性应用于此次新冠病毒肺炎重症患者的临床救治中,构建了三级监测救治体系,即患者危急事件自动预警快速反应体系,包括第一级移动式中央监护站、第二级患者病情分级监测及报警系统、第三级移动 4G 可视化对讲系统。此三级监测救治体系建立后,为中日友好医院病区第一时间发现危重症患者病情变化并快速处置发挥了重要作用,为病区成立后大量新冠肺炎重症患者,尤其是两位医生同行 ECMO 患者的成功救治提供了极大帮助,成为科学防治、精准施策的经典案例。

参与本书翻译的编译人员,既有活跃在临床一线,以中日友好医院外科重症监护室为主,年轻有为的后起之秀,又有精通管理,涉及急危重患者救治行政部门的骨干力量。在繁重的工作之余,他们挑灯夜战,斟字酌句,以极其负责的态度高质量完成了译文。

　　灯下,难以入眠。或许,译文不一定尽善尽美,但他们的敬业精神打动了我,不由得由衷为他们点赞!

于武汉转战绥芬河抗疫工作驻地

2020 年 4 月 14 日

中文版序二

自 1958 年 Peter Sofar 教授设立第一个重症监护室至今，重症医学经历了半个多世纪的实践与发展，已经成为现代临床医学的重要组成部分。此次 COVID-19 疫情爆发后，共约 4.2 万名医护人员从全国各地驰援湖北，其中，重症医学医护人员有 1 万多人，占全国重症医护人员的 10% 以上。显然，重症医学专业已成为此次新冠病毒肺炎患者救治的绝对主力之一，在重症患者尤其是危重症患者救治中起到了不可或缺的作用。

诚然，单个学科单个团队的能力和精力是有限的。在知识日新月异的今天，想做到既广泛又深入，何其难！毋庸置疑，多学科协作团队的合作，尤其是重症、呼吸、感染等学科的强强联合，精诚合作，各个击破，是此次对抗新冠病毒肺炎疫情力挽狂澜的关键！

在此次新冠肺炎疫情救治的临床工作中，许多重症患者因急性低氧事件恶化为危重症，甚至发生心搏骤停。而沉重的防护设备，视、触、叩、听等检查手段的局限，造成临床医护人员"耳不聪，目不明"，难以及时发现患者病情变化，难以及时采取针对措施进行施救，从而导致重症患者病死率居高不下。因此，如何尽早发现重症患者生命体征变化并尽快处置，提高救治及时性和准确性，是所有医疗团队共同面临的技术难题。

而近年来破茧而出的快速反应体系是应对患者病情恶化，提前预警的针对性临床方案。随着其流程不断优化，培训不断深入，该体系日臻完善。中日友好医院在国内率先将此体系优化，把医学与工学、信息结合，开创了将移动 4G 可视化对讲和监护设备自动报警应用于围术期患者的国内先例，取得了很好的临床效果。

国内多数医院并没有建立相关的组织机构，仅少数大医院存在快速反应系统，但尚处于萌芽状态。目前应用比较多的是急诊医学科和产科重症领域。这些大医院尝试建立一些医疗急救小分队，依靠团队力量，凭借多学科互补优势，实现多学科会诊的功能，起到事半功倍的效果。

他山之石，可以攻玉。相信《快速反应团队体系建设》译文能够给国内方兴未艾的快速反应团队的建设提供指导。全书着重介绍了快速反应系统的安全、建设以及监测方面的内容。尤其在外科重症、产科重症、脓毒症、模拟培训、死亡安全性评估等方面，都有详尽介绍。

《快速反应团队体系建设》是一本以我院外科重症医学科中青年医师和急危重症患者救治相关行政部门骨干力量为主译的，指导医院建立以患者安全为目标的快速反应系统的示范读本。医疗质量安全是医院的核心所在，每一个医院的管理者对此都深有体会。实践经验表明，急危重症患者能够从快速反应团队中获益，快速反应团队能够保证医疗质量，守护患者的安全。从这个意义上说，该书译文版的面世意义重大而深远。正因如此，本书原著作者 Michael A. DeVita 欣然为中文译版作序，期待中国同道能为快速反应体系增添中国特色。

是以，欣然为之作序。

正是：

> 樱花东街栽小树。十年长、花无数。
> 蜂蝶竞相采蜜处。更可喜、硕果驻。

> 重症门内青春付。谁不知、辛苦路？
> 不许阎王错超度。待回首、功名簿。

孙　阳

2020 年 4 月 10 日

原著序

在 2020 年的今天，与 20 世纪 90 年代末和 21 世纪初相比，快速反应系统处于一个非常不同的阶段。在最初提出快速反应系统这一概念的时候，有人认为建立快速反应系统是愚蠢的，还有部分人认为这是不可能的。一个由不是患者的主管医师组成的临时抢救团队可以更好预防院内患者死亡，这一个观点当初被认为是不可行且荒谬的。但幸运的是，早期快速反应系统的开创者最终还是坚持并成功建立了快速反应体系。RRS 的核心改革者是重症监护室的医生和护士，他们发现转入重症监护室的重症患者如果能在转入重症监护室前就能得到更早的照护，这些重症患者的临床结局将大大不同。因此，将重症监护室内的高级治疗措施转移到重症监护室外突发重症患者的床边是合理的。相对于传统的耗时数小时的重症监护室患者转入前评估和准备工作，将重症监护医疗小组成员及时送到患者床旁会缩短救治时间至数分钟。因为，对于病情严重恶化的患者而言，时间就是生命，他们需要即刻的治疗。Dr. Bellomo、Dr. Hillman、Dr. Smith、Dr. Buist 等就如何实现"快速到达、快速治疗的团队"提供了丰富且宝贵的临床经验。

最初，发表 RRS 相关的文章较为困难。因为 RRS 是一个跨专业、跨领域的体系，它涉及医师、护士、治疗师和行政管理人员，RRS 并没有自己专属的领域。除此之外，传统的研究者认为，RRS 团队有一定打断或者干扰患者原照护团队治疗方案的可能性，并不认为 RRS 能真正改善患者预后。值得庆幸的是，最终，RRS 的开创者陆续发表了一些论文，分析评估临床应用的经验，并逐步调整具体方案，且最终规范了 RRS 体系建设的章程且同时制订了相应的教育培训内容。随着 RRS 国际会议的召开，以及第一步 RRS 专著的出版，RRS 风向逐渐好转。

现在，作为快速反应体系相关的医学从业者，深刻体会到快速反应体系全球化趋势。快速反应体系是美洲、澳大利亚和新西兰、欧洲大部分地区以及部分亚洲国家医院保护患者医疗安全的基本体系之一。每个国家在开展快速反应体系之时，都会遇上和先驱者同样的障碍和困难。快速反应体系这种医疗文化与传统医疗文化相反，在推进的初期,文化冲突是不可避免的,而且化解这种冲突还需要多方人员合力解决。在各个国家,每个 RRS 的改革者都克服种种困难并成功建立了 RRS,而且与现代信息技术合作,有个别国家 RRS 系统极为先进。虽然具体时日无法确定,但在不远的将来 RRS 注定会是全球医疗体系标准之一。

为了能够实现这个目标,必须将有关如何组建团队、如何教育从业者、如何决定使用什么设备和药物、如何促进文化变革以及团队到达时应该做什么等方面的知识汇集起来。《医疗急救队手册》是第一本包含该领域知识的书,现在,在它的第二版《快速反应团队体系建设》已出版。它囊括了快速反应体系的发展历史、快速反应体系所涉及的所有内容以及快速反应体系临床应用中最常用的资源。

《快速反应团队体系建设》中文译本的出版,将极大促进 RRS 的建设和提高 RRS 教育水平。值得祝贺的是,译者快速且高效地完成中文版本的翻译校对工作。中文版本的《快速反应团队体系建设》有助于中国从业者了解整个体系的建设,正如我们一样。我还要衷心感谢所有这些作者的努力,他们将拯救生命。毫无疑问,快速反应系统的确能挽救生命。我曾见过一些患者的家属,他们的亲人已经去世,而他们却没有一个可用的快速反应系统。他们也有一项使命,就是防止这一事件在其他国家的医院重演。他们希望快速反应系统能够得到充分宣传。我代表他们和他们逝去的亲人,感谢这本书的翻译。我也遇到过一些因为快速反应系统而存活至今的患者。Michael Buist,这个领域的第一批作者之一,就是一个被他发明的团队所拯救的人。我也代表他和其他幸存者向你们表示感谢。最后,我谨代表我自己、Ken Hillman、Rinaldo Bellomo 以及本文英文版的副编辑,对你们为促进中国患者得到更好的医疗照护所做的工作表示感谢。你的工作将挽救成千上万人的生命。

美国纽约州纽约市
Michael A. DeVita
澳大利亚新南威尔士州利物浦
BC Ken Hillman
澳大利亚维多利亚州墨尔本
Rinaldo Bellomo

目录

第二部分　创建 RRS

第三部分　监测的有效性和新的挑战

第一部分

快速反应团队体系建设与患者安全

为何需要 RRS? 无尽恐惧: 抢救失败患者家属的诉说

1

Helen Haskell

在这本书中,许多作者将提供数据支持快速反应系统的影响,并为如何创建或改进组织的快速反应系统提供指导。但本章不同,它旨在使人们深入了解未能抢救住院期间病情严重恶化的患者对人们的影响。这一章的故事提供了关于为什么快速反应系统必须存在的证据。此外,他们将帮助读者理解为什么患者和家属应该被允许触发 RRS 系统。

值得注意的是,在这本书中其他地方指出,在 2014 年,Liam Donaldson 先生联合国家卫生服务联盟新近发布一份报告指出,"对恶化事件的处置不当"是最常见的一类可预防的死亡因素[1]。这一众所周知让人不安的情景令人更加困惑的点在于患者病情急剧恶化时,除了临床医师外,多有朋友和家人的陪伴。当患者的健康状况出现问题时,患者和家属通常都很清楚,而且大多数人都可以随时向床旁护士和医生表达他们的担忧。然而,患者家属却频繁指出他们的担忧没有得到重视[2]。在这种情况下,很少有人有足够的理由试图推翻医务人员的决定,即使他们有信心,也很少有人知道该如何做。没有获救的患者和家属都面临了什么? 在家属眼中这些危险是如何发生的? 家属认为解决方案是什么呢? 以下是来自家属成员视角的四个故事,从我最了解的一个开始,我的儿子 Lewis Blackman。

Lewis 的故事

2000 年 11 月,我是两个成绩优异的孩子的母亲,在我看来,这两个孩子都很有魅力,行为端正。他们分别是 15 岁的 Lewis 和 10 岁的 Eliza。我们的生活通常伴随着童年活动的喧闹,我们期待着未来几年高中和大学的固定轨迹,唯一的变量是选择哪些大学,以及他们的学习应该集中在哪里。我们的孩子是优秀的学生,选择权在他们。

然后我丈夫和我做了一个重大决定。我们的儿子 Lewis 胸壁凹陷,轻度漏斗胸,在阅读了一篇关于新型安全的微创外科手术报道后,我们咨询了附近一家教学医院的儿科医生。因为我们知道这个手术最好在成年之前进行,所以我们决定在他的骨头"定型"之前做

3

手术。但很遗憾,我们当时未充分了解手术风险。

　　尽管如此,我们还是战战兢兢地走进了医院,就像任何一个理智的人一样。现在我几乎无法想象我的儿子是多么害怕,尽管他装出一副勇敢的样子,但我也能够感受到他的恐惧。一位青年女性询问了他的病史,几分钟后,她佩戴着"实习生"胸牌出现,除了实习生和一个看起来很高兴并且戴着滑稽手术帽的麻醉师外,其他手术相关人员我们均未见面及交流。我们不知道围绕在我们周围的任何人的角色或身份。

　　我们在什么都不知道的情况下,没有理由怀疑 Lewis 的手术不顺利。之后出现了问题,在恢复病房,Lewis 一直没有排尿,医生怀疑是尿管问题并更换尿管,但没有效果。因为手术科室没有足够床位,他被转入了血液肿瘤科病房。

　　我们以前去过医院,但从来没有进过教学医院。我们对我们所关心的问题缺乏关注而感到失望。我们再次见到实习医生时,她已经拿下她的胸牌,我们给她看了空尿袋,她点了一剂生理盐水。我们不熟悉拉丁语,不知道为什么要给我们的儿子输注这么多液体。不过最终得出结论,这或多或少是正确的,它代表着"快速大量"补充液体。

　　我们艰难地撑过一夜,第二天大部分时间也都在忙忙碌碌,但都是我丈夫或我在做。根本原因在于总住院医师不愿改变麻醉后所下的错误医嘱,尽管我们很久以后才意识到这一点。没有证据表明,除了我们之外,其他人未曾考虑过尿少的问题,也没有想到尿少所致的其他药物产生的影响。术后第二天,由一位经验丰富的护士和药剂师联合起来指导低年资住院医师修改了医嘱。Lewis 从晚上开始排尿,我们认为这是一次胜利。

　　为缓解疼痛,Lewis 接受了吗啡联合丁哌卡因硬膜外治疗,外加每 6 小时注射一次非甾体抗炎药酮咯酸,这种药没有在青少年中应用的说明,尽管他的体重 120 磅(1 磅约为 0.45kg)(接近美国成人使用酮咯酸的最低体重),但他仍属于青少年。他的疼痛持续恶化,硬膜外镇痛药用量一开始并不少,还在不断攀升。我们还不知道进出我们房间的许多穿制服的人是谁,但我们发现这种困惑越来越令人怀疑。我们可以看出,医护们并没有在讨论他们的患者,而是在即兴发表意见,有时似乎只是吹嘘闲聊。

　　周末到了,喧闹声平息下来,医院里一片寂静。在星期六上午见到一次值班医生后,我们就没有再见到他。Lewis 一整天都感到恶心、出汗、发痒,虽然他一直没有好转,但也没有恶化。我们缺乏判断工具,但很明显,他不会像最初说明的那样在周一出院。

　　相反,在周日早上 6 点半,他的胃部突发剧痛,与术后疼痛完全不同。这发生在酮咯酸注射后半小时,而且正在换班时。Lewis 惊慌失措,在儿童疼痛量表上疼痛程度大于 5 分。夜班护士还没下班,接了我们的电话几分钟后,她回来了,确信这"只是"一次肠梗阻,是由硬膜外腔的麻醉剂引起的。

　　于是,我们儿子生命的最后 30 个小时就这样开始了。在这段时间里,他的治疗就像一辆失事火车,很大程度上来自那种平淡的评估。回想起来,这种评估的起源无非是护士站里的闲聊。不管它的起源是什么,"肠梗阻"的标签就像一根毛刺一样卡在那,甚至 Lewis 的症状出现了变化都无法改变这个判断。他的脉搏和呼吸频率逐渐加快,体温也下降了。他的血压上升,然后下降。排尿再次停止。他的眼睛变成了巨大的黑色圆圈,就像富兰克林·哈斯克尔·罗斯福去世前几周一样。他的疼痛没有减轻,从上腹部转移到了下腹部。肚子鼓得像个西瓜。

　　日间护士仍坚持她的想法,坚称今天 Lewis 应该下床,很多人可以一起协助他下床活动。

但 Lewis 说"这样不行"。但我想到整个外科手术，我热切地同意了。但他专注于眼前。他想到的是回到床上所涉及的后勤工作，以及胸口插着固定器直挺挺坐着呕吐的痛苦。后来护士说 Lewis 应该通过走路来改善他的肠梗阻。由于他身体虚弱得站不起来，我们半扶半拖着他围着病房转。Lewis 每走几步就停下来靠在我身上休息。

然而，大多数时候，Lewis 和我只能听天由命。护士们正在准备迎接第二天的检查，似乎因此而感到精力充沛。当我走出房间时，我发现后面有银器排列在厨房里，窗户上画着欢快的蜡笔画。甚至我们的门板也被擦亮了。这一切离我们的痛苦和恐惧相距甚远。

护士们似乎看不到我所看到的：我的儿子即将休克。我对什么是休克只有模糊的概念，但我想我记得 35 年前初中急救课上休克的症状。我很不确定。我想给 Lewis 的外科医生打个电话，但我认为不会有人在周日休息期间在办公室接电话。我本想越过 Lewis 的护士，但根本不知道医院哪里会有一位主管负责此类事宜。我们只能依赖这位床旁护士，这令我感到绝望。

在这漫长的一天里，我一直在重复地请求找一个医生。我不是指那个实习生，尽管我最终怀疑她时不时巡视可能与我的请求有关。我在休息室找到了 Lewis 的护士。她说："刚刚医生已经看过了！"。如果实习生在第一天没有带胸牌，我可能会一直搞不清楚。我说："我想要一个真正的医生，而不是实习生！"我要求来一名医师。她勉强同意打电话。

又过去了几个小时，到了晚上，一个年轻人来到 Lewis 的病房。虽然我不知道，他就是 3 天前曾错开 Lewis 静脉输液处方的住院医师。他穿着一件夹克，带着一股冷空气。尽管 Lewis 在温暖的南卡罗来纳州的秋天穿着短裤和凉鞋进入医院，但当我们在那里的时候，冬天已经到来了。年轻医生重申了肠梗阻的诊断。他解释说 Lewis 其他严重的症状是阿片类药物导致的。虽然这个解释留下了许多未解的问题，但我默认了。我以为他是我要求的医师，因为如果所有的医生和护士都说同样的话，那肯定是正确的。我从来没想到他们都会沿着一条路走下去。

故事变得更加悲伤。上午 6 点左右，Lewis 的疼痛突然消失了。Lewis 和我对这突然的变化感到不安，但是告知查房的住院医师和医学生的那一刻，他们说，"哦，太好了！"2 小时后 Lewis 测不到血压，但是他们依然没有采取任何措施，因为住院医师报告了他的疼痛改善，也因为他的意识还是清晰的，而且所有外科医生都在手术室。血压测不到被认为是设备故障。

到星期一早上，Lewis 的脉搏最快达到了 163 次/分。我们后来发现，他瘦了 11 磅（1 磅约为 0.45kg）。他在床上看起来像一具骨架。他的父亲、妹妹和我都在房间里，等着医生来拯救局面，我们都吓得浑身冰凉。技术人员进进出出，进行前一天晚上推迟的测试。当 Lewis 抽血时，出现了心搏骤停。大约 20 人参与了抢救，持续了一个多小时，但还是没能使他苏醒过来。

向我们宣布他死亡的五名外科医生是我们两天时间里见到的第一批主治医生。正是从他们那里，我们得知我们等待的医生从来没有被叫过。没有人认为这是紧急情况。尽管我几乎无法忍受，但值班医生说服了我们做尸检。令他们惊讶的是，尸体解剖发现了巨大的十二指肠球部溃疡，可能与酮咯酸有关。溃疡通过底层侵蚀胃十二指肠动脉，导致失血量接近 3L。他只活了 15 年 2 个月 2 小时，是一个非常可爱的孩子，5 天前世界还掌握在他手中。

这些事件发生在许多年前。如果 Lewis 还活着，他已经长大成人。在这几年里，我几乎每一分钟都在进行患者安全相关的工作，我要弥补作为父母的失职。我没有追究患者安全和医疗治疗方面的责任，因为在他的护理中几乎没有失误。但对我来说，核心问题一直是快速反应和救援失败。我们的第一个努力方向是州一级的立法:《刘易斯·布莱克曼医院患者安全法案》。该法案于 2005 年在南卡罗来纳州通过立法[3]。它的重点是在 Lewis 案例中抢救失败及相关的问题。它的条款包括:临床医生要能被识别,比如住院医师佩戴标识,允许患者直接与他们的医生沟通,而不仅仅是通过中间人沟通;对我来说,最重要的是,给患者一个紧急"途径",他们可以在医疗问题没有解决的情况下触发。这是该法案中最具争议的部分,与其说医院反对电话预警系统,不如说他们担心告诉患者为什么可能需要呼叫系统。他们担心告诉患者为什么需要它。该法案最终获得一致通过,部分原因是南卡罗来纳州的立法者们对这些保护措施并不存在而感到惊讶。

随着岁月流逝,我们越来越多地参与到国家和国际政策制定中。我看到了许多改革和社会态度的巨大变化。但我要问的问题是,对于患者来说,事情真的改变了多少。答案似乎是,许多情况已经改变,而许多情况仍保持不变。

Noah 的故事

大约在 Lewis 去世的同一时间,4 岁的 Noah Lord 做了扁桃体切除手术,因为医生错误地认为扁桃体是导致阻塞性睡眠呼吸暂停的原因。手术是在星期五早上进行的。在他出院后的第 2 天,Noah 出现昏睡、呕吐、不吃东西的症状。最终在周日早上,Noah 父母带他去了急诊科,在那里,他接受了静脉输液治疗脱水以及吗啡止痛治疗。Noah 母亲坦妮娅讲起了这个故事。

他的疼痛减轻了,但他在急诊科的整个时间里仍然没有进食或喝水。急诊科的工作人员试图用雪糕和冰棍,甚至他们能想到的任何东西来引诱他,但他什么也不吃。他极度嗜睡,我很担心,但他们告诉我是吗啡让他昏昏沉沉,这是意料之中。

Noah 开始咳嗽起来,听起来像是一直在清嗓子。我去了护士站,询问这是否正常,被告知这没关系,并且"不用担心"。他们不是急诊护士,而是妇产科护士。

在急诊科,我们看到了各种各样的外科医生和护士,但他们从来没有明确表示谁是负责人,也从没有介绍过他们的名字。为 Noah 做手术的外科医生通过电话进行了咨询,但从未出现在病床旁。

有一次,一个女人进来,我抓住她的手腕,把她拉到床边,说:"他真的不太好。"我只是想让那个女人看看他,帮帮我,但她回答说:"我真的很抱歉,我只是来拿脏衣服的。"后来一位年长的男士轻轻地戳他的头,说:"感觉怎么样?"我机械地回应,"还好吧",然后这个人就消失了。后来我发现他是急诊科主治医师。十年后我再次见到他,他还记得他曾在房间里戳他的头,然后走开了。

一名护士进来告知他们已经向 Noah 的外科医生谈过了,医生希望他带着静脉输液管(PICC 管)回家,以保证他在家里就能够输液。探访护士会晚上来我们家给 Noah 输液。

护士递给我一张纸让我签字,我就签了。这是 Noah 周五手术后的下一周周一早上。我太累了,所以我在那张纸上签了字,看都没看。护士离开了房间,我等了约 3~4 小时,没有人进房间。所以我又去了护士站,告诉他们我真的很想和医生谈谈。护士回答道,"你不能见医生,因为你已经出院了。"我才第一次意识到我已经签字的那张纸就是出院通知书[4]。

不知道还能做什么，Noah 父母开车把他们的儿子带回家，他仍在呕吐。几小时后，Noah 嘴里开始大量出血，血液阻塞了气道。他的母亲，虽然进行过急救训练，进行了三次复苏，但最终她无法清除血凝块。救护车赶到时，Noah 已经死了。

他的母亲说："他死那天我的世界就终结了。多年来，我一直在回想那 3 天，想知道我还可以做些什么别的。如果他们听了我的话，不仅仅是我说的话，而是花了一点时间去看看我孩子的状况，我想他们不会错过这么多"[5]。

D.J. 的故事

2010 年，在医院接受化疗的 47 岁卡车司机 D.J. 斯特纳出现了急性胃肠道不适，伴有呕吐和极度疼痛，吗啡也无法控制，他的妻子凯伦是这样描述的。

护士告诉我们 D.J. 只是焦虑，但我们认为有更严重的事情。他的护士给他劳拉西泮抗焦虑，但是 D.J. 一中午都很痛苦。他的呼吸很浅，只是喘气。当时我们没有意识到这多么严重，否则我们会在大厅里大声求助。

下午三点左右，护士开始呼叫医生，告诉他出了问题。护士打了七个电话，大概相隔半小时到一个小时，直到那天晚上 7 点，医生都没有回应。每次他们打电话都没有人接听。只有一次一位被叫去的医生以为其他医生已经去了 D.J. 的病房。

D.J. 最后举起双手，说："就是这样。我要镇静。"我非常惊讶，因为这与他一直抱怨疼痛的性格完全不同，他告诉我们他很害怕。他甚至对他的护士说："请让它停下来。"我们知道他这样说就表明情况已经非常严重了。

晚上 6 点 30 分左右，护士检查了他的呼吸，当时是 20 次/分左右。到了晚上 7 点换班时他们再次检查了一遍他的病情变化，呼吸已经接近 30 次/分了。他的血压很低，血氧为 43%。这时，他的护士通知了另一位上级医生。

医生来时，D.J. 已经丧失意识了。护士启动了急救程序，只花了两分钟复苏反应小组就赶到了病房。当呼吸治疗师走进门时，她对旁边的助手说："我进门之前就知道他有麻烦了。"

助手回答："他们为什么不早点给我们打电话？"[6]。

凯伦补充道："这对我来说真的很难，因为他在极度痛苦中死去。对我来说最难的部分，是我觉得这根本没必要经历。我觉得就因为他得了白血病，他基本上被放弃了。真的不觉得医院想救他。"[7]。

Curtis 的故事

在 2012 年一个周六的早晨，65 岁的 Curtis Bentley 因出血被送入重症监护室，此前他植入了心脏支架，随后改变了抗凝方案。他的女儿安妮特每分钟都待在他身边，直到凌晨 4 点被护士叫醒。她决定休息一段时间。以下是她对随后事件的描述。

我在小吃机停下,给我丈夫打了个电话,在候诊室坐了一会儿。当我离开父亲病房时,我听到了一个急救警报的声音,起初我以为是他的,但后来发现是隔壁床患者的。我又坐了一会儿,但我有一种不安的感觉,促使我去看看他。

我走回去看到急救警报确实是给隔壁床患者的,许多医生和护士都在那里抢救。然而,没有一个人和我父亲在一起。

当我走进去时,我没立即看到我父亲的脸。他一条腿被吊在床旁。我尴尬地问他在做什么,他没有回答。我第二次问他时,正在给他盖被子。就在这时,电视转到一家百货公司,灯光照在他的脸上,他的脸靠着栏杆。他的姿势就像他想出去一样,也许是想寻求帮助。当我仔细看时,我看到我的父亲正在吸他的最后一口气。我立刻意识到这是他的最后一口气,因为我的继父之前死在我的怀里。他们最后的呼吸是一样的。我跑出去呼救。

一个护士来了。在这段时间里,我大喊:"你们在哪里……你们在哪里?为什么没有一个人抢救他?"她没有回答。我和爸爸还在房间里。没有护士在场,没有一台机器提醒他们父亲的病情在恶化。

我的父亲插了管并接受了生命支持。我看了病历得知他已经昏迷,并瘫痪,且存在组织坏死。医院里没人告诉我。他昏迷了7天,再也没有醒来。

在急救结束后的第二天,我和主管护士谈了她的工作人员在那个糟糕的早晨做了什么(或者更确切地说没有做什么)。我向她解释说,当我父亲呼救时,周围没有人。没有人在护士站监护他,也没有任何人关注其他未被抢救的患者。主管护士告诉我:"当我们的肾上腺素上升时,我们的注意力就集中在一个患者身上。"

我深吸了一口气,眼泪开始滚落。我问她,"你的意思是,如果你有15个患者在重症监护室,他们就会因为你的注意力只集中在一个患者身上而被忽略了?"她一句话也没说。然后她说,"应该有人一直在护士站"[8]。

患者的声音

以上这些小片段反映的都是细微情景(儿童医院、癌症病房、急诊科、重症监护室)和患者(健康的儿童、癌症患者、抗凝的老年人)的情况。但所有这些家庭的反应都是:震惊、内疚、恐惧和一种压倒一切的无助感。

患者反复关注的一个问题是担心因为自己不是一个"好"患者而遭到护理人员的疏忽。Noah Lord 的父母带着他们昏昏欲睡,又犯恶心的孩子开车回家,因为他们觉得自己被困在了出院手续的繁文缛节中,像大多数患者一样,在他们不认为危及生命的情况下,没有准备好违反礼貌的社会习俗。Noah 的母亲说:"我不想回家,因为我知道这样做不对,但我不知道该说些什么。"[4]

这其中既有知识的缺乏,也有地位的缺乏。对患者做的临床决定来自一个高高在上的权威机构,而他们的家庭并不能直接接触这个机构,也不能表达他们的困惑。患者和家属可能会感到不安和无力,尤其是当他们缺乏医学知识时,也不知道如何应对医院这个系统。家庭成员深切地感受到他们缺乏知识。D.J. 的母亲说:"我希望我当时能意识到这有多严重……我非常愤怒和内疚,因为我没有意识到更多。"[9]D.J. 的妻子补充道,"我不知道我们可以去找主管护士。如果我当时知道我现在所知道的，我可能会去找护士长说，'护士已经打电话或者叫医生了，但是他们没有回应。还有什么可以做的吗？'"[7]

当周围的医疗保健提供者似乎没有看到专业家庭成员发现的明显和可怕的东西时，即使是医疗保健专业人员也会开始怀疑自己的判断。乔纳森·韦尔奇是一名急诊医生，他讲述了自己来到母亲病床前的震惊之情，他的母亲因患有粒细胞减少导致败血症住进了医院。他说："我妈妈的急诊医生和肿瘤医生几乎没有采取任何必要和明显的干预措施来挽救她的生命。护士似乎很平静，好像一切正常。他们的问题是什么？是我遗漏什么东西了吗？我感觉自己被困在了另一个现实中。在那里，医学规则与我所学习和实践的一切背道而驰，医生和护士们对即将到来的灾难浑然不觉。"[10]

韦尔奇医生坚持让他的母亲转到重症监护室。但是随着时间的推移，她依旧没有接受需要的治疗，他变得更加不确定了。

> 我希望我在那时能够做得更多，坚持把我妈妈的肿瘤医生和医院的重症监护室医生都从家里叫醒，要求他们到医院来。相反，那时我感到失落和无力……我知道在医院里要求太高可能会不好。我失去了自己作为医生的信心，反而成了一个患者无助的儿子，一个在医院什么也做不了的人[10]。

和我们其他的故事一样，结局并不美好。绝望之下，韦尔奇医生开始着手把他的母亲转到另一家医院。尽管新的医生开始给予治疗，但仍无法挽救他的母亲。

患者激活的快速反应

绝大多数家庭抱怨他们的担忧没有得到重视，他们的意见没有得到回应。这几乎仅限于患者病情恶化。事实上，日记中呈现的一些医学故事有一个显著的特点是，对患者尊严和主观感受的麻木、忽视，包括对医学的忽视、对不适当的治疗的盲目延续以及对危急时刻的延迟响应等[11,12]。但是，这种无视的恶果最明显地体现在病例的救援失败上。特别是在像 Lewis Blackman、Noah Lord 或 D.J. Sterner 这样的案例中，患者在家属反复请求帮助中病情恶化数小时，患者的声音被忽略，这无疑是造成伤害的原因之一。

对这些家庭来说，患者激活的快速反应似乎是一个有效的解决方案。从历史上看，这主要出现在北美，患者启动的急救系统的概念主要是由患者驱动的，并且经常被描述为患者的"权利"，甚至是公民权利。它的传播可以归功于一位母亲，Sorrel King，她的 18 个月大的女儿 Josie，可能是世界上最著名的抢救失败案例的受害者，2001 年死于约翰斯·霍普金斯大学未被发现的中心静脉导管感染。金创立了 Josie King 基金会并利用部分和解费用帮助约翰斯·霍普金斯大学的早期安全文化工作，在 2002 年医疗改进学院（IHI）[13]的演讲中，通过一段广为流传的 Sorrel 讲述 Josie 故事的视频，提高了他们工作的知名度。在谈到 Josie 的死亡时，Sorrel 强调了这样一个事实，即 Josie 即使脱水也不允许喝水，Sorrel 注意到孩子脸色苍白和精神萎靡却被忽视。Josie 的心搏骤停是由麻醉剂引起的，尽管 Sorrel 质疑了这些事实。尽管 Sorrel 依旧质疑，但 Josie 的心搏骤停被认为是由麻醉药物引发的。Sorrel 激动地讲述了不可思议的经历，她撤去孩子的生命支持，Josie 死在她的怀里，而"巨大的雪花从天上的云层中慢慢落下,火红的天空把它们变成了淡粉色,这是我从未见过的"[14]。

2004年12月,Sorrel 在 IHI 第二次登台,站在美国各地的医疗保健领导队伍的最后。这次活动是 IHI 在美国医院开展的一项拯救10万生命的活动,其中包括在美国医院里建立快速应急系统[15]。Sorrel 在那里代表患者,这是第一次患者作为医疗利益相关者发表意见。轮到 Sorrel 发言时,她说:"为什么患者不能按下按钮呢?"没有人给出真正的答案。但是观众中有一个人注意到了这一点——塔米·梅里曼,匹兹堡市匹兹堡大学医学院桑迪赛德学院患者护理服务副总裁。她打电话给 Sorrel,请求她帮助为患者建立一个反应系统。由此诞生了一种被称为 Condition H 的患者激活快速反应系统[16]。

患者和家庭激活的概念并不新鲜——它隐含在 Lewis Blackman 法案的"应急机制"中,也隐含在匹兹堡大学医学院现有的快速反应系,Condition C 的通用触发程序中[17]。但是匹兹堡大学医学院桑迪赛德学院的 Condition H(寻求帮助)提供患者激活的快速反应体系,这是以前缺乏的结构。使用 Josie King 的故事和形象,梅里曼创建了一个完整的系统,该系统具有正式的触发标准(如果患者经历了医疗团队没有解决的医疗变化、护理失败或对治疗的困惑,则指示他们打电话)、双重筛选系统(一个独立的 Condition H 小组在打电话给快速反应团队之前评估了患者)、推广计划、教育策略和正式的评估工具[18,19]。这些资料可以在互联网上免费获得,并得到了 IHI、Josie King 基金会和其他机构的广泛推广[20-22]。虽然个别机构能够而且确实在许多方面对其进行了调整,但 Condition H 的设计将为大多数随后的患者激活快速反应团队提供基础。

2008年,联合委员会的全国患者安全目标16A 提出了对患者启动快速反应的理解,该目标创造了一种期望,即经认可的组织将可以"授权工作人员、患者和/或家庭在担心病情时请求额外援助"[23]。在患者权益倡导者的推动下,联合委员会的话被纳入2008年马萨诸塞州的综合医疗保健法,使其成为继南卡罗来纳州之后第二个要求每个医院都有患者可使用的急救系统的州[24]。但是随着 IHI 的挽救10万生命活动和它后续的拯救500万生命活动的结束,广泛开展的患者安全行动的势头有所放缓,Condition H 和类似的项目的传播似乎也随之停滞。在澳大利亚,医疗安全和质量标准委员会似乎为患者激活的概念注入了新的活力,催生了新南威尔士州的 REACH、首都直辖区的 Care(早期呼叫和早期反应)以及昆士兰广为人知的 Ryan's Rule 等项目[25-29]。在英国,皇家伯克希尔·哈撒韦基金会信托公司的"四个关注"(the Call 4 Concern)项目也取得了相当大的成功[30]。然而,在美国,患者激活的快速反应虽然在许多医院仍然可用,但通常已经淡出了人们的视线。

非患者直接激活的快速反应

热情下降的一个原因可能是患者激活系统的使用率较低。系统通常一个月只接到几个呼叫,在一些系统中几乎没有通话[18,31]。虽然这有助于减轻一些护理人员的担心,即患者会通过"随意"呼唤耗尽团队精力,但是它的存在本身对于不经常使用的团队是一个巨大挑战。低呼叫率的原因仍有争议。虽然患者常常不确定什么是真正的医疗紧急情况,但总的来说,可以预见的是,患者群体在医院内外都表现出同样的能力,可以避免因无关紧要的事情而拨打紧急电话。在过分使用不足的情况下,缺乏耐心教育和害怕报复是常见的可能性。然而,当被问及此事时,患者往往表现出对被视为破坏了医患之间既独立又亲密的关系中的信任纽带的担心[32,33]。

在这种背景下，把患者激活看作是患者权利的观点，虽然是一个至关重要的基本概念，但却过于简化了复杂的关系。北卡罗来纳儿童医院（North Carolina Children's Hospital）的经历可能就是这种复杂性的一个例证。在该医院，经过精心计划的家庭激活程序实行的第一年，只有两个电话是由家庭直接触发的，而员工激活的电话增加了 50%。同样，在辛辛那提儿童医院医疗中心，在 6 年的时间里，近 6% 的临床医生发起的快速响应呼叫将"家庭关注"列为一个因素，是家庭激活电话总数的三倍多。这两家机构的研究人员推测，由患者激活的快速反应系统增强床边护理人员的意识和斗志，可能增加了他们对患者和家庭问题的反应[31,34]。

无论如何解释，像这样的描述表明人们越来越关注患者和护理者之间的关系。患者和家庭参与的概念，特别是公共报告 HCAHPS（医疗保健提供者和系统的医院消费者评估）的患者调查，在很大程度上改变了美国医院中患者和员工之间的动态关系[35]。医院现如今具备患者体验官员（有时在最高管理层级别），并派他们的员工参加患者体验会议[36,37]。患者和家庭的参与，包括患者建议委员会和患者参与医院质量工作，已经是美国卫生与公众服务部成功的患者伙伴关系的重要组成部分，这是一个全国性的合作项目，遵循了拯救 10 万人生命运动的方针[38]。随着患者和家庭参与概念的发展，患者启动的快速反应已被视为以患者为中心护理网络的一部分，包括无限制的探视时间、床旁换班和以家庭为中心的查房等措施。此外，更广泛的策略，如流动护士和情境意识的改善，在推动早期干预和减少不良后果方面取得了巨大成功，并与患者激活的快速反应有效地结合起来[33,39-41]。持续监测、移动技术和电子监控领域的新兴技术有望进一步防止患者病情的恶化[42]。在这种情况下，患者启动的快速反应被认为是不可缺少的，但这远远不是一个综合素质改善计划充分的组成部分，它仍将继续发展。

学习机构

研究人员建议将快速反应数据作为患者安全的敏感指标进行挖掘，一些组织现在正在积极地分析相关数据[41,43-45]。患者激活的快速反应，其标准几乎都涉及某种通讯故障，呈现出附加可能性。辛辛那提儿童医院医学中心超过 25% 的患者触发的呼叫提到"缺乏护士响应"或"团队联系不佳"。Brady 等人建议应该探索患者触发的呼叫，尤其是那些没有被认为上升到临床重要性水平的呼叫，以发现可能代表未来安全风险的沟通障碍和行为趋势[34]。

正如 Hillman 等人指出的那样，这些策略的一个问题是，直到患者出院后，医疗行动的全部效果才可能明显[43]。然而，有一种方法足够灵敏，可以捕捉到患者治疗过程中的所有要点。这就是患者和家属的自主报告，这种方式不仅可以实时评估他们自己的病情，而且可实现快速响应呼叫的触发和后续事件的评估，比如是否存在应该触发 RRS 而没有成功触发的情况，或者是否存在需要或不需要激活患者安全网的情况。总而言之，一切基于患者的治疗经验。

这是更大的蓝图的一部分。正如 Hillman 等人所指出的，只有患者才能最终判断手术的有效性和可取性、治疗以及相应的护理质量[43]。此外，越来越多的人认识到，患者病历以捕捉到严重的安全问题，出于各种原因，这些问题没有被记录在案[46]。即使是这里展示的一小部分患者病历样本,也显示了一些值得随访的主题:像 Curtis Bentley 这样在重症监护室期间病情恶化的患者;病情恶化是由于不适当的治疗指令而不是没有认识到所致;以及救援失败与夜间和周末护理之间的强烈相关性。通过倾听患者及家属的经历,我们可以对这些问题和其他问题有更多了解。值得重申的是,一个系统的碎片化会导致不利事件,这往往会让在其中工作的人看不到它更大的缺陷。显然,在整个连续的护理过程中,有许多只有患者和家属才能清楚看到的故障。

对于患者和家庭来说,这不是一个学术问题。毫不奇怪,大多数患者希望确保他们的医疗系统是安全的,并且第一步就是与他们的医疗保障提供者分享他们的发现。尤其是受到伤害的患者和家庭,他们表达了一种普遍的愿望,希望通过作为变化的一部分,从他们的经历中获得意义[47]。发生这种情况的机构现在相当清楚,但做到开诚布公地交流并让患者参与质量改进,包括事件回顾,真的很不容易[48]。虽然这些变化正在发生,但它们在大多数组织中仍没有快速推进。在这一章的家庭中,只有两个人——我自己和 Josie King——能够与伤害发生机构进行有意义且及时的讨论。大多数患者故事的结局仍然是寻找在许多情况下不会出现的答案,当他们得不到这种尊重时,他们会感到深深的绝望。

Alyssa 的故事

在这个问题上,我将把最后的话留给一位母亲,Carole Hemmelgarn,她的 9 岁女儿 Alyssa 在被诊断出患有白血病,几天后死于医院获得性艰难梭菌感染。尽管 Carole 现在与国家安全和质量组织密切合作,但因为医院拒绝就她女儿的死亡提供解释,也拒绝讨论改善措施或在个人层面与她接触,她多年来一直处于痛苦和迷茫中。下面是 Carole 的故事。

> 人们认为这结束了,但它永远不会结束。我在星期一的下午 4:18 接到了一个电话,得知她得了白血病。你知道,这时你的世界都崩塌了,因为这不是你想要的。
>
> 在医院里,治疗她的人认为她很焦虑,但她并没有。她的感染恶化了,转为脓毒症。这是经典的抢救失败案例,她的血压在下降,她需要吸氧,她的脉搏在增快,意识在丧失,每个人都认为她昏昏欲睡……
>
> Alyssa 死后,我们处于震惊之中。你带着你的女儿去了医院,却没有把她带回家。我们回到家后,不得不告诉她哥哥,她已经不在人世了。发生了什么事?
>
> 他们花了 3 年 7 个月零 28 天才和我进行了一次坦诚的对话。我只想知道真相,这样在其他患者走进医院大门时,就能从错误中吸取教训,不必重蹈 Alyssa 的覆辙[49]。
>
> 这不是你想做的事情,而是你必须要做的事情……我宁愿她在这里,而不是不得不这样做。但如果别人不必醒来时发现一张空床,或者坐在厨房少了一个椅子的桌子旁,那么我们就正在做一件好事,一件让世界变得更美好的事[50]。

（刘鹏　译　李天庆　校）

参考文献

1. Donaldson LJ, Panesar SS, Darzi A. Patient-safety-related hospital deaths in England: thematic analysis of incidents reported to a national database, 2010–2012. PLoS Med. 2014;11(6):e1001667.
2. Frampton SB, Charmel PA. Transitioning from 'Never Events' to 'Patient-Centered Ever Events.' HealthLeaders Media Oct 16, 2008. http://healthleadersmedia.com/content/QUA-221681/Transitioning-from-Never-Events-to-PatientCentered-Ever-Events. Accessed Nov 2015.
3. Lewis Blackman Hospital Patient Safety Act of 2005. South Carolina Code of Laws § 44–7-3410 et seq. http://www.scstatehouse.gov/sess116_2005-2006/bills/3832.htm
4. Lord T. Not considered a partner: a mother's story of a tonsillectomy gone wrong. In: Johnson J, Haskell H, Barach P, editors. Case studies in patient safety: foundations for core competencies. Burlington, MA: Jones & Bartlett Learning; 2016:143–52.
5. Institute for Healthcare Improvement Open School. Noah's story: are you listening? http://www.ihi.org/education/ihiopenschool/resources/Pages/Activities/NoahsStoryAreYouListening.aspx. Accessed Nov 2015.
6. Sterner K, Ward L. Failure to rescue. In: Johnson J, Haskell H, Barach P, editors. Case studies in patient safety: foundations for core competencies. Burlington, MA: Jones & Bartlett Learning; 2016:277–86.
7. Sterner K. Interview with the author. February 2012.
8. Smith A. Medical error takes a father's life: a daughter's plea for answers. Physician-Patient Alliance for Health & Safety. August 28, 2014. http://thedoctorweighsin.com/medical-error-takes-life-daughters-plea-answers/. Accessed Nov 2015.
9. Ward L. Interview with the author. February 2012.
10. Welch JR. As she lay dying: how I fought to stop medical errors from killing my mom. Health Aff. 2012;31(12):2817–20.
11. Deed M, Niss M. The last collaboration. London: Friends of Spork; 2012.
12. Lindell L. 108 days. Webster TX: March 5 Publishing; 2005.
13. Institute for Healthcare Improvement Open School What happened to Josie? http://www.ihi.org/education/IHIOpenSchool/resources/Pages/Activities/WhatHappenedtoJosieKing.aspx. Accessed Nov 2015.
14. King S. Josie's story. New York: Atlantic Monthly Press; 2009.
15. Berwick D, Calkins DR, McCannon CJ, Hackbarth AD. The 100,000 lives campaign: setting a goal and a deadline for improving health care quality. JAMA. 2006;295(3):324–7.
16. Kenney C. The best practice: how the new quality movement is transforming medicine. New York: Perseus Books; 2008.
17. Haskell H. The case for family activation of the RRS. In: DeVita M, Hillman K, Bellomo R, editors. Textbook of rapid response systems: concept and implementation. New York: Springer; 2011. p. 197–206.
18. Dean BS, Decker MJ, Hupp D, et al. Condition HELP: a pediatric rapid response team triggered by patients and parents. J Healthc Qual. 2008;30:28–31.
19. Greenhouse PK, Kuzminsky B, Martin SC, Merryman T. Calling a condition H(elp). Am J Nurs. 2006;106(11):63–6.
20. Institute for Healthcare Improvement. Resources. condition H (Help) brochure for patients and families. http://www.ihi.org/resources/Pages/Tools/ConditionHBrochureforPatientsandFamilies.aspx. Accessed Nov 2015.
21. Josie King Foundation. Foundation programs: Condition Help (Condition H). http://www.josieking.org/page.cfm?pageID=18. Accessed Nov 2015.
22. Robert Wood Johnson Foundation. Promising practices on patient satisfaction and engagement: Condition H staff validation tool. http://www.rwjf.org/en/library/research/2008/06/condition-h-staff-validation-tool.html. Accessed Nov 2015.
23. The Joint Commission on Accreditation of Healthcare Organizations. 2008 National Patient Safety Goals, Hospital. 2008.
24. The General Laws of Massachusetts Part I, Title XVI, Chapter 111: Section 53F. Chapter 305 of the Laws of 2008, an act to promote cost containment, transparency, and efficiency in the delivery of healthcare. Requests for additional assistance for deteriorating patients.
25. New South Wales Clinical Health Commission. Programs partnering with patients. REACH–patient and family escalation. http://www.cec.health.nsw.gov.au/programs/partnering-with-patients/pwp-reach#ir. Accessed Dec 2015.
26. Kidspot Health You have the right to demand medical attention. May 2015. http://www.kidspot.com.au/health/family-health/real-life/you-have-the-right-to-demand-medical-attention?ref=category_view%2Creal-life. Accessed Dec 2015.
27. Queensland Health Ryan's rule: consumer/family escalation process. https://www.health.qld.gov.au/cairns_hinterland/html/ryan-home.asp. Accessed Dec 2015.
28. Adams L. Patient, family and carer escalation. Managing the deteriorating patient, Melbourne. 2014 Sept 22. http://www.slideshare.net/informaoz/lynette-adams. Accessed Nov 2015.
29. Harris J. This Queensland mum knew her baby was ill so invoked Ryan's Rule. Kidspot Health, 2015 Apr 29. http://www.kidspot.com.au/health/baby-health/real-life/this-queensland-mum-knew-her-baby-was-ill-so-invoked-ryans-rule. Accessed Dec 2015.

30. Odell M, Gerber K, Gager M. Call 4 Concern: patient and relative activated critical care outreach. Br J Nurs. 2010;19(2):600–2.

31. Ray EM, Smith R, Massie S, et al. Family Alert: implementing direct family activation of a pediatric rapid response team. Jt Comm J Qual Patient Saf. 2009;35:575–80.

32. Hueckel RM, Mericle JM, Frush K, Martin PL, Champagne MT. Implementation of Condition Help: family teaching and evaluation of family understanding. J Nurs Care Qual. 2012;27(2):176–81.

33. Gerdik C, Vallish RO, Miles K, Godwin SA, Wludyka PS, Panni MK. Successful implementation of a family and patient activated rapid response team in an adult level 1 trauma center. Resuscitation. 2010;81:1676–81.

34. Brady PW, Zix J, Brilli R, et al. Developing and evaluating the success of a family activated medical emergency team: a quality improvement report. BMJ Qual Saf. 2015;24:203–11.

35. US Centers for Medicare & Medicaid Services. HCAHPS: patients' perspectives of care survey. https://www.cms.gov/Medicare/Quality-Initiatives-Patient-Assessment-Instruments/HospitalQualityInits/HospitalHCAHPS.html. Accessed Nov 2015.

36. Boehm L. The evolving role of the healthcare chief experience officer. San Jose CA: Vocera Experience Innovation Network; 2015.

37. The Advisory Board Company. Hospitals put patient experience officers in the C-suite. 2014 Mar 25. https://www.advisory.com/daily-briefing/2014/03/25/hospitals-put-patient-experience-officers-in-the-c-suite. Accessed Nov 2015.

38. US Centers for Medicare & Medicaid Services. Partnership for patients: patient and family engagement. https://partnershipforpatients.cms.gov/about-the-partnership/patient-and-family-engagement/the-patient-and-family-engagement.html. Accessed Nov 2015.

39. Hueckel R, Turi J, Kshitij M, Mericle J, Meliones J. Beyond rapid response teams: instituting a "rover team" improves the management of at-risk patients, facilitates proactive interventions, and improves outcomes. Crit Care Med. 2006;34(12):A54.

40. Brady PW, Muething S, Kotagal U, et al. Improving situation awareness to reduce unrecognized clinical deterioration and serious safety events. Pediatrics. 2013;131(1):e298–308.

41. Beckett DJ, Inglis M, Oswald S, et al. Reducing cardiac arrests in the acute admissions unit: a quality improvement journey. BMJ Qual Saf. 2013;22:1025–31.

42. Bates DW, Zimlichman E. Finding patients before they crash: the next major opportunity to improve patient safety. BMJ Qual Saf. 2015;24:1–3.

43. Hillman KM, Lilford R, Braithwaite J. Patient safety and rapid response systems. MJA. 2014;201(11):654–6.

44. Iyengar A, Baxter A, Forster AJ. Using medical emergency teams to detect preventable adverse events. Crit Care. 2009;13:R126.

45. Amaral AC, Shojania KG. The evolving story of medical emergency teams in quality improvement. Crit Care. 2009;13(5):194.

46. Weissman JS, Schneider EC, Weingart SN, et al. Comparing patient-reported hospital adverse events with medical record review: do patients know something that hospitals do not? Ann Intern Med. 2008;149:100–8.

47. Halpern MT, Roussel AE, Treiman K, Nerz PA, Hatlie MJ, Sheridan S. Designing consumer reporting systems for patient safety events. final report (prepared by RTI International and Consumers Advancing Patient Safety under Contract No. 290–06–00001-5). AHRQ Publication No. 11–0060-EF. Agency for Healthcare Research and Quality: Rockville MD; 2011.

48. Carman KL, Dardess P, Maurer ME, Workman T, Ganachari D, Pathak-Sen E. A roadmap for patient and family engagement in healthcare practice and research. (Prepared by the American Institutes for Research under a grant from the Gordon and Betty Moore Foundation, Dominick Frosch, project officer and fellow; Susan Baade, program officer.) Palo Alto CA: Gordon and Betty Moore Foundation. 2014. www.patientfamilyengagement.org. Accessed Dec 2015.

49. Daley J. For Colorado mom, story of daughter's hospital death is key to others' safety. Colorado Public Radio. 2015 Feb 17. http://www.cpr.org/news/story/colorado-mom-story-daughters-hospital-death-key-others-safety. Accessed Nov 2015.

50. MedStar Health. Alyssa's story: including patients and families in delivery of care. https://www.youtube.com/watch?v=3SfrQnwRIjU. Accessed Nov 2015.

快速反应系统的历史与发展　2

Bradford D. Winters，Michael A. DeVita

原则

　　自 20 世纪 90 年代初以来,快速反应系统(rapid response system,RRS)的概念已经基本成熟。起初主要是在澳大利亚、宾夕法尼亚州匹兹堡和英国,重症监护室的医生在病情恶化或在普通病房心搏骤停的患者入重症监护室前,询问一些关键问题。具体说来,他们会仔细询问普通病房的患者在心脏呼吸骤停之前的几分钟及几个小时内的状况,以及是否可以在患者心搏骤停或濒临心搏骤停之前采取措施来干预或阻止病情恶化。由于当时涉及复苏的资源主要的关注点是如何改进 CPR 和 ACL 性能,而不是预防事件的发生,故 RRS 这个概念是在思想和观点上的重大转变。重症监护室的医师通常认为,从普通病房转入的患者或二次入住重症监护室的患者极少是从“情况很好”转为危重症的。早期就有研究清楚地证实了这一点,心搏骤停和病情恶化不是突发事件,通常是由于长期明显的血流动力学和呼吸不稳定造成的,但是这一点往往被普通病房的工作人员忽视[1-17]。普通病房的危重疾病很少是真的“突然”发生,只是突然被发现而已。

　　鉴于此,重症监护室的医生提出,如果能够为普通病房的工作人员创建可行的标准,从而在早期识别即将发生的病情恶化,并授权这些工作人员将重症监护室的医护团队带到患者床旁,则可以改善患者预后。基于心搏骤停研究的一些数据结果为普通病房工作人员提供了需要寻求重症监护室帮助的生理指标标准和指导原则的基础[13-17]。重症监护室的工作人员(医生、护士、呼吸治疗师)是组建团队的首选人员,该团队可以来到患者的床边,评估、帮助制订新的护理和分诊计划。尽管没有卫生机构的支持,但早在患者安全和质量成为国家和国际关注的问题并引起公众和决策者的关注之前,这些重症监护室的医生就提出了新的患者安全和质量倡议[18-48]。

　　早期这些项目通常被称为医疗急救团队(medical emergency team,MET),但也使用其他术语作为称呼,如 Condition C 组、高危患者组和重症监护外展团队组。逐渐将触发标准与响应团队直接联系起来,并允许普通病房工作人员自主呼叫快速反应团队,并促成了一项强大的患者安全和质量计划的制订,该计划在美国、澳大利亚、新西兰、加拿大和英国广泛应用,在世界各地也被采用得越来越多。2005 年 5 月在宾夕法尼亚州匹兹堡举办了第一届医疗急救团队国际会议,随后每年分别在匹兹堡、加拿大的多伦多、佛罗里达州的迈阿密、丹麦的哥本哈根、荷兰的阿纳姆等地举行。RRS 概念已达到如此重要的程度,以至医疗改进学院(IHI)在其"10 万人的生命"运动中将快速反应系统纳入其中,并作为改善患者状况的六大"支柱"之一[49]。此外,联合委员会(美国医院认证组织)接受了 RRS 的基本原则,并将其纳入国家患者安全目标第 16 条和 16A 条,来规范要求美国医院[50]。虽然这个目标并没有特别要求医院建立快速反应系统,但实施这一特定的患者安全和质量项目已被广泛接受。这些恰恰成为对这一任务的最佳和最适当的回应,也使得 RRS 在美国医院中无处不在。RRS 是满足这一要求且合乎逻辑的解决方案,为患者提供所需的安全网络,以防止因疾病进展和恶化而导致心搏骤停和死亡。虽然已有一些其他解决方案可满足这些目标,例如提高护士患者比、改善医院服务和其他方面,但是并没有一个像 RRS 这样有充足的证据支持且有实用性。

最新进展是国际快速反应系统协会(http://rapidresponsesystems.org/)于 2014 年正式成立,其目标是支持全球快速反应系统的实施和进一步发展。越来越多证据支持这一重要的患者安全和质量干预措施(第 20 章)。

RRS 的主要目标之一是防止心跳呼吸骤停,从而防止与此类住院事件相关的极高死亡率。由于在心搏骤停前相当长时间内,导致患者心搏骤停的生理缺陷很明显,因此 RRS 对降低心搏骤停发生率和死亡率有显著的正面效果。此外,RRS 应该能够通过早期识别和干预来降低非常规的重症监护室住院率。通过在病程早期发现问题,可以预见的是,患者不仅不会发生心搏骤停,甚至可能不需要入住重症监护室,在普通病房就可以进行治疗。这有助于保持重症监护室病床对其他患者随时开放,并提升工作效率。同样,随着病情严重恶化和并发症的减少,住院时间也会随之缩短。即使患者由于病情恶化仍然需要转入重症监护室,但原则上,在具有由 RRS 提供的早期干预时,患者到达重症监护室时的状态比没有 RRS 要好。在这种情况下,预期的益处是降低重症监护室和医院死亡率,缩短重症监护室时间和住院时间。

实现这些目标的基础是 RRS 的基本原理和优势,即 RRS 解决了普通病房患者需求与可用资源之间的不匹配[51]。患者需要什么(人力资源、监测条件、专用设备和药物)以及普通病房能提供什么(人员配备、监测条件和政策限制)之间的不平衡是病情恶化的根源所在。通常在护士判定患者病情严重且无法处理当前情况时,护士则会启动 RRS。这些情况可能包括人员监测能力不足、护理安排不合理或脓毒症等新事件。通过快速评估和干预,可以制订新的诊疗计划并传达给病房工作人员,根据资源与需求的失衡采取有效的分诊措施,并为患者制订合理的护理计划。通常情况下,患者需要更高级别的处理以实现资源和需求的再平衡,但是 RRS 干预后可降低此类需求,让患者留在普通病房,而重新达到平衡。

大部分 RRS 可以实现很多目标,收获很多益处,但有些 RRS 未能实现既定目标,也有一些没有进行恰当地评估[18-48]。尽管死亡率等结局指标对临床医生、医疗机构和患者来说十分重要,但 RRS 成功与积极影响的其他指标也需要考虑。如评估脓毒症诊疗是否合乎指南推荐以及明确不适合抢救的患者,特别是在临终关怀这一方面,因为普通病房发生的病情恶化通常会受患者疾病的严重程度和预期生存率的影响[52-54]。另外还应考虑患者和护理人员的满意度[55-57],以及 RRS 对医务人员在重症监护室之外对重症患者识别和管理的教学意义[58,59]。上述 RRS 中最后一个目标和益处可能是最重要的,但是它并未被重视起来。文化是我们工作的医疗卫生系统中一个重要组成部分,而 RRS 改变着文化。RRS 不仅仅是团队,它本身就是一个系统,包括对早期识别问题的强调和教育,以及对救援呼叫的响应。

RRS 在一个更大的系统中发挥作用,该系统从患者、提供者及其环境一直延伸到部门、医院和机构层面。这意味着 RRS 除了识别启动和响应团队之外,还应有两个其他组件。第一是持续评估 RRS 表现的要素,它有助于医院质量改善(QI)[51]。匹兹堡大学等机构利用他们的 RRS 仔细分析了他们的所有心搏骤停事件和 MET 呼救情况,这是一个持续的质量改善过程,对他们医院产生了巨大影响[60]。第二是管理 RRS 运行的行政部门[51],这有助于发展、实施,最重要的是,有助于维护和改进 RRS 项目。在过去两年里,随着 RRS 数据添加到美国心脏协会(AHA)的指南数据库(GWTG)中,评估质量改善元素和行政部门的工作得到了很大改进[61]。从这个数据库中,可以生成有用的报告和比较,以支持 RRS,并向普通病房和重症监护室提供反馈。例如,关于重症监护室出院后 24 小时内 RRS 激活的报告对于重症监护室决定适当的分流决策非常有帮助。虽然这两个额外的组成部分对 RRS 并不是绝对必要的,但它们提高了 RRS 在医院系统中的有效性、作用和地位,对于尚未实施 RRS 项目的医疗机构来说,非常值得考虑。

RRS 已经成为变革的伟大推动者,鼓励和允许普通病房工作人员为他们的患者寻求帮助。医生和其他人经常持有和宣扬的陈旧观念——求助是能力不足的标志——遭到了颠覆,因为 RRS 理念将医疗工作人员的关注点再次聚焦到患者健康上,因此积极寻求帮助体现了临床医师的专业素养和强烈的责任心。

专业术语

清晰理解快速反应系统相关术语十分重要,这样读者才能充分理解领会本书和 RRS 相关文献材料。纵观历史,早期 RRS 最常被称为 MET。它也有其他名称,包括医疗急救应对团队(medical emergency response team,MERT)、风险患者小组(patient-at-risk teams,PART),重症监护延伸团队(critical care outreach team,CCOT)以及快速反应小组(rapid response team,RRT)等。其中一些术语可互换使用,如在澳大利亚,RRT 和 MET 指的是同一件事。虽然医院和机构常常根据当地的偏好为他们的项目制订具体的名称,并希望使用一些难忘的字眼来鼓励大家利用这些名称(其中一些颇具创造性),但已有协议规范了在公共刊物(出版物,研究文章等)中报告和分享信息和数据时使用的特定术语[51,62]。术语"快速反应系统"是指对具有危急医疗问题的所有患者做出应答的整个系统。广义上讲,RRS 包括心搏骤停团队(Code Team)和 MET,以及医院内可能存在的其他专业队伍,例如困难性气道反应小组或卒中小组。其最常用和最优选的意思是指防止病情恶化和心搏骤停,而不是对心搏骤停做出反应。该术语包括识别过程(启动标准和启动过程)和响应团队,这两个子成分分别称为 RRS 传入支和传出支。Code Team 和 MET 在人员方面是相同的,但根据患者的情况,如在心搏骤停与病情恶化时,他们需要承担不同的任务,可能会出现更多混乱,尽管许多机构已经很好地实现了这种整合,并且可以身作则。通常是当地文化和资源决定了这些结构。

传统意义上的 MET 和其他相似小组,现在已经基于团队结构和功能的共识被重新定义[51]。医疗急救团队包括医生和护士,但也可能包括呼吸治疗师和其他工作人员,他们具备评估、治疗和分诊规划的全部能力。而不包括医生作为响应者并且仅依赖护士和其他人的团队被称为快速响应团队(RRT)。护士们主导的 RRT 团队通常有医生咨询,但是医生并不会作为初始响应的一员在床旁做出响应。因为护士无权开出治疗医嘱,RRT 只能提供中等程度的救治。美国的执业护士和医生助理是例外,他们有部分医嘱处理权限。因此,真正的 RRT 能够评估并提供一定程度的稳定性,但如果需求和资源严重失衡,患者可能需要更高级别的治疗照顾。迄今为止,对比 MET 与 RRT 的研究数据很少。虽然两者很可能旗鼓相当,但并无证据支持,且从患者预后或操作进程来说,两个团队结构之间基本没有进行过直接的对比研究。因此,决定创建哪个团队往往取决于当地的资源和文化。重症监护延伸小组(CCOT)是对从重症监护室出院的患者定期提供随访服务和监测,并对普通病房患者(不论住没住过重症监护室)病情恶化应答的团队。这些团队通常由护士组成(尽管一些 CCOT 确实有医生),因此他们对病情恶化患者的处理将是 RRT 型的响应团队。其他专用术语,例如患者风险团队,可以用作该计划的本地名称,并且医院可以选择将其系统称为 RRT,即使有医生参与其中。但此类名称应仅限于在本地使用,应避免在关于 RRS 干预相关的文章中使用。因此,根据这些共识定义,经过比较,RRS 系统的命名应首选为 MET、RRT 或 CCOT。

如前所述,另一个专业术语区分点是识别出患者发生病情恶化和做出应答的团队之间的差异。用于启动寻求帮助的活动和标准是传入支,而做出应答的团队是传出支。虽然这两者都是在一个系统协同工作,但它们有各自独立的名称和职能,这一点十分重要。许多人认为传出支是 RRS,但是传入支也许更重要,因为这才是发现患者需要帮助的环节。如果患者已经进展到即将心搏骤停的程度,即使应答救助团队给予支持,抢救成功率也将大幅度下降。这些问题越早识别越好。一些人认为,只要能尽早识别出病情恶化的危重患者,就足够改善患者结局,至于前来给予帮助的究竟是重症监护团队、普通病房医护团队或其他工作人员,都不那么重要。第一届国际医疗急救团队共识会议肯定了早期识别的重要性,随后,在第三届国际医疗急救团队会议之前召开的特别传入支共识会议进一步强调了这一点,并且陆续有文献发表和国际会议推广这一观点。在这些论坛上,关于 RRS 如何提高他们对重病的普通病房患者的识别的问题进行了考虑和辩论。第一次协商一致会议的报告[51]表明RRS 应该使用清晰明确的检测方法来识别"紧急患者未被满足的需求"和病情恶化的情况,其中首选客观指标,也有一些识别系统,包括直接生命体征参数和各种评分系统[51,63-79]。早期研究数据表明,技术解决方案对于更好地监测和检测大多数门诊普通病房患者群体至关重要,但我们仍在努力确定需要监测什么以及如何进行监测。这个领域是一个研究热点,在未来几年中可能会产生许多可喜的成果[80-84]。

传出支领域也具有光明的研究前景。新的教育模式和策略,如模拟培训,正在被用来提高团队绩效和功能,并帮助团队应对不寻常或罕见场景。组成传出支的团队类型的重要性不是看他们的头衔,而是看他们准备得有多充分,以及他们作为团队成员的工作有多出色[85-87]。

总结

自近 20 年前问世以来,RRS 已迅速发展推广,成为改善患者护理和医疗文化的有效策略。在越来越多的国家(包括美国、英国、澳大利亚和新西兰),RRS 已成为护理标准之一。欧洲国家正越来越广泛地应用 RRS。支持 RRS 的临床医生做了大量严谨的科学研究,发表了越来越多的研究结果和成功经验,并提出,RRS 是一个可以成功解决普通病房患者病情恶化和护理所需资源不平衡问题的系统。明确的专业术语及其定义有助于RRS的进一步推广。通过采用最适合其独特性的方法改进RRS的传入和传出部分，并将其融合为一个有效的系统，RRS可以成为一个不断发展的患者安全和护理质量改进范例。

（段军　译　李天庆　校）

参考文献

1. Sax FL, Charlson ME. Medical patients at high risk for catastrophic deterioration. Crit Care Med. 1987;15(5):510–5.
2. Schein RM, Hazday N, Pena M, Robin BH, Sprung CL. Clinical antecedents to in-hospital cardiopulmonary arrest. Chest. 1990;98(6):1388–92.
3. Bedell SE, Deitz DC, Leeman D, Delbanco TL. Incidence and characteristics of preventable iatrogenic cardiac arrests. J Am Med Assoc. 1991;265(21):2815–20.
4. Daffurn K, Lee A, Hillman KM, Bishop GF, Bauman A. Do nurses know when to summon emergency assistance? Intensive Crit Care Nurs. 1994;10(2):115–20.
5. Smith AF, Wood J. Can some in-hospital cardio-respiratory arrests be prevented? A prospective survey. Resuscitation. 1998;37(3):133–7.
6. Buist MD, Jarmolowski E, Burton PR, Bernard SA, Waxman BP, Anderson J. Recognising clinical instability in hospital patients before cardiac arrest or unplanned admission to intensive care. A pilot study in a tertiary-care hospital. Med J Aust. 1999;171(1):22–5.
7. Hillman KM, Bristow PJ, Chey T, Daffurn K, et al. Antecedents to hospital deaths. Intern Med J. 2001;31(6):343–8.
8. Hodgetts TJ, Kenward G, Vlachonikolis IG, et al. Incidence, location and reasons for avoidable in-hospital cardiac arrest in a district general hospital. Resuscitation. 2002;54(2):115–23.
9. Kause J, Smith G, Prytherch D, et al. A comparison of antecedents to cardiac arrests, deaths and emergency intensive care admissions in Australia, New Zealand, and the United Kingdom—The ACADEMIA study. Resuscitation. 2004;62(3):275–82.
10. Hillman K, Bristow PJ, Chey T, et al. Duration of life-threatening antecedents prior to intensive care admission. Intensive Care Med. 2002;28:1629–34.
11. Franklin C, Mathew J. Developing strategies to prevent in-hospital cardiac arrest: analyzing responses of physicians and nurses in the hours before the event. Crit Care Med. 1994;22(2):244–7.
12. McGloin H, Adam SK, Singer M. Unexpected deaths and referrals to intensive care of patients on general wards. Are some cases potentially avoidable? J R Coll Physicians Lond. 1999;33(37):255–9.
13. Goldhill DR, White SA, Sumner A. Physiological values and procedures in the 24 h before ICU admissions from the ward. Anaesthesia. 1999;54(6):529–34.
14. Morgan RJM, Williams F, Wright MM. An early warning scoring system for detecting developing critical illness. Clin Intensive Care. 1997;8:100.
15. Stenhouse C, Coates S, Tivey M, Allsop P, Parker T. Prospective evaluation of a modified early warning score to aid earlier detection of patients developing critical illness on a general surgical ward. Br J Anaesth. 2000;84:663P.
16. Subbe CP, Kruger M, Rutherford P, Gemmel L. Validation of a modified early warning score in medical admissions. Q J Med. 2001;94(10):521–6.
17. Hodgetts TJ, Kenward G, Vlachonikolis IG, Payne S, Castle N. The identification of risk factors for cardiac arrest and formulation of activation criteria to alert a medical emergency team. Resuscitation. 2002;54(2):125–31.
18. Lee A, Bishop G, Hillman K, Daffurn K. The medical emergency team. Anaesth Intensive Care. 1995;23:183–6.
19. Goldhill DR, Worthington L, Mulcahy A, Tarling M, Sumner A. The patient-at-risk team: identifying and managing seriously ill ward patients. Anaesthesia. 1999;54(2):853–60.
20. Bristow PJ, Hillman KM, Chey T, et al. Rates of in-hospital arrests, deaths and intensive care admissions: the effect of a medical emergency team. Med J Aust. 2000;173(5):236–40.
21. Buist MD, Moore GE, Bernard SA, Waxman BP, Anderson JN, Nguyen TV. Effects of a medical emergency team on reduction of incidence of and mortality from unexpected cardiac arrests in hospital: preliminary study. Br Med J. 2002;324(7334):387–90.
22. Ball C, Kirkby M, Williams S. Effect of the critical care outreach team on patient survival to discharge from hospital and readmission to critical care: non-randomised population based study. Br Med J. 2003;327(7422):1014–6.
23. Leary T, Ridley S. Impact of an outreach team on re-admissions to a critical care unit. Anaesthesia. 2003;58(4):328–32.
24. Bellomo R, Goldsmith D, Uchino S, et al. A prospective before-and-after trial of a medical emergency team. Med J Aust. 2003;179(6):283–7.
25. Kenwood G, Castle N, Hodgetts T, Shaikh L. Evaluation of a medical emergency team one year after implementation. Resuscitation. 2004;61(3):257–63.
26. Priestley G, Watson W, Rashidian A, et al. Introducing critical care outreach: a ward-randomised trial of phased introduction in a general hospital. Intensive Care Med. 2004;30(7):1398–404.
27. Bellomo R, Goldsmith D, Uchino S, et al. Prospective controlled trial of effect of medical emergency team on postoperative morbidity and mortality rates. Crit

Care Med. 2004;32(4):916–21.

28. DeVita MA, Braithwaite RS, Mahidhara R, Stuart S, Foraida M, Simmons RL. Use of medical emergency team responses to reduce hospital cardiopulmonary arrests. Qual Saf Health Care. 2004;13(4):251–4.

29. Garcea G, Thomasset S, McClelland L, Leslie A, Berry DP. Impact of a critical care outreach team on critical care readmissions and mortality. Acta Anaesthesiol Scand. 2004;48(9):1096–100.

30. MERIT Study Investigators. Introduction of the medical emergency team (MET) system: a cluster-randomised controlled trial. Lancet. 2005;365(9477):2091–7.

31. Jones D, Bellomo R, Bates S, et al. Long term effect of a medical emergency team on cardiac arrests in a teaching hospital. Crit Care. 2005;9(6):R808–15.

32. Jones D, Opdam H, Egi M, et al. Long-term effect of a medical emergency team on mortality in a teaching hospital. Resuscitation. 2007;74(2):235–41.

33. Jolley J, Bendyk H, Holaday B, Lombardozzi KAK, Harmon C. Rapid response teams: do they make a difference? Dimens Crit Care Nurs. 2007;26(6): 253–60.

34. Dacey MJ, Mirza ER, Wilcox V, et al. The effect of a rapid response team on major clinical outcome measures in a community hospital. Crit Care Med. 2007;35(9):2076–82.

35. Chan PS, Khalid A, Longmore LS, Berg RA, Kosiborod M, Spertus JA. Hospital-wide code rates and mortality before and after implementation of a rapid response team. J Am Med Assoc. 2008;300(21):2506–13.

36. Tibballs J, Kinney S, Duke T, Oakely E, Hennessy M. Reduction of pediatric in-patient cardiac arrest and death with a medical emergency team: preliminary results. Arch Dis Child. 2005;90(11):1148–52.

37. Tibballs J, Kinney S. Reduction of hospital mortality and of preventable cardiac arrest and death on introduction of a pediatric medical emergency team. Pediatr Crit Care Med. 2009;10(3):306–12.

38. Brilli RJ, Gibson R, Luria JW, et al. Implementation of a medical emergency team in a large pediatric teaching hospital prevents respiratory and cardiopulmonary arrests outside the intensive care unit. Pediatr Crit Care Med. 2007;8(3):236–46.

39. Sharek PJ, Parast M, Leong K, et al. Effect of a rapid response team on hospital-wide mortality and code rates outside the ICU in a children's hospital. J Am Med Assoc. 2007;298(19):2267–74.

40. Zenker P, Schlesinger A, Hauck M, et al. Implementation and impact of a rapid response team in a children's hospital. Joint Comm J Qual Patient Saf. 2007;33(7):418–25.

41. Buist M, Harrison J, Abaloz E, Van Dyke S. Six-year audit of cardiac arrests and medical emergency team calls in an Australian teaching hospital. Br Med J. 2007;335(7631):1210–2.

42. Jones D, Egi M, Bellomo R, Goldsmith D. Effect of the medical emergency team on long-term mortality following major surgery. Crit Care. 2007;11(1):R12.

43. Mailey J, Digiovine B, Baillod D, Gnam G, Jordan J, Rubinfeld I. Reducing hospital standardized mortality rate with early interventions. J Trauma Nurs. 2006;13(4):178–82.

44. Tolchin S, Brush R, Lange P, Bates P, Garbo JJ. Eliminating preventable death at Ascension Health. Joint Comm J Qual Patient Saf. 2007;33(3):145–54.

45. Offner P, Heit J, Roberts R. Implementation of a rapid response team decreases cardiac arrest outside of the intensive care unit. J Trauma. 2007;62(5):1223–8.

46. Story D, Shelton A, Poustie S, Colin-Thome N, McIntrye R, McNicol P. Effect of an anesthesia department-led critical care outreach and acute pain service on postoperative serious adverse events. Anesthesia. 2006;61:24–8.

47. King E, Horvath R, Shulkin D. Establishing a Rapid Response Team (RRT) in an academic hospital: one year's experience. J Hosp Med. 2006;1(5):296–305.

48. Hunt EA, Zimmer KP, Rinke ML, et al. Transition from a traditional code team to a medical emergency team and categorization of cardiopulmonary arrests in a children's center. Arch Pediatr Adolesc Med. 2008;162(2):117–22.

49. 100K Lives Campaign. www.ihi.org/IHI/Programs/ Campaign/Campaign. Accessed 10 Jul 2009.

50. Joint Commission National Patient Safety Goals. www.jointcommission.org/patientsafety/nationalpa-tientsafetygoals/. Accessed 10 Jan 2010.

51. Devita M, Bellomo R, Hillmam K, et al. Findings of the first consensus conference on medical emergency teams. Crit Care Med. 2006;34(9):2463–78.

52. Sebat F, Musthafa AA, Johnson D, et al. Effect of a rapid response system for patients in shock on time to treatment and mortality during 5 years. Crit Care Med. 2007;35(11):2568–75.

53. Jones DA, McIntyre T, Baldwin I, Mercer I, Kattula A, Bellomo R. The medical emergency team and end-of-life care: a pilot study. Crit Care Resusc. 2007;9(2):151–6.

54. Chen J, Flabouris A, Bellomo R, Hillman K, Finfer S. MERIT study investigators for the Simpson Center and the ANZICS Clinical Trials Group, the Medical Emergency Team System and not-for-resuscitation orders: results from the MERIT study. Resuscitation. 2008;79(3):391–7.

55. Jones D, Baldwin I, McIntyre T, et al. Nurses' attitudes to a medical emergency team service in a teaching hospital. Qual Saf Health Care. 2006;15(6):427–32.

56. Galhotra S, Scholle CC, Dew MA, Mininni NC, Clermont G, DeVita MA. Medical emergency teams: a strategy for improving patient care and nursing work environments. J Adv Nurs. 2006;55(2):180–7.

57. Salamonson Y, van Heere B, Everett B, Davison P. Voices from the floor: nurses' perceptions of the medical emergency team. Intensive Crit Care Nurs. 2006;22(3):138–43.

58. Buist M, Bellomo R. MET. The emergency medical team or the medical education team? Crit Care Resusc. 2004;6:88–91.

59. Jones D, Bates S, Warrillow S, Goldsmith D, et al. Effect of an education programme on the utilization of a medical emergency team in a teaching hospital. Intern Med J. 2006;36(4):231–6.

60. Braithewaite RS, Devita MA, Mahidhara R, et al. Use of medical emergency teams (MET) responses to detect medical errors. Qual Saf Health Care. 2004;13:255–9.

61. American Heart Association National Registry for CPR. www.nrcpr.org. Accessed 23 Jan 2010.

62. Cretikos M, Parr M, Hillman K, et al. Guidelines for the uniform reporting of data for medical emergency teams. Resuscitation. 2006;68:11–25.

63. Subbe CP, Davies RG, Williams E, Rutherford P, Gemmell L. Effect of introducing the modified early warning score on clinical outcomes, cardiopulmonary arrests and intensive care utilisation in acute medical admissions. Anesthesia. 2003;58(8):797–802.

64. Goldhill DR, McNarry AF. Physiological abnormalities in early warning scores are related to mortality in adult inpatients. Br J Anaesth. 2004;92(6):882–4.

65. Goldhill DR, McNarry AF, Mandersloot G, McGinley A. A physiologically-based early warning score for ward patients: the association between score and outcome. Anaesthesia. 2005;60(6):547–53.

66. Sharpley JT, Holden JC. Introducing an early warning scoring system in a district general hospital. Nurs Crit Care. 2004;9(3):98–103.

67. Gardner-Thorpe J, Love N, Wrightson J, Walsh S, Keeling N. The value of Modified Early Warning Score (MEWS) in surgical in-patients: a prospective observational study. Ann R Coll Surg Engl. 2006;88(6):571–5.

68. Jacques T, Harrison G, McLaws M, Kilborn G. Signs of critical conditions and emergency response (SOCCER): a model for predicting adverse events in the inpatient setting. Resuscitation. 2006;69:175–83.

69. Harrison GA, Jacques T, McLaws ML, Kilborn G. Combinations of early signs of critical illness predict in-hospital death—the SOCCER study (signs of critical conditions and emergency responses). Resuscitation. 2006;71(3):327–34.

70. Subbe CP, Hibbs R, Williams E, Rutherford P, Gemmel L. ASSIST: a screening tool for critically ill patients on general medical wards. Intensive Care Med. 2002;28(suppl):S21.

71. Haines C, Perrott M, Weir P. Promoting care for acutely ill children. Development and evaluation of a paediatric early warning tool. Intensive Crit Care Nurs. 2006;22(2):73–81.

72. Duncan H, Hutchison J, Parshuram CS. The pediatric early warning system score: a severity of illness score to predict urgent medical need in hospitalised children. J Crit Care. 2006;21(13):271–9.

73. Subbe CP, Gao H, Harrison DA. Reproducibility of physiological track-and-trigger warning systems for identifying at-risk patients on the ward. Intensive Care Med. 2007;33(4):619–24.

74. Bell MB, Konrad D, Granath F, Ekbom A, Martling CR. Prevalence and sensitivity of MET-criteria in a Scandinavian University Hospital. Resuscitation. 2006;70(1):66–73.

75. Green A, Williams A. An evaluation of an early warning clinical marker referral tool. Intensive Crit Care Nurs. 2006;22:274–82.

76. Cretikos M, Chen J, Hillman K, Bellomo R, Finfer S, Flabouris A. MERIT study investigators. The objective medical emergency team activation criteria: a case-control study. Resuscitation. 2007;73(1):62–72.

77. Smith GB, Prytherch DR, Schmidt PE, Featherstone PI, Higgins B. A review, and performance evaluation, of single-parameter "track-and-trigger" systems. Resuscitation. 2008;79(1):11–21.

78. Smith GB, Prytherch DR, Schmidt PE, Featherstone PI. Review and performance evaluation of aggregate weighted "track-and-trigger" systems. Resuscitation. 2008;77(2):170–9.

79. Santiano N, Young L, Hillman K, et al. Analysis of medical emergency team calls comparing subjective to "objective" call criteria. Resuscitation. 2009;80(1):44–9.

80. Smith GB, Prytherch DR, Schmidt P, Featherstone PI, et al. Hospital-wide physiological surveillance. A new approach to the early identification and management of the sick patient. Resuscitation. 2006;71(1):19–28.

81. Watkinson PJ, Barber VS, Price JD, Hann A, et al. A randomised controlled trial of the effect of continuous electronic physiological monitoring on the adverse event rate in high risk medical and surgical patients. Anaesthesia. 2006;61(11):1031–9.

82. Tarassenko L, Hann A, Young D. Integrated monitoring and analysis for early warning of patient deterioration. Br J Anaesth. 2006;97(1):64–8.

83. Pyke J, Taenzer AH, Renaud CE, McGrath SP. Developing a continuous monitoring infrastructure for detection of inpatient deterioration. Joint Comm. J. Safety and Quality. 2012;38(9):328–31.

84. Tanzcar AH, Pykc J, Hcrrick MD, Dodds TM, McGrath SP. A comparison of oxygen saturation data in inpatients with low oxygen saturation using automated continuous monitoring and intermittent manual data charting. Anesthesia and Analgesia. 2014;118(2):326–31.

85. DeVita MA, Schaefer J, Lutz J, Wang H, Dongilli T. Improving medical emergency team (MET) performance using a novel curriculum and a computerized human patient simulator. Qual Saf Health Care. 2005;14(5):326–31.

86. Wallin CJ, Meurling L, Hedman L, Hedegård J, Felländer-Tsai L. Target-focused medical emergency team training using a human patient simulator: effects on behaviour and attitude. Med Educ. 2007;41(2):173–80.

87. Jones D, Duke G, Green J, et al. Medical emergency team syndromes and an approach to their management. Crit Care. 2006;10(1):R30.

3

快速反应系统（RRS）的基本原则

Ajay D. Rao，Michael A. DeVita

引言

目前,快速反应系统(rapid response system)主要有医疗急救团队(medical emergency team,MET)和快速反应小组(rapid response team,RRT)两种响应模式,但是无论采取哪一种模式,对于RRS是否能够改善院内患者的预后这一问题仍存在一定争议。一方面,部分研究表明RRS可以明确改善患者预后[1-4],但与之相反,其他研究并未发现RRS能够改善预后的证据[5-7]。最近几项RRS相关荟萃分析显示,RRS可减少非重症监护室住院患者的死亡率和心搏骤停发生率[8]。尽管仍然存在一些不确定因素和疑虑,但为了达到能够及时发现病情恶化且做出规范诊疗计划这一法规要求以及提高患者医疗安全,许多医院已实施MET和RRT。

量化快速反应系统益处的研究,不仅需要了解各种形式RRT响应小组的成员信息(专业类型),还需分析每种RRT系统的具体事件触发标准。具体而言,传入系统的详细评估(如呼叫标准、检测病情恶化的可靠性和触发机制的准确性)可有助于解释为何MET或RRT传出有效或无效[9]。事实上,有人认为RRS最重要的部分是其完善的触发机制,合理的RRS触发标准才可使RRS利益最大化[10,11]。另外,亦可通过回顾分析心搏骤停前或快速响应前的事件来改进医疗安全质量[12]。医院会提供RRS所需的设备及人员以应对该事件或对事件进行回顾分析。急救小组的临床技能水平可能会影响最终临床结局。有鉴于此,RRT或MET显然是以整个系统存在,而不仅仅是团队合作[13]。本章节我们将对快速反应系统做初步描述和概述。

概述

2004年,专家们为了能够统一描述及处理应对非重症监护室患者病情恶化事件,提出了一个通用术语,即快速反应系统(rapid response system,RRS)。当时共识会议的与会者认识到一项关键性观察结果:所有成功建立完善快速反应团队的组织,除成立快速反应团队小组之外,还对其医疗机构的组织进行了一系列的改进及干预。因此,确认并定义了快速反应系统的具体内容[9]。RRS有四个组成部分:传入系统、传出系统、质量改进系统及行政管理系统(图3.1)。

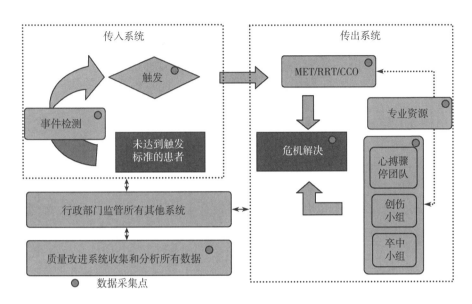

图3.1 快速反应系统结构。当患者出现病情恶化,并可能导致不良事件发生时,传入系统可检测到该病情恶化事件并触发RRS,随后RRS的传出系统协助稳定病情,如较难控制,必要时转入重症监护继续治疗。收集数据以确定事件发生率、资源需求和临床结局,并对事件进行分析以预防或应对将来可能发生的事件。需构建行政管理机制以监督各个环节,并提供资源优化系统,如教育干预。MET:医疗紧急救护小组;RRT:快速响应团队;CCO:危重症护理外展。

传入系统

传入系统(即事件检测和触发系统)是快速反应系统(RRS)的重要组成部分之一。在对多起医疗机构恶化事件处理失败的案例中发现,其失败的原因极大可能为不完善的传入系统,如未有效监测及评估住院患者病情,患者可能因未经抢救而恶化;进行了评估,但评估者未能识别危重状态;即便识别出危重状态,但并未拨打求援电话;已拨打救援电话,但救援者未及时到达(图3.2)。

事件识别和响应触发链中的每个环节都极易遭受破坏,导致不良结果,即无法对危机患者做出正确

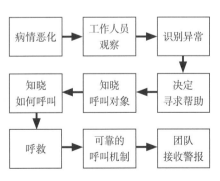

图3.2 传入系统具体步骤

响应。由于传入系统负责识别危机并触发响应,据此,传入系统可能是最重要的组成部分,没有传入就没有响应。Smith在"预防链"的前四个环节中描述了上述步骤[10]。传入系统也可能是快速反应系统中最容易出错的部分,因为该过程步骤繁多,且通常无法对患者实施连

续观察。

通常,传入系统可分为以下几部分:触发标准[1]、医务人员和/或医疗设备监测(有具体报警阈值)[2]以及触发后响应机制[3]。此外,行政管理系统需对全体医务人员及员工进行该系统的教育培训,使每一位员工知晓自己需负责事宜。对于试图建立 RRS 系统的医疗机构而言,上述每一个因素都是极其关键且具有挑战的,甚至需改变传统的医院文化。以上内容在第 8 章、第 9 章和第 16 章中将进行详细描述,亦与传入系统相关。

几乎所有报道的快速反应系统都严重依赖于一组客观的呼叫标准。在不同的地域和医院之间,呼叫标准的类型和应用范围存在一定的差异。例如,在英国,早期预警评分是由数个生理参数计算得出。在澳大利亚和美国,“MET 标准”则由单一参数触发,如高或低的呼吸频率。然而我们注意到,主观评估也可作为触发 RRS 的有效工具,这取决于工作人员对患者“担心”的心理。这个指标通常与前两个系统一起使用,但这个系统可允许护士根据她们的临床经验进行呼救。Santiano 等发现虽然“护士担心”是最常见的呼叫指标,但大多数基于该指标呼叫的患者,至少也能符合单参数系统中的某个指标[14]。另一些研究则表明,如果使用客观指标,危机检测和团队触发的可靠性会相应增加[15,16]。事实上,虽然大多公布的标准由各种客观指标组成,但许多机构也纳入了“担心”这一主观选项。这代表一种后备方案,来支持不确定是否需要进行呼救的工作人员。澳大利亚的一项研究显示,超过半数的“担心”呼叫,最终可被划归到一项客观呼叫指标类型中[10]。然而在许多客观指标未能及时识别或客观指标未达到触发标准时,部分“担心”的患者难以触发呼叫。因此,主观指标可补充客观指标,其自身即可完成一次呼叫。

一般来说,尽管其他院内人员、家属、来访者和患者本身也可触发该系统,但触发这些呼叫指标最多的院内人员是护士。RRS 能使护士通过预设的系统,“绕过”常规的医院等级体系,依据她们独立的判断来进行呼叫[17]。

更多的呼叫能减少心搏骤停的风险。此外值得注意的是,触发 RRS 反应应该是所有院内人员的固有责任。每个机构都要确定具体采用的指标,更重要的是要相应地对员工进行培训教育。最后,重要的是要使各机构之间的呼叫指标进行标准化,在此方面,2012 年英国创建了国家早期预警评分(NEWS)系统,并要求所有国立卫生服务医院实施该系统。RRS 系统触发呼叫标准的规范或统一化最终是否获益需要时间的长河来验证。最后,规范化触发标准能更准确定量呼叫事件的发生率,从而具有提高 RRS 资源效益的优势[18]。

传出系统

传出系统包括响应的人员和其所携带设备。因此,传出系统不仅单指响应团队医务人员。传出系统是一个可创建处理各种危机情况的一系列不同类型团队的组织(详见第 18~23 章)。当患者处于危急状态且时间紧迫,但是该患者身边的可用资源不能够满足病情所需时,RRS 传出系统的存在能使其尽快恢复稳定状态。对于大多数危机,传出系统旨在使重症医护资源能够不受行政及社会或后勤障碍的限制而成功抵达患者床旁。尽管如此,病房的床旁护士通常继续选择呼叫患者的主治医生,而不管 RRS 是否已准备就绪多时[19]。

第 24 章和第 25 章详细描述了传出系统组成部分的响应者和所需设备的类型。当前已确定有四种常见的模式:初级响应小组(由患者的医生团队、护理和呼吸治疗团队)[11]、医疗应急小组(由医生领导的专业小组)、快速响应团队(不包括医生,除非被 RRS 呼叫)以及重症护理外展小组(主动巡视防止 RRS 呼叫或出现需要响应事件的护理团队)[9]。已证实由护士领导的风险患者小组(patient-at-risk team,PART)能有效减少病房心搏骤停事件的发生[20]。

严重失衡的资源需求情形包括:急性创伤或跌倒、急性出血、昏迷、产科急诊、难以控制的患者或家属,甚至是因过错伤害患者而感到沮丧的工作人员。标准的 MET 或 RRT 并未配备相关技能或设备来应对这些状况,这需要专业技能。为使患者尽可能安全,每种情况都应配备有计划的触发机制和有计划的反应团队,并进行适当的培训。

当机构最开始建立 RRS 时,很难完整建立本书所述的所有团队。只有通过不断的质量改进、资源的开发及发展才能被视为必需。我们及其他研究已发现触发 RRS 即提示患者处于危险状态[12]。为了预防未来可能的危险情况,医院必须在 RRS 中设置质量监控系统。这种质量监控系统应既能试图阻止危险事件的发生,又能改进对这些事件的响应,两者均需要详尽的数据收集、分析,并向负责的行政和临床人员反馈。这些个人或团队可创建必要的新流程来建立预防和应对措施。该内容在第 4 章、第 5 章、第 6 章、第 7 章、第 31 章、第 32 章和第 34 章中进行阐述。

行政管理

RRS 的第三个组成部分是行政管理系统。该部分负责人力及设备资源的调配。最开始,可能集中在改进心搏骤停的急救响应过程上,需特别注意组织响应者并克服设备障碍。由于需要维护备件库存以及工程师和临床医生的教育培训,应避免使用不同类型的除颤器,否则会导致设备不足及昂贵的维修费。医院管理人员应与临床医生一起共同创建实施计划,标准化除颤器和救护车配备等过程,这样可降低成本和培训需求,并有助于临床更好地使用设备。行政部门最重要的职能可能是教育培训。很显然,响应小组应把培训重点放在:(1)导致患者恶化的临床症状;(2)团队合作能力。同样重要的是,需对医院全体人员进行 RRS 的教育培训。工作人员需要了解 RRS 系统的概念及流程、如何识别危机以及如何触发RRS。对工作人员进行有计划、合理的教育可提高 RRS 呼叫率[16]。

最近该领域的研究强调"预防链"的重要性,协助医院使其医疗照护过程结构化,从而能有效预防并检测病情恶化和心搏骤停事件[10]。预防链开始于针对全院进行的教育,教育培训内容包括病情恶化的重要征象以及可靠和有效快速反应的必要性。该链通过触发 RRS将教育、监测、异常检测、恶化情况识别、寻求 RRS 帮助以及前来协助的响应者连接在一起。Smith 坚信有必要将这一预防链向所有医院人员传授,类似于基本生命支持和高级心脏生命支持。

质量改进系统

缺乏强有力的质量改进系统来进行数据收集和报告,行政管理部门可能无法集中或有效地构建患者的 RRS 需求。更快地对患者病情恶化进行响应以预防心搏骤停的需求,对某些实施者或行政人员来说并不明显。收集心搏骤停前相关事件和心搏骤停的发生率等数据,可以为 RRS 的教育培训和其他改进措施提供数据基础。如果没有管理者和临床领导者需要的数据进行分析来促进提高,临床上需要重症医师的响应小组的可行性可能因此受限。

　　质量改进小组及其产生的数据可以改进传入和传出系统的功能,相关例子有很多。涉及传入系统质量改进的研究表明,如果要评估和识别每个患者恶化的事件,需尽可能多地捕捉生命体征数据(频次尽可能多)。基于这种质量改进数据的需要,一些传统上未行监测的患者可能需要进行连续生命体征监测[21,22]。间断的监测需要更强的人机交互,不过通常其成本较低。当然,在两次评估之间可能出现病情变化,具体取决于监测间隔和相对于监测时间表的事件发生时间。这些可能导致相关事件延误识别数分钟至数小时。值得注意的是,尽管连续监测可防止(或减少)未检测到的恶化事件的发生,但其亦存在一定缺陷。因此需要对质量改进领域做进一步研究,以探明此类干预的临床及经济的效益和成本。发展至"全院监测"医院,不仅需要强有力的管理部门来处理成本和文化障碍,还需要来自质量改进部门的数据,来支持其合理性并评估 RRS 的成功或失败。

总结

　　总之,RRS 实际上是一个整合的医疗照护系统,需要其四个分支系统的进一步发展和整合,以达到最佳状态。各分支系统均有其特定的目标和定位,每个系统又是 RRS 其他各系统的关键。最重要的是,发展与整合的程度直接影响其他分支系统的效果。

（应娇茜　译　常志刚　校）

参考文献

1. Bellomo R, Goldsmith D, Uchino S, Buckmaster J, Hart GK, Opdam H, et al. A prospective before-and-after trial of a medical emergency team. Med J Aust. 2003;179:283.

2. Bellomo R, Goldsmith D, Uchino S. Prospective controlled trial of effect of medical emergency team on postoperative morbidity and mortality rates. Crit Care Med. 2004;32:916.

3. Buist MD, Moore GE, Bernard SA, Waxman BP, Anderson JN, Nguyen TV. Effects of a medical emergency team on reduction of incidence of and mortality from unexpected cardiac arrests in hospital: preliminary study. BMJ. 2002;324:387.

4. DeVita MA, Braithwaite RS, Mahidhara R, Stuart S, Foraida M, Simmons RL. Use of medical emergency team responses to reduce hospital cardiopulmonary arrests. Qual Saf Health Care. 2004;13:251.

5. Hillman K, Chen J, Cretikos M, Bellomo R, Brown D, Doig G, et al. MERIT study investigators: introduction of the medical emergency team (MET) system: a cluster-randomised controlled trial. Lancet. 2005;365:2091.

6. Kenward G, Castle N, Hodgetts T, Shaikh L. Evaluation of a medical emergency team one year after implementation. Resuscitation. 2004;61:257.

7. Chan PS, Khalid A, Longmore LS, Berg RA, Kosiborod M, Spertus JA. Hospital-wide code rates and mortality before and after implementation of a rapid response team. JAMA. 2008;300:2506.

8. Chan PS, Jain R, Nallmothu BK, Berg RA, Sasson C. Rapid response teams: a systematic review and meta-analysis. Arch Intern Med. 2010;170(1):18.

9. DeVita MA, Bellomo R, Hillman K, Kellum J, Rotondi A, Teres D, et al. Findings of the first consensus conference on medical emergency teams. Crit Care Med. 2006;34:2463.

10. Smith GB. In-hospital cardiac arrest: is it time for an in-hospital 'chain of prevention'? Resuscitation. 2010;81(9):1209–11.

11. Howell MD, Ngo L, Folcarelli P, Yang J, Mottley L, Marcantonio ER, et al. Sustained effectiveness of a primary-team-based rapid response system. Crit Care Med. 2012;40(9):2562–8.

12. Braithwaite RS, DeVita MA, Mahidhara R, Simmons RL, Stuart S, Foraida M, et al. Use of medical emergency team (MET) responses to detect medical errors. Qual Saf Health Care. 2004;13:255.

13. DeVita MA, Bellomo R, Hillman K, Kellum J, Rotondi A, Teres D, et al. Findings of the first consensus conference on medical emergency teams. Crit Care Med. 2006;34(9):2463–78.

14. Santiano N, Young L, Hillman K, Parr M, Jayasinghe

S, Baramy L-S, et al. Analysis of medical emergency team calls comparing subjective to "objective" call criteria. Resuscitation. 2009;80(1):44.

15. Sakai T, DeVita M. Rapid response system. J Anesth. 2009;23(3):403.

16. Foraida MI, DeVita MA, Braithwaite RS. Improving the utilization of medical crisis teams (Condition C) at an urban tertiary care hospital. J Crit Care. 2003;18(2):87.

17. Tee A, Calzavacca P, Licari E, Goldsmith D, Bellomo R. Bench-to-bedside review: the MET syndrome–the challenges of researching and adopting medical emergency teams. Crit Care. 2008;12(1):205.

18. Jones D, Drennan K, Hart GK, Bellomo R, Web SA. Rapid response team composition, resourcing and calling criteria in Australia. Resuscitation. 2012;83(5):563–7.

19. Jones D, Baldwin I, McIntyre T, Story D, Mercer I, Miglic A, et al. Nurses' attitudes to a medical emergency team service in a teaching hospital. Qual Saf Health Care. 2006;15:427.

20. Pirret AM, Takerei SF, Kazula LM. The effectiveness of a patient at risk team comprised of predominantly ward experienced nurses: a before and after study. Intensive Crit Care Nurs. 2015;31(3):133–40.

21. Taenzer AH, Pyke JB, McGrath SP, Blike GT. Impact of pulse oximetry surveillance on rescue events and intensive care unit transfers: a before-and-after concurrence study. Anesthesiology. 2010;112(2):282–7.

22. DeVita MA, Smith GB, Adam SK, Adams-Pizarro I, Buist M, Bellomo R, et al. "Identifying the hospitalised patient in crisis"—a consensus conference on the afferent limb of Rapid Response Systems. Resuscitation. 2010;81(4):375.

4 安全性评估

Bradford D. Winters，Peter J. Pronovost，
Marlene Miller，Elizabeth A. Hunt

引言

15 年前,美国医学研究所提出公众需重视医疗系统中存在的患者安全问题[1]。从那时起,医护人员、医院、政府等都在全力保证患者安全和提高医疗质量。医疗机构致力于学习提高患者医疗安全质量的方法并将其在实践中应用,以提高患者安全性和医疗质量[2,3]。尽管经过 15 年的努力进展甚微,提高患者医疗安全质量的任务依旧任重道远,医疗安全科学需要更快速地发展以满足患者的需求。尤其需要开发出有效的检测指标,用以评估干预措施的效果,以便了解哪些措施有效,哪一个部分需大力投资及改进。医保中心已将医疗赔付与降低和消除不良事件相关联,由此可见医疗安全质量的重要性。

15 年来,患者及家属始终在问:"我们进步了吗？"。他们希望确保他们所接受的医疗是安全的,他们不希望自己或家人因为医疗措施而受到伤害甚至死亡。目前,只有在少数领域内我们可以这样说。例如,导管相关血行感染和用药错误的发生率较之前降低;再如,得益于快速反应系统(RRS)的建立,院内心搏骤停的发生率也降低了。然而,我们并不能减少所有的伤害。我们仍需努力开发出新的干预措施,并通过严格的指标来证明它有效。我们需要为患者、家属及所有为医疗服务付费的人提供有力的证据。

评估并改善医疗安全性是一项艰巨的任务。就其本质而言,很少有安全评估措施能够通过循证医学、随机盲法对照试验等金标准来证明其有效性。盲法通常是不可能实现的,随机化也很困难,而安慰剂组甚至可能被视为不合伦理。此外,干预措施的实施背景也会影响其效果。控制霍桑效应非常困难,可能会掩盖其他有效的干预措施。人们曾经设计了 MERIT 实验,目的在于证明 RRS 是有效的,然而实验却失败了。目前普遍认为霍桑效应至少是原因之一。我们逐渐认识到,改变医疗文化是一项巨大的挑战。它是一种从忍受不安全的医疗条件向努力避免可预防性伤害的文化的积极转变。衡量这种变化及其影响几乎同样困难。希望有一天,我们能够诚实地回

答患者及其家属说:"是的,你不会受到意外伤害。"[2,3]

　　本章概述了衡量患者安全性的问题,并提出了衡量和改善安全性的框架。重要的是要认识到,"医疗质量"是一个很广泛的概念,其中包括有效、高效、以患者为中心、及时以及公平[4],而安全只是其中一个组成部分。这些概念之间经常存在重叠,在评估时往往需要考虑多个方面。例如,未能使用循证治疗,是安全性措施还是有效性措施?发生了并发症,如导管相关性血行感染,是安全性措施还是有效性措施?对于这些例子,答案可能是两者之一或者两者都是。事实上这些区别并不重要,重要的是我们有一个有效的措施,并在积极改进。因此,在本章中,我们使用的术语"安全性",会同时代表安全性和有效性。

患者安全的系统评价方法

　　Donabedian 对医疗质量的评估方法包括:我们如何组织(结构);我们所做的(过程);我们获得的成果(结果)。此方法也适用于评估医疗安全[5]。许多医院将提高安全性的努力聚焦在结构性措施上,如政策和流程[6]。尽管结构性措施确实是总体框架的一个重要组成部分,但其本身并不足以实现结果。医院还应对过程(实施某种安全有效医疗的频率)和结果(某些并发症发生的频率)进行评估。不幸的是,相比于结构性措施,过程和结果的评估通常更难开展和收集,因此,后者往往没有在总体框架中得到更好的体现[7,8]。并非所有医院都能够同时进行所有三项评估内容,而相比于结构措施,过程和结果的评估结论通常更可信。评估安全性时最好对三种评估方法都有所了解。

　　通常,过程和结果的评估会使用百分率,包括分子和分母,但并非所有安全性评估都能够或应该使用比率来评估。例如,一个单一的伤害事件(例如未能挽救一个病情恶化的患者)使用院内死亡率来计算,可能没有统计学意义,但导致这一失败的背景原因可能足以引起有重大影响的系统变化。对单个事件和总体比率进行分析可以说明问题。如果机构不能认识和学习这些单一事件,并提高对不良事件发生率和流程依从性的认识,人们将无法最大限度地提高安全性。对多个单一事件的分析可以帮助进一步认识事物发展模式的规律,从而提供进一步安全性干预的机会。此外,比率计算需要花费大量人力,并不适用于每一类型的医疗差错。因此,我们需要进行权衡,在某些情况下计算比率,而在另一些情况下采用其他分析方法。最终,这种"数据收集"和学习模式需要在医院体制架构内施行。

　　除了学习能力,医疗机构文化的许多其他方面对安全也有显著影响[9,10]。在过去几十年里,航空安全的进步在很大程度上是由于文化的变化而不是技术的进步[9,11]。在医疗卫生领域,沟通失败是警报事件[12]的常见原因,而沟通失误有其核心文化基础(严格的等级制度、指挥结构等)。事实上,医疗机构组织内的沟通模式是现有文化的反映。因此,医疗机构学习和文化的度量可以提供对该机构安全度量的洞察。

　　衡量患者安全需要普遍的相互认可的标准化定义和方法,包括如何调整风险和混杂因素。W. Edwards Deming 曾经说过:"任何可度量的事物都没有绝对的价值;改变度量方法,你就可改变结果。"[13]除非我们已经制订了一个供所有人使用的标准,否则我们分享我们的知识并使其普遍适用将受到严重限制。

　　我们可以使用多种方法评估患者安全性的各个方面。想要评估用药安全,我们可以进行结构性评价,如计算机医嘱输入;过程评估,例如错误处方分析;结果评估,例如药物不良事件分析。此外,每个类别(结构、过程或结果)都可以用多种方式来评估。例如,常用于评价药物不良事件的监测方法差异很大,其中许多使用自我报告的事件,分子为符合定义的不良事件,分母可以是病例数、住院日或剂量(表 4.1)[14-18]。哪种方法最"正确"尚不清楚。不同的方法结果可能会有所不同,但它们都可能是"正确的"。在没有标准定义的情况下,在医院内部和医院之间的比较存在问题[19,20]。即使有标准的定义,也有人担心,医院之间的比较结果在科学上是不健全的,也是不公平的,因为危险因素矫正不足(医院特征、患者人数等)和随机误差带来的差异要远大于医院之间患者安全性的差异[8,19-21]。

表 4.1　药物评估方法举例

研究	样本数量	分子	分母	评估者	发生率
Leape et al. NEJM 1991	30 195 次记录	严重不良事件	给药记录	医生	3.7/100
Lesar, Briceland JAMA 1990	289 411 次给药医嘱/年	处方错误	医嘱数量	医生	3.13/1 000
Lesar, Briceland Stein JAMA 1997	1 年内药剂师发现并避免的处方错误	处方错误	每条给药医嘱	药剂师,回顾性评价由一名医生和两名药剂师进行	3.99/100
Cullen, et al. Crit Care Medicine 1997	6 个月内 4 031 次成人用药	药物不良事件	住院日	护士和药剂师的自我报告,护士调查员对所有图表进行每日审查	19/1 000

此外,实施干预的背景(工作人员、资源、领导等医疗文化相关内容)可以影响干预的结果。所有医疗机构都实施同样的干预措施而效果不一,这就是背景不同所引起的。然而,背景不是静态的,而是动态和可塑的。理解了这一点,就能更好地理解改善干预措施的机制。在基础科学中,基因是如何开启和关闭的,蛋白质是如何折叠的,受体是如何结合的,都曾经是背景。现在,这些是治疗的机制和靶点。同样,文化如何影响结果,领导力如何推动改进,以及团队合作如何对患者的预后产生影响,都属于背景问题,结合相应的科学依据,这些都将成为改善干预措施的机制和靶点。

基于这一背景,针对患者安全的评价,医疗机构回顾及总结了以下四个问题。(1)患者临床不良事件发生率?(2)针对患者医疗不良事件的正确处理方案是否能及时合理地执行?(3)多久举行一次医院内部不良事件的总结与分析讨论?　(4)如何从医院层面建立患者安全文化?此框架见表 4.2。

表 4.2　患者安全性和有效性记录表格

问题	定义	麻醉科示例
患者临床不良事件发生率	医疗获得性感染的评估	血行感染;手术部位感染
针对患者医疗不良事件的正确处理方案是否能及时合理地执行	使用国家认可的流程措施或经过验证的流程来制订措施,接受循证干预的患者百分比是多少	围手术期 β 受体阻滞剂的应用;机械通气患者床头抬高;术后体温过低的发生率
多久举行一次医院内部不良事件的总结与分析讨论	每个科室一个月内有多少天组织大家从错误中学习	监测一段时间内科室内进行病例讨论的月份的百分比
如何建立患者安全文化	单位安全文化年度考核	各护理单位文化评分百分比变化

缺陷评估

为了评估安全性,我们经常使用每单位内缺陷的数量或 σ 来估计可靠性,1σ 定义为每 10 单位内的缺陷,2σ 为每百个单位内的缺陷,3σ 为每千个单位内的缺陷,4σ 为每万个单位内的缺陷,5σ 为每十万个单位内的缺陷,而 6σ 为每百万个单位内的缺陷。测量安全性很困难,方法也在不断发展[8]。为了衡量安全性和质量,我们需要有效可靠的分子(缺陷)和分母(风险池),然而我们常常不清楚这些分子或分母的分析单位。例如,在 RRS 中,常用的分子是心跳呼吸骤停事件的次数,但这一事件数量测量方法多种多样。有的医院可能选择包括所有"code"的呼叫,因为这部分数据很容易从管理数据库收集整理,另一家医院可能要求有明确的无脉搏或呼吸停止的记录,而这需要更大量的人力进行医疗记录查阅。对于分母来说,应当统计全部住院患者还是应该统计剩余那些"未抢救"的患者? 分子/分母的选择可以显著影响缺陷率,有时会使医院间的比较存在困难。

此外,尚不明确分母的分析单元应该是什么,因为选择不同的分析单元会改变结果。例如,麻醉学专业将其分母从护理分钟数改为每例。因此,如果平均麻醉时间为 100 分钟,缺陷率可以改变 2σ,而安全性没有任何变化。

人们常常倾向于使用容易收集的数据进行测量以及评估,例如上述的"code"呼叫次数。但是,值得注意的一点是,易于收集的数据很有可能无法反映干预措施的真正影响。反而,可能有一些很难获得的数据,却可以更好地界定干预的影响。例如,在 RRS 中死亡率数据通常是基于医院的总死亡率进行分析,因为所有的医院的管理部门均有相关记录,调取该数据比较容易。然而,由于许多患有终末期疾病的患者很可能无法在住院期间存活下来(这也解释了他们为什么首先住院而不是去临终关怀),为了更好地评估 RRS 干预效果,意外死亡率是更合适的指标。不幸的是,这需要大量人力收集数据,而且会对统计带来偏倚("终末期"的主观性)。

虽然指标至关重要,但如果我们的目标仅仅是增加可识别缺陷的数量,而不是从缺陷中学习,我们就不能建立有效的安全措施。我们会变得过于专注于"指标"而忽略其他一切,过于追求数据收集速度,而牺牲了有效性。许多机构使用自我报告的不良药物事件发生率作为安全性的衡量标准,但他们没有认识到,就所有结果衡量标准而言,数据收集、定义、数据质量、病例组合以及机会的变化都会影响结果[19]。这些比率的变化不一定能够真正反映出临床安全性的增加或减少,因此亦很难学习及改进。此外,数据质量和病例组合的变化可能远远大于安全性的变化,这限制了我们根据这些指标推断医疗质量的能力。

安全和质量的评估必须是有力的、实用的、科学的、可行的。有力性和实用性通常是由团体、医院或某一专业机构做出的价值判断。有力性是相对的,实用性指的是那些寻求高安全性的人,特别是一线工作人员的实用性。科学性指的是有效性和可靠性。一个指标如果满足以下条件(www.rand.org)[22],可视为有效。

- 该指标有充分的科学证据或专业共识支持。
- 指标能够真正评估它所想要评估的东西(敏感性、特异性、阳性预测值和阴性预测值)。
- 对接受指定治疗的患者的健康有明显的益处。
- 根据经验,具有较高指标依从率的卫生专业人员被视为更高医疗质量的提供者。

- 决定是否坚持某一指标的大多数因素受卫生专业人员控制(或受卫生专业人员的影响,如戒烟)。

如果满足以下条件[22],指标被视为可行。

- 决定依从性所需的信息很可能在典型的病历中找到。
- 根据医疗记录数据估测指标的依从性是可靠和无偏倚的。
- 可靠的测量在重复测量时能产生类似的结果。

不幸的是,数据收集的有效性和可行性之间常常需要进行权衡。通常,该评估方案的有效性越好,收集它所需的工作量越大,就越不可行。反过来往往也是真实的,容易收集的方案可能不太有效。

同样重要的是我们是否评估了过程(我们做什么)或结果(我们得到的结果)的可靠性。我们知道 RRS 可减少心搏骤停的发生率(结果),尽管在传入系统方面存在明确的触发标准(过程环节),但触发 MET 失败的情况时有发生。尽管,结果可靠性的评估比过程可靠性的评估更重要,但仅仅关注结果的评估会带来额外的偏倚,往往导致结果不可用[19,23]。举例来说,罕见不良事件的结果可能需要长达数年的数据收集周期,这导致它们对一线医务人员不太有用。过程的评估可能会对医疗护理的实践产生更直接的影响。普遍认为,提高医务人员对过程评估方案的依从性有利于改善最终结果。结果评估的可靠性也会受到监测方法、数据定义及收集方法、病例组合、安全性的变化和随机误差的影响[23]。我们也需要认识到,某些缺陷的价值就在于从分子(缺陷)中学习;而准确评估分母(风险总量)可能是成本很高昂的。

医院的安全性和质量往往比其他变量的变化小得多。在医疗护理方面,需要致力于标准化可靠的评估方案,如全国医院感染监测项目,为监测医疗相关感染的发生率提供了统一标准的方案[13]。基于证据的标准化流程可用于监测医疗过程中缺陷和不作为行为的发生率。然而,目前仅有少数具备循证医学证据的标准化评估方案,尤其是在 RRS 这一领域,急需一组更加多样化的质量评估方法。

那么,我们如何选择具体的评估方法呢? 戴明提出了以下建议:应采取能够优化学习的方法,即确保方法具有表面效度——对预期使用数据的人是否重要? 为了制订具有临床意义的措施,我们需要联合应用多种独立来源的数据,同时应用严谨的方法学处理数据。例如,失败拔管的暴露风险(分母)是尝试拔管,然而拔管失败率常用的分母为患者人数或机械通气天数[24]。

鉴于此,RRS 的安全性评估包括哪些内容? 非预期转入重症监护室、住院死亡率、心跳呼吸骤停发生率是常用的指标,虽然它们似乎有相关性,但每一个又都有潜在的问题。例如,非预期转入重症监护室缺乏有效性,虽然直观的期望和目标是通过 RRS 的早期干预减少其发生率,但一个患者是否转入重症监护室牵涉到多个因素,包括文化,以及针对该患者和普通病房其他患者双方资源与需求的比例。这种资源(主要是护理)需求比也随着时间推移而变化,在医院之间可能有很大不同。鉴于此,我们不知道这种非预期转入重症监护室的增减是否能意味着高质量的医疗。

如前所述,心跳呼吸骤停发生率似乎是一种有效的评估指标,但心跳呼吸骤停的定义和"计数"方法也很重要。最好应该有明确的病历记录,只要患者出现无脉或呼吸停止即可算作心跳呼吸骤停。

正如前面提到的,医院总死亡率无法体现暴露组的死亡率。有些患者在入院时已不太可能在住院期间存活,而有些患者直接住进重症监护室,然后在重症监护室死亡,从未入住普通病房并且无法接受 RRS 的干预。这两种类型的患者都计算进了总死亡率。定义什么是可预期死亡和非预期死亡存在较大困难,不同的分母选择可能会导致非常不同的结果。

更相关和有效的指标可能包括非预期死亡率、普通病房或重症监护室患者入院时严重程度的评分的变化、终末期(EoL)护理干预措施、患者符合标准时 RRS 激活的频率、延迟激活时的措施等。最近的证据表明,RRS 可以对过程措施有正向影响,例如对"不宜复苏"状态的合理识别[25]和早期对严重脓毒症和感染性休克患者实施目标导向液体治疗[26]。这类患者的安全性措施,在 RRS 领域内值得更多的研究关注。

RRS 的分母选择,我们也必须小心决定。虽然通常使用入院患者数量(有时是出院)作为分母,住院日可能是一个更有效的分母。患者心跳呼吸骤停的风险受住院时间的影响,住院时间越长,风险越大。住院患者死亡率和住院时间可以作为 RRS 的安全性评估措施,但如所有结果措施一样,病例组合因子将显著影响结果,导致医院之间的比较难以进行[23]。只要医院没有大的改变,医院内的病例组合就相对稳定,医院内死亡率的变化可能是重要且可衡量的。

我们还可以评估环境和文化。事实上,RRS 干预是医院护理文化转变的范本。应从"患者所有权"和严格的等级结构,转变为不论患者接受的是哪种临床服务,都尽力为患者的需求提供必要的资源。RRS 可以改变医院的安全和团队文化。有多种工具可以评估文化,通过对过程和结果的评估,更好地评估环境。评估领导能力和团队行为的标准化工具也可以与过程和结果措施联系起来[27]。最后,对环境进行定性分析(要求工作人员反思哪些工作有效,哪些不可行)有助于开发概念模型和假说,以便进行后续测试。

如何改进安全性?

从核电站到商业航空公司,再到赛车维修人员,存在着许多几乎完美无瑕的高度可靠安全的系统。这些系统有共同的标准化流程、特定的作用、高水平的培训和教育,以及致力于高绩效的文化。整个流程反复演习训练,直到达到理想的水平。因此,尽管此类系统存在高风险性,它们的安全性和性能仍然优良。

类似系统能协助预警患者安全性风险吗?事实上,几乎所有的医疗机构都意识到需要提高患者的安全性,并且大多数机构承诺通过自己改进医疗安全系统或做到符合卫生监管机构安全相关规定,来实现这一目标。从 15 年前开始,医学研究院已经呼吁大家重视医疗安全,但医疗机构对提高患者安全性的内在驱动力并不高,毕竟文化改革需要大量的工作和时间。为了改善安全性和质量,我们必须将医疗服务看作是科学和艺术的结合。流程的标准化和科学方法的应用可以帮助我们实现更高层次的保真度,并减少危及患者的缺陷。

提高可靠性的框架

在医疗领域,大部分流程的可靠性为 1σ~2σ。对于各种各样的流程,患者通过接受干预措施,可以缩短一半时间或减少 1σ[28]。有些结果,不良事件的缺陷是 2σ~3σ,例如导管相关性血流感染率和呼吸机相关性肺炎的发生率通常是 1~20 次每 1 000 个导管日或呼吸机日[13,29]。一些明显的例外包括麻醉和输血,估计是 4σ 或 5σ(每 10 000 或 100 000 例发生一次不良事件)[30,31],但显然还有很大的改进余地。

提高可靠性首先取决于创造一种安全文化,整个医疗团队应将患者作为其独特的关注点,实现和创造共同目标。安全文化让医疗团队的所有成员在交流的时候畅所欲言,倾听别人的声音。它还创造了一种对不良事件"零容忍"的态度。接下来是标准化,指定团队做什么和该在什么时候做[32-34]。这与传统做法形成了鲜明对比,传统做法中"医学艺术"和"卓越医学"胜过科学,个别护理者的做法缺乏组织性,有时显得混乱(即,护理者在需要时做他们想做的事)。在重症监护室,患者接受的治疗更多地取决于谁在查房,而不是因为证据表明只有 $1\sigma\sim2\sigma$ 不良事件的治疗方案。血库的可靠性接近非医疗领域,如商业航空,因为它们是标准化的。如果没有标准化,将可靠性保持在 $1\sigma\sim2\sigma$ 会给患者带来巨大危害。

标准化的一个重要方面是简化或降低复杂性。每一步都有独立的失败概率,因此,五个步骤的流程比四个、三个或两个步骤的流程更容易失败。虽然大多数系统中存在防御可能出错的额外措施,但如果我们减少流程中的步骤数量,我们就更有可能提高可靠性。我们不需要建立额外的步骤以防止错误,我们需要集中精力在更少的步骤中建立更可靠的防御体系。

例如,为了减少导管相关性血行感染(CRBSI)发生率,操作者经常使用不同来源的辅助穿刺设备,过多的辅助设备往往导致穿刺者不能严格遵守无菌原则。于是人们设置了可移动的"导管车",为操作者提供中心静脉导管穿刺所需的所有用品。这减少了复杂性,更加有助于操作员遵守中心静脉穿刺指南的要求。在 RRS 响应系统中,由于既往为患者提供过诊疗的医生众多,一个病情恶化的患者可能会需要护士必须"请示"一个很长的名单,才能找到一个了解该患者既往诊疗经历的医生。简化激活 MET/RRT 的流程就能使其得到改进。

标准化的第二个方面是确保证据转化为实践。循证医学治疗可以减少危害,但通常不能转化为实践,因为目前虽然在开发治疗方案上做出了重大努力,但为确定如何最好地实施这些疗法付出的努力很少。应用以下模型[35]可解决这个问题,其中包括五个主要部分组成:(1)关注系统而不是关注个别患者;(2)鼓励当地的多学科团队掌握主导权;(3)对技术提供集中支持;(4)鼓励本地化;(5)在当地团队和整个系统间创建协作文化。具体步骤包括总结证据、确定当地实施障碍以及衡量绩效,以确保所有患者接受干预。

成功地利用这种模式实现标准化同样需依赖于创造和维持安全文化。这可以通过使用基于个体的综合安全方案(CUSP)等策略来实现[36]。虽然 CUSP 和其他团队策略是基于个体层级(如重症监护室或病房)的局部流程,而 RRS 是医院层级的干预,但两者可以相互补充。例如,为提供 RRS 所需的资源,必须由医院支持,但 RRS 激活障碍导致的利用率低,主要需要在个体层级上加以解决。

我们还需要识别缺陷并从缺陷中学习。这包括创建独立的检查来识别缺陷。在医疗领域内为缺陷指定一个准确的定义或概念是一项重大挑战。这是因为不同的人会从不同的角度看待问题(医生和护士的观点)、文献(证据)间的不同观点,以及内在的多变性,这导致我们有多种选择。最终,工作人员需要达成共识,分析并最终实施能够减少或消除缺陷的干预措施。强大的安全文化有助于推动这一进程。

为了从缺陷中学习,我们需要调查出现的问题,并提出改进建议。表4.3所示为缺陷学习工具,帮助我们揭示发生了什么,为什么会发生,以及必须做什么来修复缺陷。它与根本原因分析(RCA)不同,缺陷学习工具常被机构用于评估预警事件和其他关键事件,在寻求回答这些问题的同时,也侧重于可能减轻危害的因素。除了目前已有的缺陷和流程外,对于其他缺陷和流程的应用也有价值。步骤如下:(1)创建安全文化;(2)标准化何种操作/何时完成;(3)识别和学习缺陷。这些步骤提供了一个提高可靠性的框架。

表4.3 缺陷学习工具表

问题陈述:医疗机构可以提高他们从缺陷中学习的程度

什么是缺陷? 缺陷是指任何你不想再发生的临床或手术事件或情况,可能包括您认为会给患者造成伤害或使患者面临重大伤害风险的事件

工具的目的:该工具的目的是提供一种结构化的方法,帮助医护人员和管理人员识别导致缺陷的系统类型,并进行随访以确保安全改进

谁应该使用这个工具?
- 临床部门统计发病率和死亡率的专员
- 患者护理领域,作为基于个体的综合安全方案(CUSP)的一部分

所有与此缺陷有关的医护工作人员应在缺陷评估时到场。至少应该包括医生、护士、管理人员和其他人(例如药物缺陷应包括药剂科,设备缺陷包括医工处)

如何使用此工具:每月至少在一个缺陷上完成此工具。此外,各部门应调查以下所有缺陷,包括责任索赔、预警事件、通知风险管理的事件、发病率和死亡率轮次的病例以及医疗获得性感染

调查过程
I. 对发生的事情提供清晰、透彻和客观的解释
II. 审查导致事故的因素列表,并检查对事故做出积极贡献和产生消极影响的因素。消极影响是指伤害患者或增加伤害危险性的因素;积极的促成因素将限制伤害的影响
III. 描述如何通过填写表格来降低这种缺陷再次发生的可能性。列出你将做什么,谁将领导干预,你何时跟进干预的进展,以及你如何知道已经实现风险降低的目标

调查过程
I. **发生了什么事?**(重建时间线并解释发生了什么。在这次调查中,把自己放在参与者的位置上,以了解事件发生时他们的想法和行动/决定背后的原因)

65岁,非裔美国人,清晨被送往心脏外科重症监护室。患者刚完成心脏手术,正在接受透析。患者进入重症监护室后2小时内,很明显需要植入起搏器。通常经静脉起搏导线需使用IJ Cordis鞘置入,因为很少使用经静脉起搏导线,相匹配的鞘管重症监护室无备货。而重症监护室常备的鞘管适用于肺动脉导管,与经静脉起搏导线的尺寸并不合适。使用这种鞘管引导导线到达心室后,工作人员很快意识到鞘管较粗而导致导线不能完全密封,存在空气栓塞的风险。患者完全靠起搏器起搏,所以不能移除。为了降低患者的栓塞风险,床边护士和住院医生用纱布和胶带封鞘

II. **为什么会发生这种事?** 下面是一个帮助您回顾和评估案例的框架。请阅读每一个促成因素,并评估是否与它有关。如果是,是否对事件造成负面影响(增加伤害)或正面影响(减少伤害)

影响因素(举例)	负面影响	积极影响
患者因素	—	—
患者病情进展快(老年患者、继发于充血性心力衰竭的肾衰竭患者)	—	—
语言障碍(患者不会说英语)	—	—
个人或社会因素(患者拒绝治疗)	—	—

续表

影响因素(举例)	负面影响	积极影响
任务因素	—	—
是否有一个可用于指导治疗的方案(混合药物浓度的方案张贴在药箱上方)	XX	—
测试结果是否有助于做出医疗决策(血糖测定结果在20分钟内获得)	—	—
测试结果准确吗[已完成四次诊断测试;只需要快速获得磁共振成像(MRI)结果并用传真发送]	—	—
医疗人员因素	—	—
医疗人员疲乏了吗(值了两轮班后很累,护士忘了查血压)	—	—
医疗人员对自己职业角色的看法是否影响这一事件(医生随访以确保迅速进行会诊)	—	—
医疗人员有身体或心理健康问题吗(医护人员因个人原因没有听到口头医嘱)	—	—
团队因素	—	—
交接期间,口头或书面沟通是否清晰、准确、与临床相关且目标明确(交班人员向接班医疗团队交接患者情况)	—	—
治疗期间,口头或书面沟通是否清晰、准确、与临床相关且目标明确(工作人员对服用的高剂量药物表示担忧或放心)	—	—
危重症期间,口头或书面沟通是否清晰、准确、与临床相关且目标明确(团队领导迅速解释行动计划并指导团队)	—	—
是否有一个凝聚力强的团队,有一个明确的沟通力强的团队领导(主诊医师给团队明确指示)	—	—
培训教育因素	—	—
医护人员知识渊博、技术娴熟、能力强吗(护士能识别出非常规剂量的给药医嘱)	XX	—
医护人员是否遵守流程(管理人员应确保流程步骤得到遵循)	—	—
医护人员是否寻求监督或帮助(新护士要求导师帮助计算混合药物浓度)	—	—
信息技术/计算机化医嘱录入因素	—	—
计算机/软件程序是否产生错误(选中肝素,但打印出的是地高辛)	—	—
计算机/软件有故障吗(医嘱录入时计算机关闭)	—	—
用户是否检查输入的内容以确保其正确无误(最初选择0.25mg,但发现错误并将其改为0.025mg)	—	—
病房环境因素	—	—
是否有足够设备以及工作是否正常(有两台额外呼吸机备用;医工处定期维护)	XX	—
业务(行政和管理)支持是否充分(团队成员生病,其他病房成员被派来顶替)	—	—

续表

影响因素(举例)	负面影响	积极影响
物理环境有助于加强患者护理吗(从护士站可以看见所有床位)	—	—
有足够的工作人员护理患者吗(护士比例为1:1)	—	—
技术娴熟的人员和新员工有没有很好地组合在一起(新护士跟随一名高级护士,另安排一名额外护士来履行高级护士的职责)	—	—
工作量是否降低护理质量(护士需要照顾三个患者,因为别的护士生病回家了)	—	—
医院环境因素	—	—
是否有足够财政资源(团队要求为危重患者提供经验丰富的转运小组,第二天人员即到位)	—	—
实验室技术人员是否充分提供服务/接受教育(实验室技术人员能够识别铊注射相关并发症)	—	—
实验室是否有足够人员来运行(有三名专门的实验室技术人员运行)	—	—
药剂师是否受过充分在职训练/受过教育(药剂师知道并遵循医嘱的给药流程)	—	—
药剂科有无良好的基础设施(政策、程序)(标准政策是让第二名药剂师在配药前进行独立检查)	—	—
药房人员是否配备足够(有一位药剂师专门负责重症监护室)	—	—
医院管理部门是否与科室合作,满足他们的需求(在重症监护室没有床位时,在急诊科设立新的重症监护室床位接诊,并遵循指南)	—	—

Ⅲ. 你如何降低这种缺陷再次发生的可能性?

降低缺陷风险的具体措施	谁来领导	跟进日期	如何确定风险降低(行动项目)
床旁护士要求中心供应室提供起搏导线和鞘管的配套包装	床旁护士	1周	供应品包装在一起

　　不幸的是,医生常常成为标准化的阻碍,只能依赖外部监管机构,例如美国关节委员会,在文化上施加压力,强行推动标准化。在2009年关节委员会的患者安全目标(#16)中,RRS成为硬性要求。目标中规定,医院应该配备改进实施系统,并识别普通病房内病情恶化的患者(www.jointcommission.org)。虽然他们没有明确提出RRS的名字,但需求与RRS不谋而合,自此RRS进入大众视野,并在未来的几年内在美国几乎家喻户晓。医生自主权的观念在医学实践中根深蒂固,这常常与标准化实践的要求相矛盾。当医生被要求放弃他们的自主权实行标准化流程时,我们需要确保标准本身是公正和明智的,并且是得到最好的证据支持的。制度可以是推动标准化和文化变革的重要工具,目前有太多的流程仅仅依靠这一策略来维持。制订这些标准的过程必须是透明的,充分考虑到风险、收益和成本[37]。快速反应系统,为患者安全护航,也许是减少医院获得性感染以外伤害的最严格的评估方法之一。虽然RRS可能是一个"补救"式的解决办法,可能对普通病房的恶化患者反应不佳,但迄今为止的所有证据都表明,这是目前最好的解决方案。

　　迄今为止,大多数改进循证医学标准化的努力都集中在实践指南上,其中包含了一系列条件概率或"如果是,然后'怎样'"的语句[35]。鉴于这些指南动辄超过 100 页,如美国疾病控制和预防中心的 CRBSI 预防指南,单独使用这些指南鲜有成功[38,39]就不足为奇了。在时间压力下,医护人员很难根据条件概率[40]来思考,而指南往往是为医生设计的,忽略了那些参与独立检查的关键团队成员。清单工具在航空、核电和铁路安全等领域已经证实能够提供重大改进,而且已经越来越多地应用于医学领域,包括手术室和重症监护室[29],可用于监测每一项质量和安全的过程措施[7,41]。然后,评估成为提高性能的工具。

为什么 RRS 能改善安全性

　　快速反应系统建立在上述安全科学的基础上。在大多数不良事件中,沟通不畅(延误、信息不正确、信息缺乏、接收方人员错误等)是系统故障的核心原因。在面对患者病情恶化时,以上各种沟通错误都有可能出现,甚至有人选择不沟通(也许是因为寻求帮助相当于承认自己无法处理自认为应该能应付的情况),或者人们尝试沟通了,但因为等级制度或惩罚文化而没有得到重视。有了 RRS,一线员工有需要时有权甚至被鼓励直接联系 MET/RRT。这需要一种强大的安全文化,将患者放在第一位。RRS 早期识别危险患者使其有时间从中恢复。因此,基于安全性理论的 RRS 将有望提高安全性并作为文化变革的推动者。

总结

　　评估安全性的科学方法正在逐渐成熟,一些安全性评估可用比率表示,而另一些则不适用。我们为机构描述了一种方法来回答关于"患者更安全了吗"的问题。我们还总结了有关评估和提高可靠性的问题,并提供了一个改进安全性的框架。有了这些措施,我们相信医护人员和管理人员能够识别并减少安全问题,同时我们也试图提供一个框架,以帮助医护人员进行安全工作。提高质量和安全性的需求非常重要,医院也在不断学习如何实现这一目标。快速反应系统以安全理论为基础,并承诺减少对患者的伤害。虽然不完美,但目前的数据表明它们确实能够胜任。

(赵晶　译　李涛　校)

参考文献

1. Kohn LT, Corrigan JM, Donaldson MS (Eds). To err is human. Building a safer health system. Washington, DC: National Academies Press; 2000.

2. Altman DE, Clancy C, Blendon RJ. Improving patient safety—5 years after the IOM report. N Engl J Med. 2004;351:2041–3.

3. Wachter RM. The end of the beginning: patient safety five years after "To Err Is Human." Health Aff. 2004; 23:1–12.

4. Committee on Quality of Health Care in America, Institute of Medicine. Crossing the quality chasm: a new health system for the 21st century. Washington,

DC: National Academies Press; 2001.

5. Donabedian A. Evaluating the quality of medical care. Millbank Mem Fund Q. 1966;44:166–206.

6. Paine LA, Baker DR, Rosenstein B, Pronovost PJ. The Johns Hopkins Hospital: identifying and addressing risks and safety issues. Jt Comm J Qual Saf. 2004;30:543–50.

7. Rubin H, Pronovost PJ, Diette G. The advantages and disadvantages of process-based measures of health care quality. Int J Qual Health Care. 2001;13:469–74.

8. Pronovost PJ, Nolan T, Zeger S, Miller M, Rubin H. How can clinicians measure safety and quality in

acute care? Lancet. 2004;363:1061–7.

9. Sexton JB, Helmreich RL, Thomas EJ. Error, stress, and teamwork in medicine and aviation: cross-sectional surveys. BMJ. 2000;320:745–9.

10. Shortell SM, Marsteller JA, Lin M, et al. The role of perceived team effectiveness in improving chronic illness care. Med Care. 2004;42:1040–8.

11. Sexton JB. The link between safety attitudes and observed performance in flight operations. Columbus, OH: Ohio State University; 2001.

12. Pronovost P, Weast B, Bishop K, et al. Senior executive adopt-a-work unit: a model for safety improvement. Jt Comm J Qual Saf. 2004;30:59–68.

13. Division of Healthcare Quality Promotion, National Center for Infectious Disease, Center for Disease Control. National Nosocomial Infections Surveillance (NNIS) System Report, data summary from January 1992 through June 2003, issued August 2003. Am J Infect Control. 2003;31:481–98.

14. Bates D, Leape L, Cullen D, et al. Effect of computerized physician order entry and a team intervention on prevention of serious medication errors. JAMA. 1998;280:1311–6.

15. Flynn E, Barker KN, Pepper GA, Bates DW, Mikeal RL. Comparison of methods for detecting medication errors in 36 hospitals and skilled-nursing facilities. Am J Health Syst Pharm. 2002;59:436–46.

16. Lesar TS, Briceland L, Delcoure K, Parmalee JC, Masta-Gornic V, Pohl H. Medication prescribing errors in a teaching hospital. JAMA. 1990;263:2329–34.

17. Lesar TS, Briceland L, Stein DS. Factors related to errors in medication prescribing. JAMA. 1997;277:312–7.

18. Leape L, Cullen D, Clapp M, et al. Pharmacist participation on physician rounds and adverse drug events in the intensive care unit. JAMA. 1999;282:267–70.

19. Lilford R, Mohammed MA, Braunholtz D, Hofer TP. The measurement of active errors: methodological issues. Qual Saf Health Care. 2004;12(suppl II):ii8–ii12.

20. Hayward R, Hofer TP. Estimating hospital deaths due to medical errors: preventability is in the eye of the reviewer. JAMA. 2004;286:415–20.

21. Cook DJ, Montori VM, McMullin JP, Finfer SR, Rocker GM. Improving patients' safety locally: changing clinician behaviour. Lancet. 2004;363:1224–30.

22. Brook R. The RAND/UCLA appropriateness method. AHCPR Pub. No. 95–0009. Rockville, MD: Public Health Service; 1994.

23. Lilford R, Mohammed MA, Spiegelhalter D, Thomson R. Use and misuse of process and outcome data in managing performance of acute medical care: avoiding institutional stigma. Lancet. 2004;363:1147–54.

24. Pronovost P, Jenckes M, To M, et al. Reducing failed extubations in the intensive care unit. Jt Comm J Qual Improv. 2002;28:595–604.

25. Jones DA, McIntyre T, et al. The medical emergency team and end-of-life care: a pilot study. Crit Care Resusc. 2007;9:151–6.

26. Sebat F, Musthafa AA, et al. Effect of a rapid response system for patients in shock on time to treatment and mortality during 5 years. Crit Care Med. 2007;35:2568–75.

27. Chan KS, Hsu YJ, Lubomski LH, Marsteller JA. Validity and usefulness of members reports of implementation progress in a quality improvement initiative: findings from the Team Check-up Tool (TCT). Implement Sci. 2011;6:115.

28. McGlynn EA, Asch SM, Adams J, et al. The quality of health care delivered to adults in the United States. N Engl J Med. 2003;348:2635–45.

29. Berenholtz S, Pronovost PJ, Lipsett PA, et al. Eliminating catheter-related bloodstream infections in the intensive care unit. Crit Care Med. 2004;32:2014–20.

30. Romano PS, Geppert JJ, Davies S, Miller MR, Elixhauser A, McDonald KM. A national profile of patient safety in U.S. hospitals. Health Aff (Millwood). 2003;22:154–66.

31. Zhan C, Miller MR. Excess length of stay, charges, and mortality attributable to medical injuries during hospitalization. JAMA. 2004;290:1868–74.

32. Reason J. Combating omission errors through task analysis and good reminders. Qual Saf Health Care. 2002;11:40–4.

33. Reason J. Managing the risks of organizational accidents. Burlington, VT: Ashgate Publishing Company; 2000.

34. Weick K, Sutcliffe K. Managing the unexpected: assuring high performance in an age of complexity. San Francisco: Jossey-Bass; 2001.

35. Pronovost P, Berenholtz SM, Needham D. Translating evidence into practice: a model for large scale knowledge translation. BMJ. 2008;377:963–5.

36. Pronovost P, Berenholtz SM, et al. Improving patient safety in intensive care units in Michigan. J Crit Care. 2008;23:207–21.

37. Matthews S, Pronovost P. Physician autonomy and informed decision making. JAMA. 2008;300:2913–5.

38. Grol R. Improving the quality of medical care: building bridges among professional pride, payer profit, and patient satisfaction. JAMA. 2001;286:2578–85.

39. Gross PA, Greenfield S, Cretin S, et al. Optimal methods for guideline implementation: conclusions from Leeds Castle meeting. Med Care. 2001;39(8 suppl 2):II85–92.

40. Klein G. Sources of power: how people make decisions. Cambridge: Massachusetts Institute of Technology; 1999.

41. Rubin H, Pronovost P, Diette G. From a process of care to a measure: the development and testing of a quality indicator. Int J Qual Health Care. 2001;13:489–96.

5 实习医生与患者安全

Stephen Lam，Arthas Flabouris

作为新一代医生,实习医生是医疗行业的重要组成部分。他们参与患者护理、管理,及医疗行为、临床研究以及教学工作。通过各种培训及积累的专业知识,实习生逐渐进步并在临床上开始独立。对实习医生应进行各种总结评价,直至认定其能在没有上级医生的监督并在取得相关资质的情况下安全地进行临床工作。

患者的基本情况和疾病类型(或"病例综合情况")以及拥有的医疗资源情况决定了实习医生能为患者提供的医疗服务类型。反过来,病例的综合情况也决定了实习医生的学习环境,同时其还受上级医生的水平与质量、资源以及工作条件的影响。因此,双方存在"共同依赖",患者依赖实习医生提供安全称职的医疗服务,而实习医生依靠临床环境及与患者的接触获得高质量的培训及经验。需要注意的是,在这一背景下"安全"的医疗行为基于对实习医生提供充分的支持和督导,这样他们参与患者的治疗时才不会对患者造成伤害[1]。

与此相关的患者安全风险大致可分为以下几类:

- 医疗服务行为中实习医生监管和参与的特有风险
- 安全问题与分配给实习生的角色和责任相关
- 临床环境

培训生在医疗服务中的监督和参与的安全问题

为本科生接受临床监督培训做准备

实习医生的学习质量取决于他们已有的医学知识[2]。当接触临床实践时,他们尝试运用现有的知识获取新的经验。医学院的主要作用是医学生的教育,是使他们具备在急救场所进行有组织、有监管的医疗行为所必需的知识技能。但这种培训内容不得不越来越需要与科研及其他非教学活动竞争。在 20 世纪九十年代,医学课程因过于僵化、过度使用说教式教学方法、死记硬背而被批评[3,4]。自此,医学教育从强调医学生的培训及考试转向以患者为中心的知识及以问题为基础的学习[4-7]。"以患者为基础的学习方法"旨在加深本科生与为患者提供医疗服务的培训住院医之间的联系,这样能使他们接触更多临床工作中可能遇到的问题[5-8]。同样,基于团队的知识也侧重于面向患者的知识,主要区别是在团队中医学生要学习医学知识及其应用,因为缺乏团队互动、危机管理及解决冲突的培训,将增加对患者造成伤害的风险[9]。

由于认识到评估实践技能的重要性,采取了技能考试,如客观结构化临床考试(observed structured clinical examination,OSCE)。这种教学方法结合了结构化临床以及以目标为导向的、多学科、以问题为基础的课程,并进行 OSCE 或计算机模拟评估。这种教学方法的有效性已得到证明[4,10,11]。在临床学习的同时,还会少量采用模拟场景教学,以减少对患者的危害。

本科培训还应涵盖特定主题,如患者安全中的人为因素和复杂性对患者医疗行为的影响。理想情况下,与患者安全相关的方面应纳入到现有的以患者为基础或以团队为基础的学习方法中。在模拟场景这样的可控环境中,应教会医学生如何识别并处理失误。

"职业精神"在本科生教育中的重要性已得到认可[12,13]。受到州医疗许可委员会纪律处分的临床医生在医学院期间表现出不专业行为的可能性是其他人的三倍,这个事实强调了重视患者安全教育的重要性[14]。

临床实践中对实习生的监督与教学

在临床上,实习生通过各种模型学习并练习操作。由于总结性考试仅能部分反映实习生的操作技能和真实的临床能力,在监督下进行的实操也是实习生评估的重要组成部分[15]。实习医生有的未完成相应主管机构认定的可以在脱离监管下进行临床实践所必须的培训数量,有的还没进入正式评估(比如专科学校考试),未被证实已达到独立进行临床实践所需要的最低能力水平,有的被权威机构认定需要进一步培训或需要一段时间内在监督下进行临床实践(比如补充医学教育,或者较长时间脱离临床工作的情况)。

因此,对实习生的监督对于患者安全至关重要[16-19]。为成为合格的教师,督导者不仅仅在临床工作中必须稳健,还要精通教育理论,并具备评估、指导和反馈的能力[16]。

为了保证患者的安全,实习生及督导者均需要具备一些重要能力,包括以下内容。

1. 督导者在现场或需要时随时可到达;
2. 督导者具备在临床实践中安全传授知识经验的能力;
3. 实习生和督导者的情境意识,包括熟悉实习生的能力及需要完成的任务。

通过评估实习生的经验水平和能力,调整对其在临床实践中的督导。可以通过临床路径预测的方法来评估其临床能力,但高级临床督导仍然是最根本的。

在进行临床实践过程中督导者偶尔短暂出席并不能保证患者安全。即使在直接督导下,仍然存在实习生因为操作不完善而导致并发症的情况,因为来不及纠正就发生了。对于实习生的能力水平、资源、环境以及患者的具体情况,实习生本人和督导者均应了解,因为患者的具体情况可能超出实习生的处理能力。同样,通过评估患者风险及可提供给实习生的教育机会,督导者可以调整他们的督导程度(比如近距离督导或者远程督导)[19]。

无督导的实习生无法寻求适当的帮助,被认为是可预防的医疗差错发生的主要原因,通常与对临床情况判断失误、实习生自身能力有限或两者兼而有之导致的缺乏情境意识有关[9,20-22]。因此,重要的是受训者要发展自我评价的技能,并对自己的能力和局限性进行自我评价。这需要积累大量经验和专业知识，因此只有接近完成培训的实习生才能拥有这种能力。实习生还可能缺乏全面评估手头任务所需的专业知识，因此可能低估或不了解可能对患者安全产生不利影响的直接问题。督导者对于他们的实习生的熟悉程度以及实习生对自身能力和任务的不同熟悉程度，被认为是造成患者预后发生"周期性"波动的主要原因（"七月效应"，译者注：七月份是新实习生的入科时间）[20,21,23]。

与分配给学员的角色和职责相关的安全问题

需要提供医疗服务的医疗状况可以分成两种：已明确的医疗状况（比如对确诊疾病提供择期手术或选择适当的辅助检查或药物治疗）和紧急的未明确的医疗状况（比如病因不明的脓毒症、特异性药物反应、病因不明的休克状态）。

理想的情况是为特定的工作和特定的患者选择适当的实习生。实习生参与选择过程，并在可控条件下对已知情况进行管理是比较直截了当的方法，因为此时安全问题相对更容易预测。然而，医院患者的需求远不止于此[24]。如上所述，实习生在很大程度上依赖于他们的主管来判断他们的能力和局限性，并为每个特定的任务提供合适的督导。但是，典型的医院分级医疗服务模式导致教学医院经常把实习生置于为患者服务的第一线，这种情况下因为实习生的临床技能水平较差、环境问题以及督导的程度等综合原因可能威胁患者的安全。

典型教学医院的日常临床工作，如开具经静脉的液体和药物处方，往往是实习生的工作。这些工作相对简单而且工作量巨大，同时由于医疗资源、经济和等级制度等相关原因，实习生执行这些工作时脱离上级医师督导[25]。出于同样的原因，实习生常常在缺乏督导下进行这些工作并极少向上反馈，除非出现不良事件[26]。这些工作中包含了因患者病情意外变化而产生的工作，也包含了未经查明或尚未解决的医疗状况。此时临床情况加重的原因可能极其复杂，处理这些情况需要专业知识和技能，远超初级实习生的能力。医疗紧急情况可能表现得非常轻微且不典型，此时早期识别并及时处理对于患者的安全及预后非常重要[27-33]。病情严重但表现轻微的疾病可能很容易被淹没在实习生的日常工作中而被忽略。

临床工作中可能出现的问题包括误诊、非最佳或不恰当的治疗方案，以及执行中的错误，如处方、随访或沟通。对遭受意外不良事件的医院住院患者进行的研究发现，很多患者在发生不良事件之前都有明显的生理紊乱，但大部分医务人员并没有给予加强监护等相应处理措施，这充分说明通过更及时的干预可能可以阻止这些不良事件的发生[31-33]。

住院患者的病情每天都会有明显的变化，期间频繁出现各种小的医疗问题需要 24 小时随叫随到的医务人员去解决。值班的医务人员在直至深夜的漫长值班过程中，通常是采用"骨架式"人员和资源去解决这些问题的[25,34]。在值班过程中，实习医生常被分配去执行大量小而不明确的任务。涉及多名患者的且通常涉及医院不同部门的多个任务，常常被同时分配给同一名实习生。这些任务执行的优先顺序可能会因为各种因素发生变化，这些因素包括患者临床情况紧急程度、完成任务所需的时间及期限（如等待转移到手术室的时间及期限）等。这样一来，由于时间压力，在面对多个任务时，实习医生常常需要区分并优先处理重点任务[25]。此外，一个实习生可能被分配去为分属于不同医疗小组的多个患者提供医疗服务，目的是"排除故障"，直至正常工作时间才由原治疗小组接管。如果实习生不是原治疗小组的成员,他们通常不熟悉患者;如果实习生是原治疗小组的成员,那么他们也属于"超时"工作了[34,35]。

不仅是实习医生,在任何职业中,艰苦的工作条件都会影响工作表现。值班的工作特点会妨碍实习生工作的正常完成,影响其认知能力及在众多小问题中分辨出即将发生的灾难性问题的能力[24,25]。认识到这一点,特别工作组衍生的改善受训者教育和患者安全的具体措施已经实施,结果喜忧参半,往往令人失望[35-40]。一定程度上,这种方法难以明确改善实习生临床表现可能反映了医疗服务的内在本质,而不仅仅与目前医疗分级制度和任务分配模式的缺陷相关。

实习生既不是医院正式员工,也不是重症专家,他们可能缺乏识别并优化高风险患者以及管理和处理医疗紧急事件的能力。然而在许多情况下医院常常把这些实习生分配到医疗服务的一线,因此他们往往是第一个遇到此类患者的人,而且往往是独自一人,处境艰难。人们已经认识到并开始应用其他手段以弥补医疗系统中的这些缺陷。这方面的重要例子包括尽早发现医疗紧急情况的系统,以及在发现潜在问题时较少依赖"第一响应者"和有组织的响应系统中的高级专业知识的系统。

临床环境

在医院中提供医疗服务已经变得越来越复杂[24]。随着人口老龄化、并发疾病日益增多、疾病人口结构不断变化,医疗技术的复杂性和选择日益增加,加之缺乏有效的慢性病和高龄患者管理部门,慢性病患者常常发现他们自己"被困"在急诊室[24]。与此同时,医院正试图通过减少急诊床位、精简住院治疗、减少工作人员和重视家庭护理来降低成本。在这种环境下,尽管教育对患者安全的积极贡献得到了认可,但它可能不再是"核心"活动,而更多地被视为"奢侈品"[25]。

对复杂疾病进程的深入理解促进了技术和科学的快速发展,并最终推动了医学专业化[24]。拥有高超技术的技术人员和专家目前仅致力于特定疾病、器官和部分躯体的治疗工作。由于相关技术的复杂性和相关的治疗成本,许多这样的医疗服务仅限于专业科室和急诊科。因此,从事全科医学的医务人员逐渐减少。医学专业化使患者和全科医生感到困惑,将医学视为一个综合专业的观念也受到冲击[24,41,42]。

与这些变化相关,医疗质量和患者安全越来越受到重视,尤其医疗差错被认为是造成患者伤害的主要原因[41]。在缺乏资源和督导的情况下,实习生由于缺少经验、知识和技能,当在一个复杂而充满变数的环境中工作时,可能使患者暴露于风险中[24,25,41]。

培训机构中患者的安全与实习医生

医学专业化时代的培训要求和督导

复杂的患者需要能够处理疑难杂症的医生,这样的医生常常与多个专家团队和/或其他全科医生合作。一直在专家培训下专注于某一领域的治疗,将导致实习生缺乏其他领域的知识和经验。因此,在专家和实习生的培训环境中凸显了两个重要因素:首先,在医疗突发事件中所有的医生均需拥有识别和参与医疗急救的能力;其次,全科医生和重症医学专家需督导其他专业实习生基本和急救的能力。

人们已经广泛认识到不良事件的发生有多种原因,而且技术能力、解决问题的能力、沟通和高质量医疗服务系统的重要性日益突出。因此,这些被认为是研究生教育的重要组成部分[27,41,43]。

较之以前,在这个越来越专业化的时代,研究生通过培训掌握疑难杂症患者和急诊患者整个治疗期间所需要掌握的技能,比以往任何时候都更加重要。有人建议对所有医生识别和处理重症患者的能力进行统计[44]。至少,应该教导实习医生识别可能预示发生严重不良事件的警报信号,认识自身的局限性并获得适当的授权,从而在医疗危急事件发生时他们能够参与或寻求紧急处理。重要技能包括对监测及解读生命体征、进行分诊、制订急救计划并做好准备、具有团队组织能力和领导能力、在转诊过程中记录病程并积极处理。从本科生阶段就应该开始为这种培训做准备,并在前期全科医生培训阶段到专科培训阶段中不断学习。为研究生对危重患者治疗培训提供大量培训机会。对于实习生(及其有执照的督导老师)而言,定期执行或实践这些技能的机会很少,因此,使用模拟教学并进行重复评估非常重要[4]。

"住院医生"的理念是人们认识到专科实习生应该在督导下工作,而且住院患者应该由知识和技能水平较高的注册医生来诊治[45-47]。这包含了包括重症监护和急诊医学提供的危重症患者治疗,它促进了住院患者急救治疗的整体性和协调性[48],并加深了对急诊全科医学和急诊全科医学部门存在必要性的认识[49,50]。

实习医生与危重患者识别和反应系统

尽管上文已经概述了重要的通用医疗技能,医学专家仍需要识别并优化对高风险患者的管理。对于非内科住院医生和非重症专科的医生,医疗紧急事件的发展可能远超掌控能力范围。因此,早期发现高危患者及医疗紧急情况的方法与有组织的反应系统相配合,对保证患者的安全非常重要。现有的早期识别系统使用简单,在日常护理或医疗监测中高度敏感,并且最大限度地减少了对急救人员高水平危重护理专业知识的依赖,已被广泛推荐使用[51]。

通常情况下,大多数初级医生往往只能识别和管理急性恶化后的住院患者。理想情况下,医院应该对病情急性恶化的患者做出及时的、有组织的、有计划的反应,并且拥有一个经过适当培训的临床经验丰富的团队。实现这种协作的、协调的和以患者为中心的护理方法鼓励了跨专业医疗团队的患者护理的集体责任。然而,所需的技能和多学科协调的团队路径可能与一个初级医生独自在病房内遇到的真实状况不一致。

一个有组织的多学科反应系统的代表例子就是创伤急救小组,它已被证明可以减少可预防的死亡[52-54]。如本书所示,除住院患者心搏骤停外,一个应对医疗紧急情况的小组,是为应对住院患者病情急性恶化而特别建立的,而且此观念越来越普及[55-58]。类似于创伤急救小组,快速反应小组通过简单的激活途径提供有组织的反应。它们补充并弥补了在患者护理第一线工作的受训人员和非重症护理专家的技能不足,他们经常独自遇到高风险的医院患者和医疗紧急情况,并且没有必要的技能。

总结

随着医院患者疾病人口结构不断变化以及医疗技术的迅猛发展,为了迎接新的挑战而改进医疗服务系统变得越来越重要。

实习医生不仅能提供常规的直接医疗服务,在急诊科也能提供紧急而复杂的医疗服务。研究生项目和医疗团队部门常常将初级实习生安排在识别和处理急性危重住院患者的一线。这需要他们处理从琐碎到更复杂的一系列问题,甚至常包括仅有轻微表现的医疗急症。识别急性恶化患者,知道随后何时汇报和/或作为其中一员参与处理这些事件,以及具有与医院快速反应小组合作的能力对于减少此类患者严重不良事件的发生非常重要。

为了让实习医生在急诊和择期患者的治疗中安全、高效地发挥他们的作用,本科生和研究生培训需要给他们提供适当的技能、环境和临床实习,并控制好专科培训与急诊全科医学间的平衡。

即使在常规护理及临床监测中,也应使用简单、高度敏感的方法来识别有严重疾病风险的患者,以及包含疑难病专家团队的快速反应系统。这些方法在当前环境中对于最大限度保障患者的安全变得越来越重要,也能够有效地促进实习生的理论和实践的学习。

(赵晶　译　应娇茜　校)

参考文献

1. Kapp MB. Legal implications of clinical supervision of medical students and residents. J Med Educ. 1983;58:293–9.
2. Dyrbye LN, Harris I, Rohren CH. Early clinical experiences from students' perspectives: a qualitative study. Acad Med. 2007;82:979–98.
3. Christakis NA. The similarity and frequency of proposals to reform US medical education: constant concerns. JAMA. 1995;274:706–11.
4. IOM (Institute of Medicine). Redesigning continuing education in the health professions. Washington, DC: The National Academies Press; 2010.
5. Chantler C. National health service: the role and education of doctors in the delivery of health care. Lancet. 1999;353:1178–81.
6. Howe A, Campion P, Searle J, Smith H. New perspectives—approaches to medical education at four new UK medical schools. BMJ. 2004;329:327–31.
7. Jones R, Higgs R, Angelis C, Prideaux D. Changing face of medical curricula. Lancet. 2001;357:699–704.
8. Dornan T, Bundy C. What can experience add to early medical education? Consensus survey. BMJ. 2004;329:834–40.
9. Singh H, Thomas EJ, Peterson LA, et al. Medical errors involving trainees. A study of closed malpractice claims from 5 insurers. Arch Intern Med. 2007;167:2030–6.
10. Hill D, Stalley P, Pennington D, Besser M, McCarthy W. Competency-based learning in traumatology. Am J Surg. 1997;173:136–40.
11. Rogers PL, Jacob H, Rashwan AS, Pinsky MR. Quantifying learning in medical students during a critical care medicine elective: a comparison of three evaluation instruments. Crit Care Med. 2001;29:1268–73.
12. Learning objectives for medical student education—guidelines for medical schools: report I of the Medical School Objectives Project. Acad Med. 1999;74:13–18.
13. Cruess SR, Cruess RL. Professionalism must be taught. BMJ. 1997;315:1674–7.
14. Papadakis MA, Teherani A, Banach MA, et al. Disciplinary action by medical boards and prior behavior in medical school. N Engl J Med. 2008;353:2673–82.
15. Smee S. Skill based assessment. BMJ. 2003;326(7391):703–6.
16. Farnan JM, Petty LA, Georgitis E, et al. A systematic review: the effect of clinical supervision on patient and residency education outcomes. Acad Med. 2012;87:428–42.
17. Australian Curriculum Framework for Junior Doctors. http://www.cpmec.org.au/curriculum.
18. Iglehart JK. Revisiting duty-hour limits—IOM recommendations for patient safety and resident education. N Engl J Med. 2008;359:2633–5.
19. Kilminster SM, Jolly BC. Effective supervision in clinical practice settings: a literature review. Med Educ. 2000;34:827–40.

20. Grieg PR, Higham H, Nobre AC. Failure to perceive clinical events: an under-recognised source of error. Resuscitation. 2014;85:952–6.

21. Singh H, Petersen LA, Thomas EJ. Understanding diagnostic errors in medicine: a lesson from aviation. Qual Saf Health Care. 2006;15:159–64.

22. Kennedy TJT, Regehr G, Currie R, et al. Preserving professional credibility: grounded theory study of medical trainees' requests for clinical support. BMJ. 2009;338:b128.

23. Young JQ, Ranji SR, Wachter RM, et al. "July Effect": impact of the academic year-end changeover on patient outcomes. A systematic review. Arch Intern Med. 2011;155:309–15.

24. Crossing the quality chasm: a new health system for the 21st century. http://books.nap.edu/catalog/10027.html.

25. IOM (Institute of Medicine). Resident duty hours: enhancing sleep, supervision, and safety. Washington, DC: The National Academies Press; 2009.

26. Lack CS, Cartmill JA. Working with registrars: a qualitative study of interns' perceptions and experiences. Med J Aust. 2005;182:70–2.

27. McQuillan P, Pilkington S, Allan A, et al. Confidential inquiry into quality of care before admission to intensive care. BMJ. 1998;316:1853–8.

28. Hillman K, Bristow PJ, Chey T, et al. Antecedents to hospital deaths. Intern Med J. 2001;31:343–8.

29. Franklin C, Mathew J. Developing strategies to prevent inhospital cardiac arrest analyzing responses of physicians and nurses in the hours before the event. Crit Care Med. 1994;22:244–7.

30. Bedell SE, Deitz DC, Leeman D, Delbanco TL. Incidence and characteristics of preventable iatrogenic cardiac arrest. JAMA. 1991;265:2815–20.

31. Schein RM, Hazday N, Pena M, Ruben BH, Sprung CL. Clinical antecedents to in-hospital cardiopulmonary arrest. Chest. 1990;98:1388–92.

32. Kause J, Smith G, Prytherch D, Parr M, Flabouris A, Hillman K, Intensive Care Society (UK), Australian and New Zealand Intensive Care Society Clinical Trials Group. A comparison of antecedents to cardiac arrests, deaths, and emergency intensive care admissions in Australia and New Zealand, and the United Kingdom—the ACADEMIA study. Resuscitation. 2004;62:275–82.

33. Garrad C, Young D. Suboptimal care of patients before admission to intensive care is caused by a failure to appreciate or apply the ABCs of life support. BMJ. 1998;316:1841–2.

34. Philibert I, Taradejna C. Chapter 2. A brief history of duty hours and resident education. In: Philibert I, Amis S (eds.) The ACGME 2011 duty hour standards: enhancing quality of care, supervision, and resident professional development. Chicago, IL: Accreditation Council for Graduate Medical Education; 2011.

35. Nasca TJ, Day SH, Amis Jr ES. ACGME duty hour task force the new recommendations on duty hours from the ACGME task force. N Engl J Med. 2010;363:e3.

36. Desai SV, Feldman L, Brown L, et al. Effect of the 2011 vs 2003 duty hour regulation-compliant models of sleep duration, trainee education, and continuity of patient care among internal medicine house staff. A randomised trial. JAMA. 2013;173:649–55.

37. Landrigan CP, Rothschild JM, Cronin JW, et al. Effect of reducing interns' work hours on serious medical errors in intensive care units. N Engl J Med. 2004;351:1838–48.

38. Volpp KG, Rosen AK, Rosenbaum PR, et al. Did duty hour reform lead to better outcomes among the highest risk patients? J Gen Intern Med. 2009;24:1149–55.

39. Fargen KM, Rosen CL. Are duty hour regulations promoting a culture of dishonesty among resident physicians? J Grad Med Educ. 2013;5:553–5.

40. Moonesinghe SR, Lowery J, Shahi N, et al. Impact of reduction in working hours for doctors in training on postgraduate medical education and patients' outcomes: systematic review. BMJ. 2011;342:d1580.

41. Kohn LT, Corrigan JM, Donaldson MS, Molla S. To err is human: building a safer health system. Washington: National Academy Press; 2000.

42. Phillips RA, Andrieni JD. Translational patient care. a new model for inpatient care in the 21st century. Arch Intern Med. 2007;167:2025–6.

43. Wilson RM, Runciman WB, Gibberd RW, et al. The quality in Australian health care study. Med J Aust. 1995;163:458–71.

44. National Institute for Health and Clinical Excellence. Acutely ill patients in hospital: recognition of and response to acute illness in adults in hospital, (NICE guideline no 50). London: NICE; 2007.

45. Farnan JM, Burger A, Boonayasai RT, et al. Survey of overnight academic hospitalist supervision of trainees. J Hosp Med. 2012;7:521–3.

46. Wachter RM, Goldman L. The emerging role of hospitalists in the American health care system. N Engl J Med. 1996;335:514–7.

47. Wachter RM. Hospitalists in the United States—mission accomplished or work in progress? N Engl J Med. 2004;350:1935–6.

48. Hauer KE, Wachter RM, McCulloch CE, Woo GA, Auerbach AD. Effects of hospitalist attending physicians on trainee satisfaction with teaching and with internal medicine rotations. Arch Intern Med. 2004;164:1866–71.

49. Recognising and responding to clinical deterioration: use of observation charts to identify clinical deterioration. Australian Commission on safety and quality in health care. http://www.safetyandquality.gov.au/wp-content/uploads/2012/02/UsingObservationCharts-20091.pdf.

50. Kramer MHH, Akalin E, Alvarez de Mono Soto M, et al. Internal medicine in Europe: How to cope with the future? An official EFIM strategy document. Eur J Intern Med. 2010;21:173–5.

51. Byrne D, Silke B. Acute medical units: review of evidence. Eur J Intern Med. 2011;22:344–7.

52. Pagliarello G, Dempster A, Wesson D. The integrated trauma program: a model for cooperative trauma triage. J Trauma. 1992;33:198–204.

53. Shackford SR, Hollingworth-Fridlund P, Cooper GF,

et al. The effect of regionalization upon the quality of trauma care as assessed by concurrent audit before and after institution of a trauma system. J Trauma. 1986;26:812–20.

54. Draaisma JM, de Haan AF, Goris RJ. Preventable trauma deaths in the Netherlands—a prospective multicenter study. J Trauma. 1989;29:1552–7.

55. Lee A, Bishop G, Hillman KM, Daffurn K. The medical emergency team. Anaesth Intensive Care. 1995;23:183–6.

56. Stenhouse C, Coates S, Tivey M, Allsop P, Parker T. Prospective evaluation of a modified early warning score to aid detection of patients developing critical illness on a surgical ward. Br J Anaesth. 2000;179(6):663P.

57. Kerridge RK, Saul WP. The medical emergency team, evidence-based medicine and ethics. Med J Aust. 2003;179:313–5.

58. Goldhill OR, Worthing L, Mulcahy A, Tarling M, Sumner A. The patient-at-risk team: identifying and managing seriously ill ward patients. Anaesthesia. 1999;54:853–60.

6 RRS 与医院文化

Ken Hillman，Hadis Nosrati，Jeffrey Braithwaite

组织文化的概念我们自认为已经相当了解了。然而,其确切含义却很难达成共识。

组织或者"企业"文化是组织内部一种隐含且无形的、内在和非正式的意识,它指导着个人的行为,而这些行为反过来又促进意识的形成[1]。假设医疗机构具有个性化的组织文化,且这种文化与医疗水平相关,可以通过改变文化来改变医疗质量,则说明组织文化与医疗质量水平相互影响,这是可以人为干预的[2]。当然这些概念对许多临床医生来说比较陌生且难以理解。

医院文化与对快速反应系统的需求

快速反应系统(RRS)是覆盖整个医院的运作系统,需要所有临床医生以及医院管理部门的支持。因此,该系统仅在某些医疗机构被成功采纳就不难想象了。事实上,在 RRS 的最大规模研究中,大约有 100 家参与 RRS 研究的医院证明对照组和干预组之间存在统计学差异,然而各医院间的变异性很大[3]。换句话说,研究显示有些医院比其他医院更有效地实施了 RRS,这可能与医院内部人员相互之间的关系以及共同特性,比如改变的决心、医院关注点以及其他难以定义的概念,诸如为达到医院目标付出的努力,甚至是自豪感相关。这与最近一项系统性综述的结果相一致,该综述旨在确定组织和文化因素是如何通过医院范围的干预措施(如 RRS)进行调节的。文章指出,尽管组织因素、干预措施以及患者预后之间的关系难以衡量[4],但有效的领导、临床精英、充足的财政和教育资源以及专项宣传活动是影响全系统成功变革的共同因素。

医院普通病房的严重病患常以不同的方式进行管理,医院文化可能是其主要原因。在 RRS 实施之前,潜在可预防性死亡的发生率很高[5-8],部分原因是患者在医院普通病房的管理不够理想[9,10]。许多死亡患者[11]在出现心搏骤停[12]或入住重症监护室[13]之前已记录到较长时间的病情恶化期。

我们需要检查医院的工作方式以及医院文化对于各病房患者医疗照护不达标的影响。另一种定义文化的方式称为"我们做事的方式"。长期以来,医院有关患者管理的方案都是由收治该患者的专科医师负责。该医生负责处理患者,但医生不是每天 24 小时都在医院里。事实上,他们通常每天访视患者的时间不到 10 分钟。不久前,英国低年资的住院医师被称为"Houseman",因为医院要求他们在培训的第一年中每天 24 小时连续 7 天住在医院里。随后,他们会继续晋升后的职业生涯,成为高级住院医师(SHO)。虽然现在看来,SHO 的工作时间也是令人难以接受的,但不同于 Houseman 的是,SHO 偶尔有休息日。

这个制度目前仍然有所保留。专科医师通常与低年资医师或实习医师组成团队合作。目前更常见的情况是,虽然医院里总有医生,但他们不一定是专科医师。为了保证任何时候都有医师在医院工作,医师轮班制度越来越普遍。因此,可能该专科医师的团队不会 24 小时照顾患者,如果特定的患者出现问题,值班医生会向该专科医师报告。

与此同时,护理人员是唯一持续在患者床旁工作的医务人员。尽管他们的角色不同,但他们主要是在医疗团队的指示下行事。这对医院普通病房病情恶化的患者有着重要意义。

护理人员测量生命体征后以手动或电子方式将其输入表格。然而护士并未被授权或受训根据异常情况进行干预。护士通常必须按照严格的分级诊疗制度报告医生。首先他们会打电话给医疗团队中年资最低、接受高级复苏培训最少的成员[14],如有需要,再向等级高的医生寻求进一步援助,但他们往往并不擅长照顾重病患者和病情恶化患者。

在过去的 30 年里,医学专科化的发展趋势越来越明显[15]。这有许多好处。医生们越来越精通他们的专业领域。他们必须努力跟上本专业期刊、书籍和会议才能保持专业知识和技能。虽然一个住院医疗团队需要对自己的患者全面负责,但当患者的问题超出了团队的专科范围时,这就变得困难了。医疗体系中低年资医师没有接受过适当培训,所以不具备照顾复杂重病患者的能力,而当其向医疗组高年资医师寻求进一步援助时,这些高年资医师已然成为自己专科领域的专家,也不再具有处理重症患者相应的技能、知识和经验。尽管专科医师确实可以回答患者咨询的专业领域以外的意见,但研究显示,专科医疗团队有时甚至不能识别患者已经发生了病情恶化[9,16]。因此,许多患者遭受了潜在可避免的死亡和严重的不良事件[11,12,17]。

患者数量的变化使医院普通病房护理病情恶化及高风险患者面临更严峻的挑战[18]。患者现在年龄较大,有多种并存疾病,其复杂的干预治疗措施往往伴随并发症的增加。缩短住院时间的压力,导致留滞医院的多为更复杂和高危的患者[19]。事实上,需要接受快速呼叫反应处理的患者死亡率更高,其病情严重程度与重症监护室患者相同[20,21]。

因此,我们有了一场完美的风暴。目前,在医院普通病房里有大量患者病情危重程度与重症监护室患者相当。医院的文化或"我们做事的方式"是建立在让患者接受专科医师的治疗,这样的医师只是偶尔看一下患者,其技能不一定包括识别和管理危重患者。而协助专科医师工作的同样是一些没有处理重病患者技能的低年资医师或实习医师。床旁护士仅限于参与观察和记录,他们没有被授权或经过训练去干预恶化的患者。因此,医院文化本质上与过去一个多世纪的情况基本相同,但已不再适应患者的需要。

RRS 对医院文化的影响

RRS 的实施对医院文化的影响几乎是肯定的。该系统是首批在全院范围内实施的患者安全措施之一。通常医院医生、护士和管理者等各个部门彼此独立行事。

要使 RRS 发挥作用,必须先破除这些障碍。由于实施了 RRS,护士有权绕过传统的分级诊疗系统,并绕过专科医师,由其他专科医师(通常来自重症监护室)在其他工作站操作以管理普通病房的患者。医院管理者需要支持和资助该系统。因此,由于实施 RRS,医院的文化必须发生重大变化。最重要的变化是,该系统是围绕患者而非职业需求建立的。

低年资住院医师不再因为求助而"丢面子",因为标准化系统已经到位,当他们达到相应标准时,必须求助。同样,护理人员再也不必遵循历史和僵化的运作方式,他们有权为患者做决定。医院里的专科医师也不用把职业规则置于患者的安全之上。

最重要的是,患者在疾病早期就能被发现而不至于延迟到心搏骤停。

RRS 在医院复杂的环境下运行。因为它是围绕患者的需要而构建的,所以允许员工打破传统惯例。

我们目前衡量文化的方式仅限于临床可靠性和效果,因此很难估计文化对患者预后和临床实践的影响[22]。

RRS 的实施使我们可以从不同的角度来理解文化的概念。我们没有使用晦涩的方法来评估 RRS 执行的有效性,而是提出实施 RRS 的有效性可能会受到医院文化的影响。

RRS 的有效性可以通过监测改善预后(死亡和心搏骤停)的程度来评估。然而,RRS 并不是为不可避免的死亡而设计的,例如绝症患者。因此,我们使用"意外"死亡这个术语,即每 1 000 住院患者中所有死亡人数的总和(不包括拒绝心肺复苏的患者)[23,24]。我们还使用"潜在可预防"一词来进一步完善死亡率这个预后指标[23,24],这是指在死亡前 24 小时内,达到使用 RRS 呼叫标准却没有按标准正确处置所导致的死亡。同样,心搏骤停的发生率也可通过上述的"意外"和"潜在可预防"来重新定义[23,24]。

作为医院内为数不多的全院性系统之一,RRS 的有效性在于它与医院内各部门的协同运作密切相关。

同样,将每 1 000 名住院患者的快速反应呼叫总数作为预后指标与院内心搏骤停和死亡率的降低直接相关[25]。因此,实施过程的有效性是可以衡量的,并可能与系统工作人员的接受程度有关,也可能与团队的工作能力和沟通能力有关。这些都是"我们做事方式"的特征。

RRS 实施的速度以及它的有效性可能也与医院文化有关。我们知道,要想有效地实施 RRS,可能需要几年的时间[26]。

医院文化还可能会影响共同学习和有效合作的能力。

在全院范围内实施一个独特的以患者为中心的系统将促进其他此类举措,这并非不可想象[27]。RRS 的实施可能会凸显医院的严重缺陷。在所有快速反应的呼叫中,临终患者占 1/3。换句话说,医院对于患者临终前的病情识别并不理想。即使这些患者得到识别,他们的管理往往也不达标[28]。

因此,我们有另一组患者,他们在现有的"我们做事的方式"下,陷入了困境。RRS 模型可以促进其他以患者为中心的做法。例如,在生命即将终止的患者中,可以用某些标准来识别。显然,这种情况要比识别恶化患者复杂得多,其"反应"就应随多种因素而改变,例如死亡过程的特定阶段。

然而,这种反应系统的共同组成部分是与患者和医护人员进行坦诚和公开的讨论,以便商定适当的管理计划。

综上所述,虽然文化是一个模糊的概念,不易衡量,但它对 RRS 的实现方式有影响。医院文化也可能因 RRS 的实施本身受到影响。

(蒋正英　译　王书鹏　校)

参考文献

1. ScholzC. Corporate culture and strategy—the problem of strategic fit. Long Range Plann. 1987;20(4):78-87

2. MannionR, DaviesHTO, MarshallMN. Cultures for performance in health care. Maidenhead, UK: Open University Press2005.

3. MERIT Study Investigators. Introduction of the medical emergency team (MET) systems: a cluster randomised controlled trial. Lancet. 2005;365(9477):2091-2097

4. Clay-WilliamsR, NosratiH, CunninghamFC, HillmanK, BraithwaiteJ. Do large-scale hospital- and system-wide interventions improve patient outcomes: a systematic review. BMC Health Serv Res. 2014;14:369

5. BrennanTA, LeapeLL, LairdNM, HerbertL, LocalioAR, LawthersAG, et al. Incidence of adverse events and negligence in hospitalized patients: results from the Harvard Medical Practice Study I. N Engl J Med. 1991;324:370-376

6. WilsonRM, RuncimanWB, GibberdRW, HarrisonBT, NewbyI, HamiltonJD. The quality in Australian Health Care Study. Med J Aust. 1995;163:458-471

7. VincentC, NealeG, WoloshynowychM. Adverse events in British hospitals: preliminary retrospective record review. Br Med J. 2001;322:517-519

8. Kohn LT, Corrigan JM, Donaldson MS, editors. To err is human: building a safer health system. Washington, DC: National Academy Press; 2000.

9. GoldhillDR, SumnerA. Outcome of intensive care patients in a group of British intensive care units. Crit Care Med. 1998;26(8):1337-1345

10. ForaidaMI, DeVitaMA, BraithwaiteRS, StuartSA, BrooksMM, SimmonsRL. Improving the utilization of medical crisis teams (Condition C) at an urban tertiary care hospital. J Crit Care. 2003;18:87-94

11. HillmanKM, BristowPJ, CheyT, DaffurnK, JacquesT, NormanSL, et al. Antecedents to hospital deaths. Intern Med J. 2001;31:343-348

12. ScheinRMH, HazdayN, PenaM, RubenBH, SprungCL. Clinical antecedents to in-hospital cardiopulmonary arrest. Chest. 1990;98:1388-1392

13. HillmanKM, BristowPJ, CheyT, DaffurnK, JacquesT, NormanSL, et al. Duration of life-threatening antecedents prior to intensive care admission. Intensive Care Med. 2002;28:1629-1634

14. PerkinsGD, BarrettH, BullockI, GabbottDA, NolanJP, MitchellS, et al. The acute care undergraduate teaching (ACUTE) initiative: consensus development of core competencies in acute care for undergraduates in the United Kingdom. Intensive Care Med. 2005;31:1627-1633

15. Donni-LenhoffFG, HedrickHL. Growth of specialization in graduate medical education. J Am Med Assoc. 2000;284:1284-1289

16. McQuillanP, PilkingtonS, AllanA, TaylorB, ShortA, MorganG, et al. Confidential inquiry into quality of care before admission to intensive care. Br Med J. 1998;316(7148):1853-1858

17. ChenJ, HillmanK, BellomoR, FlabourisA, FinferS, CretikosM, The MERIT Study Investigators for the Simpson Centre and the ANZICS Clinical Trials Group. The impact of introducing medical emergency team system on the documentation of vital signs. Resuscitation. 2009;80:35-43

18. HillmanK, JonesD, ChenJ. Rapid response systems. Med J Aust. 2014;201:519-521

19. NguyenY-L, AngusDC, BoumendilA, GuidetB. The challenge of admitting the very elderly to intensive care. Ann Intensive Care. 2011;1:29

20. BuistM, BernardS, NguyenTV, MooreG, AndersonJ, et al. Association between clinically abnormal observations and subsequent in-hospital mortality: a prospective study. Resuscitation. 2004;62:137-141

21. MercerI, BellomoR, KattulaA, BaldwinI, JonesDA, McIntyreT. The medical emergency team and end-of-life care: a pilot study. Crit Care Resusc. 2007;9:151-156

22. MannionR, DaviesH, HarrisonS, KontehF, GreenerI, McDonaldR. Quantitative explorations of culture and performance relationship. Changing organisational cultures and hospital performance in the NHS. Birmingham, UK: National Institute for Health Research, Service Delivery and Organisation Programme2010. p. 42-72.

23. HillmanK, AlexandrouE, FlabourisM, BrownD, MurphyJ, DaffurnK, et al. Clinical outcome indicators in acute hospital medicine. Clin Intensive Care. 2000;11(2):89-94

24. CretikosM, ParrM, HillmanK, BishopG, BrownD, DaffurnK, et al. Guidelines for the uniform reporting of data for medical emergency teams. Resuscitation. 2006;68(1):11-25

25. ChenJ, BellomoR, FlabourisA, HillmanK, FinferS, CretikosM, MERIT Study Investigators for the Simpson Centre and the ANZICS Clinical Trials Group. The relationship between early emergency team calls and serious adverse events. Crit Care Med. 2009;37(1):148-153

26. SantamariaJ, TobinA, HolmesJ. Changing cardiac arrest and hospital mortality rates through a medical emergency team takes time and constant review. Crit Care Med. 2010;38(2):445-450

27. JonesD, BagshawSM, BarrettJ, BellomoR, GaurayB, BucknallTK, et al. The role of the medical emergency team in end-of-life care: a multicentre prospective observational study. Crit Care Med. 2012;40(1): 98-103

28. LorenzKA, LynnJ, DySM, ShugarmanLR, WilkinsonA, MularskiRA, et al. Evidence for improving palliative care at the end of life: a systematic review. Ann Intern Med. 2008;148:147-159

医疗保健中的创建过程和政策变化

Stuart F. Reynolds and Bernard Lawless

"政策"一词经常被拿来开玩笑,人们认为每个人都有或使用了一个基本概念来定义政策,这就是政策的来源。从广义上讲,政策可以仅仅指"行动计划"或"目标或目的声明"。然而,无论如何定义,都很难解释谁参与了政策规划,以及政策制定、政策实施和后续评估的关键功能是什么。为了更好地理解其中的一些细微差别,威廉·詹金斯将政策定义为政治人物或团体就目标的优先顺序和实现这些目标的手段所做的一系列渐进决策。詹姆斯·安德森将公共政策描述为一种有目的的行动方针,旨在解决政府确定的问题[1]。这些行动方针开始捕捉公共政策制定的一些关键要素,以及政府作为政策制定和执行的关键参与者的内在联系。

传统上,支持大规模实施的政策并未植根于科学证据,而且常常没有得到证据的充分支持[2]。相对来讲,缺乏科学的严谨性是次要的,将政策随机分配给整个人群或社区,实现测量和分析的一致性,保持内部的完整性,并利用数据收集和评估过程固有的政治性质适时干预这些内容更为主要[2-4]。正是由于在监测多种活动方面存在困难,观察不同效果存在挑战,以及时间过长无法观察到有意义的变化等原因,即使被重点关注的医疗保健政策,也很少被评估。

因此,许多政策和革新需要从社会科学范例中评价,而不是从传统医学中评估[5]。社会科学范例会通过研究为什么某些改革容易被采纳和执行而另一些改革容易被拒绝或无法实现而进行多层面的评价。因此,必须利用系统的方法来提供一种更为实际的评价形式。

执行新政策的进一步挑战源于对科学或健康不太关注的政治家或决策者,他们更加关注财务问题或特定群体和民众对他们的看法[4]。研究人员和决策者之间存在着沟通障碍,这使得"循证决策"的过程更加复杂。每一个行业都可能使用受众不完全理解的专门术语。此外,优先次序和对结果解释的差异进一步阻碍了政策的制定和执行。

政策周期构成了政府的常规事务。它力求渐进、连续和系统化,从而协调政策和组织优先事项。尽管新公共政策的制定可能是未来规划的良好模式,但它往往是悲剧局势所催生的。最近的一个例子是美国政府通过其机构对两名重症护理人员在医院感染埃博拉病毒的反应。反应发生延迟且初步处理并不得当。一个更久远但与快速反应系统的话题更密切的例子是安大略省在2003年对严重急性呼吸综合征(SARS)的反应。

一些权宜之计往往是在对危机的粗略回顾后制定的。然而,对这些危机全面而系统分析常常揭示出当前政策或进程的根本问题。在SARS的案例中,综合分析揭示了重症监护通路、重症监护能力以及缺乏系统整合的问题。很明显,这些问题在感染大流行的时候会被放大,而且随着人口老龄化,这些问题肯定会恶化。这一事件掀起了安大略省重症护理政策的变革——特别是一项与资源及评价和问责相关的重症监护政策的制定。

政策制定、实施和可持续性成功的关键是通过资金、人员、领导和临床适当性的持续检查提供支持。格林哈尔希等人注意到成功的、持续的改变与其专用资源供应之间的关系[6]。欧瑞维特和斯丁思在对瑞典一项大规模长期质量改进计划的评估中指出,对基础设施的最低投资水平是可持续发展的必要条件,并创造了"投资门槛"这个术语[7]。斯丁思[8]最近的随访表明,重症监护临床预后不断改善及整个卫生系统过程不断推进,在一定程度上归功于持续投资。

实施RRS:政策理论的个案研究

政策和规划的理论基础对于理解快速反应系统的实施和成功具有指导意义。建立省级快速反应系统,也就是重症监护反应小组(CCRT)项目,是加拿大安大略省重症监护转变策略的基石。很明显,实施得当的快速反应系统能很好地改善入住重症监护的途径,并通过其整合整个医院系统,缓解需求。原则上,RRS应在患者发生危及生命的情况前更早地识别,并区分哪些患者能从重症监护干预中获益。

快速反应系统(RRS)是一项具有挑战性的医疗创新。与其他大规模医疗改革一样,RRS产生的动态社会相互作用出现与政策实施类似的可实施性、可持续性和评估挑战。

罗杰斯[9]在他的著作《创新的推广》中,将创新定义为一种理念,它是可以被个人或组织视为新事物的实践。创新的推广是创新通过社会系统成员传播的过程。

罗杰斯认为,为了获得广泛的认可,创新需要表现出相对的优势。这就要求新想法必须在当前基础上有显著改进。这一点得到了其他科学家的支持,因为当真正相信创新能够提供更好的患者照护或减少工作量时,参与变革的人就会增多[10,11]。

最简易的创新更容易获得成功,因为当规模扩大时,复杂的干预将变得无限复杂[9,12]。最后,当人们看到创新的结果时,可观测性增加了创新被利用和被接受的可能性。

目前的数据表明,急救中心的患者有发生不良事件的风险,包括心搏骤停和死亡。大多数不良事件是可预测的,因此通常可以通过简单的干预措施预防[13,14]。RRS相对的优势在于它提供了一种系统的机制来识别和应对有临床恶化风险的患者。这明显优于传统的医疗实践,在后者中,患者往往在获得专业重症监护咨询和干预之前,可能已经显著恶化,甚至达到心搏骤停的程度[15,16]。RRS的概念并不复杂,它是一种常识性的创新,是简单预防的典范,而不是一种简单的治疗,也不是在重症监护室的高强度治疗。最后,RRS不局限于重症监护室内;相反,RRS的影响应辐射到全院范围。

如果创新具有足够优点,那么在相对优势和简单性的基础上,其采用程度取决于社会系统内部的特征[16]。创新理论的传播可识别组织内部倾向于支持变革或创新的人的特征。在组织内部本身就是创新者的人会早期支持创新。创新的早期推广者通常会很好地融入组织中,大部分是意见引领者、成功者,常被视为楷模。早期多数采纳者的特点是与同伴频繁互动,但不太可能成为意见引领者,并倾向于在采纳新思想之前进行深思熟虑。晚期多数采纳者的特征是怀疑和谨慎,他们改变的动力源自同事和经济的压力。最后一批采纳或最可能不采纳的群体被遗憾地称为落后者。格林哈尔希等人将个体采纳的原因归于各种心理前因——特别是个人尝试新事物的意愿和个人运用创新的能力[4]。

有效的沟通策略会增加愿意接受创新的人数。利益相关者的投入和对问题的回应会提高采纳率[6]。因此,领导人的这些行动将有助于创新的最初设计和随后的采纳度。在实施过程中与意见引领者、团队成员、最终使用者和管理层进行沟通,明确目标和责任。

从 RRS 的角度来看,在医院系统中寻找变革推动者、临床拥护者、意见引领者和创新者非常重要。为这些创新者提供推动创新的时间可以使效益最大化[17,18]。变革推动者通过员工的参与并结合创新或愿景的阐述来促进变革[10]。促进愿景并获得行政部门的认可尤为重要。这是建立全系统认可基础的先决条件,并可以确保 RRS 目标与组织价值保持一致,从而提高 RRS 成功的机会。

快速反应系统有机会成为一种仅基于需求的创新。道奇森和贝桑特[19]认为,创新的成功与否取决于创新的接受者对所提供资源的利用程度。换句话说,仅创建 RRS 并不够,需要执行才能获得成功。这解释了 RRS 的服务采纳(采用)与减少心搏骤停及其他不良事件之间的关系[20,21]。这个问题需要从创新是否有效,到为什么有效,以及在什么情况下有效着手。这种"现实主义评估"为可持续性奠定了基础,因为创新重新确立了系统的均衡。因此,必须衡量和再评估来适应不断变化的环境[22,23]。

这样看来,政策实施的第一个重点应放在创新的推广上,创造一个让创新蓬勃发展的环境。因此,计划的接受或应用是 RRS 的第一个合理性评价指标。首先需认识到 RRS 可提供医学帮助和重症监护室咨询,这是重要且必要的第一步。然后可以侧重于对 RRS 的使用和实践模式进行微调。虽然以患者为中心的结果和经济结果,最终证明了 RRS 的有效性,但干预的早期评估可能无法实现。为期 6 个月的 RRT 干预试验 MERIT 研究证明了这一点[21],研究中的 MET 医院没能显著减少不良结果,被解释为干预无效而不是具有明显相对优势的创新策略短时间内推广及应用不足。因此,政策和实践科学不仅可以为推进特定创新的性质和手段提供信息,还可以提供一套更清晰的流程,以便在其实施的不同阶段进行随访及评估。

(蒋正英 译 李晨 校)

参考文献

1. Anderson JE. Public policymaking: an introduction. Boston: Houghton Mifflin Company; 2003. p. 1–34.
2. Letherman S, Sutherland K. Designing national quality reforms: a framework for action. International J Qual Health Care. 2007;19(6):334–40.
3. Shimkhada R, Peabody JW, Quimbo SA, Solon O. The quality improvement demonstration study: An example of evidence-based policy-making in practice. Health Res Policy Syst. 2008;6:5.
4. Davies P. Policy evaluation in the United Kingdom. Seoul, Korea: KDI International Policy Evaluation Forum; 2004.
5. Berwick D. The science of improvement. JAMA. 2008;299(10):1182–4.

6. Greenhalgh T, Robert G, Macfarlane F, Bate P, Kyriakidou O. Diffusion of innovations in service organizations: systematic review and recommendations. Milbank Q. 2004;82:581–629.

7. Ovretveit J, Staines A. Sustained improvement? Findings from an independent case study of the Jonkoping quality program. Qual Manag Health Care. 2007;16:68–83.

8. Staines A, Thor J, Robert G. Sustaining improvement? The 20-year Jönköping quality improvement program revisited. Qual Manag Health Care. 2015;24(1):21–37.

9. Rogers EM. Diffusion of innovations. 4th ed. New York: The Free press; 1995.

10. Della Penna R, Martel H, Neuwirth EB, Rice J, Filipski MI, Green J, et al. Rapid spread of complex change: a case study in inpatient palliative care. BMC Health Serv Res. 2009;9:245.

11. Bradley E, Webster T, Baker D, LaPane K, Lipson D, Stone R, et al. Translating research into practice: speeding the adoption of innovative health care programs. Issue Brief. 2004. www.commonwealthfund.org/Publications/Issue-Briefs/2004/Jul/Translating-Research-into-Practice.

12. ExpandNet. Practical guidance for scaling up health service innovations. www.expandnet.net/PDFs/ExpandNetWHO%20Nine%20Step%20Guide%20published.pdf.

13. McGloin H, Adam S, Singer M. The quality of pre-ICU care influences outcome of patients admitted from the ward. Clin Intensive Care. 1997;8:104.

14. McQuillan P, Pilkington S, Allan A, et al. Confidential inquiry into quality of care before admission to intensive care. BMJ. 1998;316(7148):1853–8.

15. Schein RM, Hazday N, Pena M, Ruben BH, Sprung CL. Clinical antecedents to in-hospital cardiopulmonary arrest. Chest. 1990;98(6):1388–92.

16. Buist MD, Jarmolowski E, Burton PR, Bernard SA, Waxman BP, Anderson J. Recognizing clinical instability in hospital patients before cardiac arrest or unplanned admission to intensive e care. A pilot study in a tertiary-care hospital. Med J Aust. 1999;171(1):22–5.

17. Perla J, Bradbury E, Gunther-Murphy C. Large-scale improvement initiatives in healthcare: a scan of the literature. J Healthc Qual. 2013;35(1):30–40.

18. Soumerai S, McLaughlin TJ, Gurwitz JH, et al. Effect of local medical opinion leaders on quality of care for acute myocardial infarction. JAMA. 1998;279(17):1358–63.

19. Dodgson M, Bessant J. Effective innovation policy: a new approach. New York: Routledge; 1996.

20. Jones D, Bellomo R, Bates S, et al. Long term effect of a medical emergency team on cardiac arrests in a teaching hospital. Crit Care. 2005;9:R808–15.

21. MERIT Study Investigators. Introduction of the medical emergency team (MET) system: a cluster randomised controlled trial. Lancet. 2005;365(9477):2091–7.

22. Reynolds S. Sustainability of RRS presentation. International rapid response system and medical emergency team symposium. Toronto 2008.

23. Pawson R, Tilley N. Realistic evaluation. London: Sage; 1997.

生命体征监测与评估

8

John Kellett

引言

生命体征是从住院患者身上收集到的最简单也可能是最重要的信息。经过近一个世纪的忽视,生命体征现在是一个热门的研究领域。生命体征可以定义为能够预测结果、表明需要特定治疗或可用于监测临床进程的任何患者特征。患者特征,如出生日期和性别,是固定的,而其他特征,如四个传统生命体征,是动态的,可以随时改变。除此之外,也存在一些其他的生命体征指标。疼痛[1]、呼吸困难[2]、氧饱和度[3,4]、精神状态[5]、功能状态和活动度[6]都被认为是生命体征。除糖尿病患者外,血糖也是意识状态变化患者的基本测量之一,还是判断脓毒症的标准之一[7]。其他实验室检查和生物标记物也可能被视为生命体征。本章将探讨传统生命体征以及这些额外生命体征的评估和理解方式。

4个经典的生命体征

4个经典的生命体征包括呼吸频率、体温、脉率和血压。尽管一个多世纪以来,它们的测量一直是标准做法,但随着时间推移,很少有人尝试量化它们的临床表现。直到最近,哈钦森在1846年进行了关于呼吸速率的最大研究[8],而关于发热的最大研究仍然是19世纪翁德里希进行的研究[9]。令人惊讶的是,直到最近才认识到低温的不良意义[10,11],2006年才首次报道低温与短暂低血压相关的死亡风险[12]。直到1966年才认识到心率增快与低血压之间关系(即休克指数)的预后意义[13]。直到1997年才提出将生命体征结合到早期预警评分中[14]。

4个传统的生命体征的"正常范围"是什么?

传统上,医学检测的"正常"范围被定义为健康人群均值的两个标准差内。这并不意味着在统计的正常范围之外的所有数值都必然与疾病或死亡风险增加有关。如果患者生病,正常范围内的数值可能与疾病和死亡有关,而健康的人偶尔会出现生命体征持续异常但却状态良好的情况。布莱叶等人试图根据相关死亡率来定义生命体征值。他们报告了从 2008 年 1 月 1 日至 2009 年 6 月 30 日对 42 430 名连续入院的美国三级医院的患者进行的多次观察中,与 5%、10% 和 20% 住院死亡率相关的生命体征范围[16]。他们将"危急的"生命体征定义为与 5% 或更高的住院死亡率相关,并发现患者通常至少有 2 项生命体征在临界范围内。如果没有生命体征处于"临界"范围内,患者的住院死亡率仅为 0.24%,而有三个或更多的异常生命体征的患者其死亡风险则增加 19 倍[16]。

　　布莱叶等人的研究结果并不完全符合 2005 年至 2010 年间加拿大雷霆湾地区健康科学中心(TBRHSC)收治的 75 419 名患者的入院生命体征相关的住院死亡率[17](表 8.1)。布莱叶等人研究中的患者总体死亡率低于 TBRHSC 患者(布莱叶等人研究中患者总体死亡率为1.8%;而 TBRHSC 患者总体死亡率为 2.8%)。然而,在两个患者群体中,不同生命体征值的患病率大致相同[17](图 8.1~图 8.5)。尽管在 TBRHSC 患者中,过高和过低的生命体征值的死亡率较高,但与最低死亡率相关的所有生命体征值的范围在两个患者群体中都是相似的,尽管在这些范围内的死亡率有统计学差异,但这些差异太小,临床意义不大。另一种替代的方法是英国国家早期预警评分(NEWS)认定为零的生命体征值可以被视为"正常",因为已经证明它们不增加 24 小时死亡风险[15]。除了呼吸频率之外,与 NEWS 范围认定为 0 分相关的住院死亡率,大致和布莱叶等人与 TBRHSC 的数据一致(表 8.2),并且也和当前的单参数 MET"跟踪和触发"系统相一致[18]。

表 8.1　布莱叶等人报道的患者和入住 TBRHSC 的患者生命体征范围和相关住院死亡率

生命体征		研究	住院死亡率		
			5%~9%	10%~19%	>20%
收缩压/mmHg		布莱叶等人	70~79	60~69	<60
		TBRHSC	90~99	80~89	<80
			≥200		
心率/(次·分⁻¹)		布莱叶等人	120~139	140~169	≥170
		TBRHSC	100~119	120~149	≥150
			20~29		
呼吸频率/(次·分⁻¹)	低	布莱叶等人	8~11	<8	
		TBRHSC	≤10		
	高	布莱叶等人	28~31	32~35	≥36
		TBRHSC	22~25	26~29	≥30
体温/℃	低	布莱叶等人	34.5~34.9	<34.5	
		TBRHSC	35.0~35.4	34.5~34.9	<34.5
	高	布莱叶等人	39.0~39.9	≥40	
		TBRHSC	≥40		
血氧饱和度/%		布莱叶等人	≤90		
		TBRHSC	91~93	87~90	<87

表 8.2　NEWS 为 0 的相关死亡率和患者比例,以及布莱叶等人研究中的患者和
TBRHSC 患者的死亡率以及死亡率最低的生命体征范围(见图 8.1~图 8.5)

		NEWS=0			
		患者比例		住院死亡率	
		布莱叶等人	TBRHSC	布莱叶等人	TBRHSC
收缩压	111~219mmHg	92%*	84%	2.1%*	2.2%
心率	51~90 次/分	71%	73%	1.6%	1.9%
呼吸频率	12~20 次/分	61%	65%	1.9%	1.9%
体温	36.1~38.0℃	63%*	78%	1.8%*	2.3%
血氧饱和度	≥96%	55%	70%	1.9%	2.1%
		最低死亡率的生命体征范围			
		患者比例		住院死亡率	
		布莱叶等人	TBRHSC	布莱叶等人	TBRHSC
收缩压	100~200mmHg	66%	83%	2.1%	2.5%
心率	50~90 次/分	71%	73%	1.6%	1.9%
呼吸频率	16~20 次/分	51%	61%	1.8%	1.6%
体温	36~38℃	63%*	78%	1.8%[a]	2.3%
血氧饱和度	95%~99%	60%	79%	1.9%	2.0%

[a] 从参考文献中提供的不完全数据推断[16]

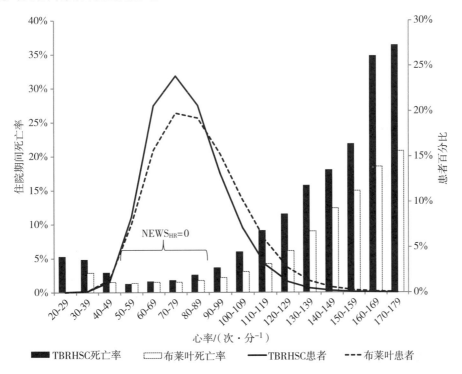

图 8.1　布莱叶等人报道的 42 430 名住院患者[16]和入住 TBRHSC 的 75 419 名患者[17]
根据心率的住院死亡率。NEWS$_{HR}$=0 为国家早期预警评分为 0 的心率范围[15]。条形图
表示死亡率,线条表示患者百分比。

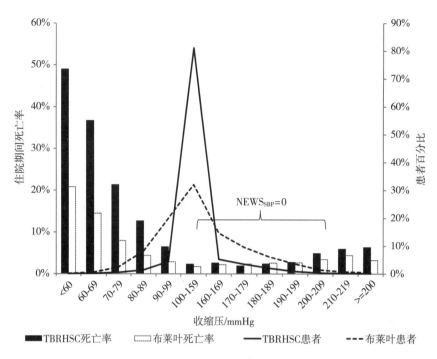

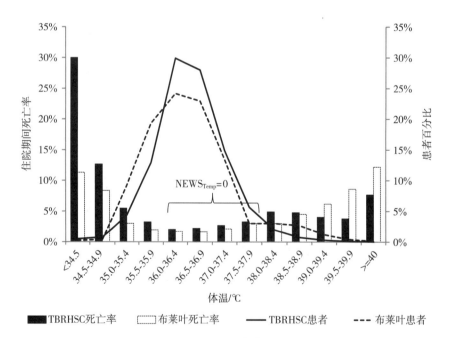

图 8.2 布莱叶等人报道的 42 430 名住院患者[16]和入住 TBRHSC 的 75 419 名患者[17]根据收缩压的住院死亡率。$NEWS_{SBP}=0$ 提示为国家早期预警评分中 0 分的收缩压范围（即认为基本正常）[15]。条形图表示死亡率，线条表示患者百分比。

图 8.3 布莱叶等人报道的 42 430 名住院患者[16]和入住 TBRHSC 的 75 419 名患者[17]根据体温的住院死亡率。$NEWS_{Temp}=0$ 提示为国家早期预警评分 0 分的体温范围（即认为基本正常）[15]。条形图表示死亡率，线条表示患者百分比。

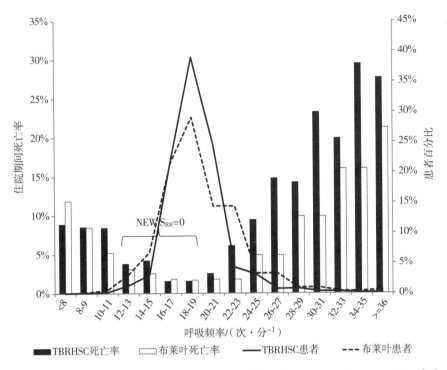

图 8.4 布莱叶等人报道的 42 430 名住院患者[16]和入住 TBRHSC 的 75 419 名患者[17]根据呼吸频率的住院死亡率。$NEWS_{RR}=0$ 提示为国家早期预警评分中 0 分的呼吸频率范围(即认为基本正常)[15]。条形图表示死亡率,线条表示患者百分比。

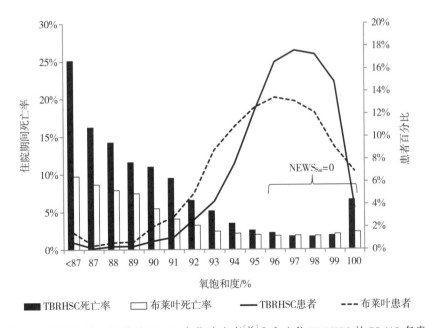

图 8.5 布莱叶等人报道的 43 693 名住院患者[16]和和入住 TBRHSC 的 75 419 名患者[17]根据氧饱和度的住院死亡率。$NEWS_{Sat}=0$ 为国家早期预警评分为 0 的氧饱和度范围(即认为基本正常)[15]。条形图表示死亡率,线条表示患者百分比。

脉率

威廉·奥斯勒爵士虽然既没有定义心动过缓也没有定义心动过速,但他指出,脉搏缓慢有时是正常的,拿破仑的脉率只有 40 次/分[19]。长期以来,人们接受的心率限值为 60~100 次/分[20]。然而,这些建议是"传统的",并不基于任何系统的临床研究[21]。尽管每分钟 60 次和每分钟 100 次的脉搏频率的正常下限和上限是"被普遍认同"的,并在 1953 年得到了纽约心脏协会的认可[20],但它们从未得到任何系统临床研究的证实。直到最近,斯波迪克等人才报道了,男性和女性的平均心率为每分钟 70~75 次,有 2 个标准差限值,其中男性为43~93 次/分,女性为 52~94 次/分。年龄在 50 岁到 80 岁之间时,该范围没有明显变化[21]。尽管如此,在患者脉搏下降至低于 60 次/分时,β 受体阻滞剂依然被普遍使用,即使患者近期有心肌梗死。然而,窦性心动过缓会发生在正常儿童[22]和成人中[23,24],尤其是在睡眠期间,30 次/分的心跳和长达 2 秒的停顿并不少见[23,25]。没有心脏病的老年人也可以发生心动过缓[26],对寿命没有不良影响[27]。心动过缓对其他的健康者也没有预后意义。很难解释在 TBRHSC 和布莱叶等人研究的患者中观察到的心率低于 40 次/分的死亡率增加的意义,因为只有 0.1% 的患者出现了这么低的心率(图 8.1)。

血压

尽管据报道,低舒张压比收缩压更能预测心搏骤停[28],但低血压相关研究大多是从收缩压的角度出发的,并被定义为收缩压低于 90mmHg 或比患者平时血压降低超过 40mmHg[29]。这个定义的明显问题是在紧急情况下难以确定患者的"平时"血压。在一项有 815 名健康受试者的研究中,关于收缩压 24 小时内的 2 个标准差下限,男性为 102mmHg,女性为95mmHg;而夜间,男性可降至 90mmHg,女性可降至 84mmHg[30]。因此,低血压并不是严重疾病的可靠指标,除非出现其他症状和体征,否则它本身并不意味着心排血量、血管内容量或外周灌注不足。然而,对于需要住院治疗的"患病"患者,即使是收缩压短暂降至100mmHg 以下也会增加死亡风险[12]。这并不一定意味着低血压总是应该立即纠正。例如,对于严重创伤后低血压的快速治疗存在争议,因为人们担心压力大幅度过快提高可能引起更差的后果[31]。

具有讽刺意味的是,一旦收缩压降到 100mmHg 以下,就很难通过听诊和触诊手动检测,而自动化设备进行检测也不可靠。这些自动化设备大多依靠压电晶体来检测压力振荡。收缩压在搏动信号出现时获得,平均压通过峰值振荡得到,而舒张压使用专有公式计算[32]。已经发现许多这样的装置在收缩压低于 120mmHg 时是不准确的[33]。因此,所有低血压读数(即收缩压低于 120mmHg 的读数)都应仔细核实。事实上,一旦不能在手腕处感觉到脉搏,收缩压就很可能无法以无创方式精确测量[34]。

尽管一些疾病严重程度的几个评分[10,35-39]认为高血压是一个危险因素,但对于TBRHSC 和布莱叶等人的患者来说,血压升高与死亡风险增加无相关,除了 2.0% 的血压超过 200mmHg 的患者(图 8.2)。对于精神状态改变的患者来说,情况可能并非如此。池田等人报道,当意识障碍患者的收缩压超过 170mmHg 时,颅内病变的可能性更大[40]。此外,心动过缓合并高血压的脑缺血反应是公认的颅内压增高的临床表现[41]。

体温

在 TBRHSC 和布莱叶等人的患者中,与体温超过 38℃相关的死亡率仅略有增加。相比之下,低温的预后更差(图 8.3)。120 多年前,翁德里希对 25 000 名受试者进行了百万次观察,将"正常"人类体温定义为 37℃。不幸的是,最近的测试表明,他的温度计校准可能比现今的仪器高 1.4~2.2℃[42]。最近,马科维亚克等人报道,口腔温度的正常范围是(36.8±0.4)℃,正常早晚温度的上限分别是 37.2℃和 37.7℃[9]。身体不同部位的体温是不同的。2002 年森德-莱万德等人定义的正常口腔温度范围,为 33.2~38.2℃[43]。而鼓室温度的正常范围较窄,为 35.4~37.8℃。

体温会改变心率和呼吸频率[9;44-46]。最近一项关于 4 493 名丹麦患者的研究表明,这些变化因患者体温而异。如果患者体温低于 36.4℃,则心率每分钟每摄氏度变化(2.7±1.9)次,呼吸频率每分钟每摄氏度变化(0.5±0.5)次;如果体温在 36.4~37.2℃之间,则心率每分钟每摄氏度变化(6.9±1.9)次,呼吸频率每分钟每摄氏度变化(1.5±0.5)次,在体温高于 37.2℃时,心率每分钟每摄氏度变化(7.4±0.9)次,呼吸频率每分钟每摄氏度变化(2.3±0.3)次[47]。

自从弗洛伦斯·南丁格尔以来,医生和护士们就开始担心并积极地应对发热。然而,退烧的益处最近受到了质疑[48,49]。据报道,体温升高的感染患者比没有升高的患者有更好的预后,感染的低温患者死亡率增加 2 倍。在丹麦一家大型医院,在 1 901 例到达医院后 24 小时内接受抗生素治疗的感染患者中,无发热(36.0~38.0℃)的患者死亡率是体温超过 38℃以上的患者的两倍(无发热患者的死亡率为 18.1%,发热患者的死亡率为 9.3%)[50]。在一项对 3 563 例有严重感染患者进行的相关研究中,体温低于 36℃的住院患者 30 天死亡率为 27.9%,而体温较高的患者 30 天死亡率为 14.4%,校正性别、年龄、合并症和器官衰竭的数量等因素后,低体温死亡率的风险比为 2.1(95%CI 为 1.4~3.2)[51]。

呼吸频率

呼吸频率是疾病严重程度和不良结局的有力预测因子[52],由于缺氧和代谢性酸中毒都会增加呼吸频率,它可以提示机体多个系统的严重紊乱[53]。它被称为令人伤脑筋的临床指标,因为呼吸频率的准确测量需要耐心和勤奋[54]。虽然目前还没有广泛使用的方便、廉价、可靠的方法来监测呼吸频率,但这些监测手段正在开发之中,可能很快就能被广泛使用[55]。护理人员测量的呼吸频率与模型机器系统测量的呼吸频率相关性较差,并且与机器测量不同,它不能预测患者的结局[56]。只有少数研究评估了呼吸频率测量的观察者间可信度,这依赖于少数观察人员对同一患者进行评估,但不一定完全同时进行[52,57,58]。由于呼吸频率随时波动,不确定这些观察员是否都目睹了同样的呼吸频率。为避免这一问题,使用了 7 名重病患者的录像评估呼吸频率测量的观察者间可信度,观察者为中位经验时间为 15.2 年的专业护士。每个视频的呼吸频率分别为 22~36 次/分、24~32 次/分、14~32 次/分、12~30 次/分、22~32 次/分、20~30 次/分和 19~30 次/分,独立组内相关系数仅为 0.13(95%CI 为 0.00~0.56)[59]。

尽管许多作者将"正常"呼吸频率定义为 8~18 次/分,但很少有研究支持他们的结论。在可得到的研究中,平均呼吸频率为 16~20.5 次/分,其中只有一项是针对急诊患者进行的[60]。发表的最大的研究可能是 1846 年哈钦森的研究[8],他报告了 1 714 名成年男性的平均呼吸频率为 20.2,范围是 6~40 次/分,其中肺炎患者的平均呼吸频率为 28 次/分[61]。1959 年米德测量了 75 名坐在公共集会上的成年人的呼吸频率,发现他们的平均呼吸频率是 16 次/分,范围在 11~26 次/分[62]。在 1982 年,麦克法登发现 82 名住院老年成人的正常呼吸频率为 20.5 次/分[63]。1988 年胡克等人[60]报道 110 名急诊科患者的"正常"呼吸频率为(20.1 ± 4.0)次/分,与其他报告几乎完全相同[64]。对于任何给定的肺泡通气水平,都有一个最佳呼吸频率使呼吸肌做功最小[65,66]。在正常受试者中,奥蒂斯等人预测的"理论"最佳频率为 15 次/分[67]。然而,当肺炎等疾病改变肺顺应性和气道阻力时,提供所需肺泡通气水平的最小功的呼吸频率会改变[67]。

在一些研究中,低于 14 次/分或大于 36 次/分的呼吸频率可以作为触发紧急反应小组的条件[68,69]。目前基于证据的共识是,成年人的呼吸频率超过 20 次/分表明身体不适,超过 24 次/分的呼吸频率表明病情危重[52,69-74]。据报道,在普通病房发生严重不良事件(如心搏骤停或入住重症监护室)的所有患者中,超过了一半患者呼吸频率大于 24 次/分。这些患者可能在事件发生前 24 小时就被确定为高风险,特异性超过 95%[52]。戈德希尔和同事报道,在呼吸频率为 25~29 次/分的经重症护理延展协助的普通病房患者中,21% 在医院死亡[72]。这些结果比布莱叶及 TBRHSC 的研究预后更差。在 TBRHSC 的队列中,呼吸频率≥22 次/分的患者死亡率增加,而布莱叶等人的患者队列中,呼吸频率 24 次/分的患者死亡率增加。虽然在 TBRHSC 和布莱叶等人的患者中,呼吸频率低于 10 次/分的患者住院死亡率为 9%,但他们仅代表小于 0.2% 的患者。同样,只有 2.7% 的患者每分钟呼吸频率超过 28 次,这与 14.7% 的死亡率相关(图 8.4)。罕见极慢和极快的呼吸频率,这可能是因为这些情况无法长期耐受,并且需要紧急干预。

休克指数

脉率与血压之比(即休克指数)最早由奥尔格沃和布利于 1967 年提出,健康成人的正常范围为 0.5~0.7[13]。TBRHSC 收治的急症患者中,休克指数为 0.3 时住院死亡率为 1.3%,而休克指数≥1.5 时,住院死亡率上升至 25%(图 8.6)。休克指数升高见于急性低血容量和左心室功能不全,并与左心室舒张末压力有关[75-77]。低血压和心动过速在由中毒、内分泌疾病和脓毒症引起的代谢性脑功能障碍中很常见[78]。休克指数用于预测异位妊娠[79]、创伤性损伤[80]、脓毒症、消化道出血[81]和肺栓塞[82]的预后。在创伤或急性循环衰竭后数小时,休克指数持续升高超过 1.0 与不良结局有关[83]。当脉率低于 100 次/分,收缩压超过 110mmHg,呼吸频率为 16 次/分时,表明失血量小于 750ml,而当脉率超过 140 次/分,收缩压低于 90mmHg,呼吸频率超过 26 次/分时,提示Ⅳ期休克或失血量超过 2 000ml[84]。

脉压与收缩压之比(即休克指数)也被认为是心血管预后的预测指标[85]。最近有报道称,可以将休克指数与呼吸频率、心率和舒张压联用,对心搏骤停进行准确预测。

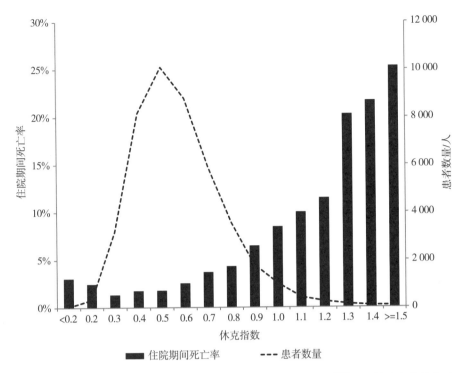

图 8.6　43 693 名连续且非选择性地入住 TBRHSC 的急诊患者[17]根据休克指数的住院死亡率。条形图表示死亡率,线条表示患者数量。

血氧饱和度

　　尽管自 1974 开始已在临床应用[86],但许多医生仍然不知道血氧饱和度的正常范围,也不知道如何评估或管理血氧饱和度低的患者[87]。在海平面上,一旦血氧饱和度低于 95%,患者死亡率就会急剧上升。TBRHSC 中氧饱和度 100% 的患者死亡率高的原因为危重患者吸氧(图 8.5)。监测血氧饱和度极其简便,可快速测量血氧饱和度和脉率。如果两者都无法测得,则很可能由于患者的外周循环差,或者患有低血容量或其他形式的低心排血量。此外,还可以快速评估运动和姿势改变对血氧饱和度和脉率的影响。站立时心率上升超过 30 次/分表明存在低血容量[88],而运动导致的血氧饱和度下降表明患者有可能有严重的肺病或心脏病[89-92],尤其是老年人[89]。

疼痛

　　疼痛是求医最常见的原因之一,1995 年提出将其作为第五生命体征的建议[1]已被广泛采纳。这产生了一些不幸的意外后果,因为疼痛评估和治疗没有得到很好的教授[93-95],特别是大家没有认识到急慢性疼痛之间的根本区别[96,97]。虽然有报道称疼痛会使迷走神经系统产生生理变化,导致心血管变化,但疼痛严重程度与其他生命体征变化或损伤程度之间关联很少或根本没有关联[98]。与急性胸痛相关的高血压预后较好[99,100]。一些疼痛,如非特异性胸痛,与降低而不是增加住院死亡率有关[64]。因此,生理反应往往不够具体,不能作为疼痛指标[101,102]。

将疼痛作为生命体征的基本原理是,疼痛对患者有害,而控制疼痛有益。尽管战场伤害的组织损伤与所经历的疼痛量之间的关系已被证实具有统计学意义,但这种意义很小[103]。各种类型的急性疼痛和损伤不可避免地相互关联,复杂的神经体液反应和免疫损伤反应可能会适得其反,产生不良影响[104,105]。然而,可能很难确定与疼痛相关的不良事件是由疼痛本身引起的还是由其治疗引起的。尚不清楚术后肠梗阻是由疼痛引起还是由阿片类药物治疗引起[106]。然而,当疼痛在没有任何组织损伤的情况下产生时(例如,电刺激腹壁),它仍然通过增加糖皮质激素、儿茶酚胺、胰高血糖素水平和降低胰岛素敏感性[107]来引起这种损伤反应,而通过有效地缓解疼痛可以抑制这种反应[108]。此外,越来越多的证据表明,有效的疼痛缓解,减少了手术并发症,并改善了结果[109]。

有人认为,定期记录疼痛并不会改变治疗方法,也不会对治疗结果产生重大影响[110]。对此的解释是,对疼痛的评估和治疗是复杂的,需要经验、技能和知识的结合,而这些可能不会得到一致地应用。疼痛是一种个体的、多因素的体验,受文化、既往疼痛事件、信仰、情绪和应对能力的影响[111,112]。因此,根据患者的主观评估来衡量疼痛无疑是不可靠的,而且可能与其看护人的意见不一致[113]。虽然已报道有关于疼痛评估的良好的评级协议[114-116],但实际情况并非如此[117]。长效阿片制剂的处方率正在增加,而且根据地理位置和其他因素,差别很大[118,119]。美国的数据表明,止痛药的使用正在急剧增加,目前每年有 3% 的美国人接受长效或缓释阿片制剂[120],医护人员对疼痛的评估变化很大,而且容易受到各种各样的影响和反常的激励。

疼痛评估包括使用一致、有效和可靠的工具评估疼痛的类型、强度、功能影响及其对治疗的反应[121]。有三种常见的疼痛类型:躯体疼痛、内脏疼痛和神经性疼痛。这些可以通过患者的描述和相关发现来区分[122]。有不同的评分被用来测量疼痛强度。分类评分快速而简单,使用口头描述(例如,无、轻度、中度、重度、极度),可以转换为数字评分,随着时间的推移可以清晰和简单地比较。回顾过去的 24 小时的一些口头数字量表,可以作为患者在这段时间内所经历的平均疼痛的合理指标[123]。视觉模拟标尺由一条 100mm 的水平线组成,以"无疼痛"为开头,以"可以想象的最严重的疼痛"为结尾,患者以此来标记疼痛的严重程度:5~44mm、45~70mm 和 70mm 以上分别表示轻度、中度和重度疼痛[124]。疼痛减少幅度超过30mm 意味着治疗有临床意义[125-129]。这些量表很好地结合了不那么敏感的分类和数字评分表[130-132],线性呈现轻度、中度和重度术后疼痛[133,134]。通过与面部表情结合[135,136],可以减少视觉模拟标尺的差异。并且目前正在开发能够根据面部表情自动检测疼痛的计算机程序[137]。对于无法交流的患者(如儿童、术后患者、机械通气患者、痴呆患者等),目前还制订了各种行为和功能量表[138,139]。

WHO 于 1987 年推出了用于治疗癌痛的疼痛阶梯[140],同时推广使用长效阿片制剂,并指责医生缺乏评估疼痛的能力,甚至不愿治疗癌性疼痛[141]。虽然医学界过去可能有不适当地"麻药恐惧症",但现在情况肯定不再是这样[142]。在美国,1990—2010 年间麻醉药品处方大量增加,药物过量现在是意外死亡的第二大原因,合法开具处方的麻醉药品造成的死亡人数超过了海洛因和可卡因的总和[120]。这是由于不恰当的慢性疼痛管理所致,医生误将疼痛视为一种生命体征来治疗,因此每次评估后都立即进行止痛治疗。阿片制剂现不适当地用于许多形式的慢性疼痛,包括慢性腹痛、慢性背痛以及其他与年龄增长相关的疼痛。当这种治疗所产生的阿片耐受患者因任何原因发生严重急性疼痛时,疼痛的管理将极其困难[143]。急性疼痛的管理尤其复杂,无法根据世卫组织简单的四步阶梯得出,目前已知急性术后疼痛管理不善会大大增加术后慢性疼痛的风险[144,145]。相反,疼痛严重程度每上升一个台阶应该体现出多种治疗方案的联合(例如氯胺酮输注、三环抗抑郁药、抗惊厥药等)[143,146],其中还包括根据患者的需求精准进行的非药物和支持性的治疗。

呼吸困难

呼吸困难、呼吸频率和血氧饱和度都是住院死亡率的独立预测因素[64]。呼吸困难是一种复杂的现象。虽然已经有人提出呼吸驱动力、化学感受器和压力感受器之间的关系,但呼吸困难的确切生理机制仍不清楚[147]。尽管呼吸困难和焦虑之间存在联系[148-150],但呼吸困难的严重程度不能只归因于心理因素[151]。

除了生命体征和指尖血氧饱和度之外,急性呼吸困难的评估还应明确:患者是否说话成句、是否有咳嗽或痰、是否有外周水肿,然后观察胸壁和辅助呼吸肌运动,并听诊胸部。有许多工具可用于测量呼吸困难,包括视觉模拟、李克特量表和数字评定量表。这些量表的灵敏度和可重复性大致相似,尽管在某些情况下,柏格量表可能优于其他量表。柏格或感觉呼吸困难评定量表(RPD)评级是由数字和一组口头限定语组成的分类量表[152]。最初,它是为了测量疲劳而发展起来的,被称为感知用力量表(RPE),其范围为6~20。随后制订了10分制量表,以量化COPD患者的呼吸困难(RPD)和疲劳(RPE)[153]。医学研究委员会量表是一种快速、简单和有效的方法,用于评估患者日常由呼吸困难而产生的障碍[154,155]。然而,由于它不能捕捉到呼吸困难的快速变化,所以对患者的日常监测没有用处。

意识和功能状态

对传统生命体征的过度依赖将患者简化为一系列被认为是正常或异常的数字。治疗通常简单地旨在将数值恢复到正常范围内,因此,如果生命体征"异常",则努力降低或提高它。这忽视了生命体征的改变是代偿性的,代表身体试图恢复循环平衡这一事实。过度积极地纠正低血压[156]和发热[48,49]的益处最近受到质疑。判断生命体征值是否适合临床情况的最佳方法是询问患者的感觉或观察他们的精神和生理状态[157]。

意识状态

典型的痴呆和谵妄可能是明显的,但精神状态的轻度改变往往不被注意到,会被认为是衰老过程的正常部分,或者,在醉酒的年轻人中,不被重视[158]。尽管大多数报告认为精神状态的改变主要局限于老年人,但它也可能发生在酒精中毒和药物中毒的年轻人身上[158]。虽然这类患者具有破坏性,要耗费大量时间和精力,但其死亡率很低。另一方面,任何程度的精神状态改变都与老年患者的死亡有关[159]。

精神状态有四个要素:觉醒、记忆、思想内容和行为。觉醒度改变是最常监测的,通常使用Glasgow昏迷量表或AVPU量表(即警觉且平静、对声音有反应、对疼痛有反应和无反应)[160]。大约 10% 的在发达国家住院的急性疾病患者有觉醒度受损(即 Glasgow 昏迷评分小于 14),3% 的患者处于昏迷状态(即仅对疼痛有反应或无反应)。任何觉醒度的改变都会大大增加住院死亡率。躁动也增加死亡的几率,无论是在 24 小时内[161]还是在 1 年后[159,162]。据报道,躁动患者的死亡概率是普通镇静患者的两倍[161]。

在谵妄中,精神状态是波动的,通常包括思想内容变化,如定向力障碍、妄想和幻觉。谵妄表明病情严重,尤其是在老年住院患者中。精神错乱评分法(CAM 评分法)及其改进版本正成为谵妄评估的标准方法[163]。与精神错乱不同,痴呆是一种稳定的状态,其特征是短期记忆受损,通常觉醒度和日常行为均是正常的。然而,在某些案例中,如血管性痴呆,痴呆主要可伴有重大行为改变,如攻击和精神错乱,这使其治疗出现问题。谵妄的主要特征是注意力不集中和意识水平改变(即躁动、嗜睡、昏睡和昏迷),可以被快速评估[163]。然而,精神错乱或思维混乱的波动需要长时间的观察,因此,在急诊室可能无法早期识别。

功能状态

虚弱和活动度减少对预后的重要性已得到充分证明[164]。瑞莱斯等人报告,在坦桑尼亚一家医院住院的患者死亡率增加,这取决于他们是独自走进医院,还是需要帮助走路,还是被担架抬进来[165]。他们的发现已在非洲[166,167]其他地方的年轻患者中和爱尔兰老年人中[64,168,169]以及一大群丹麦[170]患者中得到证实。此外,几个经过良好验证的预警评分还包括活动度部分[164-166,171,172]。增加活动度后,NEWS 显示出对非洲患者[167]和丹麦[173]患者识别增加。活动度对 NEWS 分数低的患者来说可能特别重要。在 NEWS 初始评分在 0~2 分的丹麦患者中,没有卧床不起的患者只有 0.8% 在 30 天内死亡,而卧床不起的患者有 7.6% 在 30 天内死亡,$P<0.001$[173]。无法行走在患者中很常见,在发达国家和发展中国家,多达 11% 的患者出现不能步行的情况,他们有相似的住院死亡率优势比(优势比为 4.6)[64,165-170]。在这些研究中,记录的全部内容是患者是否在没有帮助的情况下在病房内自由走动,是否需要帮助才能行走,或者是否卧床不起。因此,患者不能行走是一种可以快速评估的简单观察方法。它已被纳入 Cape 分诊评分,最近在南非的许多中心都引进了这一方法,并显示能减少患者等待时间和死亡率[174,175]。

除了延缓死亡之外,医疗保健的首要目标,尤其对老年人而言,还应该包含保持独立性、防止功能衰退和提高生活质量。传统上,这些目标都没有被准确或可靠地记录下来,同时功能状态缺乏记载,并且可能跟患者随访时表达的情况不一致[176]。美国现在要求有一个关于所有注册养老院居民功能状态的最低数据集,并已在其他地方进行了测试[177]。然而,这些评估既复杂又费时,不适用于急诊医院护理。相比之下,包括步态速度在内的一组简短的身体活动能力评估可以快速、简单地进行,并可预测未来住院和老年人健康及功能衰退风险[178]。基于患者是否有稳定的步态和不稳定步态、是否需要帮助行走或卧床不起(即 SUHB 量表),四项量表与 30 天住院死亡率、精神状况、跌倒史、手动操作要求以及出现压疮、痴呆和失禁关系密切。SUHB 量表的 30 天住院死亡率、精神状态、跌倒史、手动操作要求、发生压疮、痴呆和失禁的 c 值分别为 0.85、0.79、0.79、0.94、0.80、0.86 和 0.88[179]。目前,正在开发使用加速计测量活动度和评估虚弱以及跌倒风险的方法[180]。这使得之后有望廉价地持续监测和评估所有住院和非住院的急性病患者的运动。

年龄和生命体征

所有与生命体征异常相关的死亡率受年龄的影响很大。据报道,年龄≥80岁的每分钟呼吸24~25次的患者死亡率是40~64岁患者的4倍,而≥80岁的收缩压在90~94mmHg之间的患者死亡率是40~64岁患者的10倍[181]。这些差异可能归因于老年人疾病的自然生理,也可能由于老年患者需要比一般患者更快地纠正生命体征异常。

人们通常认为,老年患者的生理状况与年轻患者不同[181],因为至少在发达国家,老年患者的死亡率远远高于年轻患者。然而,据报道,年龄对乌干达患者的住院死亡率没有影响[182]。无论收缩压水平如何,70岁以上TBRHSC患者的住院死亡率均明显高于年轻患者。然而,在收缩压超过110mmHg的患者中,无论年龄大小,乌干达教会医院收治的患者死亡率明显高于TBRHSC患者。与TBRHSC患者不同的是,在这些非洲患者中,随着血压的升高,年轻和老年患者的死亡率以相同的速度增加(图8.7)。因此,老年患者和较年轻的患者之间死亡率差异并不存在于所有患者群体中。这些可以用年龄以外的因素来解释,例如疾病的原因和性质以及护理质量的差异。此外,当生命体征被合并到早期预警评分时,根据阈值的选择,可以很大程度上消除年龄对分数造成的偏差[183]。

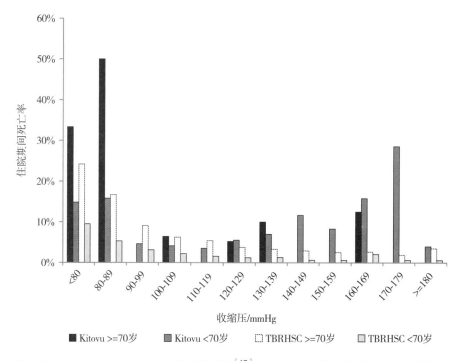

图8.7 43 693名入住TBRHSC的急诊患者[17]和1 350名入住乌干达马萨卡圣约瑟夫基托武保健中心的危重病患者根据收缩压和年龄的住院死亡率。

生命体征趋势

在重症监护室之外,目前的临床实践依赖于对生命体征的定期人工观察,在大多数医院病房通常每 4~6 小时进行一次。在不久的将来,可穿戴式设备很可能成为现实,它将为所有患者提供源源不断的生命体征信息。这将对设备的存储和分析能力提出巨大的需求,并伴随着与过多信息相关的潜在危险[184],如信息过载、假警报、报警疲劳等。由于不知道生命体征变化的频率、程度和时间范围,以及这些变化的影响,因此不可能知道如何应对这些变化或制订合理的管理方案[185]。

体温图具有诊断价值,在血压下降时,脉率加快可帮助识别低血容量和休克,而脉率缓慢和血压升高是由颅内压升高引起的。然而,对于急性疾病在整个住院过程中的个体的生命体征变化和趋势知之甚少。最近的研究已经开始探索住院期间生命体征的趋势。院内心脏停搏的患者在停搏前呼吸频率和心率都会增加。相比之下,对照组在整个住院期间,生命体征基本保持稳定。尽管停搏患者的血压也下降,但这些变化与对照组没有显著差异[28]。关于 TBRHSC 患者住院期间所有生命体征的回顾性研究表明,死亡患者的体温在整个住院期间变化很小,血压仅在死亡前几小时下降。虽然有时候在死亡前心率开始增加,血氧饱和度下降,但呼吸频率是死亡前变化最大的生命体征,而这些变化早在发现其他生命体征变化之前就出现了。即便如此,对于所有的生命体征,这些差异不大,只有应用 NEWS 加权系统放大它们时,这些差异才会变得明显[186]。

生命体征在不断变化,因此以趋势来表达更好,而不是在任何一个时间点上的精确值。自从获得了连续测量它们的技术以来,我们对它们随时间变化的临床意义知之甚少,如方向、速率、变异度或变化模式。我们还没有完全理解疾病的病理生理变化就是一个复杂的适应性反应系统这一概念。生命体征不会孤立地改变,因此不能认为一个生命体征的改变是一种改善或恶化,而不考虑其他生命体征和患者其他生理情况。将生命体征与早期预警评分相结合,可能是把多种生命体征的变化纳入考虑的一种简单方法。然而,到目前为止,关于早期预警评分趋势的研究表明,分数提高可能无法预测更好的结果,特别是在治疗的最初几个小时[187-189]。更复杂的方法是试图通过使用神经网络操纵生命体征来改进结果预测[190]。

实验室检查和生物标志物

虽然传统上不认为实验室和生物标志物的结果是生命体征,但它们已成为评估急性疾病的一个组成部分,也是 APACHE 和 SOFA 等风险分层评分的主要组成部分。事实上,可以说在许多临床医生的心目中,可能认为实验室检查比传统的床旁生命体征更可靠。然而,一些测试,如血糖测试,非常便宜且易于在床边进行,并且提供了宝贵的信息,因此很难否认它们的重要性。现今急性疾病患者的常规评估通常包括心电图、全血计数、尿素和电解质,以及在评估中也越来越多地使用肌钙蛋白和 D-二聚体等床旁生物标志物。除了诊断心脏疾病外,心电图异常已经被证明可以预测死亡率[64,156,191,192]。最近一项综述发现了五种新的生物标志物(即,脂肪酸结合蛋白、缺血修饰白蛋白、B 型利尿钠肽、和肽素和基质金属蛋白酶-9),它们与肌钙蛋白水平相结合,有可能提高急性冠脉综合征诊断的速度和准确性[193]。新的生物标记物和肽素以及过氧化物酶水平也被用来确定存在非特异性主诉的老年患者的恶化风险[194]。已经开发了几种综合实验室结果的评分系统[195-199]。虽然这些基于生化数据的评分中有四个是死亡率的优秀预测因子,但其精度较低,需要根据本地数据进行调整以重新计算评分[200]。

总结

当存在多种异常生命体征而不是单一异常时,更有可能出现严重疾病。生命体征的大小和相互关系可以提供有价值的诊断和治疗信息,两者都应被视为任何患者评估的一部分(图 8.8)。此外,包括精神状态在内的生命体征受疼痛、呼吸困难、急诊诊断和治疗的强烈影响。所有这些因素共同决定了患者的功能状态和自我感觉。疾病的第一征兆是患者自我感觉的主观变化。在老年人中,这通常伴随功能状态的受损,这可能发生在传统生命体征的变化之前。无创监测技术将很快开始提供连续不断的生命体征信息,这将加深我们对危重疾病病理生理变化的理解。这种负责的技术能否在疾病的主观或客观迹象明显之前,或在治疗干预可以改变发病率和死亡率之时,提前预测病情恶化的可能性还有待观察。

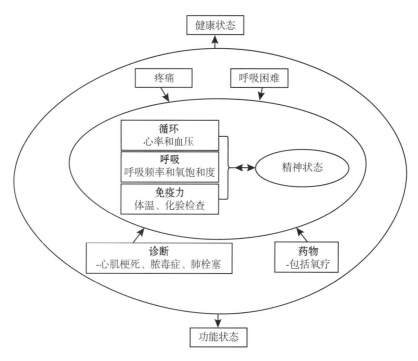

图 8.8　生命体征如何相互影响和相互关联的概念模型。相关解释,请参见"总结"部分。

鸣谢　作者在此感谢桑德湾区域健康科学中心(Thunder Bay Regional Health Sciences Center)信息技术部门的 Kristi Taylor 与 Dawn Bubar 的帮助与合作。还要感谢乌干达马萨卡 Kitovu 医院的 Martin Opio 博士和丹麦 Esbjerg Sydvestjysk Sygehus 医学系 Mikkel Brabrand 博士的帮助和建议。

利益冲突声明　John Kellett 博士是爱尔兰登多克 Tapa Healthcare DAC 的董事和首席医疗官。

(张军伟　译　张伟硕　校)

参考文献

1. Campbell JN. American pain society 1995 presidential address. Pain forum. J Pain. 1996;5:85–8.
2. Registered Nurses' Association of Ontario. Nursing care of dyspnea: the 6th vital sign in individuals with chronic obstructive pulmonary disease (COPD). Toronto, Canada: Registered Nurses' Association of Ontario; 2005.
3. Mower W, Myers G, Nicklin E, Kearin K, Baraff L, Sachs C. Pulse oximetry as a fifth vital sign in emergency geriatric assessment. Acad Emerg Med. 1998;5:858–65.
4. Neff T. Routine oximetry. A fifth vital sign? Chest. 1988;94:227.
5. Flaherty JH, Rudolph J, Shay K, Kamholz B, Bookvar KS, Shaughnessy M, Shapiro R, Stein J, Weir C, Edes T. Delirium is a serious and unrecognized problem: why assessment of mental status should be the sixth vital sign. J Am Med Dir Assoc. 2007;8:273–5.
6. Bierman AS. Functional status: the sixth vital sign. J Gen Intern Med. 2001;16:785–6.
7. Dellinger RP, Levy MM, Rhodes A, et al. Surviving sepsis campaign: international guidelines for management of severe sepsis and septic shock: 2012. Crit Care Med. 2013;41(2):580–637.
8. Hutchinson J. On the capacity of the lungs, and on the respiratory functions with a view to establishing a precise and easy method of detecting disease by the spirometer. Med Chir Trans. 1846;29:137–252.
9. Mackowiak PA, Wasserman SS, Levine MM. A critical appraisal of 98.6 degrees F, the upper limit of the normal body temperature and other legacies of Carl Reinhold August Wunderlich. JAMA. 1992;268:1578–80.
10. Subbe CP, Kruger M, Rutherford P, Gemmel L. Validation of a modified early warning score in medical admissions. Q J Med. 2001;94:521–6.
11. Duckitt RW, Buxton-Thomas R, Walker J, Cheek E, Bewick V, Venn R, Forni LG. Worthing physiological scoring system: derivation and validation of a physiological early-warning system for medical admissions. An observational, population-based single-centre study. Br. J. Anaesth. 2007;98:769–74.
12. Jones AE, Yiannibas V, Johnson C, Kline JA. Emergency department hypotension predicts sudden unexpected in-hospital mortality. Chest. 2006;130:941–6.
13. Allgower M, Buri C. Shockindex Deutsche Medizinische Wochenschrift 1967; 46:1–10.
14. Morgan RJ, Williams F, Wright MM. An early warning scoring system for detecting developing critical illness. Clin Intensive Care. 1997;8:100.
15. Royal College of Physicians; National early warning score (NEWS): standardising the assessment of acute illness severity in the NHS. Report of a working party. London: RCP 2012. <www.rcplondon.ac.uk/resources/nationalearlywarningscore-news>.
16. Bleyer AJ, Vidya S, Russell GB, et al. Longitudinal analysis of one million vital signs in patients in an academic medical center. Resuscitation. 2011;82:1387–92.
17. Kellett J, Kim A. Validation of an abbreviated Vitalpac TM early warning score (ViEWS) in 75, 419 consecutive admissions to a Canadian Regional Hospital. Resuscitation. 2011;83:297–302.
18. Smith GB, Prytherch DR, Schmidt PE, Featherstone PI, Higgins B. A review, and performance evaluation, of single-parameter "track and trigger" systems. Resuscitation. 2008;79:11–21.
19. Osler W. Neuroses of the heart. In: Osler W, editor. The principles and practice of medicine. Edinburgh and London: Young J. Pentland; 1901. p. 759.
20. Criteria Committee of the New York Heart Association. Nomenclature and criteria for diagnosis of diseases of the heart. 5th ed. New York: New York Heart Association; 1953.
21. Spodick DH, Raju P, Bishop RL, Rifkin RD. Operational definition of normal sinus heart rate. Am J Cardiol. 1992;69:1245–6.
22. Scott O, Williams GJ, Fiddler GI. Results of 24 hour ambulatory monitoring of electrocardiogram in 131 healthy boys aged 10 to 13 years. Br Heart J. 1980;44:304–8.
23. Brodsky M, Wu D, Denes P, et al. Arrhythmias documented by 24 hour continuous electrocardiographic monitoring in 50 male medical students without apparent heart disease. Am J Cardiol. 1977;39:390–5.
24. Bjerregaard P. Mean 24 hour heart rate, minimal heart rate, and pauses in healthy subjects 40-79 years of age. Eur Heart J. 1983;4:44–51.
25. Hilgard J, Ezri MD, Denes P. Significance of ventricular pauses of three seconds or more on 24 hour Holter recordings. Am J Cardiol. 1985;55:1005–8.
26. Agruss NS, Rosin EY, Adolph RJ, Fowler NO. Significance of chronic sinus bradycardia in elderly people. Circulation. 1972;46:924–30.
27. Tresch DD, Fleg JL. Unexplained sinus bradycardia: clinical significance and long term prognosis in apparently healthy persons older than 40 years. Am J Cardiol. 1986;58:1009–12.
28. Churpek MM, Yuen TC, Huber MT, Park SY, Hall JB, Edelson DP. Predicting cardiac arrest on the wards a nested case-control study. Chest. 2012;141:1170–6.
29. Bone RC, Balk RA, Cerra FB, Dellinger RP, Fein AM, Knaus WA, Schein RM, Sibbald WJ. Definitions for sepsis and organ failure and guidelines for the use of innovative therapies in sepsis. The ACCP/SCCM consensus conference committee. American college of chest physicians/society of critical care medicine. Chest. 1992;101:1644–55.
30. O'Brien E, Murphy J, Tyndall A, Atkins N, Mee F, McCarthy G, Staessen J, Cox J, O'Malley K. Twenty-four-hour ambulatory blood pressure in men and

women aged 17 to 80 years: the allied Irish bank study. J Hypertens. 1991;9:355–60.

31. Stern SA, Dronen SC, Birrer P, Wang X. Effect of blood pressure on hemorrhage volume and survival in a near-fatal hemorrhage model incorporating a vascular injury. Ann Emerg Med. 1993;22:155.

32. Wonka F. Oscillometric blood pressure measurement: description of the method used. Z Kardiol. 1996;85:1–7.

33. Beaubien ER, Card CM, Card SE, Biem HJ, Wilson TW. Accuracy of the dinamap 1846 XT automated blood pressure monitor. J Hum Hypertens. 2002;16:647–52.

34. Deakin CD, Low JL. Accuracy of the advanced trauma support guidelines for predicting systolic blood pressure using carotid, femoral and radial pulses: observational study. BMJ. 2000;321:673–4.

35. Knaus WA, Draper EA, Wagner DP, et al. APACHE II: a severity of disease classification system. Crit Care Med. 1985;12:818–29.

36. Olsson T, Lind L. Comparison of the rapid emergency medicine score and APACHE II in non-surgical emergency department patients. Acad Emerg Med. 2003;10:1040–8.

37. Rhee K, Fisher C, Willitis N. The rapid acute physiology score. Am J Emerg Med. 1987;5:278–86.

38. Le Gall J-R, Lemeshow S, Saulnier F. A new simplified acute physiology score (SAPS II) based on a European/North American multicenter study. JAMA. 1993;270:2957–63.

39. Lemeshow S, Teres D, Klar J, Avrunin JS, Gehlbach SH, Rapoport J. Mortality probability models (MPM II) based on an international cohort of intensive care patients. JAMA. 1993;270:2478–86.

40. Ikeda M, Matsunaga T, Irabu N, Yoshida S. Using vital signs to diagnose impaired consciousness: cross sectional observational study. BMJ. 2002;325:800–5.

41. Guyton AC, Hall JE. Textbook of medical physiology. 9th ed. Philadelphia: W.B. Saunders; 1996. p. 209–20.

42. Mackowiak PA. Concepts of fever. Arch Intern Med. 1998;158:1870–81.

43. Sund-Levander M, Forsberg C, Wahren LK. Normal oral, rectal, tympanic and axillary body temperature in adult men and women: a systematic literature review. Scand J Caring Sci. 2002;16:122–8.

44. Tanner JM. Relation of heart rate and body temperature in man at rest. J Physiol. 1951;114:9–10p.

45. Lyon D. The relation of pulse-rate to temperature in febrile conditions. Q J Med. 1927;20:205–18.

46. Davies P, Maconochie I. The relationship between body temperature, heart rate and respiratory rate in children. Emerg Med J. 2009;26:641–3.

47. Jensen MM, Brabrand M. The relationship between body temperature, heart rate and respiratory rate in acute patients at admission to a medical care unit. 6th Danish emergency medicine conference, Odense 2014. Abstracts. Scandinavian Journal of Trauma, Resuscitation and Emergency Medicine 2015 23(Suppl 1):A12.

48. Young PJ, Saxena M. Fever management in inten-sive care patients with infections. Crit Care. 2014;18:206.

49. Kushimoto S, Yamanouchi S, Endo T, Sato T, Nomura R, Fujita M, Kudo D, Omura T, Miyagawa N, Sato T. Body temperature abnormalities in non-neurological critically ill patients: a review of the literature. J Intensive Care. 2014;2:14.

50. Henriksen DP, Jensen HCK, Laursen CB, Lassen AT. Increased short-term mortality among normo-thermic patients presenting to a medical emergency department with infection - a cohort study. 6th Danish Emergency Medicine Conference, Odense 2014. Abstracts. Scandinavian Journal of Trauma, Resuscitation and Emergency Medicine 2015 23(Suppl 1): A26.

51. Henriksen DP, Laursen CB, Lassen AT. Patients hospitalized with severe infections and hypothermia, a cohort study of mortality and prognostic factors. 6th Danish emergency medicine conference, Odense 2014. Abstracts. Scand J Trauma, Resusc Emerg Med. 2015;23(Suppl 1):A27.

52. Cretikos M, Chen J, Hillman K, Bellomo R, Finfer S, Flabouris A. The MERIT study investigators. The objective medical emergency team activation criteria: a case-control study. Resuscitation. 2007;73:62–72.

53. Cretikos MA, Bellomo R, Hillman K, Chen J, Finfer S, Flabouris A. Respiratory rate: the neglected vital sign. Med J Aust. 2008;188:657–9.

54. Lovett PB, Buchwald JM, Sturmann K, Bijur P. The vexatious vital: neither clinical measurements by nurses nor electronic monitor provides accurate measurements of respiratory rate in triage. Ann Emerg Med. 2005;45:68–76.

55. Tarassenko L, Villarroel M, Guazzi A, Jorge J, Clfton DA, Pugh C. Non-contact video-based vital sign monitoring using ambient light and auto-regressive models. Physiol Meas. 2014;35:807–31.

56. Kellett J, Li M, Rasool S, Green GC, Seely A. Comparison of the heart and breathing rate of acutely ill medical patients recorded by nursing staff with those measured over 5 min by a piezoelectric belt and ECG monitor at the time of admission to hospital. Resuscitation. 2011;82:1381–6.

57. Lim WS, Carty SM, Macfarlane JT, et al. Respiratory rate measurement in adults – how reliable is it? Respir Med. 2002;96:31–3.

58. Lui LL, Gallaher MM, Davis RL, et al. Use of a respiratory clinical score among different providers. Pediatr Pulmonol. 2004;37:243–8.

59. Brodersen JB, Hallas P, Brabrand M. Respiratory rate – interobserver reliability study. 6th Danish Emergency Medicine Conference, Odense 2014. Abstracts. Scand J Trauma, Resusc Emerg Med. 2015;23(Suppl 1):A14.

60. Hooker EA, O'Brien DJ, Danzel DF, Barefoot JAC, Brown JE. Respiratory rates in emergency department patients. J Emerg Med. 1989;7:129–32.

61. Hutchinson J. Thorax. In: Todd RB. editor. Cyclopaedia of anatomy and physiology. London: Longman, Brown, Green, Congmans, and Roberts;

1849:IV. p. 1079–87.

62. Mead JH. Control of respiratory frequency. J Appl Physiol. 1960;15:325–36.

63. McFadden JP, Price RC, Eastwood HD, Briggs RS. Raised respiratory rate in elderly patients: a valuable physical sign. BMJ. 1982;284:626–7.

64. Kellett J, Deane B. The simple clinical score predicts mortality for 30 days after admission to an acute medical unit. Q J Med. 2006;99:771–81.

65. Otis AB, Fenn WG, Rahn H. Mechanics of breathing in man. J Appl Physiol. 1950;2:592–607.

66. McIlroy MB, Marshall R, Christie RV. The work of breathing in normal subjects. Clin Sci. 1954;13:127–36.

67. Marshall R, Christie RV. The visco-elastic properties of the lungs in acute pneumonia. Clin Sci. 1954;13:403–8.

68. Hillman K, Chen J, Cretikos M, et al. MERIT study investigators. Introduction of the medical emergency team (MET) system: a cluster randomised controlled trial. Lancet. 2005;365:2091–7.

69. Subbe CP, Davies RG, Williams E, et al. Effect of introducing the modified early warning score on clinical outcomes, cardio-pulmonary arrests and intensive care utilisation in acute medical admissions. Anaesthesia. 2003;58:797–802.

70. Hodgetts TJ, Kenward G, Vlachonikalis IG, et al. The identification of risk factors for cardiac arrest and formulation of activation criteria to alert a medical emergency team. Resuscitation. 2002;54:125–31.

71. Fieselmann JF, Hendryx MS, Helms CM, et al. Respiratory rate predicts cardiopulmonary arrest for internal medicine patients. J Gen Intern Med. 1993;8:354–60.

72. Goldhill DR, McNarry AF, Mandersloot G, et al. A physiologically-based early warning score for ward patients: the association between score and outcome. Anaesthesia. 2005;60:547–53.

73. Goldhill DR, McNarry AF. Physiological abnormalities in early warning scores are related to mortality in adult inpatients. Br J Anaesth. 2004;92:882–4.

74. Harrison GA, Jacques TC, Kilborn G, et al. The prevalence of recordings of the signs of critical conditions and emergency responses in hospital wards — the SOCCER study. Resuscitation. 2005;65:149–57.

75. Rady MY, Nightingale P, Little RA, Edwards JD. Shock index: a re-evaluation in acute respiratory failure. Resuscitation. 1992;23:227–34.

76. Rady MY. The role of central venous oximetry, lactic acid concentration and shock index in the evaluation of clinical shock: a review. Resuscitation. 1992;24:55–60.

77. Rady MY, Rivers EP, Martin GB, Smithline H, Appelton T, Nowak RM. Continuous central venous oximetry and shock index in the emergency department: use in the evaluation of clinical shock. Am J Emerg Med. 1992;10:538–41.

78. Victor M, Ropper AH. Coma and related disorders of consciousness. In: Adams and Victor's principles of neurology. 7th ed. New York: McGraw-Hill; 2001.

p. 366–89.

79. Birkhahn RH, Gaeta TJ, Bei R, Bove JJ. Shock index in the first trimester of pregnancy and its relationship to ruptured ectopic pregnancy. Acad Emerg Med. 2002;9:115–9.

80. King RW, Plewa MC, Buderer NM, Knotts FB. Shock index as a marker for significant injury in trauma patients. Acad Emerg Med. 1996;3:1041–5.

81. Rady MY, Smithline HA, Blake H, Nowak R, Rivers E. A comparison of the shock index and conventional vital signs to identify acute critical illness in the emergency department. Ann Emerg Med. 1994;24:685–90.

82. Kline JA, Nelson RD, Jackson RE, Courtney DM. Criteria for the safe use of d-dimer testing in emergency department patients with suspected pulmonary embolism: a multicenter US study. Ann Emerg Med. 2002;39:144–52.

83. Ostern HJ, Trentz O, Hemplemann G, Trentz OA, Sturm J. Cardiorespiratory and metabolic patterns in multiple trauma patients. Resuscitation. 1980;7:169–84.

84. Fundamental Critical Care Support, 3rd Edition. In: Zimmerman JL. editor. Society of critical care medicine des plaines. Illinois; 2001, p. 9–4.

85. Yang P-L, Li Y-C. Pulse pressure index (pulse pressure/systolic pressure) may be better than pulse pressure for assessment of cardiovascular outcomes. Med Hypotheses. 2009;72:729–31.

86. Sinex JE. Pulse oximetry: principles and limitations. Am J Emerg Med. 1999;17:59–67.

87. Smith GB, Poplett N. Knowledge of aspects of acute care in trainee doctors. Postgrad Med J. 2002;78:335–8.

88. McGee S, Abernethy WB, Simel DL. Is this patient hypovolemic? JAMA. 1999;281:1022–9.

89. Pilling J, Cutaia M. Ambulatory oximetry monitoring in patients with severe COPD: a preliminary study. Chest. 1999;116:314–21.

90. Schenkel NS, Burdet L, de Muralt B, Fitting JW. Oxygen saturation during daily activities in chronic obstructive pulmonary disease. Eur Respir J. 1996;9:2584–9.

91. Rao V, Todd TRJ, Kuus A, Buth KJ, Pearson FG. Exercise oximetry versus spirometry in the assessment of risk prior to lung resection. Ann Thorac Surg. 1995;60:603–8.

92. Warner L, Bartlett KA, Charles SA, O'Brien LM. Use of pulse oximetry with exercise in the diagnosis of PCP. Int Conf AIDS. 1991;7:232.

93. Weiner DK, Turner GH, Hennon JG, Perera S, Hartmann S. The state of chronic pain education in geriatric medicine fellowship training programs: results of a national survey. J Am Geriatr Soc. 2005;53:1798–805.

94. Cayea D, Perera S, Weiner DK. Chronic low back pain in older adults: What physicians know, what they think they know, and what they should be taught. J Am Geriatr Soc. 2006;54:1772–7.

95. Mezei L, Murinson BB. Pain education in North American medical schools. J Pain. 2011;12:1199–208.

96. Morone NE, Weiner DK. Pain as the 5th vital sign:

exposing the vital need for pain eduction. Clin Ther. 2013;35:1728–32.

97. Pergolizzi J. The development of chronic pain: physiological CHANGE necessitates a multidisciplinary approach to treatment. Curr Med Res Opin. 2013;29:1127–35.

98. Lord B, Woollard M. The reliability of vital signs in estimating pain severity among adult patients treated by paramedics. Emerg Med J. 2011;28:147e150.

99. Stenestrand U, Wijkman M, Fredrikson M, Nystrom FH. Association between admission supine systolic blood pressure and 1-year mortality in patients admitted to the intensive care unit for acute chest pain. JAMA. 2010;303:1167–72.

100. Irfan A, Haaf P, Meissner J, Twerenbold R, Reiter M, Reichlin T, Schaub N, Zbinden A, Heinisch C, Drexler B, Winkler K, Mueller C. Systolic blood pressure at emergency department presentation and 1-year mortality in acute chest pain patients. Eur J Intern Med. 2011;22:495–500.

101. Hadjistavropoulos T, Von Baeyer C, Craig KD. Pain assessment in persons with limited ability to communicate. In: Handbook of pain assessment. Turk DC, Melzack R. editors. New York-London: The Guilford Press; 2001. p. 134–50.

102. Arboura C, Gélinasa C. Are vital signs valid indicators for the assessment of pain in postoperative cardiac surgery ICU adults? Intensive and Critical Care. Nursing. 2010;26:83–90.

103. Fowler M, Slater TM, Garza TH, Maani CV, DeSocio PA, Hansen JJ, McGhee LL. Relationships between early acute pain scores, autonomic nervous system function, and injury severity in wounded soldiers. J Trauma. 2011;71:S87–90.

104. Kehlet H, Dahl JB. Anaesthesia, surgery, and challenges in postoperative recovery. Lancet. 2003;362:1921–8.

105. Chapman CR, Tuckett RP, Song CW. Pain and stress in a systems perspective: reciprocal neural, endocrine, and immune interactions. J Pain. 2008;9: 122–45.

106. Lubawski J, Saclarides T. Postoperative ileus: strategies for reduction. Ther Clin Risk Manag. 2008;4:913–7.

107. Greisen J, Juhi CB, Grofte T, Vilstrup H, Jensen TS, Schmitz O. Acute pain induces insulin resistance in humans. Anesthesiology. 2001;95:578–84.

108. Desborough JP. The stress response to trauma and surgery. Br J Anaesth. 2000;85:109–17.

109. Kehlet H, Holte K. Effect of postoperative analgesia on surgical outcome. Br J Anaesth. 2001;87:62–72.

110. Mularski RA, White-Chu F, Overbay D, Miller L, Asch SM, Ganzini L. Measuring pain as the 5th vital sign does not improve quality of pain management. J Gen Intern Med. 2006;21:607–12.

111. George SZ, Dannecker EA, Robinson ME. Fear of pain, not pain catastrophizing, predicts acute pain intensity, but neither factor predicts tolerance or blood pressure reactivity: an experimental investigation in pain-free individuals. Eur J Pain. 2006;10:457–65.

112. Williams ACdeC, Davies HTO, Chadury Y. Simple pain rating scales hide complex idiosyncratic meanings. Pain 2000; 85:457–463.

113. Berg I, Sjostrom B. A comparative study of nurses' and elderly patients ratings of pain and pain tolerance. J Gerontol Nurs. 1999;5:30–6.

114. Aissaoui Y, Zeggwagh AA, Zekraoui A, Abidi K, Abouqal R. Validation of a behavioral pain scale in critically ill, sedated, and mechanically ventilated patients. Anesth Analg. 2005;101:1470–6.

115. Ahlers SJGM, van Gulik L, van der Veen AM, van Dogen HPA, Bruins P, Belitser SV, de Boer A, Tibboel D, Knibbe CAJ. Comparison of different pain scoring systems in critically ill patients in a general ICU. Crit Care. 2008;12:R15.

116. Ahlers SJGM, van der Veen AM, van Dijk M, Tibboel D, Knibbe CAJ. The use of the behavioral pain scale to assess pain in conscious sedated patients. Anesth Analg. 2010;110:127–33.

117. Lorenz KA, Sherbourne CD, Shugarman LR, Rubenstein LV, Wen L, Cohen A, Goebel JR, Hagenmeier E, Simon B, Lanto A, Asch SM. How reliable is pain as the fifth vital sign? J Am Board Fam Med. 2009;22:291–8.

118. Gomes T, Mamdani MM, Paterson JM, Dhalla IA, Juulink DN. Trends in high-dose opioid prescribing in Canada. Can Fam Physician. 2014;60:826–32.

119. Sehgal N, Manchikanti L, Smith HS. Prescription opioid abuse in chronic pain: a review of opioid abuse predictors and strategies to curb opioid abuse. Pain Physician. 2012;15:ES67–92.

120. Okie S. A flood of opioids, a rising tide of deaths. N Engl J Med. 2010;363(21):1981–5.

121. Macintyre PE, Schug SA, Scott DA, Visser EJ, Walker SM, APM:SE Working Group of the Australian and New Zealand College of Anaesthetists and Faculty of. Pain Medicine. Acute pain management: scientific evidence. 3rd ed. Melbourne: ANZCA & FPM; 2010.

122. Melzack R. The McGill Pain Questionnaire: Major properties and scoring methods. Pain. 1975;1:277–99.

123. Jensen MP, Mardekian J, Lakshminarayanan M, Boye ME. Validity of 24-h recall ratings of pain severity: biasing effects of "Peak" and "End" pain. Pain. 2008;137:422–7.

124. Aubrun G, Langeron O, Quesnel C, Coriat P, Riou B. Relationships between measurement of pain using visual analog score and morphine requirements during postoperative intravenous morphine titration. Anesthesiology. 2003;98:1415–21.

125. Cepeda MS, Africano JM, Polo R, Alcala R, Carr DB. What decline in pain intensity is meaningful to patients with acute pain? Pain. 2003;105:151–7.

126. Jensen MP, Chen C, Brugger AM. Interpretation of visual analog scale ratings and change scores: a reanalysis of two clinical trials of postoperative pain. J Pain. 2003;4:407–14.

127. Lee JS, Hobden E, Stiell IG, Wells GA. Clinically important change in the visual analog scale after adequate pain control. Acad Emerg Med. 2003;10:1128–30.

128. Farrar JT, Portenoy RK, Berlin JA, Kinman JL, Strom BL. Defining the clinically important difference in pain outcome measures. Pain. 2000;88:287–94.

129. Farrar JT, Young Jr JP, LaMoreaux L, Werth JL, Poole RM. Clinical importance of changes in chronic pain intensity measured on an 11-point numerical pain rating scale. Pain. 2001;94:149–58.

130. Murphy DF, McDonald A, Power C, Unwin A, MacSullivan R. Measurement of pain: a comparison of the visual analogue with a nonvisual analogue scale. Clin J Pain. 1987;3:191–7.

131. DeLoach LJ, Higgins MS, Caplan AB, Stiff JL. The visual analog scale in the immediate postoperative period: intrasubject variability and correlation with a numeric scale. Anesth Analg. 1998;86:102–6.

132. Breivik EK, Bjornsson GA, Skovlund E. A comparison of pain rating scales by sampling from clinical trial data. Clin J Pain. 2000;16:22–8.

133. Myles PS, Troedel S, Boquest M, Reeves M. The pain visual analog scale: is it linear or nonlinear? Anesth Analg. 1999;89:1517–20.

134. Myles PS, Urquhart N. The linearity of the visual analogue scale in patients with severe acute pain. Anaesth Intensive Care. 2005;33:54–8.

135. Machata AM, Kabon B, Willschke H, Fassler K, Gustoff B, Marhofer P, Curatolo M. A new instrument for pain assessment in the immediate postoperative period. Anasthesia. 2009;64:392–8.

136. Arif-Rahua M, Grap MJ. Facial expression and pain in the critically ill non-communicative patient: State of science review. Intensive Crit Care Nurs. 2010;26:343–52.

137. Lucey P, Cohn JF, Matthews I, Lucey S, Sridharan S, Howlett J, Prkachin KM. Automatically Detecting Pain in Video Through Facial Action Units Journal Institute of Electrical and Electronics Engineers (IEEE). http://www.cs.cmu.edu/~jeffcohn/pubs/IEEE_SMC_Pain_2010_final.pdf.

138. Zwakhalen SMG, Hamers JPH, Abu-Saad HH, Berger MPF. Pain in elderly people with severe dementia: a systematic review of behavioural pain assessment tools. BMC Geriatr. 2006;6:3. doi:10.1186/1471-2318-6-3.

139. Royal College of Physicians, British Geriatrics Society and British Pain Society. The assessment of pain in older people: national guidelines. Concise guidance to good practice series, No 8. London: RCP; 2007.

140. World Health Organization. Traitement de la douleur cancéreuse. Geneva, Switz: World Health. Organization; 1987.

141. Ruddick W. Do doctors undertreat pain? Bioethics. 1997;11:248–55.

142. Veysman BD. Prescriber's narcophobia syndrome: physicians' disease and patients' misfortune. BMJ. 2009;339:b4987.

143. MacIntyre PE, Walker S, Power I, Schug SA. Acute pain management: scientific evidence revisited. Br J Anaesth. 2006;96:1–4.

144. Perkins FM, Kehlet H. Chronic pain as an outcome of surgery—a review of predictive factors.

145. Macrae WA. Chronic pain after surgery. Br J Anaesth. 2001;87:88–98.

146. Leung L. From ladder to platform: a new concept for pain management. J Prim Health Care. 2012;4(3):254–8.

147. Killian KJ. The objective measurement of breathlessness. Chest. 1985;88(2 Suppl):84S–90S.

148. Carrieri-Kohlman V, Douglas M, Murray Gormley J, Stulbarg M. Desensitization and guided mystery: treatment approaches for the management of dyspnea. Heart Lung. 1993;22:226–34.

149. Gift AG, Plaut SM, Jacox A. Psychologic and physiologic factors related to dyspnea in subjects with chronic obstructive pulmonary disease. Heart Lung. 1986;15:595–601.

150. Gift A, Cahill CA. Psychophysiologic aspects of dyspnea in chronic obstructive pulmonary disease: A pilot study. Heart Lung. 1990;19:252–7.

151. Bailey PH. Dyspnea-anxiety-dyspnea cycle. COPD patients stories of breathlessness: "It's scary when you can't breathe". Qual Health Res. 2004;14(6):760–78.

152. Borg G. Perceived exertion as an indicator of somatic stress. Scand J Rehabil Med. 1970;2(2):92–8.

153. Fletcher CM. (Chairman). Standardised questionnaire on respiratory symptoms: a statement prepared and approved by the MRC committee on the aetiology of chronic bronchitis (MRC breathlessness score). BMJ. 1960;2:1665.

154. Bestall JC, Paul EA, Garrod R, Garnham R, Jones PW, Wedzicha JA. Usefulness of the medical research council (MRC) dyspnoea scale as a measure of disability in patients with chronic obstructive pulmonary disease. Thorax. 1999;54(7):581–6.

155. O'Donnell DE, Aaron S, Bourbeau J, Hernandez P, Marciniuk D, Balter M, et al. Canadian thoracic society recommendations for management of chronic obstructive pulmonary disease – 2003. Can Respir J. 2003;10(Suppl.A):11A–65A.

156. Asfar P, Meziani F, Hamel J-F, Grelon F, Megarbane B, SEPSISPAM investigators, et al. High versus low blood-pressure target in patients with septic shock. N Engl J Med. 2014;370:1583–93.

157. Jylhä M, Volpato S, Guralnik JM. Self-rated health showed a graded association with frequently used biomarkers in a large population sample. J Clin Epidemiol. 2006;59:465–71.

158. Meagher DJ. Delirium: optimising management. BMJ. 2001;322:144–9.

159. Kiely DK, Jones RN, Bergmann MA, Marcantonio ER. Association between psychomotor activity delirium subtypes and mortality among newly admitted post-acute facility patients. J Gerontol A Biol Sci Med Sci. 2007;62:174–9.

160. McNarry AF, Goldhill DR. Simple bedside assessment of level of consciousness: comparison of two simple assessment scales with the Glasgow Coma scale. Anaesthesia. 2004;59:34–7.

161. Clifford M, Ridley A, Gleeson M, Kellett J. The early mortality associated with agitation and sedation in acutely ill medical patients. Eur J Intern Med.

Anesthesiology. 2000;93:1123–33.

2013;24:e85.

162. Bellelli G, Speciale S, Barisione E, Trabucchi M. Delirium subtypes and 1-year mortality among elderly patients discharged from a post-acute rehabilitation facility. J Gerontol A Biol Sci Med Sci. 2007;62:1182–3.

163. Inouye S, van Dyck C, Alessi C, Balkin S, Siegal A, Horwitz R. Clarifying confusion: the confusion assessment method. Ann Intern Med. 1990;113:941–8.

164. Hogan DB, MacKnight C, Bergman H. Steering Committee, Canadian initiative on frailty and aging. Models, definitions, and criteria of frailty [review]. Aging Clin Exp Res. 2003;15(3 Suppl):1–29.

165. Rylance J, Baker T, Mushi E, Mashaga D. Use of an early warning score and ability to walk predicts mortality in medical patients admitted to hospitals in Tanzania. Trans R Soc Trop Med Hyg. 2009;103:790–4.

166. Wheeler I, Price C, Sitch A, et al. Early warning scores generated in developed healthcare settings are not sufficient at predicting early mortality in blantyre, malawi: a prospective cohort study. PLoS One. 2013;8(3):e59830. doi:10.1371/journal. pone.0059830.

167. Opio MO, Nansubuga G, Kellett J. Validation of the VitalPACTM Early Warning Score (ViEWS) in acutely ill medical patients attending a resource-poor hospital in sub-Saharan Africa. Resuscitation. 2013;84:743–6.

168. Opio MO, Nansubuga G, Kellett J, Clifford M, Murray A. Performance of TOTAL, in medical patients attending a resource-poor hospital in sub-Saharan Africa and a small Irish rural hospital. Acute Med. 2013;12:135–40.

169. Kellett J, Deane B, Gleeson M. Derivation and validation of a score based on hypotension, oxygen saturation, low temperature, ECG changes and loss of independence (HOTEL) that predicts early mortality between 15 minutes and 24 hours after admission to an acute medical unit. Resuscitation. 2008;78:52–8.

170. Brabrand M, Hallas J, Knudsen T. Loss of independence: a novel but important global marker of illness. Scandinavian J Trauma, Resuscitation Emerg Med. 2013;21(Suppl 2):A34. doi:10.1186/ 1757-7241-21-S2-A34.

171. Brabrand M, Folkestad L, Clausen NG, Knudsen T, Hallas J. Risk scoring systems for adults admitted to the emergency department: a systematic review. Scandinavian J Trauma, Resuscitation and Emerg Med.

172. Rockwood K, Song X, MacKnight CA, et al. A global clinical measure of fitness and frailty in elderly people. CMAJ. 2005;173(5):489–95.

173. Brabrand M, Kellett J. Mobility measures should be added to the national early warning score (NEWS). Resuscitation. 2014;85:e151.

174. Wallis PA, Gottschalk SB, Wood D, et al. The cape triage score - a triage system for South Africa. S Afr Med J. 2006;96:53–6.

175. Wallis LA, Balfour CH. Triage in emergency departments. S Afr Med J. 2007;97:13.

176. Bogardus ST, Towle V, Williams CS, Desai MM, Inouye SK. What does the medical record reveal about functional status? J Gen Intern Med. 2001;16:728–36.

177. Hirdes JP, Ljunggren G, Morris JN, Frijters DHM, Soveri HF, Gray L, Björkgren M, Gilgen R. Reliability of the interRAI suite of assessment instruments: a 12-country study of an integrated health information system. BMC Health Serv Res. 2008;8:277. doi:10.1186/1472-6963-8-277.

178. Studenski S, Perera S, Wallace D, et al. Physical performance measures in the clinical setting. J Am Geriatr Soc. 2003;51:314–22.

179. Kellett J, Clifford M, Ridley A, Murray A, Gleeson M. A four item scale based on gait for the immediate global assessment of acutely ill medical patients – one look is more than 1000 words. Eur Geriatr Med. 2014;5:92–6.

180. Karnik K, Mazzatti DJ. Review of tools and technologies to assess multi-system functional impairment and frailty. Clin Medicine: Geriatric. 2009;31–8.

181. Smith GB, Prytherch DR, Schmidt PE, Featherstone PI, Kellett J, Deane B, Higgins B. Should age be included as a component of track and trigger systems used to identify sick adult patients? Resuscitation. 2008;78:109–15.

182. Opio MO, Nansubuga G, Kellett J. In-hospital mortality of acutely ill medical patients admitted to a resource poor hospital in sub-Saharan Africa and to a Canadian regional hospital compared using the abbreviated VitalPAC™ early warning score. Eur J Intern Med. 2014;25:142–6.

183. Prytherch DR, Smith GB, Schmidt PE, Featherstone PI. ViEWS — towards a national early warning score for detecting adult inpatient deterioration. Resuscitation. 2010;81:932–7.

184. Latré B et al. A survey on wireless body area networks. Wireless Networks. 2011;17(1):1–18.

185. Kellett J. Will continuous surveillance monitoring of vital signs provide cheaper, safer, and better hospital care for all? Jt Comm J Qual Patient Saf. 2012;38:426–7.

186. Kellett J, Murray A, Woodworth S, Huang W. Trends in weighted vital signs and the clinical course of 44,531 acutely ill medical patients while in hospital. Acute Med. 2015;14:4–10.

187. Kellett J, Woodworth S, Wang F, Huang W. Changes and their prognostic implications in the abbreviated VitalPAC™ early warning score (ViEWS) after admission to hospital of 18,853 acutely ill medical patients. Resuscitation. 2013;84:13–20.

188. Murray A, Kellett J, Huang W, Woodworth S, Wang F. Trajectories of the averaged abbreviated VitalpacTM early warning score (AbEWS) and clinical course of 44,531 consecutive admissions hospitalized for acute medical illness. Resuscitation. 2014;85:544–8.

189. Kellett J, Murray A. How to follow the NEWS. Acute Med. 2014;13:104–7.

190. Hravnak M, Edwards L, Clontz A, Valenta C, DeVita MA, Pinsky MR. Defining the incidence of cardiorespiratory instability in patients in step-down units using an electronic integrated monitoring system. Arch Intern Med. 2008;168:1300–8.

191. Kellett J, Rasool S. The prediction of the in-hospital mortality of acutely ill medical patients by electrocardiogram (ECG) dispersion mapping compared with established risk factors and predictive scores — A pilot study. Eur J Intern Med. 2011;22:394–8.

192. Kellett J, Emmanuel A, Rasool S. The prediction by ECG dispersion mapping of clinical deterioration, as measured by increase in the simple clinical score. Acute Med. 2012;11:8–12.

193. Lin S, Yokoyama H, Rac VE, Brooks SC. Novel biomarkers in diagnosing cardiac ischemia in the emergency department: a systematic review. Resuscitation. 2012;83:684–91.

194. Nickel CH, Messmer AS, Geigy N, Misch F, Mueller B, Dusemund F, Hertel S, Hartmann O, Giersdorf S, Bingisser R. Stress markers predict mortality in patients with nonspecific complaints presenting to the emergency department and may be a useful risk stratification tool to support disposition planning. Acad Emerg Med. 2013;20:670–9.

195. Prytherch DR, Sirl JS, Schmidt P, et al. The use of routine laboratory data to predict in-hospital death in medical admissions. Resuscitation. 2005;66:203–7.

196. Froom P, Shimoni Z. Prediction of hospital mortality rates by admission laboratory tests. Clin Chem. 2006;52:325–8.

197. Asadollahi K, Hastings IM, Gill GV, et al. Prediction of hospital mortality from admission laboratory data and patient age: a simple model. Emerg Med Aust. 2011;23:354–63.

198. Loekito E, Bailey J, Bellomo R, Hart GK, Hegarty C, Davey P, Bain C, Pilcher D, Schneider H. Common laboratory tests predict imminent death in ward patients. Resuscitation. 2013;84:280–5.

199. Silke B, Kellett J, Rooney T, Bennett K, O'Riordan D. An improved medical admissions risk system using multivariable fractional polynomial logistic regression modelling. QJM. 2010;103:23–32.

200. Brabrand M, Knudsen T, Hallas J. Identifying admitted patients at risk of dying: a prospective observational validation of four biochemical scoring systems. BMJ Open. 2013;3:e002890.

多参数追踪触发系统

9

John Asger Petersen

背景

追踪和触发系统(track and trigger system,TTS)是快速反应系统中传入端的重要组成部分[1]。TTS 目标为检测普通病房患者病情恶化的情况,触发后激活快速反应,急救人员协助诊治。大多数患者病情恶化前都有较长时间的生理紊乱期,如果及早发现并及时做出反应,就有可能预防不良事件发生[2]。TTS 的目的是促进这一过程[3,4]。

一般来说,TTS 可以分为两部分:危机检测组件和响应算法。存在着各种不同的系统,根据所分析的不同生命体征和观察的数量、监测频率、触发阈值和临床反应而变化。一般可分为单参数追踪触发系统(SPTTS)和多参数追踪触发系统(MPTTS)[5]。对于前者,临床反应由单一异常生命体征或观察引发,通常包括呼叫医疗急救团队(MET)。在多参数追踪触发系统中,触发取决于多项生理参数偏离正常值水平和最终综合评分,不同的水平可以附加到不同的严重分值上。分布最广的多参数追踪触发系统是聚合加权追踪触发系统(AWTTS);其他形式的多参数追踪触发系统则很少使用,因此不会做进一步讨论。

在 AWTTS 中,根据每个测量的生理参数偏离预定正常范围的程度进行赋值,并汇总为一个分数,其最初被称为早期预警评分(early warning score,EWS)。EWS 反映了病情恶化的程度,分数越高表示越严重[6]。通过这种方式,理论上可以根据患者的需求调整临床反应的紧迫性以及提供者的专业水平。AWTTS 的总体性能取决于其早期监测病情恶化和及时触发适当的临床反应的能力[7]。这需要通过在适当的时间间隔监测相关生理参数和适当的触发阈值来进行有效的危机检测,以提高医护治疗质量。此外,该系统必须简单易用,以便在繁忙的医院病房中定期获得可靠的分数,并确保监测频率和响应的依从性[4]。

病情监测

直到最近,大多数医院使用的 AWTTS 都是基于摩根等人的原始 EWS 模型,并进行了小的局部调整——其中很少一部分在预测严重不良事件的能力方面得到了验证[6]。2008 年,史密斯等人发现不少于 56 种的 AWTTS,其中 33 种基于生理参数,23 种具有额外的参数,例如疼痛和需要呼吸支持[8]。在 33 种基于生理学的 AWTTS 中包括呼吸频率(RR)、心率(HR)、收缩压(BP)和意识水平(LOC),17 项包括尿量,26 项包括体温。研究人员发现,体温有 19 种计分方式,呼吸频率和血压有 15 种,心率有 12 种,LOC 有 6 种。AWTTS 对医院死亡率的影响差异很大,AUROC 从 0.567 到 0.782 不等。VitalPAC™ 早期预警评分(ViEWS),被认为是最佳的 AWTTS[9]。ViEWS 是为了预测急诊入院患者在 24 小时内的死亡情况制订的,适用于内科和外科病房,其删除掉意识水平的缩略版(AbEWS)亦表现优异[10]。英国使用的版本是经修改后的早期预警评分系统(NEWS)[7]。NEWS 在预测心跳呼吸骤停、非预期转入重症监护室、住院期间死亡率等方面,优于其他 EWS 系统[11]。

NEWS(如表 9.1 所示)包括以下生理参数:

- 呼吸频率(RR);
- 外周血氧饱和度(SAT);
- 心率(HR);
- 收缩压(BP);
- 体温(Tp);
- 意识水平(LOC)

除此之外,吸氧的患者需加 2 分。如表 9.1 所示,每个生理参数包含 0~3 分。生理参数越偏离正常范围,分配分数越高。每个参数的积分总和决定了总得分,称为 NEWS,满分20 分[7]。

表 9.1   英国早期预警评分(NEWS)

生命体征	3	2	1	0	1	2	3
呼吸频率/(次·分⁻¹)	<9		9~11	12~20		21~24	>24
氧饱和度	<92%	92%~93%	94%~95%	>95%			
补充氧气		Yes		No			
体温/℃	<35.1		35.1~36.0	36.1~38.0	38.1~39.0	>39	
收缩压/mmHg	<91	91~100	101~110	111~219			>219
心率/(次·分⁻¹)	<41		41~50	51~90	91~110	111~130	>130
意识水平				A			V、P、U

图例:展示了 NEWS 的推导,其中给出了生理参数和偏离正常范围的相应分数。"0" 列中的分数被视为正常(改编自文献[7])。

值得注意的是,NEWS 中的各个参数和它的分数权重都要被校准,以更精确地预测住院死亡率。尽管这可能是评分系统的优势,但快速反应系统旨在最大限度地减少其他临床终点,如器官衰竭、疾病严重程度、住院费用、延迟恢复以及独立功能丧失等。

　　NEWS 评分作为评估病情是否恶化的唯一来源,会使人产生许多系统误差。在这方面,高血压和意识水平的评估就会受很大影响。对于前者,220mmHg 的上限远高于目前治疗高血压的建议,而对于后者,仅仅使用清醒(A)、对声音有反应(V)、对疼痛有反应(P)、无反应(U)量表(AVPU 量表)评估神经系统状态,忽略了谵妄等情况,这本身就需要进行紧急临床评估[7]。此外,过分依赖数字分值,会忽略病情的复杂性以及通过直觉和经验(例如护士)整合情境变量和培养关注的能力。

监测频率

　　在疾病早期检测阶段,高危患者需要定期接受系统评估。因此,监测可以定义为:"对患者进行持续评估,目的是检测异常,以及如果检测到异常则触发响应"[4]。监测的目的可以是检测或预测临床恶化。侦查监控通常用于需要持续监控病情不稳定及高风险患者,并在发现异常时自动提醒医护工作者。AWTTS 的目的主要是预测性监测,即在出现明显的临床恶化之前,识别处于危险中的患者,并以人工方式提醒工作人员,以便在必要时进行早期干预和提升至更高级别的护理。

　　最佳的监测间隔仍未知。理想情况下应足够短,以便在干预措施可影响临床预后时,识别处于危险中的患者。在观察频率和工作流程中断之间创造一个平衡是一个关键问题。理论上讲,自动化连续监测最适合于此目的,但目前的技术还不够先进,无法可靠地测量普通病房以及门诊患者所需的所有参数。此外,没有证据表明持续监测普通病房患者有更好的效果。事实上,一项观察性研究发现,尽管在 MET 激活前 6 小时有更好的生命体征记录(持续监测病房患者为 96%,未持续监测病房患者为 74%,P<0.001),但持续监测病房患者与未持续监测病房患者相比,传入端失败的发生率更高(持续监测病房患者为 81%,未持续监测病房患者为 53%,P<0.001)[12]。一项针对内科和外科病房中 402 名高危患者的随机对照试验显示,没有发现持续监测的优势[13]。

　　虽然没有证据表明持续监测的好处,但最近的另一项研究显示,与对照组相比,使用了强制监测(每天三次)后,呼叫 MET 次数增加了一倍,然而,MET 次数的增加并未转化为严重不良事件发生率的差异,在研究期间这两组的患者不良事件发生率均有所下降[14]。

　　目前有关监测频率的建议是基于专家意见,暂无令人信服的科学证据。使用 NEWS 系统,根据患者的总体评分将患者分为低风险(0~4 分)、中等风险(5~6 分)或高风险(≥7 分)。另外如果单项参数为 3 分,亦视为中等风险,如表 9.2 所示,监测频率也应该增加[7]。建议的监测项目及频率是监测病情的最低要求,个体化的监测还应考虑患者特定因素,如疾病的严重程度、并发症的类型和严重程度,以及疾病的敏感性和性质。同样需注意,间断的监测只能提供某一个时刻的临床状态,在评估患者是否需要升级治疗时,生命体征的变化趋势和速度同样重要。

　　在少数研究 EWS 动态方面的研究中,克雷特等人使用 AbEWS 评估评分变化的程度和时间范围[15]。矛盾的是,他们发现初始病情较好的患者的院内死亡率较高,通过对比入院后 6 小时内平均分数与入院时初始评分,入院后分数有所下降。该发现适用于所有患者,与入院初始分数无关。在最初的 6 小时后,分数的变化与死亡率直接相关,而分数增加的患者

表 9.2　NEWS 评分触发后 RRS 反应决策（改编自文献[7]）

NEWS 分数	监测频率	临床决策
0 分	最少 12 小时	继续常规监测 NEWS 评分
1~4 分	最少 4~6 小时	通知主管护师，评估病情
		护师评估患者是否需增加监测频次以及是否需升级护理等级
5 分以上或单项 3 分	至少每小时 1 次	主管护师即刻通知急救医疗小组查看患者
		由具有评估急病患者核心能力的临床医生进行紧急评估
		备有监护仪
≥7 分	持续监测生命体征	主管护师即刻通知急救医疗小组查看患者。急救医疗小组成员至少应包含主治医师
		由具有重症监护能力的临床团队进行紧急评估，该团队还包括具有高级气道技能的执业医师
		考虑将临床护理转移到 2 级或 3 级护理机构，即更高的依赖性或 ITU

根据表 9.1 中的加权参数评分得出的综合评分用于确定适当的临床反应。此处提供了对 NEWS[7]的一个建议。

比分数降低的患者死亡率增加了一倍。这可能是因为急性入院患者的初始治疗旨在通过液体复苏、吸氧和类似的复苏措施纠正生理机能，但这些干预措施可能没有持久的益处或因错误的诊断导致错误结果。这具有重要的临床意义，再次强调维持高水平护理的重要性。该研究的另一个重要发现是，在之前的 24 小时内，4.7% 的死亡发生在评分低于 3 分的患者中，其中大多数患者的入院评分也很低。因此，似乎有一部分患者对威胁生命的疾病的生理反应能力降低。

触发标准

　　触发标准规定了触发不同临床干预措施的阈值，并定义其紧迫性和救助者的专业水平要求。然而，关于最佳触发阈值、响应时间或响应团队组成的证据很少[16-19]。普拉瑟克等人在 ViEWS™ 的原始研究中发现，所有观察结果评分 ≥5 的占了 20%，并且占了 24 小时死亡率中的 82%[9]。在一项类似的研究中，结果显示，增加 3 分的额外触发因素可以将检测率从每天 2.99 增加到 3.08（增加 3%），但是会以增加医生工作量 40% 为代价[20]。直观地表明，阈值的降低会提高检测率，但是会以工作量的增加为代价。理想的临界点必须在患者安全和临床可用资源之间取得平衡。

　　普遍认为响应时间应尽可能短。然而，最佳响应时间尚未确定，也取决于护理人员的可用性和位置。一些描述性研究已经研究了延迟干预措施的效果，这些研究通常将上限设定为 24 小时，下限变化很大，并且在事件发生前设定为低至 15 分钟[12,21-23]。一个一致的发现是，延误是常见的，超过一小时的延误是死亡率增加的独立预测因素[23,24]。然而，这些研究大多数采用了单参数触发标准，这使得推断 AWTTS 分级触发标准变得困难。反应的紧迫性和护理提供者的专业水平都必须与病情恶化的严重程度和恶化率相适应，才能取得成功。AWTTS 的一个假设优势是它们能够根据这些因素提供分级响应策略。这种方法可以分类为"渐进式"方法,临床护理根据患者情况逐步升级。没有高质量的证据证明这种方法的效果,虽然可以说它有很高的表面价值,但与其他系统相比,它的有效性问题仍有待确定[19]。

AWTTS 的临床应用

尽管 AWTTS 已广泛应用,但严重不良事件仍然频繁发生,并促使人们考虑这是系统故障还是涉及其他因素[3]。它们可能是由 TTS 的固有缺点引起的,即缺乏对危险患者的敏感性或不遵守监测或护理升级方案。虽然原始研究显示 AWTTS 对于 24 小时后死亡率等结果具有良好的识别能力,但没有描述传入端失败的情况,以及失败是否与不遵守触发标准或护理不理想有关。ViEWS 来源于一个包含近 20 万组观测数据的大型数据库,包括 RR、收缩压和舒张压、HR、SAT、Tp、LOC 以及吸氧等。这些数据来自英国 2006—2008 年间超过 35 000 名急诊住院患者。所包含的参数及其权重经过校准,因此 ViEWS 在区分初始观察后 24 小时的幸存者和非幸存者方面具有优势。随后,ViEWS 针对 33 个以前描述的 AWTTS 进行了测试,并被发现在预测短期院内死亡率方面效果最佳,$AUROC$ 为 0.888(95%CI 为 0.880~0.895),其余系统的 $AUROC$ 为 0.803~0.850。NEWS 是 ViEWS 的改进版本,吸氧的权重从 3 分降到 2 分,收缩压的上限阈值从 250mmHg 降低到 220mmHg。与之前 33 种 AWTTS 系统相比,评估了 NEWS 预测短期住院死亡率、心搏骤停和非预期重症监护室入院的能力,复合结果的 $AUROC$ 为 0.873(95%CI 为 0.866~0.879),仍然优于其他系统(95%CI 为 0.736~0.834)。然而,其预测心搏骤停的能力仅为中等,$AUROC$ 为 0.722(95%CI 为 0.685~0.745),但对于预测重症监护室入院率和死亡率分别为 0.857(0.847~0.868)和 0.894(0.887~0.902)。考虑到验证是在相同数据集上执行的,这些结果并不令人惊讶。但是它提出了死亡率是否是相关结果的问题,因为大多数住院期间死亡是预期的,而且在此之前还会受到治疗的限制,即不执行复苏命令的限制,如拒绝心肺复苏等。同样,心搏骤停和意外死亡在不同的研究中有不同的定义,并且也受到 MET 治疗局限性的高度影响。入住重症监护室并不一定是一个负面的结果,此外,入住重症监护室的患者的生理构成完全没有异质性,并且高度依赖于机构。因此,尽管大多数 AWTTS 能够识别有临床恶化风险的患者,但其对患者结局的影响仍有待确定。总的来说,它们被认为是对单参数系统的改进,随着综合快速反应系统的全面实施,已经改善了实际的患者结果[19,25-27]。

AWTTS 的优势和劣势

尽管缺乏高水平的证据证明 AWTTS 可以改善患者预后,但 AWTTS 仍对患者的安全护理有很多帮助。这些系统可较准确地预测住院患者短期死亡率,比如,低危患者(0~2 分),死亡率较低[10]。早期预警评分有助于将人力资源有效地分配给最需要紧急护理的患者。此外,危机检测组件和响应算法有助于医疗机构实施明确的监测和治疗计划,后者可为缺乏经验的工作人员和初级医生提供有价值的帮助,他们可能缺乏发现临床恶化和制订行动计划的经验。EWS 似乎也促进了护士和医生之间以及 MET 的沟通,所以这对患者安全和资源分配有积极影响[28,29]。

尽管 AWTTS 能很好地预测患者群体的预后,但 AWTTS 对于恶化和未恶化患者的区分能力还不足以作为个体患者临床决策的基础。许多疾病过程的动态性、患者因素（包括虚弱、存在共病以及对治疗的反应）都是 AWTTS 未考虑的重要方面。因此，AWTTS 存在固有的风险，即无视临床情况并将复杂情况减少到单一数值。特别是，AWTTS 对诸如气道阻塞和癫痫发作等观察不足，或对患者的一般关注没有得到充分重视。后者占成熟 RRS 基于单参数触发器的 MET 呼叫的一半。在生命体征变化反映出来之前，患者病情的特别细微的变化可能会引起工作人员的关注，并导致更有经验的工作人员推迟复查。对 EWS 中度风险患者的处理也是主要问题之一，这些患者中的一些人可能实际上是从 MET 综述中获益最多的人，尤其是那些无法对严重疾病过程产生足够生理反应的患者。

　　总的来说，临床医生必须记住，这些系统是作为安全网发挥作用的，以便识别和关注病房中易受伤害的患者，进一步的治疗必须个性化。EWS 旨在补充，而不是取代经验和良好的判断力。同样重要的是，病房工作人员继续发挥他们的临床敏锐度，对怀疑恶化的临床情况做出反应，即使生命体征只有细微变化[30]。

结论

　　AWTTS 的目标是尽早发现病情恶化患者，提醒医护工作者，并触发与潜在疾病严重程度相匹配的临床反应。大多数 AWTTS 对恶化和非恶化患者具有良好的辨别能力，但其预测能力不足以构成临床决策的唯一依据。因此，重要的是要记住，不可能将一个复杂的情况减少到一个数值，需根据临床环境和个人风险因素进行评估。关于跟踪和触发系统的进一步工作可能将重点放在它们的实施对患者护理和结果的影响上。

（陈咏怡　译　唐刚　校）

参考文献

1. Devita MA, Bellomo R, Hillman K, Kellum J, Rotondi A, Teres D, et al. Findings of the first consensus conference on medical emergency teams. Crit Care Med. 2006;34(9):2463–78.
2. Kause J, Smith G, Prytherch D, Parr M, Flabouris A, Hillman K. A comparison of antecedents to cardiac arrests, deaths and emergency intensive care admissions in Australia and New Zealand, and the United Kingdom—the ACADEMIA study. Resuscitation. 2004;62(3):275–82.
3. Petersen JA, Mackel R, Antonsen K, Simon RL. Serious adverse events in a hospital using early warning score—what went wrong? Resuscitation. 2014;85(12):1699–703.
4. DeVita MA, Smith GB, Adam SK, Adams-Pizarro I, Buist M, Bellomo R, et al. "Identifying the hospitalised patient in crisis"—a consensus conference on the afferent limb of rapid response systems. Resuscitation. 2010;81(4):375–82.
5. Jones DA, DeVita MA, Bellomo R. Rapid-response teams. N Engl J Med. 2011;365(2):139–46.
6. Morgan R, Williams F, Wright M. An early warning scoring system for detecting developing critical illness. Clin Intensive Care. 1997;8:100.
7. Royal College of Physicians. National Early Warning Score (NEWS): standardising the assessment of acute-illness severity in the NHS. 2012. https://www.rcplondon.ac.uk/sites/default/files/documents/national-early-warning-score-standardising-assessment-acute-illness-severity-nhs.pdf.
8. Smith GB, Prytherch DR, Schmidt PE, Featherstone PI. Review and performance evaluation of aggregate weighted "track and trigger" systems. Resuscitation. 2008;77(2):170–9.
9. Prytherch DR, Smith GB, Schmidt PE, Featherstone PI. ViEWS-towards a national early warning score for detecting adult inpatient deterioration. Resuscitation. 2010;81(8):932–7.
10. Kellett J, Kim A. Validation of an abbreviated Vitalpac™ Early Warning Score (ViEWS) in 75,419 consecutive admissions to a Canadian Regional Hospital. Resuscitation. 2012;83(3):297–302.
11. Smith GB, Prytherch DR, Meredith P, Schmidt PE, Featherstone PI. The ability of the National Early Warning Score (NEWS) to discriminate patients at risk of early cardiac arrest, unanticipated intensive

care unit admission, and death. Resuscitation. 2013;84(4):465–70.

12. Tirkkonen J, Ylä-Mattila J, Olkkola KT, Huhtala H, Tenhunen J, Hoppu S. Factors associated with delayed activation of medical emergency team and excess mortality: an Utstein-style analysis. Resuscitation. 2013;84(2):173–8.

13. Watkinson PJ, Barber VS, Price JD, Hann A, Tarassenko L, Young JD. A randomised controlled trial of the effect of continuous electronic physiological monitoring on the adverse event rate in high risk medical and surgical patients. Anaesthesia. 2006;61(11):1031–9.

14. Ludikhuize J, Borgert M, Binnekade J, Subbe C, Dongelmans D, Goossens A. Standardized measurement of the Modified Early Warning Score results in enhanced implementation of a Rapid Response System: a quasi-experimental study. Resuscitation. 2014;85(5):676–82.

15. Murray A, Kellett J, Huang W, Woodworth S, Wang F. Trajectories of the averaged abbreviated Vitalpac early warning score (AbEWS) and clinical course of 44,531 consecutive admissions hospitalized for acute medical illness. Resuscitation. 2014;85(4):544–8.

16. Alam N, Hobbelink EL, van Tienhoven AJ, van de Ven PM, Jansma EP, Nanayakkara PWB. The impact of the use of the Early Warning Score (EWS) on patient outcomes: a systematic review. Resuscitation. 2014;85(5):587–94.

17. McGaughey J, Alderdice F, Fowler R, Kapila A, Mayhew A, Moutray M. Outreach and Early Warning Systems (EWS) for the prevention of intensive care admission and death of critically ill adult patients on general hospital wards. Cochrane database Syst Rev. 2007;18(3):CD005529.

18. McNeill G, Bryden D. Do either early warning systems or emergency response teams improve hospital patient survival? A systematic review. Resuscitation. 2013;84(12):1652–67.

19. Smith MEB, Chiovaro JC, O'Neil M, Kansagara D, Quiñones AR, Freeman M, et al. Early warning system scores for clinical deterioration in hospitalized patients: a systematic review. Ann Am Thorac Soc. 2014;11(9):1454–65.

20. Jarvis S, Kovacs C, Briggs J, Meredith P, Schmidt PE,

Featherstone PI, et al. Aggregate National Early Warning Score (NEWS) values are more important than high scores for a single vital signs parameter for discriminating the risk of adverse outcomes. Resuscitation. 2015;87:75–80.

21. Trinkle RM, Flabouris A. Documenting Rapid Response System afferent limb failure and associated patient outcomes. Resuscitation. 2011;82(7):810–4.

22. Boniatti MM, Azzolini N, Viana MV, Ribeiro BSP, Coelho RS, Castilho RK, et al. Delayed medical emergency team calls and associated outcomes. Crit Care Med. 2014;42(1):26–30.

23. Calzavacca P, Licari E, Tee A, Egi M, Downey A, Quach J, et al. The impact of Rapid Response System on delayed emergency team activation patient characteristics and outcomes—a follow-up study. Resuscitation. 2010;81(1):31–5.

24. Downey AW, Quach JL, Haase M, Haase-Fielitz A, Jones D, Bellomo R. Characteristics and outcomes of patients receiving a medical emergency team review for acute change in conscious state or arrhythmias. Crit Care Med. 2008;36(2):477–81.

25. Chen J, Bellomo R, Flabouris A, Hillman K, Finfer S. The relationship between early emergency team calls and serious adverse events. Crit Care Med. 2009;37(1):148–53.

26. Hillman K, Chen J, Cretikos M, Bellomo R, Brown D, Doig G, et al. Introduction of the medical emergency team (MET) system: a cluster-randomised controlled trial. Lancet. 2005;365(9477):2091–7.

27. Priestley G, Watson W, Rashidian A, Mozley C, Russell D, Wilson J, et al. Introducing Critical Care Outreach: a ward-randomised trial of phased introduction in a general hospital. Intensive Care Med. 2004;30(7):1398–404.

28. Brady PW, Goldenhar LM. A qualitative study examining the influences on situation awareness and the identification, mitigation and escalation of recognised patient risk. BMJ Qual Saf. 2014;23(2):153–61.

29. Bunkenborg G, Samuelson K, Poulsen I, Ladelund S, Keson J. Lower incidence of unexpected in-hospital death after interprofessional implementation of a bedside track-and-trigger system. Resuscitation. 2014;85(3):424–30.

30. Morgan RJM, Wright MM. In defence of early warning scores. Br J Anaesth. 2007;99(5):747–8.

10　抢救失败的常见原因

Marilyn Hravnak，Andrea Mazzoccoli，
Eliezer Bose，Michael R. Pinsky

引言

抢救失败(failure to rescue，FTR)是由希尔伯在 1992 年首次提出的一个术语[1]。FTR 已被越来越多地用作衡量医院护理质量的标准,并被美国医疗保健研究和质量机构评为 20 项患者安全指标之一[2]。它是指因住院期间并发症导致的患者死亡[1-3]。患者级别、医院级别、医院系统的完善程度等因素会影响医疗机构的 FTR 率。当迅速识别并发症和不良事件并积极治疗时,FTR 的风险降低[3],当未能及时发现病情恶化及采取相应的措施时[4,5],FTR 风险会增高。FTR 在定义上涉及多种不同类型的"并发症"[3,6-8]。

在传统 FTR 研究中,住院患者最全面的并发症列表是由希尔伯提出的,共包括 14 个类别[3](表 10.1)。

表 10.1　住院患者发生的可导致死亡和抢救失败的并发症
（死亡前所有的并发症的共同特点都是呼吸循环不稳定）

并发症种类	举例
心脏系统	心律失常、心搏骤停、心肌梗死、心衰
呼吸系统	肺炎、气胸、支气管痉挛、呼吸困难、吸入性肺炎
低血压	休克、低血容量
神经系统	脑卒中、短暂性脑缺血发作、癫痫、精神错乱、昏迷
深静脉血栓	肺栓塞、动脉血栓、静脉炎
内脏受损、恢复手术	
感染	伤口深部感染、脓毒症
坏疽	截肢
消化道出血	失血
腹膜炎、肠梗阻	
肾功能不全	
肝炎	
胰腺炎	
褥疮	
骨科并发症和骨-筋膜室综合征	

值得注意的是,并发症的发生并不一定意味着医疗错误。因为除了部分患者并发症是医院内获得外,大部分患者入院时已存在相应合并症。但是,不论并发症是否为医院内获得,未能及时发现并积极治疗预防的住院期间死亡都应视为 FTR[4]。因此,医院在识别和应对并发症和不良事件的"救援能力"就是该医院医疗质量的指标[9]。在过去的十年中,FTR 正在成为医院患者护理质量和安全的一项重要和可量化的措施,并且可进一步改善内科、创伤和外科手术的医疗安全[10-13]。而且,在外科领域,FTR 可协助鉴别并发症是由于手术操作失误引起的还是护理不周引起的[14]。

但是 FTR 只能够认识哪里出问题,如何解决相应问题需要与 RRS 相结合。无论是什么原因造成的 FTR,因并发症而恶化的患者都会引发病理生理指标变化,受过专业训练的工作人员应迅速作出反应。

通常在并发症的最初发展和由并发症引起的最终死亡之间存在许多抢救机会,即在此期间并发症可以被有效识别和合理治疗。并发症越早被识别并干预,对患者结局的负面影响就越小。正如表 10.1 所示,虽然并发症的原因多种多样,但死亡之前都有共同的病理生理改变,表现为组织灌注不足导致的终末器官低灌注和代谢紊乱,最终引起生命体征异常。目前,生命体征、简易生理指标的持续监测是发现病情不稳定的最关键的因素之一,正确识别且应用适当的措施干预可以预防不良后果[15]。为了达到这一目的,生命体征不仅包括基本的间歇测量的血压(BP)、温度、心率(HR)和呼吸频率(RR),还包括无创测量的脉搏血氧饱和度(SpO$_2$)。

事实上,所有这些生命体征都可以使用床旁监测设备连续监测。尽管如此,大量研究表明,即使在电子健康记录中,住院患者在意外死亡前数小时即出现了异常生命体征的表现[16,17],甚至有记录异常生命体征的具体数值[18]。救援失败的原因不在于没有认识到病情恶化,而在于没有进行适当的反应及干预。

但是,仅仅依靠医疗急救团队(medical emergency team,MET)预防 FTR 是远远不足的[19]。只有在最初病情变化时,尽早检测、识别并且采取相应措施,MET 才能够避免 FTR 的发生[20,21]。检测意味着注意到不稳定的体征和症状,而识别意味着意识到这些异常的体征和症状提示存在高风险的患者,且这些患者需要进一步看护。最后,成功的急救行动不仅仅需要明确知道所需采取的具体措施,而且该急救行动需得到医院管理部门的批准和大力推广支持[22,23]。因此,医疗急救小组必须有完善的框架组织机构,在此基础上不断改进及优化亦尤为重要[24]。因此,需明确导致 FTR 的其他复杂因素并给予相应解决方案,RRS 及 MET 才能充分发挥其救援能力[25]。FTR 的原因分类方式不尽相同[9,15],目前常用的是由希尔伯提出的最简单分类:患者因素和医院/医疗系统因素。

FTR 的原因:患者相关因素

患者基线因素

影响 FTR 的患者因素可能是静态的,也可能是动态的。患者收治入院后基线水平因素可能会导致并发症甚至死亡,这些因素主要包括入院时的年龄、性别、种族以及其他影响健康的因素,如肥胖和抽烟等[1]。共病状态不仅仅增加 FTR 的发生率和病情恶化的概率,而且增加住院期间死亡率[26]。与无合并症的患者相比,仅有一种合并症的患者其病情亦有更大可能不稳定,Charlson 共病指数每增加 1,其不稳定风险增加 1.7 倍[27]。因此,人口统计学风险因素、患者健康问题的复杂性和共病都会导致发生院内并发症的风险升高,故其需要更高水平的监测[28]。长期以来,患者的基线因素都会影响住院患者的死亡率,因此其被纳入了各种住院患者病情评估的评分系统中。最近,虚弱也成为住院期间 FTR 的风险因素之一[29]。

患者动态生理指标及监测

导致 FTR 的动态患者水平因素是指在心搏骤停、死亡以及转入急诊重症监护室发生之前所能监测到的恶化生理指标。最终目标是以敏感和具体的方式识别和量化这些动态监控变量及其在此类事件之前的阈值[30,31]。这些生理指标的获得尤为重要,是最早发现病情变化、评估病情严重程度以及确定是否干预过程中最关键的部分。MET 的成功与否取决于"实时监测"的能力(即周期性或连续观察生理指标动态变化)和"触发报警"能力(即能够对病情变化及时反应的能力)。

1. **某些类型的病情变化比其他类型更难监测和识别**。病情变化是由大量病理生理改变引起的,但是目前快速反应研究仅仅将以下几种改变纳入 MET 触发标准,它们组合在一起,有时被称为"MET 综合征"[32]。这些改变包括:(1)低血压;(2)心律失常;(3)呼吸窘迫(呼吸困难、呼吸急促、呼吸不足或低氧血症中的任何一种或全部);(4)神志改变;(5)少尿;(6)患者家属或看护人员担心[33]。尽管有研究表明 MET 呼叫主要与呼吸原因有关[32],但其识别及触发总延迟[33,34]。夸奇等发现 MET 触发中 50% 的呼吸困难延迟触发而低血压中有 39% 的延迟触发,呼吸困难平均延迟时间也远远大于低血压延迟时间(呼吸困难延迟时间为 13h;低血压延迟时间为 5h,P=0.016)[34]。延迟触发会增加死亡率(OR:2.10,95%CI:1.01~4.34,P=0.045)。圣地亚洛等人回顾性分析了患者的图表,其中"担心"是 MET 呼叫的原因,并根据所谓的 MET 综合征评估了病因和其他数据以表征病因[35]。他们发现,员工对患者"呼吸"状态的关注是迄今为止与主观"担忧"呼叫相关的最常见的因素。呼吸异常是最常见的 MET 综合征,也是临床医生不太确定的综合症,往往导致呼叫延迟。需要在这一重要领域进行进一步的研究。例如,我们不理解即使在需要呼吸频率才能计算预警评分的系统中[38,39],为什么呼吸频率是生命体征文件中最有可能缺失的生命体征[36,37]。莫克等人的一项研究发现[40],护士对呼吸频率作为呼吸窘迫指标的信心不如脉搏血氧测定法那么高,从而忽略了呼吸急促作为明显低氧血症之前的早期窘迫指标的重要性。在另一项研究中,安思尔[41]发现呼吸频率并未被护士视为病情不稳定的重要指标。尽管如此,一项系统回顾评价检测了与死亡率、休克和重症监护室入院相关的生命体征的相关性,表明呼吸频率是与这些不良结局最相关的生命体征[42]。因此,床边护理人员重新重点评估患者的呼吸状态(速度、深度、模式、呼吸困难、辅助肌肉的使用等)及将其作为病情不稳定的重要指标[43,44]以及及时呼叫 MET,可协助降低 FTR 率。

2. **病情进展通常是一个随着时间的推移而不断发展的过程,这使其难以在早期进行量化,因此,病情进展多于病程晚期才被发现**。传统的动态生理数据是通过周期性观察生命体征来获得的。贝尔等证明,与生命体征正常的患者相比,单项生命体征异常的患者有较高的 30 天住院死亡率(单项生命体征异常的患者 30 天住院死亡率为 25%,生命体征正常的患者

30 天住院死亡率为 3.5%）[45]。但是，很难确定哪些生命体征参数以及其相应具体阈值可以使得 MET 在追踪和触发时最有效。德维塔等表明，对 HR、RR、BP 和 SpO_2 使用一些预定义的数字触发阈值优于单独的开放式临床医师判断评估[46]。然而，哪些参数以及哪些阈值触发这些生命体征仍然存在争议。关于单参数追踪和触发标准已发表了很多文章，但是应该使用哪些参数和阈值，各个文章均有不同[47]。

为了提高触发水平，所谓的预警评分（EWS）将加权评分分配给多个生命体征。不断增加的异常水平会加权到单个指数得分，该指数得分又有一个不同的触发阈值[47-49]。史密斯等对 33 个独特指数的总加权追踪和触发系统进行了系统评价，尽管大多数系统在区分幸存者和非幸存者方面表现不佳，但 12 个系统的 AUROC（曲线下面积）在 0.700 和 0.799 之间，前四种方法包含年龄，前两种方法包含体温[50]。但是，没有 AUROC≥0.8 的良好指标。最近的国家早期预警评分（NEWS）显示其心搏骤停的 AUROC 为 0.722（0.685~0.759），非预期心搏骤停的 AUROC 为 0.857（0.847~0.868），死亡的 AUROC 为 0.894（0.887~0.902），其他终点事件的 AUROC 为 0.873（0.866~0.879）[51]。决策树早期警告评分（DTEWS）通过机器学习确定了指标的价值和权重，证明了类似的效果[51]。在他们的应用中，大多数 EWS 追踪和触发系统仍然需要在床边间歇性采集临床数据并手动计算评分，在床边使用个人数字助理（PDA）计算[52]或通过将 PDA 或电子病历与局域网和集中评估[53]联系起来，以确定汇总阈值并决定是否触发。

然而，EWS 系统只有在准确、完整地录入数据后，并且在遵照指南推荐的方案进行的情况下才能发挥其全部效益。奥德尔[19]在一项关于 214 例心跳呼吸骤停的研究中指出，84% 的 EWS 可在相应时间内完成，但在近 25% 的病例中未能实现 EWS 的有效性。此外，即使达到触发阈值，对转诊的依从性也未达标，这表明其他机制或过程导致依从性降低。关于 EWS 改善患者存活的能力进行了一些系统评价分析[54,55]，提示这些加权评分系统可能比单参数系统更敏感和更特异，但仍暂缺加权评分系统改善临床结果的直接证据，因为最终这些评分必须与临床决策相结合才能实现呼叫及最终影响临床结果。此外，专注于数字时会忽略临床经验丰富的医护人员的关心这一重要传统标准。

除了难以确定哪些生命体征参数和阈值（单独或加权组合）应作为激活标准之外，生命指标监测的频率设定也是另一个难点。加霍特拉等发现即使是基于间歇性患者评估的成熟 RRS 跟踪和触发机制也可能错过潜在的可避免的心搏骤停[56]，这提示病情恶化的发生不是静态的，相反，它的特点是患者的生命体征参数在阈值上下反复，因为在机体可代偿范围内时生命体征在正常范围，一旦失代偿即可发生高于或低于阈值的情况[57]，如图 10.1 所示。该患者首先出现低氧血症（SpO_2 降低），机体通过增加 RR 和 HR 以改善氧摄取和运输，这使 SpO_2 在短时间内有效改善，并且 RR 和 HR 随之降低。然而，这种循环很快就会重复，在 5 个小时内，会出现 4 次恶化、代偿和改善的循环，这些循环的间隔时间逐渐缩短，而其强度和持续时间都会增加。间歇观察和记录生命体征的这种方法将错过不稳定的病情。

即使是对生命体征的持续监测也无法保证不会错过病情变化。事实上，持续监控带来了报警疲劳引起的风险。较多的错误或无效报警会发生疲劳，因而报警有时会被忽略而不再被注意[58]。尽管"报警疲劳"已为人所知，但它在公众意识中提升，是因为公开了一起在著名医疗中心发生的患者死亡事件，该患者心搏骤停之前发出了多次低心率警报，但该医院

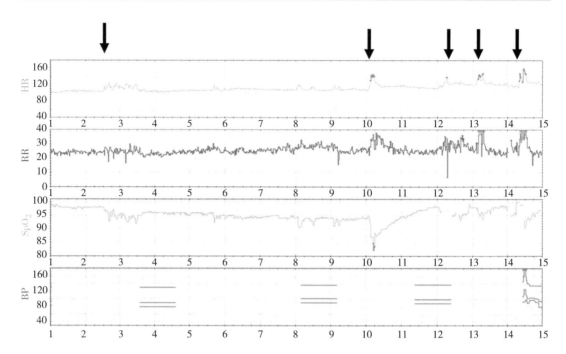

图 10.1　典型心肺不稳定的循环特性说明:氧饱和度(SpO$_2$)从 02:30 开始呈下降趋势,呼吸速率(RR)逐渐升高代偿低氧血症,直至 10 点时失代偿,SpO$_2$ 的突然下降触发了呼吸急促和心动过速的代偿机制,导致氧饱和度的短暂提高。12:30 再次循环,在第四个周期的 14:30,出现了血压升高。虽然患者在 10 点以后的 5 小时内都不稳定,但如果间歇性观察的时间不在生命体征最低点和最高点,则不会识别出患者已越过轨迹和触发阈值。BP:血压;SpO$_2$:脉搏血氧饱和度;RR:呼吸频率;HR:心率。

医护人员未及时关注以及处理报警信息[59,60]。这提示报警疲劳是患者安全的严重问题。理想的报警系统永远不会错过临床重要事件(100% 敏感性),如果没有临床重要事件(100% 特异性)则不会报警[60]。文献报道指出 72%~95% 的单参数监测报警是错误的[61-64],这是因为警报设计为提高灵敏性而牺牲了特异性[60]。因此,临床医生开始将警报视为麻烦而不是有用的警报,导致此类警报被忽略、禁用或静音[65]。在一项调查中,18% 的护士报告患者在其机构中遇到与警报相关的不良事件[58,66]。解决此问题的一些方法包括将警报连接到寻呼机[67]以及调整警报阈值和持续时间[68,69],为个体患者定制阈值[59,70],并将警报分为不同的严重程度[71]。

可以应用数据融合方法来增加警报机制对不稳定性的敏感性和特异性,同时减少错误警报,从而减少警报疲劳。"智能报警系统"使用技术检查来自多个来源的输入数据流,分析这些数据以拒绝人为因素,使用多个输入来确定值得报警的临床状况,然后将该信息传递给解决问题的最佳人选[72]。这些系统利用多个参数、参数特征、参数变化率以及多个参数之间的相互作用以及信号质量来通知警报[73-75]。这些系统尚未发展到广泛的临床使用和接受程度,但已有相关文献发表,并且在一项调查中,77% 的护士认为这种系统有望减少错误警报[58]。

在 FTR 的背景下,这种智能报警系统还可以将加权评分与持续监控"结合"。这样的系统可以连续评估多个生理参数,可以检测到稍异常的参数[76]。如 IMS(Visensia™,OBS

Medical,Carmel,IN)系统能够检测单个降压单元(SDU)上的不稳定性[77]。IMS 可利用 HR、RR、BP 和 SpO$_2$ 等无创监测变量来开发单个神经网络信号。在第一阶段,IMS 已连接,但具体指数对临床医生不可见,在呼叫 MET 的患者中,IMS 平均提前 6.3 小时检测到不稳定性[77]。在第二阶段,工作人员可以获得具体指数,当 IMS 超过不稳定阈值时,他们会响应声音警报。在这个阶段,患者不稳定性的发生率和持续时间都减少了,可能是由于早期识别和治疗不稳定性[78]。因此,对连续监测环境中聚合和加权生理数据的使用数据融合方法,加上临床医生行动的警报系统和算法,在临床医生减少患者不稳定性方面显示出了希望。

评估影响 FTR 的患者动态因素水平的未来可能在于完善跟踪和触发系统,这些系统利用无线技术连续和非侵入地监测患者,以便早期发现异常状态,并利用聚合数据来筛选伪影[79]和制订动态指数评分,以提醒临床医生注意患者不稳定性并行评估和早期干预[80]。随着非侵入性和连续检测组织健康代谢标志物的能力的提高,检测水平将进一步提高[81,82]。然而,只有同时处理下文医院系统相关因素,才能充分实现对促进 FTR 的患者动态因素检测的改进,因为改进的检测只有在适当地识别、及时地治疗和授权采取行动的情况下才能对患者的结果产生积极影响[83]。

到目前为止,我们还不知道 RRS 将会对医疗机构组织文化产生什么样的影响。但,RRS 系统的建立本身对一个医疗机构而言就已经很重要了,至于如何制订具体的触发标准就是细微末节的内容了。

FTR 的原因:医院相关因素

医院中急重症患者的抢救是一个极为复杂的过程,抢救成功与否牵涉到很多因素,如护士、医生及护工等工作人员和医疗器械、技术等设施。有效治疗是指在合适的时间以正确的方式为适宜的患者做有利于临床预后的医疗行为[84]。希尔伯和其他将 FTR 作为测量结果的同事发现,对 FTR 而言,除了上文所提到的患者相关因素之外,医疗机构内部的因素也至关重要,比如麻醉医师或护士监护手术麻醉过程的最终结局就有很大差距。尽管患者相关因素是住院期间是否发生并发症的重要元素,但某个患者一旦出现并发症,最终其生存与否与其所在医院机构特征更相关[1,85]。最初由希尔伯确定为对 FTR 有贡献的医院特征是医院等级、床位数、每日平均入院数、医师总数、医师专业和取得的医疗资格证书、护士与患者比例以及护士与床位数比例[1]。另外,其他医院相关因素,特别是在护理方面,护士人员或教育不足是 RRS 失败的一大原因[86-88]。

员工与教育

使用与希尔伯及其同事相同的手术患者人群,艾肯等人发现对于手术患者人群而言,护士每多看护一名患者,FTR 发生率即增加 7%[7]。艾肯和尼德尔曼等发现护士教育水平和所看护患者数量与 FTR 存在明显相关性[7,9]。高年资护士、低护士/患者的比例均与较低的 FTR 率相关。高年资护士/患者比例对 FTR 的影响已被其他人证实[89],但患者疾病严重程度[90]和患者周转量也被视为影响 FTR 的因素[91]。帕克等人证明,高护士/患者配比可降低 FTR,但当普通病房患者周转人数从 48.6% 增加到 60.7% 时,同样数量的医护人员对 FTR 的有利影响减少了 11.5%[91]。

肯达尔·加拉赫等证明护士教育水平与住院患者死亡率以及 FTR 显著相关,并且每增加 10% 的住院医师和经过认证的学士学位护士可分别降低 6% 和 2% 的 30 天住院患者死亡率[92]。医院系统级因素的共同特点在于医疗机构能够根据人数、教育和培训以及床旁护士的经验提供足够的人员,以及能够充分利用资源,提供评估机会,准确处理评估信息,并及时实施正确的干预措施。将这些共同的系统级因素与护理对 FTR 的作用联系起来,艾肯模型证明了患者结果与护理结果之间的关系,其中涉及倦怠、保留和护士评定的护理质量[7]。护士评估的护理质量与为护理人员提供的有效组织支持直接相关,护士工作满意度和留住经验丰富的护士可改善患者的治疗效果[93]。具有吸引力的医院拥有足够的护士资源、护士自主权和良好的医护关系,较高的护士满意度和保留率与低 FTR 相关[7,94]。艾肯强调了临床工作人员数量和教育在改善患者预后和降低 FTR 方面的重要性。

不同时间的人员配备水平

除上文所述之外,还存在各种其他影响 FTR 的系统级因素。尽管假设 24 小时总体病情不稳定性发生率相对恒定,但人员配置和监测水平随时间变化,并且 MET 激活日间变化的共同发现强烈表明这一系统因素与延迟的 MET 激活和 FTR 有关。目前,这些因素和 FTR 的相互作用尚不清楚。有研究发现,与夜班相比,白班 MET 激活更多,而且 MET 激活多集中在医生或护士交接班时间段[95-97]。然而,已经表明,一旦考虑到入院时间,患者病情不稳定性发生率与每天的时间段或星期几无关。患者在入院后不久的几小时内更可能变得不稳定,但是在晚上或周末不太可能[98]。白天和工作日中 MET 呼叫数量增加的另一个解释是,非临床或辅助人员在白天轮班期间起到了一定作用,他们会增加护士病房巡回的次数。因此,我们有可能在工作日"更看重"患者。这样做的一个推论是,患者在夜间和日间的不稳定性程度相同,但是由于工作人员较少去查看患者,这种不稳定性被遗漏了。数据证明医院内心搏骤停的存活率在夜间和周末更低,即使校正患者和医院的特征后,这种相关性仍然存在,这表明这些患者病情较晚被发现[99]。员工疲劳亦是影响 FTR 率的另一个因素[100]。医护人员持续 24 小时和整周的工作有可能降低 FTR。

临床医生急救经验不足

另一个可能造成 FTR 的因素是临床医生急救经验不足。如果工作人员没有处理类似情况的基础知识和经验,他们可能无法指导到底该如何评估和处理患者不稳定的情况[101]。一线临床医生成长为专家的过程漫长又曲折,而且往往以牺牲患者安全性为代价。高保真人体模拟(high-fidelity human simulation,HFHS)教育可以通过增加低频高风险事件的概率和教育高风险事件的处理方式,来提高自身知识和技能水平[102]。使用 HFHS 的教育可以在不伤害患者的情况下教授、实践和纠正技能,从而在安全的环境中增加经验和纠正问题[103]。HFHS 教育已经证明有能力提高护士在普通病房识别病情恶化患者的知识和信心,以及改善护士与医生之间的沟通以传递有关患者病情恶化的关键信息[104]。在一项研究中,HFHS 教育能够明显缩短采取干预措施以及升级护理的时间[105]。HFHS 教育也被用于提高护理教育项目中对患者病情恶化的认识,这些护理人员在进入临床工作之前就开始接受护理教育[106,107]。重要的是要确定这些努力是否真正改变了临床实践行为,从而减少了 FTR 发生率。

情境意识缺乏

FTR 的另一个原因是临床医生缺乏对患者基础情况和不稳定状态的认识。情境意识（situation awareness,SA）是对环境中数据元素的感知,理解其含义,并预测其之后短时间内的状态[108]。显然,如果床旁护士没有察觉到患者的病情正在恶化,护士与患者的比例再高也不会降低 FTR。SA 可以在三个层次上进行测量:感知、理解和预测。SA 是一种技能,可以通过提高对正在发生的事情的认识、理解正在发生的事情以及预测接下来可能发生的事情来帮助临床医生"提前思考"。改善 SA 正在成为一种合理的、系统的方法的一部分,用于教授临床医生检测、识别和管理恶化患者的组成部分(无论是作为个体还是作为团队)[109,110],或者作为探索发现错误模式的一种方式[111]。重要的是,有一些工具可以评估 SA,使其成为可量化的指标。因此,它也可以用来补充 HFHS 教育,以评估教育的有效性[110]。使用 SA 框架进行关于恶化患者的教育已经被证明在理解需要改进的问题以及测量改进方面提供了有价值的度量标准[112-114],并具有降低 FTR 的潜力。

人文意识缺乏

当情境意识集中于个体对情境的理解时,个人意识与团队功能和沟通的关系更为密切。可能导致不良后果的人为因素包括沟通障碍、团队合作不佳、缺乏领导力以及缺乏安全文化[115,116]。机组资源管理(crew resource management,CRM)是航空安全中长期使用的一种系统方法,旨在提高个人意识和安全文化,通过使用标准化的通信工具来提高过程的有效性和安全性。动态临床环境下 CRM 的方面包括情境意识、不良情境识别、人为失误和非推测性反应、沟通、简报和汇报技术、提供和接收绩效反馈、压力管理、工作负荷和疲劳管理,除此之外,还包括创建和管理团队结构和氛围、在扁平层次环境中的领导,以及风险管理和决策[116,117]。CRM 的采用已经显示出积极的结果。在一项重症监护室的前瞻性 3 年队列研究中,采用 CRM 可降低严重并发症、心跳呼吸骤停发生率和死亡率[116],CRM 的有效性在普通病房[113]以及高质量护理依赖病房[118]同样存在。在一项研究中,CRM 的应用可以增加触发MET 的患者数量(从 4% 提高到 22%,$P<0.000\,1$),降低 MET 已达标而未呼叫患者的比例(从25% 下降到 12%,$P=0.03$)[118]。

医疗照护升级的障碍

护理升级(escalation of care,EOC)可能存在一些障碍。约翰斯图等人的一项定性研究发现 EOC 障碍的两个主要方面:未能认识到患者恶化和未能向高年资同事传达病情恶化的信息[119]。对于后者,害怕负面评价是护士或住院医生不愿意把他们的担心告诉上级医师的一个关键原因。这些发现在另一个定性研究中得到证实,其目标是明确建立良好 MET 系统中可能遇到的阻碍[120]。引起 EOC 障碍的主要问题是在检测和识别不稳定性方面缺乏自我效能感(即,认为一个人有能力来执行某行为);严格的等级制度;可预期的负面影响,如失去对患者的掌控权;担心来自 MET 团队的反馈和批评(例如,MET 团队认为患者是稳定的,因此一线临床医生必须使用过多的时间和精力来阐述他们决定呼叫的理由)。信息过载也被认为是 EOC 的阻碍之一[121]。同样,对一级团队的服从常常会抑制 MET 的激活[122]。然而,当护士直接激活 MET 时,患者更可能稳定并留在病房,而不需要转移到高强度病房,留在病房的发生率比他们向医生汇报病情后医生主动呼叫 MET 时要多[123]。事实证明,克服对各等级消极反应的恐惧是很困难的。为了应对这一障碍,一些机构正在实施一种更加"集束化"的快速反应系统,如让护士长参与、主动寻找高危患者,以及集中对护士和医生进行患者监测和病情恶化的教育[124]。另外,呼叫前沟通这种"缓冲"的方法亦有报道,这使临床医生在完全激活 MET 之前能获得与某一个高年资护士或医生沟通的机会[125,126]。

总结

   FTR 是一个威胁患者安全的严重问题,这受患者基础病情、动态生理指标和所在医院系统级别因素的多重影响,并且这些因素之间存在相互作用或协同作用。关于 MET 等急救医疗小组的有效性已有诸多研究,但结论不一,既有正面影响[127-130]亦有负面影响[131-133]。现在,医疗机构发展的一个主要趋势为减少急性疾病住院治疗花费和住院时间,因此,病情不稳定的患者会过早从重症监护室转至普通病房,但是普通病房监护水平不足以应对病情较重的患者,最终导致 FTR 发生率升高。在此提供一个可以评估 FTR 的模型,该模型结合了艾肯的医院系统级别因素、希尔伯的患者和医院特征、常规 FTR 因素以及前文所述患者基线特征和动态生理指标等(见图 10.2),该模型有助于理解 MET 背景下影响 FTR 相关因素的复杂性。

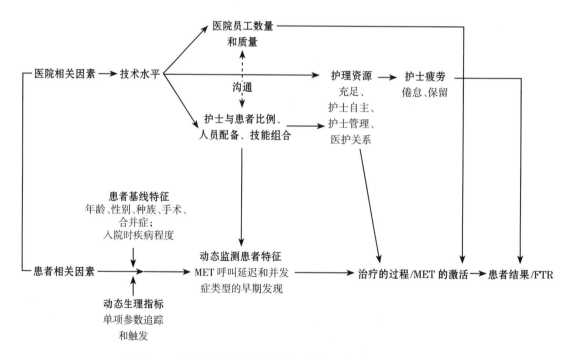

图 10.2   抢救失败原因的概念模型,包括医疗应急小组的可用性

   在不同的医疗系统中,MET 方法的有效性经常被观察到不一致,这可能是由于许多其他患者和系统级因素造成的,这些因素也影响非 MET 的 FTR。持续监测生理体征参数的可获得性、敏感性、特异性的提高,有助于准确评估病情和预测短时内病情不稳定可能性,给床

边护理人员寻求帮助支持证据；消除认识和反应不稳定性的障碍，如工作人员的能力、教育和经验等方面的不足。推广应用提高医疗安全和加强团队合作的文化是成功全面减少 FTR 的必要手段。

（翟姗姗 译 张军伟 校）

参考文献

1. Silber JH, Williams SV, Krakauer H, Schwartz JS. Hospital and patient characteristics associated with death after surgery. A study of adverse occurrence and failure to rescue. Med Care. 1992;30:615–29.

2. AHRQ. Patient safety indicators. AHRQ quality indicators. Rockville, MD: Agency for Healthcare Research and Quality; February 2006.

3. Silber JH, Romano PS, Rosen AK, Wang Y, Even-Shoshan O, Volpp KG. Failure-to-rescue: comparing definitions to measure quality care. Med Care. 2007;45:918–25.

4. Schmid A, Hoffman LA, Happ MB, Wolf GA, DeVita MA. Failure to rescue: a literature review. J Nurs Adm. 2007;4:188–98.

5. Aiken LH, Clarke SP, Sloane DM, Lake ET, Cheney T. Effects of Hospital care environment and patient mortality and nurse outcomes. J Nurs Adm. 2008;38:223–9.

6. Needleman J, Buerhaus P, Mattke S. Nurse staffing and quality of care in hospitals. NEJM. 2002;346:1415–22.

7. Aiken LH, Clarke SP, Sloane DM, Sochalski J, Silber JH. Hospital nurse staffing and patient mortality, nurse burnout, and job dissatisfaction. JAMA. 2002;288:1987–93.

8. National Quality Forum (NQF). National voluntary consensus standards for nursing-sensitive care: an initial performance measure set. Washington, DC: National Quality Forum; 2004.

9. Needleman J, Buerhaus PI. Failure-to-rescue: comparing definitions to measure quality of care. Med Care. 2007;45:913–5.

10. Bail K, Berry H, Grealish L, et al. Potentially preventable complications of urinary tract infections, pressure areas, pneumonia, and delirium in hospitalised dementia patients: retrospective cohort study. BMJ Open. 2013;3:e002770.

11. Sammon JD, Pucheril D, Abdollah F, et al. Preventable mortality after common urological surgery: failing to rescue? BJU Int. 2015;115:666–74.

12. Ilonzo N, Egorova NN, McKinsey JF, Nowygrod R. Failure to rescue trends in elective abdominal aortic aneurysm repair between 1995 and 2011. J Vasc Surg. 2014;60:1473–80.

13. Joseph B, Zangbar B, Khalil M, et al. Factors associated with failure-to-rescue in patients undergoing trauma laparotomy. Surgery. 2015;158(2):393–8. doi:10.1016/j.surg.2015.03.047.

14. Westaby S, De Silva R, Petrou M, Bond S, Taggart D. Surgeon-specific mortality data disguise wider failings in delivery of safe surgical services. Eur J Cardiothorac Surg. 2014;ezu380.

15. Aiken LH, Clarke SP, Chueng RB, Sloan DM, Silber JH. Educational levels of hospital nurses and surgical patient mortality. JAMA. 2003;290:1617–23.

16. Nurmi J, Harjola VP, Nolan J, Castren M. Observations and warning signs prior to cardiac arrest: should medical emergency teams intervene earlier? Acta Anesthesiol Scand. 2005;49:702–6.

17. Vetro J, Natarajan DK, Mercer I, Buckmaster JN, Heland M, Hart GK, Bellomo R, Jones DA. Antecedents to cardiac arrests in a hospital equipped with a medical emergency team. Crit Care Resusc. 2011;13:162–6.

18. Stevenson JE, Israelsson J, Nilsson GC, Petersson GI, Bath PA. Recording signs of deterioration in acute patients: the documentation of vital signs within electronic health records in patients who suffered in-hospital cardiac arrest. Health Informatics J. 2014;22(1):21–33.

19. Odell M. Detection and management of the deteriorating ward patient: an evaluation of nursing practice. J Clin Nurs. 2015;24:173–82.

20. Devita MA, Bellomo R, Hillman K, et al. Findings of the first consensus conference on medical emergency teams. Crit Care Med. 2006;34:2463–78.

21. DeVita MA, Smith GB. Rapid response systems: is it the team or the system that is working? Crit Care Med. 2007;35:2218–9.

22. Acquaviva K, Haskell H, Johnson J. Human cognition and the dynamics of failure to rescue: the Lewis Blackman case. J Prof Nurs. 2013;29:95–101.

23. Ghaferi AA, Dimick JB. Understanding failure to rescue and improving safety culture. Ann Surg. 2015;261:839–40.

24. Wakeam E, Hevelone ND, Maine R, et al. Failure to rescue in safety-net hospitals: availability of hospital resources and differences in performance. JAMA Surg. 2014;149:229–35.

25. Mackintosh N, Humphrey C, Sandall J. The habitus of 'rescue' and its significance for implementation of rapid response systems in acute health care. Soc Sci Med. 2014;120:233–42.

26. Smith GB, Prytherch DR, Schmidt PE, Featherstone PI, Kellett J, Deane B, Higgins B. Should age be included as a component of track and trigger systems used to identify sick adult patients? Resuscitation. 2008;78:109–15.

27. Yousef KM, Pinsky MR, DeVita MA, Sereika S, Hravnak M. Characteristics of patients with cardio-respiratory instability in a step-down unit. Am J Crit Care. 2012;21:344–0.

28. Talsma AN, Bahl V, Campbell DA. Exploratory analyses of the "failure to rescue" measure. J Nurs Care Qual. 2008;23(3):202–10.

29. Arya S, Sim SI, Duwayri Y, Brewster LP, Veeraswamy R, Salam A, Dodson TF. Frailty increases the risk of 30-day mortality, morbidity, and failure-to-rescue after elective abdominal aortic aneurysm repair independent of age and comorbidities. J Vasc Surg. 2015;61:324–31.

30. Cuthbertson BH, Boroujerdi M, McKie L, Aucott A, Prescott G. Can physiological variables and early warning scoring systems allow early recognition of the deteriorating surgical patient? Crit Care Med. 2007;35:402–9.

31. Bobay KL, Fiorelli KL, Anderson AJ. Failure to rescue: a preliminary study of patient level factors. J Nurs Care Qual. 2008;23:211–5.

32. Jones D, Duke G, Green J, et al. Medical emergency team syndromes and an approach to their management. Crit Care. 2006;10:R30.

33. Calzavacca P, Licari E, Tee A, et al. A prospective study of factors influencing the outcome of patients after a medical emergency team review. Intensive Care Med. 2008;34:2112–6.

34. Quach JL, Downey AW, Haase M, Haase-Fielitz A, Jones D, Bellomo R. Characteristics and outcomes of patients receiving a medical emergency team review for respiratory distress or hypotension. J Crit Care. 2008;23:325–31.

35. Santiano N, Young L, Hillman K, et al. Analysis of medical emergency team calls comparing subjective to "objective" call criteria. Resuscitation. 2009;80:44–9.

36. Chen J, Hillman K, Bellomo R, et al. The impact of introducing medical emergency team system on the documentations of vital signs. Resuscitation. 2009;80:35–43.

37. Tirkkonen J, Ylä-Mattila J, Olkkola KT, Huhtala H, Tenhunen J, Hoppu S. Factors associated with delayed activation of medical emergency team and excess mortality: an Utstein-style analysis. Resuscitation. 2013;84:173–8.

38. Kyriacos U, Jelsma J, Jordan S. Record review to explore the adequacy of post-operative vital signs monitoring using a local modified early warning score (mews) chart to evaluate outcomes. PLoS One. 2014;9(1):e87320. doi:10.1371/journal.pone.0087320.eCollection 2014.

39. Jonsson T, Jonsdottir H, Möller AD, Baldursdottir L. Nursing documentation prior to emergency admissions to the intensive care unit. Nurs Crit Care. 2011;16:164–9.

40. Mok W, Wang W, Cooper S, Ang ENK, Liaw SY. Attitudes towards vital signs monitoring in the detection of clinical deterioration: scale development and survey of ward nurses. International J Qual Health Care. 2015;27(3):mzv019.

41. Ansell H, Meyer A, Thompson S. Why don't nurses consistently take patient respiratory rates? Br J Nurs. 2014;23(8):414–8.

42. Storm-Versloot MN, Verweij L, Lucas C, et al. Clinical relevance of routinely measured vital signs in hospitalized patients: a systematic review. J Nurs Scholarsh. 2014;46:39–49.

43. Ludikhuize J, Smorenburg SM, de Rooij SE, de Jonge E. Identification of deteriorating patients on general wards; measurement of vital parameters and potential effectiveness of the modified early warning score. J Crit Care. 2012;27(4):424.e7–13. doi:10.1016/j.jcrc.2012.01.003.

44. Lynn LA, Curry JP. Patterns of unexpected in-hospital deaths: a root cause analysis. Patient Saf Surg. 2011;5(1):3. doi:10.1186/1754-9493-5-3.

45. Bell MB, Konrad D, Granath F, Ekbom A, Martline CR. Prevalence and sensitivity of MET-criteria in a Scandinavian-University Hospital. Resuscitation. 2006;70:66–73.

46. DeVita MA, Braithwaite RS, Mahidhara R, et al. Use of medical emergency team responses to reduce cardiopulmonary arrests. Qual Saf Health Care. 2004;13:251–4.

47. Gao H, McDonnell A, Harrison DA, Moore T, Adam S, Daly K, Esmonde L, Goldhill DR, Parry GJ, Rashidan A, Subbe CP, Harvey S. Systematic review and evaluation of physiological track and trigger warning systems for identifying at risk patients on the ward. Intensive Care Med. 2007;33:667–79.

48. Subbe CP. Validation of a modified early warning score in medical admissions. QJM. 2001;94:521–6.

49. Subbe CP, Gao H, Harrison DA. Reproducibility of physiological track-and-trigger warning systems for identifying at-risk patients on the ward. Intensive Care Med. 2007;33:667–79.

50. Smith GB, Prytherch DR, Schmidt PE, Featherstone PI. Review and performance evaluation of aggregate weighted "track and trigger" systems. Resuscitation. 2008;77:170–9.

51. Badriyah T, Briggs JS, Meredith P, et al. Decision-tree early warning score (DTEWS) validates the design of the National Early Warning Score (NEWS). Resuscitation. 2014;85:418–23.

52. Prytherch DR, Smith GB, Schmidt P, Featherstone PI, Stewart K, Knight D, Higgins B. Calculating early warning scores—a classroom comparison of pen and paper and hand-held computer methods. Resuscitation. 2006;70:173–8.

53. Smith GB, Prytherch DR, Schmidt P, Featherstone PI, Knight D, Clement G, Mohammed MA. Hospital-wide surveillance—a new approach to the early identification and management of the sick patient. Resuscitation. 2006;71:19–28.

54. Alam N, Hobbelink E, van Tienhoven A, van de Ven P, Jansma E, Nanayakkara P. The impact of the use of the Early Warning Score (EWS) on patient outcomes: a systematic review. Resuscitation. 2014;85(5):587–94.

55. McNeill G, Bryden D. Do either early warning systems or emergency response teams improve hospital patient survival? A systematic review. Resuscitation. 2013;84(12):1652–67.

56. Galhotra D, DeVita MA, Simmons RL, Dew MA,

Members of the Medical Emergency Response Improvement Team (MERIT) Committee. Mature rapid response system and potentially avoidable cardiopulmonary arrests in hospital. Qual Saf Health Care. 2007;16:260–5.

57. Bose EL, Hravnak M, Pinsky MR. The interface between monitoring and physiology at the bedside. Crit Care Clin. 2015;31(1):1–24. doi:10.1016/j. ccc.2014.08.001.

58. Funk M, Clark JT, Bauld TJ, Ott JC, Coss P. Attitudes and practices related to clinical alarms. Am J Crit Care. 2014;23(3):e9–e18.

59. Drew BJ, Harris P, Zègre-Hemsey JK, et al. Insights into the problem of alarm fatigue with physiologic monitor devices: a comprehensive observational study of consecutive intensive care unit patients. PLoS One. 2014;9(10):e110274. doi:10.1371/journal.pone.0110274.

60. Sendelbach S, Funk M. Alarm fatigue: a patient safety concern. AACN Adv Crit Care. 2013;24:378–86.

61. Atzema C, Schull MJ, Borgundvaag B, Slaughter GR, Lee CK. ALARMED: adverse events in low-risk patients with chest pain receiving continuous electrocardiographic monitoring in the emergency department: a pilot study. Am J Emerg Med. 2006;24:62–7.

62. Gorges M, Markewitz BA, Westenskow DR. Improving alarm performance in the medical intensive care unit using delays and clinical context. Anesth Analg. 2009;108:1546–52.

63. Siebig S, Kuhls S, Imhoff M, Gather U, Schölmerich J, Wrede CE. Intensive care unit alarms—how many do we need? Crit Care Med. 2010;38:451–6.

64. Tsein CL, Fackler JC. Poor prognosis for existing monitors in the intensive care unit. Crit Care Med. 1997;25:614–9.

65. Cvach M. Monitor alarm fatigue: an integrative review. Biomed Instrum Technol. 2012;46(4):268–77.

66. Curry JP, Jungquist CR. A critical assessment of monitoring practices, patient deterioration, and alarm fatigue on inpatient wards: a review. Patient Saf Surg. 2014;8:29.

67. Cvach MM, Frank RJ, Doyle P, Stevens ZK. Use of pagers with an alarm escalation system to reduce cardiac monitor alarm signals. J Nurs Care Qual. 2014;29(1):9–18.

68. Graham KC, Cvach M. Monitor alarm fatigue: standardizing use of physiological monitors and decreasing nuisance alarms. Am J Crit Care. 2010;19(1):28–34.

69. Dandoy CE, Davies SM, Flesch L, et al. A team-based approach to reducing cardiac monitor alarms. Pediatrics. 2014;134:e1686–94.

70. Kokani A, Oakley B, Bauld TJ. Reducing hospital noise: a review of medical device alarm management. Biomed Instrum Technol. 2012;46:478–87.

71. Whalen DA, Covelle PM, Piepenbrink JC, Villanova KL, Cuneo CL, Awtry EH. Novel approach to cardiac alarm management on telemetry units. J Cardiovasc Nurs. 2014;29(5):E13–22.

72. Block FE. Why we do not have—and will not

have—the integrated and "smart" alarm systems that technology would allow us to have today. J Electrocardiol. 2012;45:592–5.

73. Li Q, Clifford GD. Signal quality and data fusion for false alarm reduction in the intensive care unit. J Electrocardiol. 2012;45:596–603.

74. King A, Fortino K, Stevens N, Shah S, Fortino-Mullen M, Lee I. Evaluation of a smart alarm for intensive care using clinical data. Paper presented at Engineering in Medicine and Biology Society (EMBC), 2012 Annual International Conference of the IEEE2012.

75. Scalzo F, Hu X. Semi-supervised detection of intracranial pressure alarms using waveform dynamics. Physiol Meas. 2013;34:465–78.

76. Tarassenko L, Hann A, Young D. Integrated monitoring and analysis for early warning of patient deterioration. Br J Anaesth. 2006;97:64–8.

77. Hravnak M, Edwards L, Clontz A, Valenta C, DeVita M, Pinsky M. Defining the incidence of cardiorespiratory instability in step-down unit patients using an electronic integrated monitoring system. Arch Intern Med. 2008;168:300–1308.

78. Hravnak M, DeVita MA, Edwards L, Clontz A, Valenta C, Pinsky MR. Cardiorespiratory instability before and after implementing an integrated monitoring system. Am J Respir Crit Care Med. 2008;177:A842.

79. Fiterau M, Dubrawski A, Chen L, Clermont G, Pinsky MR. Automatic identification of artifacts in monitoring critically ill patients. Intensive Care Med. 2013;39(Suppl 2):S470.

80. Guillame-Bert M, Dubrawski A, Chen L, Hravnak M, Pinsky M, Clermont G. Learning temporal rules to forecast instability in intensive care patients. Intensive Care Med. 2013;39(Suppl 2):S470.

81. Hadrian J, Pinsky MR. Functional hemodynamic monitoring. Curr Opin Crit Care. 2007;13:318 23.

82. Puyana JC, Pinsky MR. Searching for non-invasive markers of tissue hypoxia. Crit Care. 2007;116. doi:10.1186/cc5691.

83. Pinsky MR. Hemodynamic evaluation and monitoring in the ICU. Chest. 2007;132:2020–9.

84. Anon. Clinical effectiveness: Royal College of Nursing Guide. London: Royal College of Nursing; 1996.

85. Silber J, Rosenbaum P, Schwartz JS, Ross RN, Williams V. Evaluation of the complication rate as a measure of quality of care in coronary artery bypass surgery. JAMA. 1995;274:317–23.

86. Hinshaw AS. Navigating the perfect storm: Balancing a culture of safety with workforce challenges. Nurs Res. 2008;57:S4–10.

87. Rafferty AM, Clarke SP, Coles J, Ball J, James P, McKee M, Aiken L. Outcomes of variation in hospital nurse staffing in English hospitals: cross-sectional analysis of survey data and discharge records. Int J Nurs Stud. 2007;44:175–82.

88. Seago JA, Williamson A, Atwood C. Longitudinal analyses of nurse staffing and patient outcomes. J Nurs Adm. 2006;36:13–21.

89. Unruh LY, Zhang NJ. Nurse staffing and patient

safety in hospitals: new variable and longitudinal approaches. Nurs Res. 2012;61:3–12.

90. Talsma AN, Jones K, Guo Y, Wilson D, Campbell DA. The relationship between nurse staffing and failure to rescue: where does it matter most? J Patient Saf. 2014;10:133–9.

91. Park SH, Blegen MA, Spetz J, Chapman SA, De Groot H. Patient turnover and relationship between nurse staffing and patient outcomes. Res Nurs Health. 2012;35:277–88.

92. Kendall-Gallagher D, Aiken LH, Sloane DM, Comiotti JP. Nurse specialty certification, inpatient mortality, and failure to rescue. J Nurs Scholarsh. 2011;43:189–94.

93. Aiken LH, Clarke SP, Sloane DM, International Hospital Outcomes Research Consortium. Hospital staffing, organization, and quality of care: cross national findings. International J Qual Health Care. 2002;14:5–13.

94. Aiken LH, Sloane DM, Lake ET, Sochalski J, Weber AL. Organization and outcomes of inpatient AIDS care. Med Care. 1999;37:760–72.

95. Jones D, Bellomo R, Bates S, Warrillow S, Goldsmith D, Hart G, Opdam H. Patient monitoring and the timing of cardiac arrests and medical emergency team calls in a teaching hospital. Intensive Care Med. 2006;32:1352–6.

96. Galhotra S, DeVita MA, Simmons RL, Schmid A, Members of the Medical Emergency Response Improvement Team (MERIT) Committee. Impact of patient monitoring on the diurnal pattern of medical emergency team activation. Crit Care Med. 2006;34:1700–6.

97. Schmid A. Frequency and pattern of medical emergency team activation among medical cardiology patient care units. Crit Care Nurs Q. 2007;30:81–4.

98. Hravnak M, Chen L, Dubrawski A, Bose E, Pinsky MR. Temporal distribution of instability events in continuously monitored step-down unit patients: implications for rapid response systems. Resuscitation. 2015;89:99–105.

99. Perberdy MA, Ornato JP, Larkin GL, Braithwaite RS, Kashner TM, Carey SM, Meaney PA, Cen L, Nadkarni VM, Praestgaard AH, Berg RA, National Registry of Cardiopulmonary Resuscitation Investigators. Survival for in-hospital cardiac arrest during nights and weekends. JAMA. 2008;299:785–92.

100. Manojlovich M, Talsma A. Identifying nursing processes to reduce failure to rescue. J Nurs Adm. 2007;11:504–9.

101. Smith GB, Welch J, DeVita MA, Hillman KM, Jones D. Education for cardiac arrest: treatment or prevention? Resuscitation. 2015;92:59–62.

102. Hravnak M, Tuite P, Baldisseri M. Expanding acute care nurse practitioner and clinical nurse specialist education: invasive procedure training and human simulation in critical care. AACN Clin Issues. 2005;16:89–104.

103. Hravnak M, Beach M, Tuite M. Simulator technology as a tool for education in cardiac care. J Cardiovasc Nurs. 2007;22:16–24.

104. Liaw AY, Zhou WT, Lau TC, Siau C, Chan SW. An interprofessional communication trailing using simulation to enhance safe care for a deteriorating patient. Nurse Educ Today. 2014;34:259–64.

105. Ozekcin LR, Tuite P, Willner K, Hravnak M. Simulation education: early identification of patient physiologic deterioration by acute care nurses. Clin Nurs Spec. 2015;29:166–73.

106. Kelly MA, Forber J, Conlon L, Roche M, Stasa H. Empowering the registered nurses of tomorrow: student's perspectives of a simulation experience for recognising and managing a deteriorating patient. Nurse Educ Today. 2014;34:724–9.

107. Lindsey PL, Jenkins S. Nursing student's clinical judgment regarding rapid response: the influence of a clinical simulation education intervention. Nurs Forum. 2013;48:61–70.

108. Brady PW, Goldenhar LM. A qualitative study examining the influences on situation awareness and the identification, mitigation and escalation of recognised patient risk. BMJ Qual Saf. 2014;23:153–61.

109. Cooper S, Cant J, Missen K, Sparkes L, McConnell-Henry T, Endacott R. Managing patient deterioration: assessing teamwork and individual performance. Emerg Med. 2013;30:377–81.

110. Cooper S, Kinsman L, Buykx P, McConnell-Henry T, Endacott R, Scholes J. Managing the deteriorating patient in a simulated environment: nursing student's knowledge, skill and situation awareness. J Clin Nurs. 2010;19:2309–18.

111. Tallentire VR, Smith SE, Skinner J, Cameron HS. Exploring patterns in error in acute care using framework analysis. BMC Med Educ. 2015;15:3. doi:10.1186/s12909-015-0285-6.

112. McKenna L, Missen K, Cooper S, Bogossian F, Bucknall T, Cant R. Situation awareness in undergraduate nursing students managing simulated patient deterioration. Nurse Educ Today. 2014;34:e27–31.

113. Scuilli GL, Fore AM, West P, Neily J, Mills PD, Paull DE. Nursing crew resource management. JONA. 2013;43:122–6.

114. Bogossian F, Cooper S, Cant R, Beauchamp A, Porter J, Kain V, Bucknall T, Phillips NM, The FIRSTACT Research Team. Undergraduate nursing students' performance in recognising and responding to sudden patient deterioration in high physiological fidelity simulated environments: an Australian multi-center study. Nurse Educ Today. 2014;34:691–6.

115. O'Dea A, O'Connor P, Keough I. A meta-analysis of the effectiveness of crew resource management training in acute care domains. Postgrad Med J. 2014;90:699–708.

116. Haerkens MH, Knox M, Lemson J, Houterman S, van der Hoeven JG, Pickers P. Crew resource management in the intensive care unit: a prospective 3-year cohort study. Acta Anesthesiol Scand. 2015. doi:10.1111/aas.12573. [Epub ahead of print].

117. Haerkens MH, Jenkins DH, van der Hoeven

JG. Crew resource management in the ICU: the need for culture change. Ann Intensive Care. 2012 Aug 22;2(1):39. doi:10.1186/2110-5820-2-39.

118. Young-Xu Y, Fore AM, Metcalf A, Payne K, Neily J, Scuilli GL. Using crew resource management and a "read-and-do checklist" to reduce failure to rescue on a stepdown unit. AJN. 2013;113:51–7.

119. Johnston M, Arora S, King D, Stroman L, Darzi A. Escalation of care and failure to rescue: a multicenter, multiprofessional qualitative study. Surgery. 2014;155:989–94.

120. Roberts KE, Bonafide CP, Paine CW, Paciotti B, Tibbetts KM, Keren R, Barg FK, Holmes JH. Barriers to calling for urgent assistance despite a comprehensive pediatric rapid response system. Am J Crit Care. 2014;23:223–9.

121. Swartz C. Recognition of clinical deterioration: a clinical leadership opportunity for nurse executives. JONA. 2013;43:377–81.

122. Jones D, Baldwin I, McIntyre T, Story D, Mercer I, Miglic A, Goldsmith D, Bellomo R. Qual Saf Health Care. 2006;15:427–32.

123. Lobos AR, Fernendes R, Ramsay T, McNally JD. Patient characteristics and disposition after pediatric medical emergency team (MET) activation: disposition depends on who activates the team. Hosp Pediatr. 2:99–105.

124. Davis DP, Aguilar SA, Graham PG, Lawrence B, Sell R, Minodadeh A, Husa R. A novel configuration of a traditional rapid response team decreases non-intensive care unit arrests and overall hospital mortality. J Hosp Med. 2015;10:352–7.

125. Pirret AM, Takerwi SF, Kazula LM. The effectiveness of a patient at risk team comprised of predominantly experienced nurses: a before and after study. Intensive Crit Care Nurs. 2015. doi:10.1111/aas.12573.

126. Massey D, Aitken LM, Chaboyer W. The impact of a nurse led rapid response system on adverse, major adverse events and activation of the medical emergency team. Intensive Crit Care Nurs. 2015;31:83–90.

127. Bucknall TK, Jones D, Bellomo R, Staples M, The RESCUE Investigators. Responding to medical emergencies: system characteristics under examination (RESCUE). A prospective multi-site point prevalence study. Resuscitation. 2013;84:179–83.

128. Jones D, Bellomo R, Bates S, Warrillow S, Goldsmith D, Hart G, Opdam H, Gutteridge G. Long term effect of a medical emergency team on cardiac arrests in a teaching hospital. Crit Care. 2005;9:R808–15.

129. Jones D, Egi M, Bellomo R, Goldsmith D. Effect of the medical emergency team on long-term mortality following major surgery. Crit Care. 2007;11:R12. doi:10.1186/cc5673.

130. Buist M, Harrison J, Abaloz E, Van Dyke S. Six-year audit of cardiac arrests and medical emergency team calls in an Australian teaching hospital. Br Med J. 2007;335:1210–2.

131. Hillman K, Chen J, Creitkos M, Bellomo R, Brown D, Doig G, Finfer S, Flabouris A, MERIT Investigators. Introduction of the medical emergency team (MET) system: a cluster-randomized controlled trial. Lancet. 2005;365:2091–7.

132. Winters BD, Pham JC, Hunt EA, et al. Rapid response systems: a systematic review. Crit Care Med. 2007;35:1238–43.

133. Chan PS, Khalid A, Longmore LS, Berg RA, Kosiborod M, Spertus JA. Hospital-wide code rates and mortality before and after implementation of a rapid response team. JAMA. 2008;300:2506–13.

11 快速反应系统：证据回顾

Bradford Winters

引言

正如前文所述，患者的病情恶化往往并非突然出现而是发现太晚。二十世纪八十年代末和九十年代初的回顾性图表研究表明，医院普通病房的患者发生危及生命的病情恶化前常有明显的预警体征和症状，如果能早期发现则有足够时间进行干预以防止患者发展至呼吸和/或心搏骤停。具有前瞻性思维的临床医生掌握了这些知识并继续开发提高患者安全的干预措施，即为快速反应系统（rapid response system，RRS）。该系统将一种更好地识别普通病房恶化患者的方法与医疗急救团队或快速反应团队的触发及响应过程相结合，最终为普通病房患者提供更多床旁医疗资源，即类重症监护室诊治。

在过去的二十年里，在澳大利亚和美国匹兹堡等地医疗机构中，RRS 已经从早期医疗急救团队（MET）发展到一系列系统，包括快速反应团队（RRT）、重症监护延伸团队（CCOT）以及其他急救小组形式，为病情恶化或心脏呼吸骤停的患者提供更加充足的床旁救治资源。尽管快速反应策略具有直观意义且看似合理，但是所有患者安全和质量计划（包括 RRS）都应该通过严谨适宜的指标进行评价。在本章中，我们将回顾已发表的 RRS 文献，试图回答"RRS 是否可以提高患者的安全性和质量"这个问题。

证据评估

证据来源广泛且质量和数量差异很大。当我们衡量干预的证据时，我们须确保考虑到这些因素。彻底的循证医学回顾分析超出了本章的范围，我们将重点讨论一些指导原则。首先，在设计研究和审查数据时，我们应该始终寻求尽可能高质量的证据，为我们的决策提供信息。证据可以根据质量水平进行分类（表 11.1）[1]。最高级别（1 级）是随机对照试验（randomized controlled trial，RCT）的系统回顾和荟萃分析，这些试验表现出高度的同质性；随后是置信区间较窄的单个随机对照试验。2级研究包括历史或同期队列试验。第3级包括病例对照研究。4级证据主要包括病例汇总和个案报道。5级数据基于专家意见、生理原理、顶级基础科学数据或经验。1级试验能够确定"因果关系"，而在实验设计中未积极控制干预措施的研究只能说明有相关性。

表 11.1　证据等级

证据分级	纳入研究的类型
1a 级	荟萃分析和 RCT 的系统回顾
1b 级	RCT（单中心和多中心）
2a 级	整群随机试验、并发队列对照试验、逐步试验
2b 级	历史（前/后）对照试验
3 级	病例对照试验
4 级	个案报道、无对照的个案报道
5 级	专家意见、经验、病理生理推理、基础科学数据

我们始终应该以寻找1级证据为目的。然而，1级证据并非总能回答特定问题，或者研究设计可能是不合实际甚至违背伦理要求的。在许多情况下，我们能获得的、用于指导决策的"最佳"证据可能只有2级或更低。虽然我们不应该在明知不可为的情况下武断地坚持1级甚至2级数据，但我们必须严格评估，尤其在干预带有巨大成本或风险时。

我们如何去平衡证据数量和质量是个难题。大量低质量的研究是否胜过一项结果矛盾的高质量研究？需要多少低质量研究？如果较低质量研究中的患者总数远高于较高质量研究，该怎么办？最后，我们如何协调或处理结果的偏倚？显然，答案很难，尤其是当研究的质量参差不齐时。难怪不同的评论者经常得出截然不同的结论。当我们回顾 RRS 文献时应重点关注这些问题。

快速反应系统：有效吗？

RRS 的有效性已经通过各种临床结果指标进行了评估，包括住院死亡率、非预期转入重症监护室发生率、心跳呼吸骤停发生率、重症监护室死亡率、住院时间和重症监护室停留时间（length of stay，LOS）。最近的研究还评估了 RRS 对非复苏（not for resuscitation，NFR）状态以及脓毒症患者的目标导向复苏和应用广谱抗生素时机的影响。诸如死亡率等结局指标在方法学上往往更具吸引力，并且经常被医院行政人员和监管机构追捧。诸如死亡率等与公众共鸣的硬性结果通常可在医院管理数据库中获得。在美国，甚至还有一个称为"抢救失败"的特定患者安全指标，该指标与来自医疗保健研究和质量机构（AHRQ）的免费软件联系在一起，AHRQ 是用于搜索患者安全事件的管理数据库[2]。另一种方法是采用监测流程措施，如"在 MET 团队或 RRT 响应之前，需要平均触发呼叫的次数"这样的信息，但这些信息往往更难以获得，尽管这些信息可能对于理解复杂系统的功能和不足更为重要。不幸的是，流程措施和一些相关的结果，要么在收集时失真，要么往往隐藏在患者的医疗图表中，使得数据收集费时费力。

快速反应系统的成功案例很多。在自 RRS 启用以来的二十年中,一直有源源不断的研究[3-45]以及相关文献的系统回顾和荟萃分析[46-51]。虽然数据存在一定异质性,但压倒性的结论是,RRS 干预已成功地降低了心跳呼吸骤停的发生率和病死率。由于没有研究使用真正的随机方法,证据的质量通常被认为是中等的。考虑到进行此类研究的逻辑和伦理,这并不奇怪。保持一种随机方法而没有受诸如霍桑效应等影响的偏差几乎是不可能的。另外,我们如何让这样的研究随机化?一个恶化的患者接受"常规"的处理,而另一个接受 MET/RRT 干预?因此,迄今为止只有两项研究尝试使用随机化方法[8,9]。所选择的随机化方法是群集随机化。在 2004 年普利斯特列等[8]将 RRS 随机分块引入英国一家大型地区医院,因为引入是逐步进行的,所以可以将有和没有 RRS 的区块进行比较。也可以进行每个区块引入 RRS 前后的自身比较。在澳大利亚的 MERIT 试验[9]中,整个医院被随机分配到有或无 RRS 区块,然后作为两个组相互比较(没有 RRS 和有 RRS),并且进行每个区域干预前后的自身比较。单中心研究[8]发现,在两种比较中发现,有 RRS 组在总住院病死率(所研究的唯一结果)方面在统计学上有显著的益处。大型多中心研究(MERIT试验)在 RRS 医院与对照组的分析中未发现死亡率、心跳呼吸骤停或非计划转入重症监护室的差异。然而,对所有医院在 RRS 干预前和干预后的数据分析表明三项结果均有显著改善。

这一看似矛盾的结果可以部分被解释为在研究期间对照组医院改变了他们的行为,这些医院用某个团队代替 MET/RRT 为尚未发生心跳呼吸骤停的患者启动处理(类 MET样激活)[52,53]。这种强烈的霍桑效应(医院显然知道他们是或不是 RRS 医院,因为该研究设盲是不可能的)导致所有医院的结果改善,同时可能掩盖了干预的影响。虽然循证医学纯粹主义者可能会因为它是基于事后分析而拒绝这个解释,但数据确实有逻辑和历史支持。

另一个论点是普利斯特列研究和 MERIT 试验不是随机的,而是并行队列研究,因此 RRS 没有 1 级证据。事实上,最近的一些系统综述[48,49,51]已经采用了这种观点,并且认为所有 RRS 试验在本质上都是观察性的(并行队列对照或干预前后自身对照)。因此,快速反应系统效力的最佳证据应该是 2 级。在这一点上,我们不可能为这种干预开展真正的随机试验,因为它已经无处不在,尝试随机在方法学上是不可行的,也可能是违背伦理的。甚至群集随机方法也很难实现,控制霍桑效应是个难题。我们只需要认识到这是我们可能拥有的最佳证据并从这里向前推进。

那么研究现状如何?图 11.1 显示了一项荟萃分析中截至 2012 年所有研究的森林图。使用随机效应模型对非重症监护室成人心跳呼吸骤停的合并效应的优势比(OR)为 0.62,95% 置信区间(CI)为 0.53~0.73,骤停人数减少 38%。图 11.2 显示了成人总住院病死率的汇总效应。使用随机效应模型的汇总结果是 OR 为 0.88(95%CI 为 0.82~0.96),降低了 12%的死亡率,统计学上差异显著。在儿科人群中可以看到类似的结果。对于非重症监护室心跳呼吸骤停(图 11.3),OR 为 0.55,95%CI 为 0.40~0.75(有统计学意义),而住院死亡率的 OR为 0.82,95%CI 为 0.67~1.0(图 11.4)。一项最近的系统综述和荟萃分析[51]证实了先前的研究,发现 RRS 与成人(RR 为 0.87,95%CI 为 0.81~0.95,$P<0.001$)和儿科(RR 为 0.82,95%CI 为 0.76~0.89)住院病死率显著下降有关,且和成人(RR 为 0.65,95%CI 为 0.61~0.70,$P<0.001$)及儿童(RR 为 0.64,95%CI 为 0.55~0.74)心跳呼吸骤停的显著下降相关。

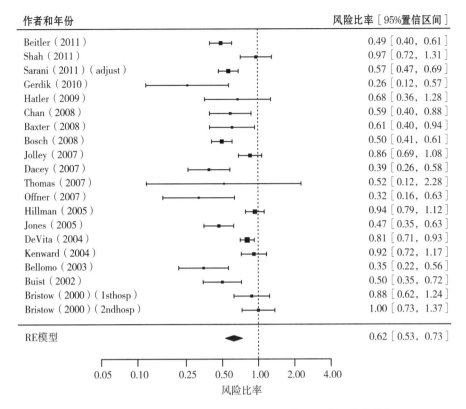

图 11.1 RRS 影响成人非 ICU 心跳呼吸骤停发生率的综合分析

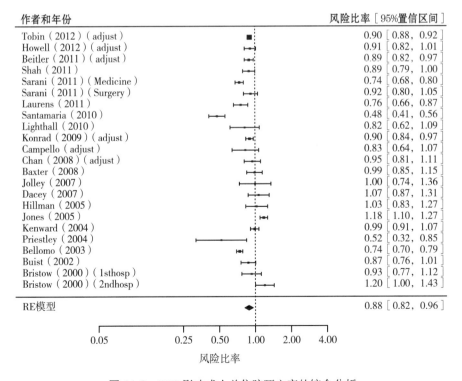

图 11.2 RRS 影响成人总住院死亡率的综合分析

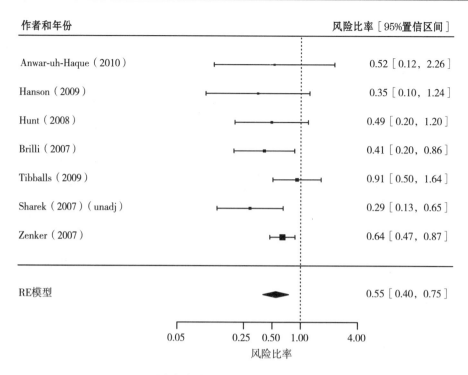

图 11.3　RRS 影响儿童非 ICU 心跳呼吸骤停发生率的综合分析

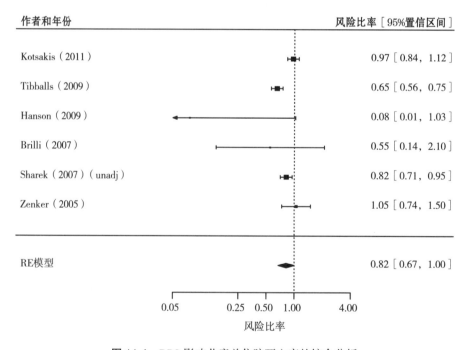

图 11.4　RRS 影响儿童总住院死亡率的综合分析

其他研究同样也提示了 RRS 改善预后作用,但是在汇总结果中并无统计学差异。利奇等(2011)[19]发现,在 RRS 干预的前两年,成人医院死亡率从 18% 下降到 15%,无显著下降。卡维拉斯等(2012)[43]也发现死亡率有下降趋势(不显著;OR 为 0.73,95%CI 为 0.51~1.03,P=0.08)。罗斯伯格等(2012)[20]报告称,由 "code" 呼叫所定义的心跳呼吸骤停在统计学上从 4.70/1 000 降至 3.11/1 000。萨穆斯等(2012)[44]发现,心跳呼吸骤停和意外死亡(与院内总死亡率不同)的发生率降低了 50%,尽管结果并没有达到统计学意义,因为研究医院的骤停和意外死亡率的基线非常低。卡塔尼等(2013)[45]发现,他们的 RRS 干预同时降低了非重症监护室心跳呼吸骤停的相对风险和院内死亡率,相对风险降低(RR)为 0.68,95%CI 为 0.53~0.86,院内死亡率的 RR 为 0.90,95%CI 为 0.85~0.95。

长期研究也表明这些益处会随着时间推移持续下去。布斯特等[54]报道的六年时间内的数据显示心脏呼吸骤停下降[54]。琼斯等人[55]也赞同这一结果,发现在四年内心跳呼吸骤停的发生率持续下降。在琼斯的研究中,两年手术患者使用 RRS 计划显著降低了医院死亡率,但在内科患者中并未显现出来。目前还不清楚为什么内科患者没有获得相同的益处。也许他们的病情与手术患者不同,RRS 干预外科患者的恶化更有效。有趣的是,与其他研究相比,此项研究对心搏骤停率的影响大于对死亡率的影响。这与琼斯小组看到的差异效应一样,可能表明虽然 RRS 可以防止心搏骤停,但是它们防止最终死亡的能力有限,特别是在某些特定患者群体中。陈等[49]也注意到 RRS 的潜在局限性。也就是说,尽管我们可以防止更多普通病房患者发生心搏骤停并将更多患者在发生心搏骤停前转移到重症监护室,但他们最终会死于潜在的疾病。因此,我们减少了心搏骤停的发生,但可能对死亡率没有绝对影响。

许多住院患者患有非常严重的疾病或处于疾病终末期,不太可能在住院期间存活。我们不应该期望 RRS 会影响这种死亡结局,试图改善这种情况几乎是不可能的。因此,有人认为理想的死亡率结果应该是意外死亡率。虽然意外死亡率(而不是总死亡率),是我们真正期望 RRS 能够改善的死亡率(真正的暴露组),但收集这一指标比较困难,无法避免偏倚(意外死亡暂无统一定义)。当然,"心肺复苏成功" 的患者大多数死亡,这一事实也很令人担忧。同样,我们需要关注研究报告中的其他结果。尽管有一些研究报告了 RRS 降低整个医院的心跳呼吸骤停率,但亦有例外,如 RRS 对重症监护室患者无效。可以获益的暴露组只有非重症监护室患者,并且所有的心跳呼吸骤停都包括一组未接受干预的患者。这可能会使结果偏向中性效应。

琼斯等[55]还研究了 RRS 对手术患者长期死亡率的影响,发现患者长期死亡率远远低于出院时。再次,我们发现在存在问题的外科患者中早期有效干预可以解释这种长期益处以及院内的益处。

RRS 对非计划转入重症监护室的影响差异很大。早期布瑞斯特等(2002)[3]和贝莱莫等(2004)[5]的研究发现 RRS 对非计划转入重症监护室发生率的减少有统计学意义,但布斯特等人(2002)[4]却发现非计划转入重症监护室发生率显著增加。MERIT 研究发现在一级终点比较中没有任何益处,但在前后比较中发现了益处。考虑到不同医院系统、资源和文化差异对某些情况下的某些患者转入重症监护室的影响,这种可变性并不令人意外。关于非计划转入重症监护室发生率的增加是否必然会带来积极或消极的结果尚无定论。这个统计数据应该根据患者医疗需求和机构文化背景来解释。当入院率上升但死亡率和骤停率下降时,我们认为它是成功的。

两项研究结合其他患者安全措施评价了 RRS 并报告了有利的结果[56,57]。两项研究均发现死亡率有所下降,但归功于 RRS 的成分尚不清楚。其中一项研究[56]也发现呼吸心搏骤停率降低,这很可能归因于 RRS。美国医疗保健改进协会(IHI)的 10 万人生命运动同样报告了其参与研究医院的死亡率降低[57],但是 RRS 只是属于该计划的六项干预措施之一。尽管如此,IHI 还是认为改进有效主要归功于 RRS。

其他结果,如重症监护室死亡率和 LOS,因报告太少和/或分母不明确,导致结果解析困难。就像非计划转入重症监护室一样,目前还不清楚 LOS 随着 RRS 是升高还是降低,因为获救患者的 LOS 可能比死亡的 LOS 长得多。此外,还有许多影响 LOS 的个体因素使得数据的普遍性变得困难。

RRS 对治疗过程的影响是一个潜力巨大的领域,目前只进行了有限的探索。赛巴特等[58]研究了 5 年内脓毒性和低血容量性休克患者,发现 RRS 显著改善了医疗流程质量,例如制订适当的目标导向液体疗法。这些改善与降低死亡率相关,特别是对于脓毒性休克患者而言。不予复苏(NFR 或 DNR)和更好的临终关怀体系(EOLC)[59]越来越多地被视为 RRS 可以改善的治疗过程。尽管尚未对其进行严格的研究,但许多文献都提到,在 RRS 激活后,适宜的 NFR 姑息治疗成为患者治疗计划的核心。也许激活的 RRS 会强调患者的严重状况去开启后续治疗的讨论。

RRS 还可能对护理满意度、护士留用、医护教育以及患者和家庭满意度产生积极影响。不幸的是,支持这些观点证据大多只是个例。当 RRS 可用于家庭时,家庭报告对系统的支持是巨大的。护士们普遍持积极态度,一些人认为停止这类项目的想法令人厌恶。这是一个热门的研究领域,我们需要更多高质量的研究。

RRS 的传入端,识别正在恶化的患者

值得注意的是,自第一次系统评价[46]发表至今,先前讨论的关于 RRS 对相关结果(如死亡率和心跳呼吸骤停发生率)有效性的汇总结果几乎没有什么变化[51]。随着时间推移,有效性的点估计值略有变化,成人和儿童的心跳呼吸骤停发生事件减少约 40%,住院死亡率降低 12%~18%。随着接受干预的患者人数增加,置信区间变窄,但我们无法改变绝对风险或比值比。我们目前的模式似乎已经达到极限。这是为什么? 可能存在两个相互依存的解释。一个是在医生之间以及医护之间持续适应不良的文化环境维持了僵化的层级体系,"患者所有权"和寻求帮助的心态表明医疗提供者(包括医生和护士)的部分无能。另一个是医院普通病房监测患者的过程在 100 多年内几乎完全没有变化。我们将重点关注 RRS 传入端的证据。

在二十世纪八十年代末和九十年代,几项研究发表了经历过心跳呼吸骤停患者的图表回顾分析结果。这些分析显示,在骤停事件发生前几小时至数天内,诸如心率、呼吸频率和精神状态等指标有明显的异常[60-74]。这些异常体征和症状即使没有持续几天时间至少也有数小时[60],并且即使当医生查看患者时也常常无法识别[60]。通常认为心动过速、心动过缓、呼吸急促、血氧饱和度低、低收缩压、呼吸窘迫和精神状态改变是最明显的征兆。虽然难以量化,但部分护理人员对病情的担忧也被认为是疾病进展至骤停的预示。这些回顾性结果

导致这些生理极限指标的广泛使用,并且目前将"担忧或关心"用作RRS的"警报"或"触发"的标准。

不幸的是,由于这些早期图表分析是回顾性的研究,因此预防骤停的生理极限指标的敏感性和特异性尚不清楚。在整个RRS干预的发展过程中,临床研究人员试图确定是否可以更好地利用这干预措施测量生理阈值。有几个人提出,可以用预警评分(early warning scoring,EWS)系统代替单一的生命体征指标[67-73],例如英国的NHS早期预警评分(表11.2)。多参数系统将大量数值分配为异常程度,例如心率大于110的记一分,心率大于125的记两分等;然后计算总分数。据报道,调整后的评分(MEWS)[67],例如ASSIST评分[68]和Soccer评分[69],可以成功预测预后。但同时也发现在分配和计算分值上评价者之间的可靠性较差[72]。综合来看,简化评分效果更好,但不一定比特定的生命体征好[67]。Soccer评分研究表明,使用更多扩展标准可以提前发现异常情况并进行早期干预。贝尔等人2006年[71]在比较单一参数触发和多参数加权评分触发时发现了类似的结果,但是,尽管多参数触发标准可以早期发现问题,其较低的敏感性会导致大量的"虚假警报",造成MET/RRT成员工作量繁重。这是一个问题,因为如下所述大多数RRS由重症监护室人员组成,严重影响重症监护室正常医疗工作。另一方面,贝尔的研究也得出结论,当达到单一触发的标准时,有可能错失干预良机导致救援失败的发生率增加。克雷提克斯等2007年[72]也指出了这种低敏感性(53.6%)和低阳性预测值(令人失望的15.7%)的倾向,但心率、呼吸频率、收缩压及精神状态改变的联合应用具有高特异性。然而,试图修改这些指标的临界值并没有改善结果。毛瑞斯和辛普森在2007年[73]发现,标准的生理指标(如心率)无法合理有效地确定风险患者。对36项研究进行的系统评价[74]发现,没有一个评分系统既能防止抢救失败又不会产生难以接受的错误警报。

表11.2 国家早期预警评分

国民保健制度预警评分(NEWS)						
生理指标	3	2	1	0	1	2	3
脉搏/(次·分$^{-1}$)	≤40		41~50	51~90	91~110	111~130	≥131
体温/℃	≤35.0		35.1~36.0	36.1~38.0	38.1~39.0	≥39.1	
收缩压/mmHg	≤90	91~100	101~110	111~219			≥220
呼吸频率/(次·分$^{-1}$)	≤8		9~11	12~20		21~24	≥25
意识水平				A			V、P或U
氧饱和度/%	≤91	92~93	94~95	≥96			
吸氧		需要		不需要			

为什么生理指标和评分系统预测病情恶化效果不好?一个可能的因素是监测患者的频率。即使生理变量可以预示恶化,但普通病房患者监测频率不高,导致他们可能在被识别之前就已经严重恶化。布斯特等人[60]指出,普通病房患者从记录生命体征异常到骤停之间的中位时间约为6~7小时。如果生命体征仅每8小时记录一次(这在美国医院中很常见),那么错过严重问题的机会就很大。这会因经常识别不到恶化体征而变得更加复杂。之前讨论的所有评估都是手动间歇性地采集了生命体征。我们收集普通病房患者生命体征的方式是

传入段的缺陷。除了手工和间歇性采集生命体征参数外,能获取的数据很少,并且与其他数据(如实验室和患者病史)缺乏整合。

早期识别至关重要。几项研究已经注意到,延迟触发或不触发 RRS 对患者造成严重后果。扎瓦卡等人(2008)[27]指出,在预测成功方面,早期识别是 RRS 中最强大的组成部分。琼斯等人[75]发现,为了实现可测量骤停率的减少,需要每千人约 17 次触发率(RRS 触发量 17 次/千人)。费得舒和吉尔斯伯格(2013)[76]发现 RRS 实施后,RRS 触发率比预测的频率低,而且重症监护室一半患者仍来源于传统分级标准收治,而不是 RRS 系统。吉娜内等人(2013)[77]报道,虽然 14% 的患者样本显示达到 RRS 触发标准,但其中只有 40% 的患者触发了 RRS。达到 RRS 触发标准的患者住院时间是没有达到触发标准患者的两倍。波尼亚地等人(2013)[78]发现尽管病情恶化导致了更高的死亡率(病情恶化患者的死亡率为 61.8%,非病情恶化患者的死亡率为 41.9%,$P<0.001$),但触发延迟率仍高达 21.4%。西姆斯等人(2012)[44]也发现 16% 患者的触发延迟了 2 天。维特尔等人(2011)[79]报道 20% 符合客观触发标准的患者没有触发 RRS,以及希勒等人(2012)[80]发现虽然 4.04% 的成年人群有明确的临床不稳定证据,但 42% 未触发 RRS,而且 70% 的工作人员承认他们知道这些患者符合 RRS 触发标准。巴克纳尔等人(2013)[81]发现,符合标准的大多数患者从未进行触发,这与医院死亡率增加有关。阿德尔施泰因等人(2011)[82]试图通过减少延迟和未触发的方式来纠正这种传入端失效故障,他们只能将延迟触发率从 30% 降到 26%。由于未能识别和/或触发 RRS 的情况在一定程度上持续存在,所以 RRS 对临床预后的益处似乎很难实现进一步提升。

我们如何改进? 如果人工间歇收集的生命体征指标(单参数或多参数)不足以优化干预时机,我们是否可以开发类似于重症监护室中使用的生命体征持续监测系统,并成功将其应用于普通病房患者? 这存在几种障碍,包括非卧床患者在不间断实时监测期间的活动需求,特别是可接受的信息与干扰比(信息与干扰比能够以最小的虚假警报识别所有患者的恶化)。许多技术正在迅速发展以满足对无线实时监视器的需求。控制信息干扰比值是非常困难的。

最近的证据表明,我们能够成功地参与监控普通病房的监测,并改变患者的监测方式。并且,这些系统可为护士提供证据以支持他们触发 RRS,并可提供责任说明,当患者开始恶化,允许进行更直接的根本原因分析,以推动质量改进。坦扎尔等(2014)[83]发现,手工收集的手术后阻塞性睡眠呼吸暂停的高危患者血氧饱和度数据比实际高估了约 6.5%。先前一项使用连续脉搏血氧测定法、心率和呼吸频率监测的试点研究[84],将普通病房患者的死亡人数从干预前的 4 例降低到干预后的 2 例,急救事件从 3.4 下降到 1.2($P=0.01$),实施前后非计划重症监护室转重症监护室的事件从 5.6 下降到 2.9($P=0.02$);平均报警率为每位患者每天 4 次。同期队列的普通病房比较(其他手术病房)没有显示类似的变化。

虽然一些早期的研究显示 RRS 没有改善预后[85](它们并非都符合监测标准),但是这些结果令人鼓舞。随着我们逐步开发将生命体征数据与实验室及合并症数据相整合的方式,我们能够更好地预测谁将面临恶化风险,就可以直接为员工和/或 RRS 创建升级版流程。这些未来的可能性也许能使我们进一步改进与 RRS 干预有关的结果。

传出端:反应团队

与传入端不同,评估反应团队对于患者恶化的证据较少。根据人力资源配备,传出端可有多种形式。使用 MET 的较多,其中包括医生以及护士、呼吸治疗师和其他人员,而 RRT 通常是由护士领导的团队,没有医生。临床医生大多来自重症监护室或经过重症监护室培训,也有使用其他人员,如医院工作人员,来为团队工作的。有的甚至不创建单独的团队,而是使用普通病房原医护人员作为响应者,尽管满足触发条件时他们必须立即响应。还有一些人使用他们的心肺复苏 code 团队,但是当它并非心跳呼吸骤停事件时,它们具有不同的功能。迄今为止,这些不同的团队人员模式并没有进行比较。所有模型都与改进的结果相关联,没有证据支持一种模型相对于另一种模型的优越性。在没有明确的指导数据的情况下,为 RRS 选择人员配备模式仍然取决于当地的资源和文化。

理解和改进团队功能已成为包括 RRS 在内的各个领域的研究课题[86-90]。琼斯等人已经表明常见的患者恶化模式,如呼吸窘迫,应该有规范化的诊治流程。

模拟是理解团队如何运作、识别团队合作和自我改进以及开展和测试在紧急/突发情况下(例如紧急团队经常遇到的情况)治疗流程的强大教学工具。匹兹堡大学一直特别积极地运用这一方式来评估和提高 RRS 团队的执行力。他们表明,通过模拟教育和培训可以显著提高团队执行力[89]。沃林等人[91]发现了与团队合作技能相关的类似结果。然而,虽然他们发现执行力有所改善,但他们也发现,这种培训无助于改善对"安全"团队合作的态度。虽然执行力是必不可少的,但在培养"安全文化"方面也有很大的价值。然而,仅仅期望模拟培训能够改变文化是短视的。改变文化和态度需要采取多管齐下的方法,应通过团队合作工具和患者安全的共同愿景,将利益相关者和一线员工聚集在一起,并让他们参与进来。

结论

现在是时候停止询问 RRS 是否"有效"了。总体而言,平衡所有证据表明 RRS 可有效减少心脏呼吸骤停和死亡率。但是,我们似乎达到了降低心跳呼吸骤停率和死亡率的极限。这也许反映了固有的局限性,但更可能反映了我们一直无法及时并准确地识别处于危险中的患者,从而无法将患者恶化转换为传出端的有效响应。除了强调重点关注过程措施(如早期脓毒症的识别和管理)、适当的 EOLC 讨论制度以及其他高质量护理的标志之外,我们还需要关注如何改善传入端和改善允许患者在院内发生致死性病情恶化的文化氛围。

(李涛 译 蒋正英 校)

参考文献

1. Owens DK, Lohr KN, Atkins D, Treadwell JR, Reston JT, Bass EB, et al. AHRQ series paper 5: grading the strength of a body of evidence when comparing medical interventions—Agency for Healthcare Research and Quality and the Effective Health-Care Program. J Clin Epidemiol. 2010;63:513–23 [PMID:19595577].

2. http://www.ahrq.gov/ Last Accessed 1 Aug 2015.

3. Bristow PJ, Hillman KM, Chey T, Daffurn K, Jacques TC, Norman SL, et al. Rates of in-hospital arrests, deaths and intensive care admissions: the effectof a medical emergency team. Med J Aust. 2000;173:236–40 [PMID:11130346].

4. Buist MD, Moore GE, Bernard SA, Waxman BP, Anderson JN, Nguyen TV. Effects of a medical emergency team on reduction of incidence of and mortality from unexpected cardiac arrests in hospital: preliminary study. BMJ. 2002;324:387–90 [PMID: 11850367].

5. Bellomo R, Goldsmith D, Uchino S, Buckmaster J, Hart GK, Opdam H, et al. A prospective before-and-after trial of a medical emergency team. Med J Aust. 2003;179:283–7 [PMID: 12964909].

6. DeVita MA, Braithwaite RS, Mahidhara R, Stuart S, Foraida M, Simmons RL, Medical Emergency Response Improvement Team (MERIT). Use of medical emergency team responses to reduce hospital cardiopulmonary arrests. Qual Saf Health Care. 2004;13:251–4 [PMID: 15289626].

7. Kenward G, Castle N, Hodgetts T, Shaikh L. Evaluation of a medical emergency team one year after implementation. Resuscitation. 2004;61:257–63 [PMID: 15172703].

8. Priestley G, Watson W, Rashidian A, Mozley C, Russell D, Wilson J, et al. Introducing Critical Care Outreach: a ward-randomised trial of phased Introduction in a general hospital. Intensive Care Med. 2004;30:1398–404 [PMID:15112033].

9. Hillman K, Chen J, Cretikos M, Bellomo R, Brown D, Doig G, MERIT study investigators, et al. Introduction of the medical emergency team (MET) system: a cluster-randomised controlled trial. Lancet. 2005;365:2091–7 [PMID: 15964445].

10. Chan PS, Khalid A, Longmore LS, Berg RA, Kosiborod M, Spertus JA. Hospital-wide code rates and mortality before and after implementation of a rapid response team. JAMA. 2008;300:2506–13 [PMID: 19050194].

11. Zenker P, Schlesinger A, Hauck M, Spencer S, Hellmich T, Finkelstein M, et al. Implementation and impact of a rapid response team in a children's hospital. Jt Comm J Qual Patient Saf. 2007;33:418–25 [PMID: 17711144].

12. Dacey MJ, Mirza ER, Wilcox V, Doherty M, Mello J, Boyer A, et al. The effect of a rapid response team on major clinical outcome measures in a community hospital. Crit Care Med. 2007;35:2076–82 [PMID: 17855821].

13. Baxter AD, Cardinal P, Hooper J, Patel R. Medical emergency teams at The Ottawa Hospital: the first two years. Can J Anaesth. 2008;55:223–31 [PMID: 18378967].

14. Sharek PJ, Parast LM, Leong K, Coombs J, Earnest K, Sullivan J, et al. Effect of a rapid response team on hospital-wide mortality and code rates outside the ICU in a children's hospital. JAMA. 2007;298:2267–74 [PMID: 18029830].

15. Brilli RJ, Gibson R, Luria JW, Wheeler TA, Shaw J, Linam M, et al. Implementation of a medical emergency team in a large pediatric teaching hospital prevents respiratory and cardiopulmonary arrests outside the intensive care unit. Pediatr Crit Care Med. 2007;8:236–46 [PMID: 17417113].

16. Tibballs J, Kinney S. Reduction of hospital mortality and of preventable cardiac arrest and death on intro-duction of a pediatric medical emergency team. Pediatr Crit Care Med. 2009;10:306–12 [PMID: 19307806].

17. Hunt EA, Zimmer KP, Rinke ML, Shilkofski NA, Matlin C, Garger C, et al. Transition from a traditional code team to a medical emergency team and categorization of cardiopulmonary arrests in a children's center. Arch Pediatr Adolesc Med. 2008;162:117–22 [PMID: 18250234].

18. Medina-Rivera B, Campos-Santiago Z, Palacios AT, Rodriguez-Cintron W. The effect of the medical emergency team on unexpected cardiac arrest and death at the VA Caribbean Healthcare System: a retrospective study. Crit Care and Shock. 2010;13:98–105.

19. Leach LS, Mayo A, O'Rourke M. How RNs rescue patients: a qualitative study of RNs' perceived involvement in rapid response teams. Qual Saf Health Care. 2010;19(5):e13.Epub 2010 Apr 8. [PMID:20378624]

20. Rothberg MB, Belforti R, Fitzgerald J, Friderici J, Keyes M. Four years' experience with a hospitalist-led medical emergency team: an interrupted time series. J Hosp Med. 2012;7:98–103 [PMID: 21998088].

21. Scherr K, Wilson DM, Wagner J, Haughian M. Evaluating a new rapid response team: NP-led versus intensivist-led comparisons. AACN Adv Crit Care. 2012;23:32–42 [PMID: 22290088].

22. Scott SS, Elliott S. Implementation of a rapid response team: a success story. Crit Care Nurse. 2009;29:66–75 [PMID: 19487782].

23. Jolley J, Bendyk H, Holaday B, Lombardozzi KA, Harmon C. Rapid response teams: do they make a difference? Dimens Crit Care Nurs. 2007;26:253–60 [PMID: 18090145].

24. Offner PJ, Heit J, Roberts R. Implementation of a rapid response team decreases cardiac arrest outside of the intensive care unit. J Trauma. 2007;62:1223–7 [PMID: 17495728].

25. Thomas K, VanOyen Force M, Rasmussen D, Dodd D, Whildin S. Rapid response team: challenges, solutions, benefits. Crit Care Nurse. 2007;27:20–7 [PMID: 17244856].

26. Bosch FH, de Jager CPC. Number of resuscitations for in-hospital cardiopulmonary arrests decreases after introduction of a medical emergency team. "The Arnhem experience". Neth J Crit Care. 2008;12:256–9.

27. Calzavacca P, Licari E, Tee A, Egi M, Downey A, Quach J, et al. The impact of Rapid Response System on delayed emergency team activation patient characteristics and outcomes—a follow-up study. Resuscitation. 2010;81:31–5 [PMID: 19854557].

28. Anwar-ul-Haque, Saleem AF, Zaidi S, Haider SR. Experience of pediatric rapid response team in a tertiary care hospital in Pakistan. Indian J Pediatr. 2010;77:273–6 [PMID: 20177830].

29. Beitler JR, Link N, Bails DB, Hurdle K, Chong DH. Reduction in hospital wide mortality after implementation of a rapid response team: a long-term cohort study. Crit Care. 2011;15:R269 [PMID: 22085785].

30. Campello G, Granja C, Carvalho F, Dias C, Azevedo LF, Costa-Pereira A. Immediate and long-term impact of medical emergency teams on cardiac arrest prevalence and mortality: a plea for periodic basic life-support training programs. Crit Care Med. 2009;37:3054–61 [PMID: 19770754].

31. Gerdik C, Vallish RO, Miles K, Godwin SA, Wludyka PS, Panni MK. Successful implementation of a family and patient activated rapid response Team in an adult level 1 trauma center. Resuscitation. 2010;81:1676–81 [PMID:20655645].

32. Hanson CC, Randolph GD, Erickson JA, Mayer CM, Bruckel JT, Harris BD, et al. A reduction in cardiac arrests and duration of clinical instability after implementation of a paediatric rapid response system. Qual Saf Health Care. 2009;18:500–4 [PMID: 19955465].

33. Hatler C, Mast D, Bedker D, Johnson R, Corderella J, Torres J, et al. Implementing a rapid response team to decrease emergencies outside the ICU: one hospital's experience. Medsurg Nurs. 2009;18:84–90 .126. [PMID: 19489205]

34. Howell MD, Ngo L, Folcarelli P, Yang J, Mottley L, Marcantonio ER, et al. Sustained effectiveness of a primary-team-based rapid response system. Crit Care Med. 2012;40:2562–8 [PMID: 22732285].

35. Konrad D, Jäderling G, Bell M, Granath F, Ekbom A, Martling CR. Reducing in-hospital cardiac arrests and hospital mortality by introducing a Medical emergency team. Intensive Care Med. 2010;36:100–6 [PMID: 19760206].

36. Kotsakis A, Lobos AT, Parshuram C, Gilleland J, Gaiteiro R, Mohseni-Bod H, Ontario Pediatric Critical Care Response Team Collaborative, et al. Implementation of a multicenter rapid response system in pediatric academic hospitals is effective. Pediatrics. 2011;128:72–8 [PMID: 21690113].

37. Laurens N, Dwyer T. The impact of medical emergency teams on ICU admission rates, cardiopulmonary arrests and mortality in a regional hospital. Resuscitation. 2011;82:707–12 [PMID: 21411218].

38. Lighthall GK, Parast LM, Rapoport L, Wagner TH. Introduction of a rapid response system at a United States veterans affairs hospital reduced cardiac arrests. Anesth Analg. 2010;111:679–86 [PMID: 20624835].

39. Santamaria J, Tobin A, Holmes J. Changing cardiac arrest and hospital mortality rates through a medical emergency team takes time and constant review. Crit Care Med. 2010;38:445–50 [PMID: 20029341].

40. Sarani B, Palilonis E, Sonnad S, Bergey M, Sims C, Pascual JL, et al. Clinical emergencies and outcomes in patients admitted to a surgical versus medical service. Resuscitation. 2011;82:415–8 [PMID: 21242020].

41. Shah SK, Cardenas Jr VJ, Kuo YF, Sharma G. Rapid response team in an academic institution: does it make a difference? Chest. 2011;139:1361–7 [PMID: 20864618].

42. Tobin AE, Santamaria JD. Medical emergency teams are associated with reduced mortality across a major metropolitan health network after two years service: a retrospective study using government administrative data. Crit Care. 2012;16:R210 [PMID: 23107123].

43. Karvellas CJ, de Souza IA, Gibney RT, Bagshaw SM. Association between implementation of an intensivist-led medical emergency team and mortality. BMJ Qual Saf. 2012;21:152–9 [PMID: 22190540].

44. Simmes FM, Schoonhoven L, Mintjes J, Fikkers BG, van der Hoeven JG. Incidence of cardiac arrests and unexpected deaths in surgical patients before and after implementation of a rapid response system. Ann Intensive Care. 2012;2(1):2 [PMID: 22716308].

45. Al-Qahtani S, Al-Dorzi HM, Tamim HM, Hussain S, Fong L, Taher S, Al-Knawy BA, Arabi Y. Impact of an intensivist-led multidisciplinary extended rapid response team on hospital-wide cardiopulmonary arrests and mortality. Crit Care Med. 2013;41(2):506–17 [PMID:23263618].

46. Winters BD, Pham JC, Hunt EA, Guallar E, Berenholtz S, Pronovost PJ. Rapid response systems: a systematic review. Crit Care Med. 2007;35(5):1238–43 .Review [PMID:17414079]

47. Ranji SR, Auerbach AD, Hurd CJ, O'Rourke K, Shojania KG. Effects of rapid response systems on clinical outcomes: systematic review and meta-analysis. J Hosp Med. 2007;2(6):422–32 [PMID:18081187].

48. Jones DA, DeVita MA, Bellomo R. Rapid-response teams. N Engl J Med. 2011;365:139–46 [PMID: 21751906].

49. Chan PS, Jain R, Nallmothu BK, Berg RA, Sasson C. Rapid response teams: a systematic review and meta-analysis. Arch Intern Med. 2010;170:18–26 [PMID: 20065195].

50. Winters BD, Weaver SJ, Pfoh ER, Yang T, Pham JC, Dy SM. Rapid-response systems as a patient safety strategy: a systematic review. Ann Intern Med. 2013;158(5 Pt 2):417–25.

51. Maharaj R, Raffaele I, Wendon J. Rapid response systems: a systematic review and meta-analysis. Crit Care. 2015;19:254 [PMID:26070457].

52. Chen J, Bellomo R, Hillman K, Flabouris A, Finfer S, MERIT Study Investigators for the Simpson Centre and the ANZICS Clinical Trials Group. Triggers for emergency team activation: a multicenter assessment. J Crit Care. 2010;25:359.e1–7 [PMID: 20189754].

53. Cretikos MA, Chen J, Hillman KM, Bellomo R, Finfer SR, Flabouris A, MERIT Study Investigators. The effectiveness of implementation of the Medical emergency team (MET) system and factors associated with use during the MERIT study. Crit Care Resusc. 2007;9:206–12 [PMID: 17536993].

54. Buist M, Harrison J, Abaloz E, Van Dyke S. Six year audit of cardiac arrests and medical emergency team calls in an Australian outer metropolitan teaching hospital. BMJ. 2007;335:1210–2 [PMID: 18048504].

55. Jones D, Bellomo R, Bates S, Warrillow S, Goldsmith D, Hart G, et al. Long term effect of a medical emergency team on cardiac arrests in a Teaching hospital. Crit Care. 2005;9:R808–15 [PMID: 16356230].

56. Tolchin S, Brush R, Lange P, Bates P, Garbo JJ.

Eliminating preventable death at Ascension Health. Jt Comm J Qual Patient Saf. 2007;33(3):145–54 [PMID:17425236].

57. Institute for Healthcare Improvement. 5 Million Lives Campaign: Overview. Accessed at www.ihi.org/offerings/Initiatives/PastStrategicInitiatives/5MillionLives Campaign/Pages/default.aspx on. Last Accessed 3 Aug 2015.

58. Sebat F, Musthafa AA, Johnson D, Kramer AA, Shoffner D, Eliason M, Henry K, Spurlock B. Effect of a rapid response system for patients in shock on time to treatment and mortality during 5 years. Crit Care Med. 2007;35:2568–75 [PMID:17901831].

59. Jones D, Moran J, Winters B, Welch J. The rapid response system and end-of-life care. Curr Opin Crit Care. 2013;19(6):616–23 .Review.[PMID: 23799463]

60. Buist MD, Jarmolowski E, Burton PR, Bernard SA, Waxman BP, Anderson J. Recognising clinical instability in hospital patients before cardiac arrest or unplanned admission to intensive care. A pilot study in a tertiary-care hospital. Med J Aust. 1999;171:22–5 [PMID: 10451667].

61. Schein RM, Hazday N, Pena M, Ruben BH, Sprung CL. Clinical antecedents to in-hospital cardiopulmonary arrest. Chest. 1990;98(6):1388–92 [PMID:2245680].

62. Hillman KM. Recognising and preventing serious in-hospital events. Med J Aust. 1999;171(1):8–9 [PMID 10451662].

63. Matthew Franklin C, Mathew J. Developing strategies to prevent in-hospital cardiac arrest: analyzing responses of physicians and nurses in the hours before the event. Crit Care Med. 1994;22:244–7 [PMID:8306682].

64. Smith AF, Wood J. Can some in-hospital cardio-respiratory arrests be prevented? A prospective survey. Resuscitation. 1998;37:133–7 [PMID:9715771].

65. McQuillan P, Pilkington S, Allan A, et al. Confidential inquiry into quality of care before admission to intensive care. BMJ. 1998;316:1853–8 [PMID:9632403].

66. Goldhill DR, White SA, Sumner A. Physiological values and procedures in the 24 h before ICU admission from the ward. Anaesthesia. 1999;54(6):529–34 [PMID:10403864].

67. Subbe CP, Kruger M, Rutherford P, Gemmel L. Validation of a modified Early Warning Score in medical admissions. QJM. 2001;94(10):521–6 [PMID:11588210].

68. Subbe CP, Gao H, Harrison DA. Reproducibility of physiological track-and-trigger warning systems for identifying at-risk patients on the ward. Intensive Care Med. 2007;33(4):619–24 [PMID:17235508].

69. Jacques T, Harrison GA, McLaws ML, Kilborn G. Signs of critical conditions and emergency responses (SOCCER): a model for predicting adverse events in the inpatient setting. Resuscitation. 2006;69(2):175–83 [PMID:16497427].

70. Smith GB, Prytherch DR, Schmidt PE, Featherstone PI. Review and performance evaluation of aggregate weighted 'track and trigger' systems. Resuscitation. 2008;77(2):170–9 [PMID:18249483].

71. Bell MB, Konrad D, Granath F, Ekbom A, Martling CR. Prevalence and sensitivity of MET-criteria in a Scandinavian University Hospital. Resuscitation. 2006;70(1):66–73 [PMID:16757089].

72. Cretikos M, Chen J, Hillman K, Bellomo R, Finfer S. Flabouris A; MERIT study investigators. The objective medical emergency team activation criteria: a case-control study. Resuscitation. 2007;73(1):62–72 [PMID:17241732].

73. Morrice A, Simpson HJ. Identifying level one patients. A cross-sectional survey on an in-patient hospital population. Intensive Crit Care Nurs. 2007;23(1):23–32 [PMID:16973361].

74. Gao H, McDonnell A, Harrison DA, Moore T, Adam S, Daly K, Esmonde L, Goldhill DR, Parry GJ, Rashidian A, Subbe CP, Harvey S. Systematic review and evaluation of physiological track and trigger warning systems for identifying at-risk patients on the ward. Intensive Care Med. 2007;33(4):667–79 [PMID:17318499].

75. Jones DA, Mitra B, Barbetti J, Choate K, Leong T, Bellomo R. Increasing the use of an existing medical emergency team in a teaching hospital. Anaesth Intensive Care. 2006;34:731–5 [PMID: 17183890].

76. Frydshou A, Gillesberg I. Medical emergency teams are activated less than expected. Ugeskr Laeger. 2013;175(8):488–90 [PMID:23428262].

77. Guinane JL, Bucknall TK, Currey J, Jones DA. Missed medical emergency team activations: tracking decisions and outcomes in practice. Crit Care Resusc. 2013;15(4):266–72 [PMID:24289507].

78. Boniatti MM, Azzolini N, Viana MV, Ribeiro BS, Coelho RS, Castilho RK, Guimarães MR, Zorzi L, Schulz LF, Filho EM. Delayed medical emergency team calls and associated outcomes. Crit Care Med. 2014;42(1):26–30 [PMID:23989173].

79. Vetro J, Natarajan DK, Mercer I, Buckmaster JN, Heland M, Hart GK, Bellomo R, Jones DA. Antecedents to cardiac arrests in a hospital equipped with a medical emergency team. Crit Care Resusc. 2011;13(3):162–6 [PMID:21880003].

80. Shearer B, Marshall S, Buist MD, Finnigan M, Kitto S, Hore T, et al. What stops hospital clinical staff from following protocols? An analysis of the incidence and factors behind the failure of bedside clinical staff to activate the rapid response system in a multi-campus Australian metropolitan healthcare service. BMJ Qual Saf. 2012;21:569–75 [PMID: 22626737].

81. Bucknall TK, Jones D, Barrett J, Bellomo R, Botti M, Considine J, Currey J, Dunning TL, Green D, Levinson M, Livingston PM, O'Connell B, Ruseckaite R, Staples M. Point prevalence of patients fulfilling MET criteria in ten MET equipped hospitals. The methodology of the RESCUE study. Resuscitation. 2011;82(5):529–34 [PMID:21345573].

82. Adelstein BA, Piza MA, Nayyar V, Mudaliar Y, Klineberg PL, Rubin G. Rapid response systems: a prospective study of response times. J Crit Care. 2011;26:635.e11–8 [PMID: 21703813].

83. Taenzer AH, Pyke J, Herrick MD, Dodds TM, McGrath SP. A comparison of oxygen saturation data

in inpatients with low oxygen saturation using automated continuous monitoring and intermittent manual data charting. Anesth Analg. 2014;118(2):326–31 [PMID:24361847].

84. Taenzer AH, Pyke JB, McGrath SP, Blike GT. Impact of pulse oximetry surveillance on rescue events and intensive care unit transfers: a before-and-after concurrence study. Anesthesiology. 2010;112(2):282–7 [PMID:20098128].

85. Watkinson PJ, Barber VS, Price JD, Hann A, Tarassenko L, Young JD. Randomised controlled trial of the effect of continuous electronic physiological monitoring on the adverse event rate in high risk medical and surgical patients. Anaesthesia. 2006;61(11):1031–9 [PMID:17042839].

86. Genardi ME, Cronin SN, Thomas L. Revitalizing an established rapid response team. Dimens Crit Care Nurs. 2008;27:104–9 [PMID: 18434864].

87. Jones CM, Bleyer AJ, Petree B. Evolution of a rapid response system from voluntary to mandatory activation. Jt Comm J Qual Patient Saf. 2010;36:266–70 .241. [PMID: 20564888]

88. Peebles E, Subbe CP, Hughes P, Gemmell L. Timing and teamwork—an observational pilot study of patients referred to a rapid response team with the aim of identifying factors amenable to re-design of a rapid response system. Resuscitation. 2012;83:782–7 [PMID: 22209834].

89. Foraida MI, DeVita MA, Braithwaite RS, Stuart SA, Brooks MM, Simmons RL. Improving the utilization of medical crisis teams (Condition C) at an urban tertiary care hospital. J Crit Care. 2003;18:87–94 [PMID: 12800118].

90. Jones D, Bates S, Warrillow S, Goldsmith D, Kattula A, Way M, et al. Effect of an education programme on the utilization of a medical emergency team in a teaching hospital. Intern Med J. 2006;36:231–6 [PMID: 16640740].

91. Wallin CJ, Meurling L, Hedman L, Hedegård J, Felländer-Tsai L. Target-focused medical emergency team training using a human patient simulator: effects on behaviour and attitude. Med Educ. 2007;41(2):173–80 [PMID:17269951].

12 快速反应系统的商业案例

Shane C. Townsend

为什么要制订商业计划?

尽管,快速反应系统已广泛应用于各个国家,但其中有多少 RRS 的开展是在没有建立完善商业计划下进行的? 从历史上看,没有完善的商业计划可能导致 RRS 开展及应用缓慢。向持怀疑态度的临床医生和医院管理人员更好地推广这一概念,可能避免了主控权的争夺。缺少商业计划的后果有资金不足、忽视基本要素以及对金融和临床风险缺乏认识。

编写商业计划可以更好地定义创新和相关机会成本。尽管许多卫生服务机构都是非营利组织,因此主要以向患者提供服务为动机,但它们的最低要求同样为"非亏损",并且必须保持其财务上的可行性来履行其使命。构建商业案例是在竞争激烈的环境中获得服务资金的重要一步。

为了避免不断"灭火",实施计划是必不可少的。在规划阶段的远见可能会为以后节省很多时间。新服务的实施需要现成的解决方案来解决通信路径和支持信息技术,处理并发紧急情况以及放射科和麻醉后监护室等专业领域的问题。

风险需要管理。这个问题属于快速反应系统的治理"分支"。它包括对医疗法律赔偿、执业医师临床资格认证和管理政策的考虑。为了审计和质量保证,需要收集数据。

最后,营销计划是至关重要的。营销不仅是向医院管理人员"推销"快速反应系统的好处,而且是一种接近扩散战略。在保守的医疗机构中采用一项看似激进的新创新,需要宣传、教育和坚持。

商业模式画布

商业模式画布是指在一个页面上以半图形格式显示计划框架[1](见图 12.1)。这以一种易于理解和易传达的视觉形式向受众解释商业案例中的重要元素以及其相关性。这种形式不仅有助于团队进行头脑风暴,而且有助于评估计划的可行性。

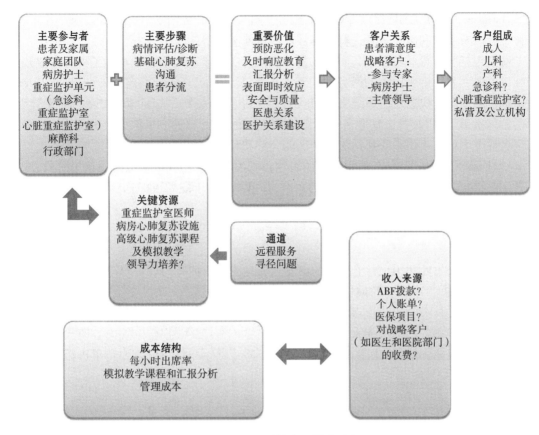

图 12.1 RRS 系统商业模式画布

快速反应系统的主要参与人员包括来自普通病房、重症监护病房（ICU、CCU、ED）、麻醉科的医护人员以及医院行政管理人员，当然还有患者及其家属。以患者为中心的护理要求该计划围绕恶化患者的需求进行设计，以区别于临床医生的便利性。在这个阶段，必须描述患者和家属如何直接激活传入端并实现护理升级。

追踪和触发系统是基于加权分数还是单变量阈值？如果不依赖追踪触发系统，临床医生可以在多大程度上自主评估及治疗？如何将持续生命体征监测[2,3,4]中的新技术整合至RRS 传入端并借此提高其敏感性和特异性？

RRS 团队实际运行中会怎么做？他们是会将危重患者分流至重症监护室继续治疗还是就地进行更复杂、更高级的复苏？治疗方式的选择受哪些因素影响，尤其是资源分配相关因素有哪些？该决定可能取决于是否有可用的重症监护室床位、患者到 ICU 或 CCU 的距离，以及从医院综合大楼内的偏远地点接诊患者时遇到的距离、反应时间和临床医生的专业知识。

RRS 团队成员与其他医护人员尤其是内外科专家的沟通尤为重要。触发 RRS 后，RRS团队将代表治疗专家为患者进行诊治，同时也代表医院作为整体分担照顾患者的义务。所有参与照顾患者的利益相关者都必须开放沟通，并且RRS 需识别出病情真正在恶化的患者，而且需确保病情恶化的患者能得到足够的重视和最佳治疗方案。

我们是要为所有患者提供全面的服务吗？还是将我们的服务细分化，以根据病例组合指数(case-mix index,CMI)提供专业化的服务? 对传入端和传出端进行区分以对产科患者、儿科患者以及手术和医疗患者进行特异性反应可能有优势。

　　获取包括与教育和数据收集有关的所有费用至关重要。我们已经掌握了哪些专业知识和临床资源? 鉴于许多医院的医务和护理人员都是流动的,还需要一定额外的培训,以及保留对教育的投资。快速反应系统将如何获得资金(包括服务费、"以活动为基础的资助计划"下的整体拨款[5]、"改善医疗服务计划"下的综合拨款[6]、对医疗单位征收的费用)? 答案在很大程度上取决于州和联邦司法管辖区的公共和私人报酬模式。

　　一旦商业模式画布完成,值得收集所有利益相关者的广泛反馈意见。在这个阶段,"批评者"是你的盟友,他们能够判断系统的弱点,并可能有助于规划更好、更可持续的服务。

差异分析

　　在实施 RRS 的过程中,一个有用的出发点就是我们所拥有的现实与符合国家标准[7,8,9]或指南[10]和文献[11]中描述的最佳实践之间的差距分析。

　　医院复苏委员会的传统重点是心搏骤停。然而,院内心搏骤停的死亡率仍然很高,而心肺复苏后的死亡率的增加可能来自早期的干预[12-14](图 12.2)。报告的院内心搏骤停率显著下降伴随着不成比例的成人医院死亡率的轻微下降[15,16]。也许系统需要更早进行干预?

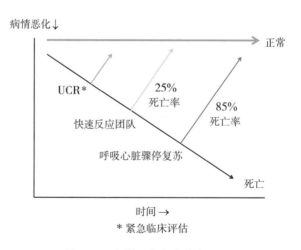

图 12.2　病情恶化患者临床过程

　　相当多的资源用于 ACLS 培训。因此,有关训练医生和护士对心搏骤停前危重患者诊治的教育资源相对较少[17]。对广泛的临床场景进行模拟可能会找到答案。首先需要从复苏委员会的临床领导开始改变工作重点。

　　尽管人们的共识是[18]在不断发展,但仍然需要定义一个最小的数据集来衡量快速反应系统的性能。对于必须对大量患者和各种情况做出反应的服务,很难确定关键的性能指标。如果没有分配资源和适当的信息技术基础设施来支持事件报告系统,就不可能收集数据。令人欣慰的是,许多医院正在实施实时在线电子报告系统,以促进这一目标的达成[19]。

　　生命体征记录和解释的可靠性仍由人工采集分析。因此,它很容易出现人为错误。对人为因素科学的认识[20]对于规划快速反应系统是很有价值的。例如,加权评分跟踪和触发系统需要从多个生命体征观察中仔细计算总分,并已被证明存在不准确性[21,22]。更简单的单变量系统可能缺乏敏感性和特异性。依赖与电子病历(EMR)集成的新型遥测设备的技术解决方案可能会提供一条前进的道路。然而,采用的障碍可能包括成本和临床医生的阻力。

从直觉上看,多学科团队似乎更合适。他们复制了医院为患者提供护理的模式,并允许医生和护士接受非技术团队技能(NTS)[23]或危机资源管理(CRM)方面的培训[24,25]。澳大利亚和新西兰的许多系统都是医生主导的[26]。英国采用了由护士主导的重症监护外展系统。暂无证据表明医生主导团队或护士主导团队哪一种形式更加有益[27]。大部分时候,需要结合本地资源才能决定最优形式。

重症监护的外延和重症监护室患者出院后随访可能会给高危患者群体带来额外的好处[28-30]。重症护士定义高危患者并对其进行巡回查房,是一种更积极主动的方法。大多数现有的 RRS 都是触发-响应机制。

应强制通知治疗专家。除了明显的医学法律含义外,在临床恶化的情况下,对患者负有责任的初级临床医生的早期参与可能会产生更好的结果[31]。许多现有的系统在这一关键时刻受到通信阻塞的困扰,未能遵守和保持医护治疗连续性的原则。临床医生的脱离可能是一个意外的"副反应"。

快速反应系统最初旨在向医院病房工作人员提供教育和汇报分析[32]。理想情况下,病房工作人员会得到 RRT 团队的支持、帮助以及对于病房患者治疗的权利。但是,现实往往相反,病房工作人员缺乏需要的教育与支持资源或 RRT 团队因其他更加紧急事宜必须离开,会导致病房工作人员脱离并丧失临床诊治能力及权力。

如果未确定最佳处理方案,病情变化相应的标准化流程的建设将极其困难。尽管如此,对病情变化的处理也应尽量统一,减少不必要的差异。构建可预测的急症处理流程对于 RRS 的建设极为重要,如癫痫、胸痛以及脓毒性休克的处理流程,提早规划标准化流程至关重要。

最后,许多快速反应系统资源不足或没有得到任何专门的资源。在澳大利亚,只有25%的快速反应系统获得了额外的资金[33]。指望一个临床系统能在不花费任何代价的情况下显著改善患者的预后,这是不可能的。如何有效地分配资源?

医院不是自由市场,也不符合配置效率原则。更有可能的是,资源是根据传统的护理模式和医疗层次结构进行分配的。重点是,好的患者护理不需要花费更多,实际上可能花费更少。然而,在传统的服务提供模式(由病房护士、医生/外科医生、高级实习生、住院医生和实习生组成的医疗单元)的基础上发展快速反应系统,为一项服务支付两次费用,不可避免地会导致重复和浪费。

在美国、英国、澳大利亚和新西兰,许多问题是 RRS 特有的问题。

财务计划

也许在规划快速反应系统时最被忽视的地方是一个详细的财务计划。建立 RRS 的起点应该是建立一个系统如何运作的全面模型。包容性很重要。成本可以根据快速反应小组的出勤情况,以及系统成本和建立成本进行细分。系统成本包括培训、研究、数据收集、质量保证、治理和管理。

任何新服务的引入,随着时间的推移,都会出现学习曲线效应。快速反应系统必须随着医院创新的快速步伐而改变。RRS 是动态系统,随着服务业的发展,最终经济效益盈利或亏损显而易见。

可以考虑将各种财务投入模型。我的建议是包容性的。降低成本会导致快速反应系统资金不足。请参阅表 12.1,其中详细介绍了一家 400 张床位普通医院建设 RRS 的成本,包括薪金、工资、团队组成和管理职位。

表 12.1 快速反应系统设想及投资

薪资和福利 [a]		团队成员	
医院和疗养院 GFCE	0.04	注册人员或高级培训生/人	4
RRT 呼叫的年增长率	0.02	住院医师/人	1
2013 年 RRT 呼叫总数/次	445	RRT 护士/人	1
每周培训时间/h	1	每次 RRT 处理时间/h	0.5
毕业生 Y2 工资(PFN)每两周/美元	2 826.62	行政部门	
高级培训生 Y3 工资 PFN/美元	3 968.02	医疗总管每两周工资(MO2.1)/美元	10 920.51
注册护士工资 PFN/美元	3 762.55	护士执业者每两周工资/美元	3 762.55
AWARD 年度增量	0.025	主任等全职员工	0.25
		护士从业全职员工	1

[a]《2012 年昆士兰卫生护理和医疗官员奖》中引用的工资和薪金。

消费支出随着时间的推移也在增长。通过采用适当的医疗保健服务,服务的成本应该超过 5 年。在澳大利亚,2000—2011 年间,医院和疗养院的政府最终消费支出(GFCE)平减指数一直保持在每年 2.7% 至 4.4% 之间[34]。从 2008 年到 2013 年,澳大利亚公立医院经常性支出平均增长率为 5.1%(根据通货膨胀进行了调整)[35]。美国长期平均医疗保健通胀率为 5.44%,尽管到 2014 年已经下降到每年 2.61%[36]。这些数字受到医疗技术和药物创新的影响。

快速反应系统主要依赖劳动力成本,另一种方法可能是根据平均工资增长率来预估成本的增加。这种处理方法将使经常性费用的估计更为适中。应当铭记的是,在短期内,很可能会更广泛地实施新的遥测和中央监测系统,与医院范围内的电子医疗记录相结合。建立快速反应系统的技术费用和设备随时间的折旧将在总开支中占较大的比例。

企业的生命周期包括早期投资和沉没成本,之后企业最终成熟并盈利(图 12.3)。实施快速反应系统的一个问题是,培训和治理方面的前期投资往往没有到位。随着时间的推移,也没有人承认正在进行的业务成本。好处可能不会立即显现。

有证据表明,这项服务的成熟可能需要大约 2 年的时间,在此之后,可以观察到医院死亡率的改善。这可能是由于需要实现规模效益、克服文化障碍和学习曲线效应。

敏感性分析可以通过改变模型元素的基本假设,使其从简单到更复杂来预测成本。我们在这一阶段的包容性越强,就越不可能在某个时间里遭遇隐性成本。情景规划应测试与最坏情况、最佳情况和最可能的结果有关的假设。

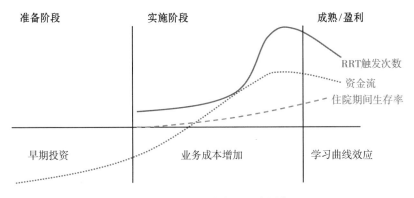

图 12.3　RRS 系统资金生命周期

精益模式

精益模式是指纯粹由医护人员组成,没有行政或培训岗位的模式。注册护士的患者人数得到更严格的定义和规范。重症监护室、急诊科和普通病房的医务人员可临时调派到快速反应小组。

传出端中可能只有一名初级医务人员在重症监护室。护理援助由患者所在的内科或外科病房共同提供。在患者床边的平均时间估计为 30 分钟[37]。这与护理的快速评估和分诊模式是一致的。

保守地说,如果医院没有扩大床位数且入院率稳定,RRT 呼叫次数估计每年增加 2%,前提是医院没有扩大住院病床平台,并且敏锐度保持稳定。

自全球金融危机以来,工资和薪金每年以 2.3% 的速度增长[38]。

医院必须遵守 ILCOR 指南[39]来管理心搏骤停患者并在住院区域附近维护适当的复苏设备。因此,除了已有的专用复苏设备之外,可能几乎没有必要进一步投资。

该系统可能会受到医院复苏委员会的监督。医疗救护人员的培训可能仅限于高级心脏生命支持。该模型不提供高保真模拟训练。临床事件的汇报是例外。

这种精益模式的 RRS 也需要超过 5 年以上的时间成本(表 12.2),其中关键因素是每年呼叫次数、每次呼叫所花的时间以及初级医务人员的小时工资率。

这种模式在小型机构和私人医院实施起来既便宜又可行,而这些医院并没有雇用许多高级医务人员。其可行性严重依赖于医疗机构的低医疗急救呼叫率,因为医务人员也可能负责监督重症监护室,尤其是非工作时间。

应对措施依赖准确和及时的医疗评估,如果需要更复杂和持续的干预,则将评估升级到其他服务。显然,这不是一种基于团队的方法,需要将更多的人员召集到危重患者的床边,或者将患者迅速转移到冠状动脉护理病房、高度依赖病房或重症监护室。对医疗紧急情况做出反应的初级医生必须由具有先进的气道管理和复苏技能的高级医务人员监督和支持。

针对质量保证目的的专门培训、研究和收集详细数据不属于该模型的资助部分。该服务的重点是临床。该系统的绩效较少取决于第一响应者,更关键的是医院范围内专业知识的升级和协调。

表 12.2 精益模式快速反应系统的成本预测

	2014	2015	2016	2017	2018
RRT 呼叫/次	454	463	472	482	491
小时	227.0	231.5	236.1	240.8	245.7
团队小时费率/美元 [a]	52.21	53.52	54.85	56.23	57.63
每年出席费用/美元	11 849	12 388	12 952	13 541	14 157
培训时间每年的费用/美元					
管理职位每年的成本/美元					
每年总成本/美元	11 849	12 388	12 952	13 541	14 157
建立成本(设备)/美元	Nil				
5 年总费用/美元					64 888

[a] 薪金和工资根据 2012 年度奖励率计算,并根据消费者价格指数进行了调整。

尽管每年支付运营成本为 13 000 澳元(约为 62 160.8 元)的数额非常低,但重要的是,包括培训、治理和质量保证在内的资金不足的系统成本必须以某种方式得到补充。这可能需要招聘更多有经验(且昂贵)的医务人员负责自己的医学教育和专业发展。可以利用专职临床医生和管理人员的善意来提供监督、报告和质量控制的措施。

最佳模式

一个更健全的模式由多学科的医生和护士组成,他们拥有应对医疗紧急情况的专业技能。这个团队可能包括一个重症监护医生。该小组主要负责应对重症监护室以外恶化的患者。在这个模型中,更重视的是专门的(可能是独立的)第一反应者的表现以及他们在床边对患者进行更明确的管理。只有在必要时才可以获得医院更广泛的资源和专业知识。

通过提供专职的医疗主任和质量保证主任,该系统的管理具有更高的优先性。定期收集数据以便与主要绩效指标(KPI)进行基准比较。技术和非技术技能的培训资源充足,严重依赖于高保真度模拟。每周应该有专门的培训时间。

医疗急救呼叫的增长速度可能比之前预期的要快[40-42]。随着本地快速反应系统的成熟,这种呼叫率可能会趋于平稳。然而,不断提高的患者敏锐度、积极的干预和人口老龄化,使许多机构更有可能仍处于增长曲线的陡峭部分。每年增加 10%~15% 的医疗紧急呼叫量可能更适用于某些医疗服务[43]。

基于专家团队的反应提供了更大的范围、更长的时间来管理医院病房中病情恶化的患者。这可能会阻止将患者转到重症监护室等高级别医疗照护科室。更复杂的管理可能需要一个小时或更多的时间在患者床边。显然,快速反应小组必须摆脱其他职责,把更多的时间专门用于医院病房中病情恶化的患者。

设施成本可能包括专用的复苏设备手推车。与病房心搏骤停推车相比,RRT 小推车有更多的药物种类以及更方便的床边操作设备。

该快速反应系统可利用远程遥测和中央监测生命体征的新技术。通过自动收集连续监测数据,可以提高跟踪和触发系统的可靠性[44]。它确实代表了设置遥测和设备折旧的额外沉没成本。

这个更复杂的模型不仅仅依赖于劳动力成本,尽管它们仍占经常性支出的最大比例。只要有足够的呼叫次数来证明服务的合理性,每年呼叫的绝对数量或在床边花费的时间就不太敏感。相比之下,主要成本是固定的,与领导职位、培训和投资技术有关,是一个独立的团队,没有其他的职责。

由于我们不是单独处理劳动力成本问题,因此将医疗保健通胀的一般衡量标准应用于这一模型可能更为合适。一个成熟的模型在 5 年内的成本相当可观(见表 12.3)。我们不应该回避向医院管理人员介绍这一现实。相反,我们应该让他们意识到真正的成本,以及现有服务的真正不足。

表 12.3 快速反应系统最佳模式的成本预测

	2014	2015	2016	2017	2018
RRT 呼叫/次	467	491	515	541	568
小时	350.4	368.0	386.4	405.7	426.0
团队小时费率/美元 [a]	295.54	295.54	295.54	295.54	295.54
每年的出勤费用/美元	103 569	108 747	114 185	119 894	125 889
每年培训的费用/美元	15 368	15 368	15 368	15 368	15 368
每年管理职位的成本/美元	168 809	168 809	168 809	168 809	168 809
每年总成本/美元	287 747	292 925	298 362	304 072	310 066
应用 GFCE 后/美元	287 747	299 257	311 227	323 676	336 623
建立成本(设备)/美元	10 000				
5 年的总费用					1 568 531

[a] 基于 2012 年奖励的工资。

成本效益分析

尽管实施快速反应系统后,患者的治疗结果得到了改善,但是我们还不能满怀信心地把节省下来的费用存入银行。

预防儿科患者病情严重恶化已被证明可以节省成本,这似乎可以抵消多学科医疗急救团队的运作[45]。有证据表明,与传统的心搏骤停团队共享人员的快速反应团队最具成本效益[46]。理想的团队组成和蓝色代码团队的人员重叠仍然是需要进一步研究的领域。

实施快速反应系统的另一种方法是依靠传统的心搏骤停(蓝色代码)小组来挽救病情恶化的患者。儿科患者[47]和成人患者[48]心搏骤停的医疗系统费用很高。应用 2011 年心肺复苏标准后,每单位调整质量生命年(quality adjusted life year,QALY)的成本约为 10 万美元(约为 63.6 万元)[46,49]。这个成本没有囊括快速反应团队的培训费用[50]和心搏骤停(蓝色代码)小组培训费用[51],这两个费用分别根据今天的价格进行了调整[46]。

RRS 的开展短时间内或许可以提高员工保留率,缩短家长医疗单位加班时间,更有效地使用我们的重症监护室[52]并避免诉讼。但我们必须承认其存在费用转移的倾向,而且重症监护[53]和高度依赖单元的入院率可能增加。

RRS 在 5 年内完全成熟应用的费用约为 150 万澳元(约为 717.240 0 万元)。根据每 QALY 节省 5 万美元的标准[54],即使是拯救 30 人的服务,延长他们的生活质量一年,也将代表 RRS 的可观价值。

最近的荟萃分析显示,自从快速反应系统出现后,儿科和成人医院死亡率总体下降,这可能归因于 RRS[15,16,55,56]。温特斯等[55]进行的荟萃分析中成人住院死亡率的估计值为 0.88(95%*CI* 为 0.82~0.96)。

中型医院每年平均入院 5 900 例患者,而大型机构每年超过 15 000 例[57]。从 2000 年到 2010 年,美国医院的死亡率从 2.5% 逐渐下降到 2.0%[58]。在实施快速反应系统的过去十年中,死亡率降低了 10%~12%,这表明在我们的实例中挽救的生命数量在五年内可能高达 90 例。与 ECMO[59]和实体器官移植[60]的成本效益分析相比,快速反应系统可以说是物有所值。

在经济学中,存在一个“最佳点”,在这个点上,服务或生产线最高效[61](见图 12.4)。RRT 最佳呼叫频率由医院规模和医疗资源决定。RRT 呼叫太少很可能无效。但无限增多的 RRT 呼叫可能导致成本爆炸和整体临床表现的下降。归根结底,安全与质量可能无法轻易地用金钱来衡量。

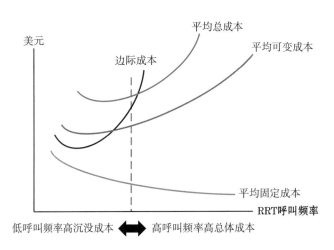

图 12.4　运营成本与 RRT 呼叫频率的关系

风险管理

快速反应系统具有强大的表面效度并且有好的出发点,但并不意味着它们不会造成伤害。任何商业计划必须包括风险处理。快速反应团队的赔偿,特别是在私营部门,是一个有争议的问题。没有一个强有力的治理框架,如何才能有效问责? 这些风险中的大部分都会增加成本,很有必要囊括在全面计划中。

这些风险管理系统应该是医疗机构固有部门,也就是说,它们应被视为医院安全和医疗质量的基础设施。他们需要强有力且可识别的领导力,并应向医院负责人报告。在设计阶段,必须确保普通临床医生和高级临床医生中的"跟随者"不被选择退出。最基本的问题是:团队成员都包括哪些人员?

对病情恶化的患者做出反应的责任是否只属于快速反应小组的成员?普通病房的临床团队应该做出什么贡献?麻醉师、重症医学家、急诊医生和医疗专家应如何参与其中?要在许多人和少数人之间做出选择。

这一决定的影响是深远的(见图12.5)。或者我们可以将患者和不方便的人委托给重症监护室的医生和护士护理。

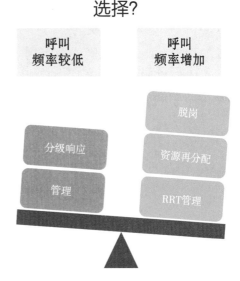

图 12.5　RRS 管理与医师的平衡

营销与实施

现如今,我们没有必要向医院管理人员"推销"快速反应系统。他们已经接受了 RRS 整个概念,开展 RRS 是遵守国家医疗安全标准的一部分。

任何新产品或服务的引入都有一个特征扩散曲线[62]。目前,我们已处于该曲线的右侧。大多数保守派已经接受了快速反应系统的地位。利益相关者需要解决方案和便利相关问题(图12.6)。临床医生、管理人员和患者需要一种无缝工作的成熟服务。换句话说,需要没有漏洞!

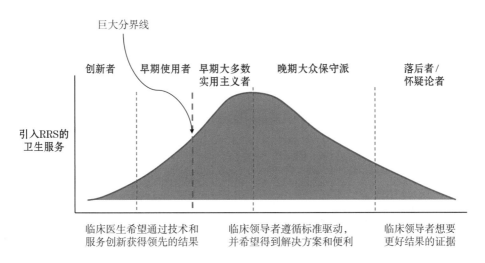

图 12.6　快速反应系统特征扩散曲线

在钟形曲线的左侧,医学怀疑者会拒绝接受快速反应系统,同时等待进一步的功效证明或优化设计。

投入执行计划

在商业计划完成后,关键的一步是首次向管理层"推销"该提案。医院管理人员并不是"天使投资人",他们不会把钱捐给有伟大想法的热情企业家。尽管折中模式可能是一种更便宜的选择,但也需谨慎提案,因为这将限制将来为病情恶化的患者争取更好方案的范围。

此外,还应避免模糊相关定义。维持信誉对于赢得对服务创新的支持至关重要。一份全面的商业计划,包括执行摘要和支持附录,是支持快速反应系统的坚实基础。

(馬丹　译　王燕森　校)

参考文献

1. Osterwalder A, Pigneur Y. Business model generation. A handbook for visionaries, game changers, and challengers. Hoboken: John Wiley & Sons, Inc.; 2010.
2. Orphanidou C, Clifton D, Khan S, Smith M, Feldmar J, Tarassenko L. Telemetry-based vital sign monitoring for ambulatory hospital patients. Conf Proc IEEE Eng Med Biol Soc. 2009;2009:4650–3 .Annual International Conference of the IEEE
3. Smith GB, Prytherch DR, Schmidt P, Featherstone PI, Knight D, Clements G, Mohammed MA. Hospital-wide physiological surveillance – a new approach to the early identification and management of the sick patient. Resuscitation. 2006;71:19–28.
4. Tarassenko L, Hann A, Young D. Integrated monitoring and analysis for early warning of patient deterioration. Br J Anaesth. 2006;97:64–8.
5. Independent Hospital Pricing Authority. Activity based funding , [cited 2015 July 31] Available from: http://www.ihpa.gov.au/internet/ihpa/publishing.nsf/content/funding.
6. Centers for medicare & medicaid services. Bundled payments for care improvement (BPCI) initiative: general information\center for medicare & medicaid innovation. [cited 2013 December 19] Available from: http://innovation.cms.gov/initiatives/bundled- payments/.
7. Australian Commission on Safety and Quality in Health Care (ACSQHC). National safety and quality health service standards. Sydney: ACSQHC; 2011.
8. Australian Commission on Safety and Quality in Health Care. National consensus statement: essential elements for recognising and responding to clinical deterioration. Sydney: ACSQHC; 2010.
9. Berwick DM, Calkins DR, McCannon CJ, Hackbarth AD. The 100,000 lives campaign: setting a goal and a deadline for improving health care quality. JAMA. 2006;295:324–7.
10. How-to guide: deploy rapid response teams. Institute for Healthcare Improvement. Cambridge, Massachusetts, USA. 2012. [cited 2015 August 26] Available from: http://www.ihi.org/resources/Pages/Tools/HowtoGuideDeployRapidResponseTeams.aspx.
11. DeVita MA, Bellomo R, Hillman K, Kellum J, Rotondi A, Teres D, et al. Findings of the first consensus conference on medical emergency teams. Crit Care Med. 2006;34(9):2463–78.
12. Santamaria J. Crises and accountability, RRT from the director. Proceedings of the ANZICS Safety & Quality Conference: the role of intensive care with Rapid Response Teams. 2014; Melbourne, Australia
13. McGrath RB. In-house cardiopulmonary resuscitation – after a quarter of a century. Ann Emerg Med. 1987;16:1365–8.
14. Peberdy MA, Ornato JP, Larkin GL, Braithwaite RS, Kashner TM, Carey SM, et al. Survival from in-hospital cardiac arrest during nights and weekends. JAMA. 2008;299:785–92.
15. Chan PS, Jain R, Nallmothu BK, Berg RA, Sasson C. Rapid response teams. A systematic review and meta-analysis. Arch Intern Med. 2010;170(1):18–26.
16. Tobin A, Santamaria J. Medical emergency teams are associated with reduced mortality across a major metropolitan health network after two years' service: a retrospective study using government administrative data. Crit Care. 2012;16:R210.
17. Smith C, Perkins G, Bullock I, Bion J. Undergraduate training in the care of the acutely ill patient: a literature review. Intensive Care Med. 2007;33:901–7.
18. Hillman K. How to do post-hoc response reviews. 6th International symposium on rapid response systems and medical emergency teams. Pittsburgh, USA, 11, 12th May 2010.
19. Westbrook JI, Ling L, Lehnbom EC, Baysari MT, Braithwaite J, Burke R, Conn C, Day RO. What are incident reports telling us? A comparative study at two Australian hospitals of medication errors identified at audit, detected by staff and reported to an incident system. International J Qual Health Care.

2015;27:1–9.

20. Russ AL, Fairbanks RJ, Karsh BT, Militello LG, Saleem JJ, Wears RL. The science of human factors: separating fact from fiction. BMJ Quality and Safety. doi: 10.1136/bmjqs-2012-001450

21. Subbe CP, Welch JR. Failure to rescue: using rapid response systems to improve care of the deteriorating patient in hospital. Clinical Risk. 2013;19:6–11.

22. Cuthbertson BH, Sith GB. A warning on early-warning scores! Br J Anaesth. 2007;98:704–6.

23. Chalwin R, Flabouris A. Utility and assessment of non-technical skills for rapid response systems and medical emergency teams. Intern Med J. 2013;43(9):962–9.

24. Helmreich RL, Merritt AC, Wilhelm JA. The evolution of crew resource management training in commercial aviation. Int J Aviat Psychol. 1999;9:19–32.

25. Gillon S, Radford S, Chalwin R, DeVita M, Endacott R, Jones D. Crisis resource management, simulation training and the medical emergency team. Crit Care Resusc. 2012;14:227–35.

26. Jones D, Hicks P, Currey J, Holmes J, Fennessy GJ, Hillman K, et al. Findings of the first ANZICS conference on the role of intensive care in rapid response teams. Anaesth Intensive Care. 2015;43:369–79.

27. Outreach and Early Warning Systems (EWS) for the prevention of Intensive Care admission and death of critically ill adult patients on general hospital wards (Review) Copyright © 2009 The Cochrane Collaboration. Published by JohnWiley & Sons, Ltd.

28. Priestley G, Watson W, Rashidian A, Mozley C, Russell D, Wilson J, et al. Introducing critical care outreach: a ward-randomised trial of phased introduction in a general hospital. Intensive Care Med. 2004;30:1398–404.

29. Gao H, Harrison DA, Parry GJ, Daly K, Subbe CP, Rowan K. The impact of the introduction of CCOS in England: a multicentre interrupted time series analysis. Crit Care. 2007;11:R113.

30. Harrison D, Gao H, Welch CA, Rowan KM. The effects of critical care outreach services before and after critical care: a matched cohort analysis. J Crit Care. 2010;25:196–204.

31. O'Horo JC, Sevilla Berrios RA, Elmer JL, Velagapudi V, Caples SM, Kashyap R, Jensen JB. The role of the primary care team in the rapid response system. J Crit Care. 2015;30:353–7.

32. Benin AL, Borgstrom CP, Jenq GY, Roumanis SA, Horwitz LI. Defining impact of a rapid response team: qualitative study with nurses, physicians and hospital administrators. BMJ Qual Saf. 2012;21:391–8.

33. The ANZICS-CORE MET. Dose investigators. rapid response team composition, resourcing and calling criteria in Australia. Resuscitation. 2012;83:563–7.

34. AIHW 2012. Health expenditure Australia 2010-11. Health and welfare expenditure series no. 47. Cat. no. HWE 56. Canberra: AIHW. [cited 2014 August 26] Available from: http://www.aihw.gov.au/publication-detail/?id=10737423009.

35. AIHW 2014. Australian hospital statistics 2012-13.

Health services series no. 54. Cat. no. HSE 145. Canberra: AIHW. [cited 2015 August 26] Available from: http://www.aihw.gov.au/publication-detail/?id=60129546922.

36. Y Charts. US Health Care Inflation Rate. Bureau of Labor Statistics. [cited 2015 August 21] Available from http://ycharts.com/indicators/us_health_care_inflation_rate

37. Bellomo R, Goldsmith D, Uchino S, Buckmaster J, Hart GK, Opdam H, et al. A prospective before-and-after trial of a medical emergency team. Med J Aust. 2003;179:283–7.

38. Australian Bureau of Statistics, Wage Price Index Australia March 2015. [cited 2015 August 9] Available from: http://www.abs.gov.au/ausstats/abs@.nsf/mf/6345.0/.

39. Nolan JP, Hazinski MF, Billi JE, Boettiger BW, Bossaert L, de Caen AR, et al. Part 1: Executive summary 2010 international consensus on cardiopulmonary resuscitation and emergency cardiovascular care science with treatment recommendations. Resuscitation. 2010;81S:e1–e25.

40. Jones D, Bates S, Warrillow S, Goldsmith D, Kattula A, Way M, et al. Effect of an education program on the utilization of a medical emergency team in a teaching hospital. Intern Med J. 2006;36:231–6.

41. Jones D, Mitra B, Barbetti J, Choate K, Leong T, Bellomo R. Increasing the use of an existing medical emergency team in a teaching hospital. Anaesth Intensive Care. 2006;34:731–5.

42. DeVita MA, Braithwaite RS, Mahidhara R, Stuart S, Foraida M, Simmons RL, MERIT. Use of medical emergency team responses to reduce hospital cardiopulmonary arrests. Qual Saf Health Care. 2004;13:251–4.

43. Jones DA, Drennan K, Bailey M, Hart GK, Bellomo R, Webb SAR. ANZICS-CORE MET dose investigators. Mortality of rapid response team patients in Australia: a multicentre study. Crit Care Resusc. 2013;15:273–8.

44. Bassily-Marcus A. Early detection of deteriorating patients: leveraging clinical informatics to improve outcome. Crit Care Med. 2014;42:976–8.

45. Bonafide CP, Localio AR, Song L, Roberts KE, Nadkarni VM, Priestley M, et al. Cost-benefit analysis of a medical emergency team in a children's hospital. Pediatrics. 2014;134:235–41.

46. Spaulding A, Ohsfeldt R. Rapid response teams and team composition: a cost-effectiveness analysis. Nursing Economics. 2014;32:194–203.

47. Duncan HP, Frew E. Short-term health system costs of paediatric in-hospital acute life-threatening events including cardiac arrest. Resuscitation. 2009;80:529–34.

48. Gage H, Kenward G, Hodgetts TJ, Castle N, Ineson N, Shaikh L. Health system costs of in-hospital cardiac arrest. Resuscitation. 2002;54:139–46.

49. Ebell MH, Kruse JA. A proposed model for the cost of cardiopulmonary resuscitation. Med Care. 1994;32:640–9.

50. Dacey MJ, Mirza ER, Wilcox V, Doherty M, Mello J, Boyer A, Baute R. The effect of a rapid response team

on major clinical outcome measures in a community hospital. Crit Care Med. 2007;35:2076–82.

51. Vrtis MC. Cost/benefit analysis of cardiopulmonary resuscitation: a comprehensive study—Part II. Nurs Manage. 1992;23:44–6 .50-41

52. Goldhill DR, Worthington L, Mulcahy A, Tarling M, Sumner A. The patient-at-risk team: identifying and managing seriously ill ward patients. Anesthesia. 1999;54:853–60.

53. Simmes F, Schoonhoven L, Mintjes J, Adang E, van der Hoeven JG. Financial consequences of the implementation of a rapid response system on a surgical ward. J Eval Clin Pract. 2014;20:342–7.

54. Weinstein MC. How much are americans willing to pay for a quality-adjusted life year? Med Care. 2008;46(4):343–5.

55. Winters BD, Weaver SJ, Pfoh ER, Yang T, Pham JC, Dy SM. Rapid-response systems as a patient safety strategy: a systematic review. Ann Intern Med. 2013;158:417–25.

56. Maharaj R, Raffaele I, Wendon J. Rapid response systems: a systematic review and meta-analysis. Crit Care. 2015;19:254. doi: 10.1186/s13054-015-0973-y.

57. Australian Hospital Statistics 2009-1010. [cited 2015 August 21] Available from: http://www.aihw.gov.au/WorkArea/DownloadAsset.aspx?id=10737419061.

58. Centers for Disease Control and Prevention. Trends in inpatient hospital deaths: National hospital discharge survey, 2000–2010. NCHS Data Brief 118, March 2013. [cited 2015 August 21] Available from: http://www.cdc.gov/nchs/data/databriefs/db118.pdf.

59. Crow S, Fischer AC, Schears RM. Extracorporeal life support: utilization, cost, controversy, and ethics of trying to save lives. Semin Cardiothorac Vasc Anesth. 2009;13:183–91.

60. Rana A, Gruessner A, Agopian V, Khalpey Z, Riaz IB, Kaplan B, et al. Survival benefit of solid-organ transplant in the United States. JAMA Surg. 2015;150:252–9.

61. Layton A, Robinson T, Tucker IB. Economics for today. 3rd ed. South Melbourne: Cengage Learning; 2009.

62. Rogers EM. Diffusion of innovations. 5th ed. New York: Simon and Schuster; 2003.

RRS：医院规模、地理位置以 13
及可行性

Daryl A. Jones，Rinaldo Bellomo

> 改变是不便的，甚至是由坏变好的。
>
> ——塞缪尔·约翰逊
>
> 我们没有经历过，因此我们无法衡量我们所预防的灾难。
>
> ——J.K. 加尔布雷斯

引言

　　随着疾病谱的改变，越来越多伴发多重疾病的患者就诊于现代医院，医院的一大职责为改善就诊疾病的预后。早在 30 年前，美国已有研究指出住院患者会发生与就诊疾病不相关的不良事件[1,2]，随后澳大利亚[3]、加拿大[4]、新西兰[5,6]的研究亦纷纷报道住院期间非预期的不良事件。

　　不良事件以及非预期死亡的发生率受多重因素的影响，如医疗机构救治人数、就诊患者群体健康水平、治疗干预措施的不同（创伤、心外科与常规日间手术）以及医院医疗治疗管控及改进机制。因此推测，医科大学附属医院的不良事件及非预期死亡率可能比小型地区医院高。

　　另一方面，美国的研究指出围术期死亡与医院年手术量呈正相关[7]。对于中小型医院而言，尽管其手术量较小，但术后并发症率较高。因此，无论医院大小，不良事件及非预期死亡均是需要解决的一大难题。很多医院开展 RRS 识别及诊治病房中病情急性加重的患者。本章概述了用于预防严重不良事件和意外死亡的早期预警系统的各种方法，以及如何在不同地点和不同规模的医院实施 RRS。

识别和应对恶化患者

　　无论医院的规模和位置如何，都需要有能够可靠地检测、识别和响应病情恶化的系统和流程（表 13.1）。工作人员应接受有关生命体征重要性的培训[8],以及如何对临床恶化提供初步反应[9,10]。当患者的病情恶化时,他们的护理及治疗应该升级,直到达到临床经验认为所需要的护理及治疗强度[11]。在某些情况下,这可能涉及将患者从目前正在接受治疗的区域转移到更高水平的护理,包括转移到另一个医疗机构。所有医院都应该有书面协议,概述应该发生护理升级的条件,以及护理升级时出现的预期反应[11]。

表 13.1　识别和应对临床恶化的普遍要求

1. 检测:对生命体征紊乱等临床异常的可靠、及时检测

2. 识别:工作人员可靠且迅速地识别出患者临床病情正在恶化

3. 升级:及时通知相关人员病情恶化

4. 响应:响应人员及时达到病情恶化患者床旁

5. 复苏:发生适当生理恶化紊乱

6. 结果:基础诊断得到确认和治疗,患者在最适合他们需求的地方接受治疗

严重不良事件和心搏骤停的先兆与 RRS 激活标准

RRS 概念以及开展的理论基础已在别的章节进行过讨论。简而言之,许多研究表明,患者发生严重不良事件和非预期死亡之前,存在一段生理状态不稳定的时期[12-14],主要表现为生命体征的紊乱。不良事件发生之前均存在这些生理指标的恶化(表 13.2)。因此,RRS 的激活标准包括心率、呼吸频率、血压、意识状态、尿量、指尖血氧饱和度等[15]。

表 13.2　快速反应系统的基本原则

1. 住院患者严重不良事件(SAEs)发生率高达 17%

2. SAEs 发生前,80% 的患者常见生命体征出现紊乱

3. 这种紊乱的发展预示着住院死亡风险的增加

4. RRS 呼叫标准通常很简单,并且基于生命体征的紊乱

5. 病房医生和护士对 SAE 的反应可能不太理想

6. 病情恶化过程的早期干预可改善预后

7. 临床医生可以接受培训,成为管理病情恶化患者的专家

在本研究中心,82% 的 MET 呼叫为护士触发[15]。因此,引入 MET 急救体系的 3.5 年内触发的 2 568 起 MET 呼叫进行分析,或许并不令人惊讶的是,该分析显示 MET 的激活多发生于护士巡回期间及护士交接班期间[16](图 13.1),持续心电监护的患者,24 小时内异常生命体征变化较少[17]。因此,建立一个专门用来检测病房普通患者病情恶化的触发标准尤为重要,不论这个急救机制由谁来主导。

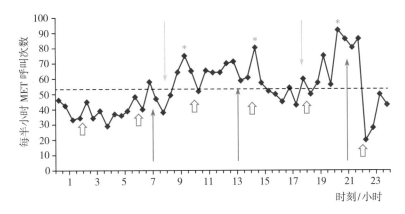

图 13.1 引入 MET 急救体系后触发的 2 568 起 MET 呼叫多发生于护士巡回期间及护士交接班期间。箭头表示护理交接期（↑）、日班开始和结束（↓），以及时间的常规护理观察（⇧）。虚线表示每半小时的平均通话次数。活跃性增加水平也有统计学意义（P<0.05）（*）。

医院规模、地理位置

一般原则

不同医院之间急救团队人员构成分配不尽相同,总体来讲建立合理团队需考虑以下元素[18]。

1. 患者病例组合指数（patient case-mix and acuity）
2. 全院临床医师数量及临床水平
3. 重症监护单元
4. 医院行政管理部门
5. 医院文化
6. 针对病情恶化患者的其他举措
7. 院内病情恶化患者相关数据的采集与存储
8. 可用资源

在所有情况下急救团队都应该由两部分组成,一部分负责预防恶化事件的发生,另一部分负责对已发生恶化事件的积极处理。在边远乡村医院,很多时候不能够达到专家级别的处理及回应,有时甚至连家庭医生或救护车都无法及时回应。

在不同的医院中,患者病情恶化的处理也会因其医院级别、地理位置以及有无重症监护设备而有很大的不同（表 13.3）。在没有重症监护设备的医院中,他们的选择多为转送至更高级别有重症监护的医院。在这种情况下,应激团队（retrieval team）可以提供转运期间维持生命体征稳定所需的治疗。因此,应尽早开始升级这些医院的看护级别。

在资源充足的大学附属医院,患者高难度和复杂性将需要一个基于重症监护的团队。在资源较少的医院或地区综合医院为较低难度的患者提供服务,可采用替代模型（表 13.1）。除了团队中的人员变化之外,团队的目标可能因模型而异。

表 13.3 不同医院规模和位置中临床恶化识别和应对的类型

医院类型及资源	病情恶化识别	病情恶化应对方案
小型、地区医院无 ICU 或 HDU	病房护士 ± 本地全科医生（家庭医生）	本地救护队伍的目标为转院
城区综合医院 ICU/HDU 不多	病房护士/医生 ± CCO/ICU LN	护士主导 RRT； 医生主导 RRT
三级医院多个 ICU 专科	专科病房护士/医生； 护士顾问； 临床护理专家 ± CCO/ICU LN	医生主导的 MET ● 原病房医师 ● ICU 医师

HDU：high dependency unit，护理高依赖单元；ICU：intensive care unit，重症监护室；CCO：critical care outreach，重症护理外展；ICU LN：intensive care unit liaison nurse，ICU 重症监护室联络护士；RRT：Rapid Response Team，快速反应小组；MET：medical emergency team= 紧急医疗队。

最终，该系统的目标是提高对患者病情变化的认识和反应[19]。现有证据表明，全世界应急小组的组成存在相当大的异质性[19,20]。可能还需要根据不同模式适当调整激活的阈值。

在美国，RRS 团队组成亦存在很大差异。一些中心使用由护士主导的 RRT[21-24]，而其他中心实施了由医生主导的 MET[24,25]。在澳大利亚和新西兰，典型的模型是 MET，通常由重症监护室医师和护士[20,26,27]领导。在英国，由护士主导的重症监护外团队通过定期追踪高风险的病房患者提供监测服务[28]。最近，澳大利亚的许多医院也推出了重症监护联络护士，他们协助病房护士解决有关高难度和复杂病房患者的护理和设备方面的问题[29-32]。

至少有一项研究表明，医生主导的 MET 可以改善患者的预后，其中团队负责人通常是来自治疗团队的应急人员，这似乎是可持续的[33]。

正如本书其他部分所讨论的，这些方法可以广泛地分为主动型方法（重症监护外展/重症监护室联络护士）或被动呼叫方法（RRT/MET）。这种反应的性质经常会有一些重叠（图 13.2）。

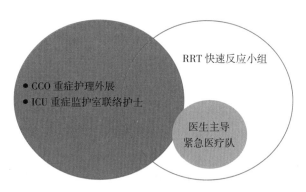

图 13.2 病情恶化患者的识别和反应的主动和被动方法之间的重叠和关系

教学医院和学术医疗中心

教学医院的 RRS 通常是由加强护理人员组成的医疗急救队。在我们的机构中，MET 由重症监护室护士以及当天的医疗护理人员组成[15,27]。

教学医院通常为不适的病房患者提供非常频繁的 MET 检查。大型教学医院的报告显示，每 1 000 名住院患者的 MET 呼叫率在 25.8[34]到 71.3[35]之间。这相当于所有住院患者中 2.6%~7.1% 的 MET 评估。

在奥斯汀医院引入 MET 的 3.5 年内，发生了 2 568 次呼叫事件（平均每年 734 次）。这些呼叫的分布在整个星期相对均匀，表明 MET 是在没有原住院医生配备的时期内管理不适病房的重要机制。这些信息还清楚地表明，为教学医院服务而创建的模型必须每周 7 天，每天 24 小时均匀地提供服务。虽然较大的机构对 MET 服务的需求更大，导致对资源的更大需求，但它们更有可能获得更多资源，从而有可能满足这些需求。

MET 在大学教学医院中的作用是对患者进行高级复苏，并在 MET 复查后确定其持续管理的位置。如果患者要留在病房，则会与医疗人员和照顾患者的主管医师沟通正在进行的治疗计划。每个机构都要为需 MET 检查的病房患者制订重症监护医疗转入协议，以及为在单次入院期间接受多次 MET 检查的患者建立管理协议。

在大学教学医院，MET 系统可以减少非预期转入重症监护的发生率[27]。在其他护理人员和资源较少的机构中，MET 实际上可能会促进重症监护转诊和入院的过程。

最近的一项综述表明，14 项对照研究中有 13 项报告了与 RRS 相关的患者预后，其中包括由内科医生主导的 MET。这可能表明，传出通路的医学治疗也可能影响 RRT 最终的结果[36]。

二级转诊中心

对于在二级转诊中心填写预警系统标准的患者，已采用了几种不同的评价模型。可以实施 MET 来取代现有的心搏骤停小组[37]，以便检查医院中的所有医疗紧急情况。在该模型中，系统激活的标准被扩展为包括与先前描述的类似的 MET 标准。这种方法是一种有效的方法，通过简单地重新部署这些资源，以便在危机疾病演变的早期阶段进行干预，从而应对资源挑战。大多数医院都有心搏骤停团队，这是分配必要资源以提供 MET 服务的简单初始方式。

在重症监护人员有限的中心，MET 可分为两个级别（表 13.4）。第一级（"MET 审查-医疗"）涉及医疗人员或患者家属对符合 MET 呼叫标准但非严重不适的患者进行审查。第二级（"MET 复查-重症监护"）由发起呼叫的护士决定，或在高级医师查看患者后激活[38]。

表 13.4　检测病情不稳定住院患者的急救医疗小组

小组名称及简介	人员	目标
以重症监护为基础的医疗急救团队，如大学教学医院[15,25,27]	重症护理医师； 重症监护室护士； 内科医师； 呼吸保健医师	病情需要者； 转至重症监护环境； 为留在病房的患者调整和制订治疗计划
双级医疗急救队，如二级转诊中心，重症护理人员有限[38]	一级 内科医师和医院医务干事 二级 重症监护室医师、护士	确认需要重症监护室人员复查治疗的患者； 对不需要重症监护室医师复查或转入重症监护室的患者进行随访

小组名称及简介	人员	目标
以急诊科为主,如区医院[39]	急诊科医院医务人员(顾问/主诊医师和/或主治医师)	急救科医生进行的复苏;后续治疗由病房医生或来访医生负责
与 MET 合作的重症监护联络护士,例如区医院[28-32]	重症监护室护士	在符合 MET 触发标准之前,评估复杂患者;对从重症监护室咨询服务出院的患者进行随访

可以想象,MET 的实施最初可能限于有限数量的病房。在这个模型中,心搏骤停和严重不良事件发生率最高的病房可以通过最少的资源支出获得最大效应。另一种模式是使用不同形式的快速反应小组(RRT)。因此,组长可以是经过专门培训的重症监护护士,可以对不适的病房患者进行初步检查[21,22,24]。重症监护室医务人员的参与由护士组长决定。

在所有这些模式中,评估过程的目标之一是改善需要重症监护管理的患者识别和转诊过程。

如果重新部署心搏骤停小组以提供 RRT 服务,则其工作量可能会随着更多患者的增加而增加。这可能需要对资源进行后续的微小调整。此外,由于在更复杂的环境下对急性患者护理的需求需要更广泛的干预和相关知识,因此可能需要特定类型的护理和医疗专业知识和培训。每个机构必须根据患者的特征和敏锐度对这些进行评估。

区综合医院

对于重症监护设施非常有限或没有重症监护设施的机构,RRT 可由急诊科工作人员组成,他们评估病房患者后与患者的就诊医师沟通[39]。该系统适用于没有专门的病房医务人员的医院,其中 MET 呼叫的总体数量不会过多。戴利和同事[39]报道了在天鹅区医院(西澳大利亚)的实施情况。在 12 个月的时间里,63 名患者共有 68 次呼叫。该系统减少了识别危及生命的事件的时间延迟,并改善了与来访医生的沟通过程。这种模式要求对急诊科工作人员进行高级复苏技能的培训。这些研究人员的经验证明了可以在小医院里提供有效的 RRT 服务。它还强调需要通过重新设计其用途来使用现有的资源,并强调需要提供充分的培训。

小城市医院

澳大利亚越来越多的小型私立医院开始实施 RRT。2004 年,我们在墨尔本一家小型私人城市医院实施了 MET 服务,该医院包含一个 6 张床的重症监护室,由一名内科重症监护室主治医师提供 24 小时应答服务。该医院拥有 120 张病床,毗邻一所提供完善的 MET 服务的大学教学医院。该医院为外科患者包括心内直视手术和内科患者如心脏病和肿瘤患者人群提供服务。它没有急诊科,重症监护室以外的患者护理由出诊专家提供。为了应对心搏骤停(每月约 1 次)和其他严重不良事件的发生,医疗咨询委员会与重症监护室工作人员一起利用现有资源引入了 MET。重症监护室主治医师和重症监护室护士成为医疗急救队,并对该医院的护理人员进行了 MET 培训,并且向全医院员工推广 MET 呼叫标准。在 6 个月的时间里,该系统得到了迅速采用。最近,MET 呼叫的数量稳定在每月约 20 个。

　　该服务已经证明是可持续的，一项初步的数据审查表明，在 6 个月内只有两例心搏骤停，估计有 6 名患者可能因 MET 的干预而挽救了他们的生命。

　　由于事件的数量很少，因此无法证明心搏骤停的统计显著减少。然而，护理和访问医务人员已经可以看到 MET 服务的好处，并且该系统已得到两组利益相关者的充分支持。

　　尽管该系统并不完善，并且可能需要额外的资源以及更好的审核，但护士和访问医生认为，它提供的医疗水平比之前医院所能提供的更好。

总结

　　尽管医院医疗和护理人员做出了最大的努力，但严重的不良事件和意外死亡是现代医院中不幸的一面。尽管教学医院的总体负担可能更重，但所有医疗机构都可以（也应该）为识别和管理病情变化的病房患者开发一个系统，并且很可能从中受益。该系统应量身定制，并纳入医院内最适当的人员，以应对各种事件的负担。最初可能部署的系统不够完善不应该是不采取行动的理由，即使是不完善的早期干预系统也可能比大多数机构通常提供的系统更好。不断审计和修改系统的必要性怎么强调都不为过。

（李战国　译　刘晓　校）

参考文献

1. McGlynn EA, Asch SM, Adams J, et al. The quality of health care delivery to adults in the United States. N Engl J Med. 2003;348:2635–45.

2. Brennan TA, Leape LL, Laird NM, Hebert L, et al. Incidence of adverse events and negligence in hospitalized patients. Results of the Harvard Medical Practice Study I. N Engl J Med. 1991;324:70–6.

3. Wilson RM, Runciman WB, Gibberd RW, et al. The quality in Australian health care study. Med J Aust. 1995;163:458–71.

4. Baker GR, Norton PG, Flintoft V, Blais R, Brown A, et al. The Canadian adverse events study: the incidence of adverse events among hospital patients in Canada. CMAJ. 2004;170(11):1678–86.

5. Davis P, Lay-Yee R, Briant R, Ali W, Scott A, Schug S. Adverse events in New Zealand public hospitals I: occurrence and impact. N Z Med J. 2002;115(1167):U271.

6. Davis P, Lay-Yee R, Briant R, Scott A. Adverse events in New Zealand public hospitals II: preventability and clinical context. N Z Med J. 2003;116(1183):U624.

7. Birkmyer JD, Siewers AE, Finlayson EVA, Stukel TA, et al. Hospital volume and surgical mortality in the United States. N Engl J Med. 2002;346:1128–37.

8. COMPASS. ACT Health, 2007. (Accessed 21 June 2010), at http://www.health.act.gov.au/c/health?a=da&did=11025490.

9. Smith GB, Poplett N. Impact of attending a 1-day multi-professional course (ALERT) on the knowledge of acute care in trainee doctors. Resuscitation. 2004;61:117–22.

10. Zotti MG, Waxman BP. A qualitative evaluation of the care of the critically Ill surgical patient course. ANZ J Surg. 2009;79:693–6.

11. Australian commission on safety and quality in health care. National consensus statement: essential elements for recognising and responding to clinical deterioration. Sydney: ACSQHC; 2010.

12. Buist MD, Jarmaolowski E, Burton PR, et al. Recognising clinical instability in hospital patients before cardiac arrests or unplanned admissions to intensive care. Med J Aust. 1999;171:22–5.

13. Franklin C, Mathew J. Developing strategies to prevent in-hospital cardiac arrest: analyzing responses of physicians and nurses in the hours before the event. Crit Care Med. 1994;22:244–7.

14. Shein RMH, Hazday N, Pena M, et al. Clinical antecedents to in-hospital cardiopulmonary arrests. Chest. 1990;98:1388–92.

15. Bellomo R, Goldsmith D, Uchino S, Buckmaster J, et al. A prospective before-and-after trial of a medical emergency team. Med J Aust. 2003;179:283–7.

16. Jones D, Bates S, Warrillow S, Opdam H, Goldsmith D, Gutteridge G, Bellomo R. Circadian pattern of activation of the medical emergency team in a teaching hospital. Crit Care. 2005;9:R303–6.

17. Galhotra S, DeVita MA, Simmons RL, Schmid A, members of the Medical Emergency Response Improvement Team (MERIT) Committee. Impact of patient monitoring on the iurnal pattern of medical emergency team activation. Crit Care Med. 2006;24:1700–6.

18. Jones D, Hicks P, Currey J, Holmes J, Fennessy GJ, Hillman K, Psirides A, Rai S, Singh MY, Pilcher DV, Bhonagiri D, Hart GK, Fugaccia E. Findings of the first ANZICS conference on the role of intensive care in Rapid Response Teams. Anaesth Intensive Care. 2015;43:369–79.

19. Øvretveit J, Suffoletto J-A. Improving rapid response systems: progress, issues, and future directions. Jt Comm J Qual Patient Saf. 2007;33:512–9.

20. The ANZICS CORE MET dose Investigators. Rapid response team composition, resourcing and calling criteria in Australia. Resuscitation. 2012;83:563–7.

21. Chan PS, Khalid A, Longmore LS, Berg RA, Kosiborod M, Spertus JA. Hospital-wide code rates and mortality before and after implementation of a rapid response team. JAMA. 2008;300:2506–13.

22. Benson L, Mitchell C, Link M, Carlson G, Fisher J. Using an advanced practice nurse model for a rapid response team. Jt Comm J Qual Patient Saf. 2007; 33:512–9.

23. Steel AC, Reynolds SF. The growth of rapid response systems. Jt Comm J Qual Patient Saf. 2008;34:489–95.

24. Wood KA, Ranji SR, Ide B, Dracup K. Rapid response systems in adult academic medical centers. Jt Comm J Qual Patient Saf. 2009;35:475–82.

25. DeVita BS, Mahidhara R, et al. Use of medical emergency team responses to reduce hospital cardioplumonary arrests. Qual Saf Health Care. 2004; 13:251–425.

26. Jacques T, Harrison GA, McLaws ML. Attitudes towards and evaluation of medical emergency teams: a survey of trainees in intensive care medicine. Anaesth Intensive Care. 2008;36:90–5.

27. Bellomo R, Goldsmith D, Uchino S, Buckmaster J, et al. Prospective controlled trial of effect of medical emergency team postoperative morbidity and mortality rates. Crit Care Med. 2004;32:916–21.

28. Odell M, Forster A, Rudman K, Bass F. The critical care outreach service and the early warning system on surgical wards. Nurs Crit Care. 2002;7:132–5.

29. Green A. ICU liaison nurse clinical marker project. Aust Nurs J. 2004;11:27–30.

30. Chaboyer W, Foster MM, Foster M, Kendal E. The intensive care unit liaison nurse: towards a clear role description. Intensive Crit Care Nurs. 2004;20:77–86.

31. The Australian ICU Liaison Nurse Forum. Uptake and caseload of intensive care unit liaison nurse services in Australia. Crit Care Resusc. 2012;14:221–6.

32. Mcintyre T, Taylor C, Reade M, Jones D, Baldwin I. Characteristics and outcomes of patients subject to intensive care nurse consultant review in a teaching hospital. Crit Care Resusc. 2013;15:134–40.

33. Howell MD, Ngo L, Folcarelli P, Yang J, Mottley L, Marcantonio ER, Sands KE, Moorman D, Aronson MD. Sustained effectiveness of a primary team based rapid response system. Crit Care Med. 2012;40:2562–8.

34. Jones D, Mitra B, Barbetti J, Choate K, Leong T, Bellomo R. Increasing the use of an existing medical emergency team in a teaching hospital. Anaesth Intensive Care. 2006;34:731–5.

35. Santiano N, Young L, Hillman K, Parr M, Sanjay J, et al. Analysis of medical emergency team calls comparing subjective to "objective" call criteria. Resuscitation. 2009;80:44–9.

36. Jones D, Bellomo R, DeVita M. Effectiveness of the medical emergency team: the importance of dose. Crit Care. 2009;13:313.

37. Lee A, Bishop G, Hillman KM, Daffurn K. The medical emergency team. Anaesth Intensive Care. 1995;23:183–6.

38. Casamento AJ, Dunlop C, Jones DA, Duke G. Improving the documentation of medical emergency team reviews. Crit Care Resusc. 2008;10:24–9.

39. Daly FF, Sidney KL, Fatovich DM. The medical emergency team (MET): a model for the district general hospital. Aust N Z J Med. 1998;28:795–8.

RRS 的实施障碍

14

Oluwaseun Davies，Michael A. DeVita，
Ken Hillman

引言

虽然有大量关于简单医疗干预（如新药或新程序）成功的文献，但评价系统实施的方法却少得多。当然，一项前瞻性、随机、双盲、对照试验极难开展，原因有很多，超出了本章的范围。然而，理解系统变化的影响很重要，系统变化的促进因素和障碍也是如此。快速反应系统（RRS）需要在整个组织内实施，以及需要临床医师与行政部门的密切合作[1]。本章将讨论医疗机构内实施 RRS 的潜在障碍以及推进 RRS 所能采取的相应增强策略。表 14.1 列出了主要障碍和克服这些障碍的策略。

表 14.1　实施 MET 潜在障碍及相应措施

障碍	建议措施
误将系统缺陷判为个人错误	对危机前事件进行多学科回顾分析
MET 缺乏挽救生命的数据	查看当前数据；进行集中试验；多学科危机事件评论
专业知识储备	多学科事件评审；教学"治疗系统"
专业控制	强调 MET 辅助支持，而不是取代主要团队的功能；事件后立即将患者送回主团队
教育与培训	强调危机应对团队更好地监督受训者的好处；跟踪结果、当前系统的延迟
成本与效益比未知	利用现有资源进行 MET 响应；确定重症监护室入院率及死亡率收益，以抵消继续教育的成本；医院广泛传播标准

障碍和惰性的来源

医疗急救团队（MET）最早描述于 1995 年[1]，但研究人员仍在试图量化益处的类型和规模[2]。一项涉及三家医院的队列比较研究表

明,重症监护室意外入院的病例组合调整率降低[3]。另一项 MET 评估研究显示,意外的院内心搏骤停的发生率和死亡率显著降低[4]。一项观察性的前后研究表明心搏骤停和重症监护室入院/再入院率减少[5],并且进一步的前瞻性前后试验表明院内心搏骤停、心搏骤停后死亡和总体住院死亡率在引入 MET 后显著减少[6]。尽管这些研究和其他研究还处于初步阶段,因为它们不是随机的前瞻性安慰剂对照临床试验,但它们为计划系统的概念提供了相当大的支持,该系统将在患者病情恶化时可靠地拯救他们。一个更大的随机分组研究已经证明,使用 MET 作为响应者的 RRS 医院死亡率降低[7],并且可以深入了解诸如手动生命体征记录的不足以及改变组织文化的难度等因素[8,9]。北美、澳大利亚和欧洲的许多医院、质量改进委员会,甚至都已经立法实施了这种快速反应系统(RRS)。然而,为什么要花这么长时间,为什么结果存在异质性,以及为什么并不是所有医院都有这样一个基本和直观健全的系统来快速检测并应对高危和恶化的患者?

在成功实施 RRS 的过程中存在很多变数[8]。引入 RRS 的障碍可能与跨组织的文化问题有关,这些问题很难辨别和克服,直到最近,这些问题还没有得到很好的研究或描述。这可能部分是因为需要描述的障碍导致一些组织无法成功实现系统。障碍可能阻碍成功实施的事实可能导致组织得出系统本身是失败的结论,而不是与实施失败有关。最近,一些出版物可以提供一些数据,而不是猜测存在哪些障碍及其影响。

第一个障碍是无法接受现有护理系统中可能存在的许多错误,但实际上这些错误在一定范围内是可预期存在的[10,11]。虽然医疗看护在提供个体患者临床护理方面可能效果良好,但是很少有系统功能跨越现有的医疗单元——不同专业方向,如护理或内科医师,或不同科室,如急诊室或重症监护室(ICU)。固定科室的医疗工作质量往往相对容易培养及保持,因为团队成员往往有共同的激励和惩罚机制。然而,医院范围的系统很难有效地引入和维护,部分原因是跨学科系统改进的框架对于卫生保健组织来说相对较新,并且其中所涉及的不同部门成员之间可能存在利益冲突。这种观点导致大家会将事件视为个人的错误,而不是从系统的角度看待它。克服错误不是系统的这一观点是建立有效 RRS 的关键。

RRS 是一个医院范围内的患者安全系统,它假定错误为异质性的,并且为医院提供一个重要的(且为挽救生命的)机制,从故障中恢复并防止患者病情的进一步恶化,无论恶化是否是由于疏漏或交接错误造成,也无论其是否是疾病的自然后果。RRS 的成功实施需要跨学科的资源和团队合作。它预先假定系统认为这些事件相对常见且可预防,并且值得提供必要的基础设施和资源以确保其有效运行。换言之,医院护理系统必须优先考虑患者的安全,并将错误视为系统内的问题,而不是个人错误。未能认识到错误的频率,未被认识和未被充分处理的病情恶化的发生率,以及未能优先建立系统干预都是由于领导能力不足。领导者必须认识到所有高可靠性组织(high reliability organizations,HRO)都有一个系统,这个系统不仅可以减少错误,还可以有一个恢复系统来防止错误造成伤害。

第二个障碍可能是即使有相关循证证据基础,仍较难积极地采取新型干预措施。降低死亡率的干预措施,如急性呼吸窘迫综合征患者的小潮气量通气或术前手术部位感染预防等,即使在达成共识多年后都未能完全实施[12,13]。RRS 的概念是围绕患者的需求构建的,因此,似乎正在成为一种更被接受和基于证据的干预措施[3-9,14-16]。然而,这些研究都没有关注该系统可能影响在全组织范围内实施成功的因素或其他因素,例如组织文化。有些人可能认为,传统的安慰剂对照的 METs 试验是不可能的,因为在半数招募的重症患者中暂停早期干预可能是不道德的。因此,没有试验会真正得到控制或成为"纯安慰剂"。此外,MERIT 研究显示(除其他事项外),很难控制一个以单个医院为随机单位的覆盖整个医疗保健系统的干预措施。在这项研究中,研究者发现干预和"控制"医院都有不同程度的 MET 干预[8]。尽管事后分析表明,效益与 RRS 的实施程度相关,但很少解释为什么会有这种差异。文化障碍研究的最后一个考虑因素是,对各种文化干预措施在 RRS 实施中的作用进行干预性、前瞻性、随机性的研究是困难的,尚待报道。

第三个障碍是医院内部存在根深蒂固的专业壁垒,它们会为合作制造障碍。大多数医院临床医生的培训是以专业为基础的。这造成了文化和知识上的孤立,并且在与自己的实践无关的领域或需要跨学科合作才能取得成功的领域增加了阻力。临床专家可能在他们自己专业领域中变得越来越有见识和自信,但是仍然对当前在该专业之外的实践或不同专业之间的相互作用相对无知。知识分子和角色孤立主义建立了一个所有权、竞争和自我中心主义的体系,这也许是事情出错时相互责备的主要原因之一。类似地,由其他卫生保健工作者组成的"卫生保健团队"往往也有缺陷,因为他们很少一起训练,也不参与系统改进活动。

其他行业也有更好的团队合作模式。例如,航空业把自己视为一个不断提高效率和减少错误的全球团队。一个团队在"现实世界"中作为团队工作之前会一起学习和实践。一个主要的例子是在体育运动中,有一个长期的有效训练的历史,以提高效力和减少作为一个团队的一部分一起竞争的人的错误。相比之下,医疗保健行业的成员倾向于首先将自己视为医生或护士,而不是团队成员[17,18]。这种认知"定势"会阻止有能力的医生或护士采取力所能及但超出其传统立场的行动。

另一个根本问题是医务人员的组织能力并不一致。医疗卫生教育虽然在培训诊断和治疗方面卓有成效,但经常缺乏基于系统的护理教学。相反,它侧重于疾病、诊断和治疗,以及诸如设置呼吸机、中心静脉置管或进行换药等临床技能操作。传统上,医学培训计划并不强调"医疗制度",这些制度包括:医院如何运作,包括医院等级;不同工作人员的角色和责任;系统内的互动;以及信息基础设施。实施系统性变革往往需要卫生专业毕业生在职学习。这就造成了系统的"盲目性",医疗保健行业的成员可能不信任他们工作的环境,这反过来又导致他们建立自己的方法来"绕过系统把事情做好"。有了这种心态,系统就是问题,而不是解决问题的方案。

医学相对抵制变革。例如,创伤系统花了 10 年时间才证明了死亡率下降[19-21]。但也很少有人承认或理解医疗保健的复杂性,因此也很少有人理解任何新流程的实施策略。在很大程度上,促进者和推动者的识别是通过个人经验进行的,并且只针对那些"试图完成某事"的人[22-25]。

最后,有些人认为引入 RRS 会降低医院的医疗质量。虽然他们承认计划好的应对措施可以改善一些结果,但他们担心,RRS 可能给已经超负荷工作的临床医生带来新的负担,并对医院其他地方的医疗服务产生负面影响。事实上,一份详尽的报告提到每个团队激活会有 1.1 个突发事件发生。根据这个结果人们建议谨慎开展 RRS,尽管在同一份报告中提到只有不到 1% 的 RRS 突发事件会对临床工作造成负面影响。然而,即使挽救了生命,其他 99% 的突发事件确实导致了不利的文化环境[27]。

体制改革基础

近年来的一些社会变革为医院内的变革奠定了基础。首先,卫生保健系统中潜在可预防的死亡事件的丑闻凸显了发生错误的频率和它们造成的危害[28]。美国医学研究所出版的一本书《人非圣贤,孰能无过》(美国医学研究所)[10]强调了美国医疗保健系统不公开的不良安全记录。因此,社会现在期望并要求医疗保健系统提供更多的安全保障。在这方面的改进将增强公众对医疗保健机构的信心。然而,尽管投入了巨大的资源和努力,几乎没有改善医院整体的应急安全成果[29]。

随着医疗机构要求更安全的医疗服务和更强的责任感,国家医疗保健政策正在发生变化。这种变化正在全球范围内发生。国家安全机构监督药品和器械的严格标准,但是目前几乎没有办法评估和实施评估卫生系统安全的标准。美国卫生保健组织认证联合委员会(JCAHO)引入了严格的新安全系统审核标准[30],并规定医院实施 RRS 系统,且将其作为维护患者安全的国家级目标来建立[31]。近期一家通过安全审核的医院发生一例不幸的非预期死亡,这导致一些人得出结论,安全评估系统本身需要改善[32,33]。美国食品药品监督管理局已经改变了报告机制和报告重大药物错误问题的方法。他们观察医疗差错的来源,并向制造商施加压力,要求他们改变包装、标签声明和营销方法,以防止系统性的临床差错和伤害。

医疗卫生市场营销策略也发生了变化。医疗卫生购买者正在共同努力,以获得最佳价值和最佳成本。例如,美国的蛙跳小组已经定义了系统标准和护理目标,促使提供者改变他们的护理提供、营销和数据收集方法[34-36]。

高级护理人员现在关注的安全性是医院内医疗质量的一个重要指标。因此,美国、澳大利亚和欧洲的一些机构对 RRS 的概念表示出兴趣。例如,医疗卫生改善研究所正在提供关于 METs 的课程,JCAHO 坚持戴维斯等人的观点。每个被认证的医院都必须有一个系统来识别和应对重症患者。澳大利亚联邦政府和州政府都赞助实施 RRS,并倡导 MET 模式。澳大利亚一个州在 250 多家医院实施了标准化 RRS[29]。因为安全是所有医疗组织的目标,这些力量鼓励管理者和医疗人员认识到 RRS 对于其机构和患者可能带来的好处。这也将证明他们正在根据新出现的实践模式和安全举措进行实践。

医院内的障碍

在医院内有许多障碍可能会影响 MET 系统的实施。首当其冲的是成本,至少在过去的十年里,美国一直在关注如何削减成本。然而,如上所述,现在他们将重心转向了安全性。虽然成本是并将永远是一个关键问题,但目前的考虑方面正在从成本向安全质量转变。

关于 RRS 的成本/成本效应的数据有限,RRS 似乎增加了成本,因为它们需要新的装备和人员配备,当开展 RRS 后,预期重病患者紧急呼叫的频率可增加 3 到 5 倍[37],尽管大多数不会是心搏骤停事件[1,38]。基于这些数字,可以很容易地推测所需要的急救团队成员人数[7]。

医疗应急小组通常包括一个或多个重症监护或急救医学医师和护士、麻醉师或麻醉护师以及一个或多个呼吸治疗师。相比之下,由医疗保健改善研究所倡导的快速反应小组

(RRT)不使用医生,而是依靠高年资重症医学科护士进行评估和分诊。他们可以根据需要请医生。这种分诊系统使医院能够在最需要的情况下才使用最昂贵的员工。此外,非团队成员的其他成员可能会做出反应并试图帮助管理危机。这项活动通常是他们所承担的其他责任的补充。这种对额外工作的看法是实施的障碍,并且可能在分析成本和效益的准确估算之前停止讨论。据估计,将医院的每位工作人员都培训至能够处理心搏骤停的水平,将花费超过 50 万美元/每位幸存者[39]。据推测,训练医院每个成员以达到与急诊医师相同的水平,将使得每个幸存者的花费增加许多倍。

另一方面,RRS 旨在集中少数应对所有医院紧急情况的专家,而不是对所有工作人员进行基础心肺复苏的普遍培训。从这个意义上说,RRS 可以节省成本和改善医疗。最新的研究显示,由于重症监护室住院率降低,重症监护室住院时间缩短,以及出院时间提前,与 RRS 实施相关的医疗卫生成本降低[40-42]。RRS 可以是一种具有成本效益和/或节省成本的干预措施。

第二个障碍是危机小组对通常由其他人护理的患者进行干预。这就引出了两个问题。第一是主导权。谁在"主管"患者的医疗方案及护理,如果一个医疗组已经在治疗患者,打电话给第二个医疗小组,这会产生谁负责的冲突,其中隐含的问题是谁水平更高。第二个问题是基于传统观点,每个团队都应该给患者"全面"的护理。在这个模型中,求助可能被认为是软弱的表现,这种软弱可能是情感和能力上的,这种情况暗示求助者没有能力处理这种紧急情况[43,44]。解决这个障碍的方法是记录所有必要的技能、知识和经验,以处理恶化和重症患者,并且只允许那些符合这些要求的人管理患者。这类似于在进行特定的外科手术或介入手术之前建立必要的培训和专业知识。

因为 RRS 需要文化和行为变革,所以需要医院护理、医生和行政领导来使系统正常运转。需要领导者提供政治支持和项目所需的资金。如果没有医院领导强有力地倡导改善重症患者的医疗,并找到证据来证明这项服务的必要性和益处,这个项目不可能成功。

卫生部门的资深同事,特别是高级护士和医生领袖是推进 RRS 系统的关键盟友。在医院工作的护士和医生,如果没有领导的支持,就不会全身心地参与到这项活动中。危机应对需要护士和医生支持,通常支持来自医院的其他区域。这种工作职责的转移将是其他职责的补充,因此可能会受到抵制。领导层必须以更宏观的角度看医院,并能够分配资源,做到既能处理增加的工作量,又具有管理医院危机所需的技能。有时,为了防止增加医疗人员的工作量,领导们可能会拒绝支持 RRS。选择现状,尤其是当个人而非系统成为危机事件的起因时,往往是政治上更容易采取的做法。

职业差异可能会对 RRS 的实施产生不可抗拒的障碍。例如,护理人员有记录患者的生命体征,然后向医疗人员报告的文化,而不是直接根据发现采取行动[43-45]。这在一定程度上是因为长期以来护理人员没有被授予将观察转化为行动的权利。在这个过程中,发现低血压的护士会试图联系负责患者的医生,而不是立即采取行动。这可能在应对患者状态的变化时产生不必要的延迟。通常,这不是问题,但是,当发现危机时,延迟会导致伤害[46-48]。

RRS 之前按照传统方式报告的规则的例外是当患者出现心跳呼吸骤停时。护士随后可以开始 CPR,并启动危机响应来处理患者。相比之下,RRS 使护士在患者恶化的过程中更早地激活应急系统。护士(和医生)在参与一个似乎改变护士传统角色的新过程时可能会感到不舒服,他们也可能不愿意承担传统上不属于他们自身范围内的责任。我们在 RRS 模拟器危机团队培训课程中观察到经验丰富的个人回避了"非职责范围内"的重要任务。例如,没有人可以给呼吸困难的患者提供呼吸支持,因为这是麻醉或重症护理人员的工作。为 MET 或 RRT 响应创建新流程将挑战传统的角色和职责,这是系统实现的潜在障碍。

保持对自己职业的警惕可能是正确反应的障碍,意识到自己的表现可能会受到批评也会改变行为。初级医务人员试图学习并给他们的上级留下深刻印象,他们很可能将求助视为软弱、懒惰或缺乏知识的标志。这些想法可能会降低呼叫被触发的可能性。传统上,初级医生不管自己的患者病得有多严重都要照顾他们,只有当他们洞察到自己的不足之处和对患者的潜在后果时,他们才会寻求帮助。问题是,除非一个人具有渊博的知识,否则他既不能意识到这些可能性和危险,也不能意识到他们何时"陷入困境"。医学实习生通常不具备识别和复苏重症患者所必需的技能、知识或经验[49,50]。

医师、护士和医院的其他人员以层级分明的独立团队运作,形成了一个重要的障碍,需要得到承认和理解。护士可能会发现问题,向其他更有经验的护士寻求帮助。当情况被认为超出了护理链的能力时,他们会打电话给医生。医生会根据他或她的技能和优先顺序做出反应。当那个人发现问题超出他们的能力时,就会进行第二次、第三次或第四次呼叫,直到所有资源都耗尽为止。这种知识和技能阶梯在本质上是分层的,并且存在延迟。尽管存在众所周知的延误,当危机发生时,护理人员也可能不愿意走出指挥链去求助。为了使 RRS 发挥作用,必须将该链确定为快速有效护理重症患者的系统性障碍。这种默认表明当前的层次结构是错误和危害的源头,并且可能成为完成系统实施的障碍。

传统的医学和护理教育也是 RRS 的一个潜在障碍,因为它教导人们先自己思考问题,然后从自己的成功和错误中学习,这样才是最好的。危机应对团队以适当的专业知识进行迅速最佳干预。反应可能太快了,以致受训者可能没有机会仔细考虑并自己决定什么才是最重要的考虑因素和最好的行动方案。可能有一种观点认为,不允许错误多少会阻碍学习。由于许多人主张教育是医疗和护理的重要组成部分,因此教师认为学习不可能的情况将会引起关注。

认为错误是由个人行为导致的,而不是由于"系统"未能防止错误所致,是 RRS 实现的主要障碍[51]。在当今医学界,认识到有缺陷的系统会带来错误和对患者的伤害是相对先进的思维。发病率和死亡率(M&M)会议通常集中于判断或技能上的个体错误,而不是将其置于"系统思维"的背景中。未能认识到"允许错误的系统"是一个有缺陷的系统,这构成实施 MET 或 RRT 的根本障碍。在这种传统的 M&M 会议中,由于看护者和患者之间有明显的联系,因此责备个人比责备系统更容易,因此对"系统修复"的需求可能仍然无法识别。只要这种对"问题个体"的看法持续存在,那么开展威胁既定等级制度和当前实践模式的新医疗方案就会存在巨大障碍。

众所周知,当符合标准时,护理人员在触发 RRS 方面并不可靠[7]。根据我们的经验,这些障碍可能是心理上的("如果我打电话给他们,他们可能认为我不聪明/不熟练/不努力工作")、认知障碍("我不确定这个患者是否符合标准")和/或文化障碍("如果我打电话给别人,他们可能会批评我")。每个问题都可能需要不同的修复技术。在一项针对城市社区医院的实习医生和病房护理人员的研究中,调查了护理人员对 RRT 触发标准的知识、RRT 反应的知觉倾向以及是否会激活 RRS 的看法。这一切都在意料之中。随着对 MET 的熟悉程度、对 MET 的赞同程度和感觉良好程度和/或激活标准的增加,自我报告的触发响应的遵守率也增加。因此,未能解决这些问题是实施 MET 的主要障碍[52]。

克服障碍的策略

所有的障碍似乎都属于知识差距(标准是什么?)、文化差距(我为什么要打电话? 我会被责备吗?)和信念差距(RRS 真的有用吗? 如果没有它我能做些什么呢?)的范畴。这些差距可能导致决策无法施行。改善 RRS 的执行和维持的战略应侧重于这些问题。琼斯或戴维斯[43,52]所做的员工调查表可能会突出需要针对性干预的领域。

作者已经指出了一些克服各种障碍的策略。一些策略可能在执行阶段以最佳方式运行,其他策略则更适合系统维护。没有数据来支持哪些障碍需要首先克服,也没有任何数据来确定哪些策略最有效、最简单或最可靠。

作者发现,医院失败或未遂事件的“故事”可以成为讨论替代方法的论坛实施 RRS 的基础,有两种类型的故事可行。第一种是“出于纪念”。故事中发生了一些悲剧事件,需要分析和行动,例如,一名医护人员的妻子死于阿片类药物服用过量的错误,经过仔细分析发现死亡是由于存在两种危及生命的情况——阿片类药物的管理(药物剂量)和医院系统未能对此事件做出反应。第二部分是小故事的汇编。例如,一系列在 6 个月内因阿片类不良事件发生不幸的人。事件的纯粹数量性,无论是失误还是实际伤害,都可能是行动的强大动力。虽然很容易将不良事件归因于有缺陷的从业者,但对许多事件的分析将证明它的出现有无数的原因。我们大胆地称之为“跟随尸体的游行”,以强调追踪类似事件如何导致的观察结果,而这些观察结果在审查单一事件时可能并不明显。这种方法清楚地表明,如果在过程的不同阶段、不同时间,由不同的个人犯下如此多的错误,那么系统就是有故障的。这使得系统响应的需求更加明显。正是在这种背景下,推广 MET 或 RRT 响应的人员必须提出一个系统,该系统可以防止严重的不良事件,无论其原因是什么。一种危机类型的成功往往使其他人意识到该系统可能对其他类型的问题也有效。这样,当其他错误检测机制失败时,MET 和 RRT 响应就成为系统拯救患者的“守门员”。RRS 的一个主要亮点是,它们可以预防由无数患者病情恶化引起的死亡和严重并发症。

第二种方法是分析并使用数据促进激励变革:数据是客观无偏倚的,并且可以跟踪过程改变的危害和好处。最重要的跟踪数据可能是危机事件发生前护理延迟的频率和持续时间。一旦建立了反应时间和疾病严重程度的标准,就可以在危机或心搏骤停事件发生前 24 小时审查适当治疗的延迟。危机标准使评审者能够确定达到标准后需要多长时间才能进行最终治疗,或者甚至让负责任和有能力的人到危重患者的床边[37,46,49]。然后,分析人员可以通过频率、持续时间、位置、服务、时间等绘制延迟图。这些数据提供了一个强大的工具,可以识别系统缺陷并激励流程变更。我们认为延迟提供治疗是没有 RRS 的医院护理系统的标志。持续的数据收集和分析将证明过程变更在消除护理及治疗延迟方面的有效性。

当然,亦有一部分人仍然对解决医疗危机情况的团体努力持抵制态度。来自 RRS 的数据本身可以促进实施和维护过程[53],并且可以针对组织的每个级别处理。为个体临床医生提供具体的患者详细信息,而各个部门和医院将审查汇总去识别的数据。数据包括 MET 呼叫、死亡人数、心搏骤停和已符合 MET 标准但未呼叫的非预期重症监护室入院的详细情况,这些被称为潜在可预防的事件。从危机情况开始(通过满足危机标准确定)延迟的持续时间和频率的图形描述可以帮助确定需要额外教育努力的领域。另一个重要的指标是 MET 呼叫数量/1 000 名住院患者,因为呼叫数量的增加与死亡和心搏骤停的显著减少密切相关[6]。在护理人员认为 RRS 是良好系统的前提下,这种统计结果可能非常鼓舞人心。如果他们不这么认为,那么影响当然会更小。

一些临床医生或部门可能不喜欢让"未经咨询"的医生来照顾他们的患者,从而给 RRS 的实施造成了政治障碍。克服这一问题并促进医院急诊系统实施的一种方法是提醒工作人员,在复杂性重症医学案件中寻求帮助与寻求不同专业会诊没有什么不同。在危机解决后(或甚至在危机期间)保证患者的护理将仍然处于"主要"护理人员的控制之下,也可以营造一个成功实施 MET 或 RRT 的环境。

如果所有其他方法都失败了,可以提醒住院顾问他们对患者的护理负有最终责任,并确信由于患者病情的复杂性和严重性,他们在夜间或白天的任何时间出现紧急情况均是合理的,而不是给受训人员留下如此具有挑战性的管理。还可以提升住院医师诸如气管插管、血管活性药物和中心静脉置管等技能。

一位作者发现,住院医师教育计划的负责人没有采取任何措施促进 MET 的使用,但允许 MET 的使用。需要注意的是 MET 响应组织者的责任是"确保我所负责的人员受到相应培训"。受训者报告说,在照顾患者时减轻了压力,并且在观察和与 MET 成员一起工作时学到了对突发性危重患者管理的理解。MET 住院医在有支持的环境中学习,在管理恶化的患者时变得更加自如[54]。另一方面,他们确实感到减少教育计划后失去了学习的机会。

RRS 可以经济有效地帮助治疗患者。例如,在一般病房照顾重病患者所需的护理基础设施可能会减损其他常规活动。MET 和 RRT 的响应不仅可以随时提供及时和专业的护理,还可以减轻其他员工在不合适环境中照顾重病的负担。MET 响应的平均持续时间约为 30 分钟[1]。因此,病情恶化的患者可以得到评估、治疗,必要时可以在短时间内进行分类。尽管发生了危机事件,但仍然可以保证护理单元的日常工作保持相对不受干扰。

RRS 提高了普通病房危重患者的安全性。作者已经观察到了我们所谓的"多米诺骨牌"的现象。在这种情况下,第二次患者发生了医疗危机,因为工作人员在应对危机中的第一位患者时未能提供治疗或充分监测患者。我们认为 RRS 减少了"多米诺骨牌效应",因为它们迅速为该单位带来了新的重症监护资源,他们要么迅速解决危机,要么在其他地方对患者进行分类。识别这些基于单元的资源问题并认识到 RRS 实施后发生的成功是克服一些阻力的重要动力。突出多米诺骨牌效应的减少可以为病房工作人员提供动力,以便更早地激活 RRS。

增加 MET 或 RRT 响应意味着响应团队的工作量增加,因为每个响应都会使来自其他领域的重症监护人员对待单个患者。将资源整理到承担应对所有患者医疗危机事件的任务似乎是一项艰巨的任务。作者的医院提供类似于传统心搏骤停团队的服务方案,即先复苏,在危机解决后立即进行讨论,并在危机解决后将患者立即送回主治医生处。通过使用心搏骤停团队,不需要增加新的资源,目前的资源只需多承担一些即可。认识到许多急诊患者可能发展为心搏骤停患者,有助于激励急救人员在心脏停止跳动之前尽早到达。早期呼叫可以改善结果并减少恢复体内平衡所需的努力,可以避免重症监护入住,减少重症监护室工作人员的下游工作。总而言之,及早并有效地应对危机可以减少医院工作人员的工作量。

在医院,教育是维持高质量护理所必需的一项持续的基本活动。更好地了解 RRS 的重要性以及培养一个人所需的行为,可以找到教育员工了解 RRS 的机会。例如,新员工入职培训应包括危机管理和适当使用 MET 或 RRT 能力的模块。新员工将接受基于"接受和预期"实践的流程。相比之下,现有员工需要重新接受教育,明白为什么系统方法比临时流程更有意义,以便于为每个关键事件建立危机干预团队。现有工作人员必须认识到新的护理系统比现行做法更容易和更有效,否则新的过程将失败。RRS 规则必须简单而客观。任何"可解释的"规则都不会得到一致遵守。对于任何医疗危机的管理,应将 MET 或 RRT 响应视为"一站式购物"。布斯特等人发现,"护理人员'担心'患者"是 MET 触发的常见诱因[4]。可靠地救助有患者关注的工作人员将在未来加强对应对措施的使用。

对于 RRS 的管理者而言,积极和消极的强化可以促进文化变革。祝贺那些"求助"的人,告诉他们,他们的老板和他们的同事是如何拯救生命的。匹兹堡大学使用电子邮件进行这种反馈,以实现文化变革[37]。上级关于未能触发 MET 或 RRT 响应的私下通知将显示故障的影响。RRS 响应者也必须加强呼叫。如果上级人员鼓励呼救,而 RRS 响应者则批评这一行动,那将毫无益处。对 RRS 呼叫的每一次批评都必须触发对这些人的再教育。该机构的所有成员都必须将 RRS 呼叫视为英雄主义行为:它将患者护理置于自我之上。不符合标准的呼叫也可能意味着即使患者没有需求,激活 MET 的工作人员也需要帮助,并需要获得教学和指导的机会[26]。其他强化教育策略包括在医院的所有部分以及响应者和工作人员的口袋卡上放置团队触发标准,并告知患者和家属 MET 系统是用来保护患者的。

如前所述,"寻求帮助"可以被视为软弱的表现,而当构成危机的标准是主观的或模棱两可的时候,这种看法更为普遍。因此,该请求是对能力的间接衡量标准:认为患者处于危机中的人通过他或她无法单独处理的情况来定义危机。为了防止这种障碍,必须采用客观和容易被认可的危机标准。根据客观标准,发现危机的人只是通知他人存在危机(遵循医院政策),这并不意味着该人处理情况的能力不足。相反,MET 或 RRT 呼叫成为患者护理和临床判断的卓越标志。使用危机标准的医院显示 MET 和 RRT 反应频率增加,治疗延误减少[4,37]。此外,制定"所有 RRS 触发事件都很好/合理"的政策也很重要。如果护理人员认为他们会被秋后算账,就会产生障碍。看护人必须知道他们的决定将作为努力改善护理的一种行为而受到尊重。

总结

在医院实施快速反应系统可能会改变护理文化并威胁现状。将新的医疗系统带入环境中存在许多潜在的经济、社会、文化和心理障碍。尽管如此,强有力的数据表明,这种护理系统将降低各种医院环境中的发病率和意外死亡率。因此,医院领导必须解决的关键问题是如何实施该系统,而不是是否实施该系统。关于如何克服实施快速反应系统的障碍,目前还没有强有力的数据。在本章中,我们提出的策略在我们的医院环境中是有效的,也可能使他人受益。

(翟姗姗 译 吴筱菁 校)

参考文献

1. Lee A, Bishop G, Hillman KM, Daffurn K. The medical emergency team. Anaesth Intensive Care. 1995;23:183–6.

2. Jones DA, DeVita MA, Bellomo R. Rapid-response teams. N Engl J Med. 2011;365:139–46.

3. Bristow PJ, Hillman KM, Chey T, et al. Rates of in-hospital arrests, deaths, and intensive care admissions: the effect of a medical emergency team. Med J Aust. 2000;173:236–40.

4. Buist MD, Moore GE, Bernard SA, Waxman BP, Anderson JN, Nguyen TV. Effects of a medical emergency team on reduction of incidence of and mortality from unexpected cardiac arrests in hospital: preliminary study. BMJ. 2002;324:387–90.

5. Baxter AD, Cardinal P, Hooper J, Patel R. Medical emergency teams at The Ottawa Hospital: the first two years. Can J Anaesth. 2008;55(4):223–31.

6. Bellomo R, Goldsmith D. Postoperative serious adverse events in a teaching hospital: a prospective study. Med J Aust. 2002;176:216–8.

7. Chen J, Flabouris A, Bellomo R, Hillman K, Finfer S, MERIT Study Investigators in the Simpson Centre and the ANZICS Clinical Trials Group. The relationship between early emergency team calls and serious adverse events. Crit Care Med. 2009;37:148–53.

8. MERIT Study Investigators. Introduction of the medical emergency team: a cluster-randomised controlled trial. Lancet. 2005;365:2091–7.

9. Chen J, Flabouris A, Bellomo R, Hillman K, Finfer S, MERIT Study Investigators in the Simpson Centre and the ANZICS Clinical Trials Group. The impact of introducing medical emergency teams on the documentation of vital signs. Resuscitation. 2009;80:35–43.

10. Institute of Medicine. To err is human: building a safer health system. In: Kohn LT, Corrigan JM, Donaldson MS, editors. Washington, DC: National Academy Press; 2000.

11. Yourstone SA, Smith HL. Managing system errors and failures in health care organizations: suggestions for practice and research. Health Care Manage Rev. 2002;27(1):50–61.

12. Needham DM, Colantuoni E, Mendez-Tellez PA, Dinglas VD, Sevransky JE, Dennison Himmelfarb CR, Desai SV, Shanholtz C, Brower RG, Pronovost PJ. Lung protective mechanical ventilation and two year survival in patients with acute lung injury: prospective cohort study. BMJ. 2012;344:e2124.

13. Bratzler DW, Houck PM, Richards C, et al. Use of antimicrobial prophylaxis for major surgery: baseline results from the National Surgical Infection Prevention Project. Arch Surg. 2005;140(2):174–82.

14. Bellomo R, Goldsmith D, Uchino S, Buckmaster J, Hart G, Oppdam H, Silvester W, Doolan L, Gutteridge G. Prospective controlled trial of effects of medical emergency team on postoperative morbidity and mortality rates. Crit Care Med. 2004;32:916–21.

15. Bellomo R, Goldsmith D, Uchino S, Buckmaster J, Hart GK, Opdam H, Silvester W, Doolan L, Gutteridge G. A prospective before-and-after trial of a medical emergency team. Med J Aust. 2003;179(6):283–9.

16. Goldhill DR, Worthington L, Mulcahy A, Taring M, Sumner A. The patient-at-risk team: identifying and managing seriously ill ward patients. Anaesthesia. 1999;54:853–60.

17. Knox GE, Simpson KR. Teamwork: the fundamental building block of high-reliability organizations and patient safety. In: Youngberg BJ, Hatlie MJ, editors. Patient safety handbook. Boston: Jones & Bartlett; 2004. p. 379–415.

18. Baker DP, Day R, Salas E. Teamwork as an essential component of high-reliability organizations. Health Serv Res. 2006;41(4 Pt 2):1576–98.

19. Nathens AB, Jurkovich GJ, Cummings P, Rivara FP, Maier RV. The effect of organized systems of trauma care on motor vehicle crash mortality. JAMA. 2000;283:1990–4.

20. Lecky F, Woodford M, Yates DW. Trends in trauma care in England and Wales 1989–97. UK Trauma Audit Research Network. Lancet. 2000;355:1771–5.

21. Mullins RJ, Veum-Stone J, Helfand M, Zimmer-Gembeck M, Trunkey D. Outcome of hospitalized patients after institution of a trauma system in an urban area. JAMA. 1994;27:1919–24.

22. Plsek PE, Greenhalgh T. The challenge of complexity in health care. BMJ. 2001;323:625–8.

23. Eccles FR, Grimshaw J. Why does primary care need more implementation research? Fam Pract. 2001;18:353–5.

24. Dellinger RP. Fundamental critical care support: another merit badge or more? Crit Care Med. 1996;24:556–7.

25. Cook RI, Render M, Woods DD. Gaps in the continuity of care and progress on patient safety. BMJ. 2000;320:791–4.

26. Micthell A, Schatz M, Francis H. Designing a critical care nurse-led rapid response team using only available resources: 6 years later. Crit Care Nurse. 2014;34(3):41–55.

27. The Concord Medical Emergency Team (MET) incidents study investigators. Incidents resulting from staff leaving normal duties to attend medical emergency team calls. Med J Aust. 2014;201:528–31. doi:10.5694/mja14.00647.

28. Schneider EC, Lieberman T. Publicly disclosed information about the quality of health care: response of the US public. Qual Health Care. 2001;10:96–103.

29. Hillman KM, Lilford R, Braithwaite J. Patient safety and rapid response systems. Med J Aust. 2014;201:654–6.

30. Beyea SC. Implications of the 2004 National Patient Safety Goals. AORN J. 2003;78:834–6.

31. Joint Commission on Accreditation of Healthcare Organizations. 2008 National Patient Safety Goals. Jt Comm Persspect. 2007;27:10–22.

32. Griffith JR, Knutzen SR, Alexander JA. Structural versus outcomes measures in hospitals: a comparison of joint commission and medicare outcomes scores in hospitals. Qual Manag Health Care. 2002;10:29–38.

33. Landis NT. Government finds fault with hospital quality review by joint commission and states. Am J Health Syst Pharm. 1999;56:1699–700.

34. Scanlon M. Computer physician order entry and the real world: we're only humans. Jt Comm J Qual Saf. 2004;30:342–6.

35. Pugliese G. In search of safety: an interview with Gina Pugliese. Interview by Alison P. Smith. Nurs Econ. 2002;20:6–12.

36. Cors WK. Physician executives must leap with the frog. Accountability for safety and quality ultimately lie with the doctors in charge. Physician Exec. 2001;27:14–6.

37. Foraida M, DeVita M, Braithwaite RS, Stuart S, Brooks MM, Simmons RL. Improving the utilization of medical crisis teams (Condition C) at an urban tertiary care hospital. J Crit Care. 2003;18:87–94.

38. Hourihan F, Bishop G, Hillman KM, Daffurn K, Lee A. The medical emergency team: a new strategy to identify and intervene in high-risk patients. Clin Intensive Care. 1995;6:269–72.

39. Lee KH, Angus DC, Abramson NS. Cardiopulmonary resuscitation: what cost to cheat death? Crit Care Med. 1996;24:2046–52.

40. Thomas K, VanOyen Force M, Rasmussen D, Dodd D, Whildin S. Rapid response team: challenges, solutions, benefits. Crit Care Nurse. 2007;27(1):20–7.

41. Bonafide CP, Localio AR, Song L, Roberts KE, Nadkarni VM, Priestley M, Paine CW, Zander M, Lutts M, Brady PW, Keren R. Cost-benefit analysis of a medical emergency team in a children's hospital. Pediatrics. 2014;134(2):235–41.

42. Dacey MJ, Mirza ER, Wilcox V, Doherty M, Mello J, Boyer A, Gates J, Brothers T, Baute R. The effect of a rapid response team on major clinical outcome measures in a community hospital. Crit Care Med. 2007;35(09):2076–82.

43. Jones D, Baldwin I, Mcintyre T, et al. Nurses' attitudes to a medical emergency team service in a teaching hospital. Qual Saf Health Care. 2006;15: 427–32.

44. Azzopardi P, Kinney S, Moulden A, Tibballs J. Attitudes and barriers to a Medical Emergency Team system at a tertiary paediatric hospital. Resuscitation. 2011;82(2):167–74.

45. Shearer B, Marshall S, Buist M, et al. What stops hospital clinical staff from following protocols? An analysis of the incidence and factors behind the failure of bedside clinical staff to activate the rapid response system I a multi-campus Australian healthcare service. BMJ Qual Saf. 2012;21:569–75.

46. Boniatti M, Azzolini N, Viana M, et al. Delayed medical emergency team calls and associated outcomes. Crit Care Med. 2014;42(1):26–30.

47. Trinkle RM, Flabouris A. Documenting rapid response system afferent limb failure and associated patient outcomes. Resuscitation. 2011;82(7):810–4.

48. Calzavacca P, Licari E, Tee A, et al. The impact of rapid response system on delayed emergency team activation patient characteristics and outcomes—a follow-up study. Resuscitation. 2010;81(1):31–5.

49. McQuillan P, Pilkington S, Alan A, et al. Confidential inquiry into quality of care before admission to intensive care. BMJ. 1998;316:1853–8.

50. Goldhill DR, White SA, Sumner A. Physiological values and procedures in the 24 hours before ICU admission from the ward. Anaesthesia. 1999;54:529–34.

51. Reason J. Combating omission errors through task analysis and good reminders. Qual Saf Health Care. 2002;11:40–4.

52. Davies O, DeVita MA, Ayinla R, Perez X. Barriers to activation of the rapid response system. Resuscitation. 2014;85(11):1557–61.

53. Hillman K, Alexandrou E, Flabouris M, et al. Clinical outcome indicators in acute hospital medicine. Clin Intensive Care. 2000;11:89–94.

54. Stevens J, Johansson A, Lennes I, Hsu D, Tess A, Howell M. Long-term culture change related to rapid response system implementation. Med Educ. 2014;48(12):1211–9.

15 传入支概述

Gary B. Smith，David R. Prytherch，Alex J. Psirides

引言

快速反应系统(RRS)的传入支负责监测患者的临床情况、识别病情恶化和触发响应[1]，即"预防链"的3个组成部分(图15.1)[2]。确保传入支能够有效发挥所有功能看似很简单，但各个部分经常会出现问题，并导致本可以避免的不良临床结局。常见问题包括观察频率不足、指标监测不全、对指标异常值的意义缺乏了解，以及在需要帮助时没有呼叫RRS[3-36]。

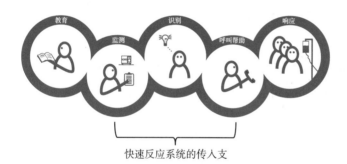

图15.1 预防链[1]和快速反应系统的传入支。预防链[1]的版权所有为G B Smith。

英国的一项"全国患者结局和死亡的机密调查"报告发现，在439例从普通病房转入重症监护室(ICU)后死亡的患者中，其病例记录很少对需要测量的生理指标的类型和监测频率做出书面要求[5]。除此之外，生命体征信息通常不完整，其中脉率、血压和体温是最常记录的指标，而呼吸频率的记录最少[5]。关于在哪些指标异常时应启动患者评估的记录很少[5]。同样，澳大利亚的MERIT研究显示，在没有签署"放弃心肺复苏"协议的患者中，有81%的病历没有完整记录或没有记录心搏骤停、非预期转入重症监护室或意外死亡发生之前15分钟内的心率、血压和呼吸频率[13]。其他研究显示，生理指标的监测和记录情况在不同科室[28]以及白天和夜间[27,29]存在差异。

MERIT 研究还发现,在心搏骤停、非预期转入重症监护室或意外死亡发生之前 15 分钟以上的时间段里,即使有书面的 MET 呼叫标准,也只有 41% 的案例呼叫了 MET[13]。没有寻求帮助可能是由于未能识别患者病情恶化、对升级治疗认识不足、临床判断错误、对升级治疗缺乏信心或呼叫者担心自己会受到批评[25,26,30-35]。

此外,医务人员之间可能没有充分沟通患者的治疗情况,尤其是在交接和转运过程中[6,7,36]。安德鲁斯发现,将患者转诊给医生时,基于可量化的证据是最有效的方法,同时采用早期预警评分(EWS)而不是报告单个生命体征的变化情况,可以改善关于患者病情恶化情况的沟通[37]。

RRT 的启动情况呈现昼夜变化的模式[38,39],尽管这可能仅仅反映了患者的入院时间[40]。与没有配备持续监测设备的团队相比,配备有这些设备的团队(至少有脉搏血氧仪或心电记录仪)被启动的次数更多,但启动模式基本相同[39]。

虽然其中许多问题已是众所周知,但它们仍在继续发生。例如,美国最近一份报告“遵循指南——心肺复苏”中关于院内心搏骤停(IHCA)的登记数据显示,在发生 IHCA 的患者中,55% 的患者病历记录中没有心搏骤停发生之前 4 小时内的生命体征信息。尽管有 65% 的患者在发生心搏骤停时接受了监测;43% 的患者在有远程监测设备的场所接受救治[41]。

改善传入支的功能

加强常规监测和评估

每位患者都应当有一份清晰的生命体征监测计划文档,明确说明需要监测的指标和监测频率[3,42,43]。有的医院将对所有患者进行最低限度监测作为全院通用政策,在这些医院中最容易实施上述措施。该监测计划应将患者的诊断、合并症、治疗计划和疾病严重程度考虑在内,并相应地调整监测频率和治疗等级[3,42-45]。虽然很少有关于生命体征的最佳监测频率的研究[18,19],但根据临床情况的变化而调整监测频率是合理的。在英国,最新的提议指出最低监测频率应为每 12 小时一次[42]。但在 2008 年举行的共识会议上,有参会者指出应至少每 6 小时监测一次[3],还有人建议每 2 小时监测一次[45]。虽然有些人提倡持续监测,但目前尚不清楚持续监测是否对所有住院患者都有益。然而,与测量临床指标相比,采用 EWS 这种标准化的评估方法(即每天监测 3 次)可以更好地发现生理异常,并能更可靠地启动 RRT[46]。

采用 EWS、组建 RRT、进行人员培训、制订监测方案或引入新的监测表,均可增加生命体征的监测频率[16,47-52]。但是,使用电子病历并不一定能改善生命体征的记录情况[53]。只有高级别医师才能做出调整监测频率(尤其是降低监测频率)的决定[3,42]。

每次生命体征监测数据记录均应完整,因为各项生理指标之间往往会通过生理代偿机制而相互关联。当数据记录不完整时,一些生理变化通常会被忽视[29]。最新的提议指出,生命体征数据至少应包括心率、呼吸频率、收缩压、意识水平、血氧饱和度和体温[3,42,44]。为了给血氧饱和度的测量值提供依据,还应记录吸氧浓度[43,54]。

确保生命体征测量的准确性

在发达国家,目前大多数生命体征都是由仪器测量的。显然,这些仪器需接受适当的校准和良好的维护。使用这些仪器的医务人员应接受专门培训,并且必须具备监测、测量和解读结果的能力[55]。他们应知道自己所使用的仪器在准确性和适用性方面的限制。指甲油等因素会影响脉搏血氧仪的准确性[56,57];血压计袖带相对于患者手臂的大小会影响血压测量的准确性[58]。测量应标准化——测量时,患者应保持同样的姿势;对特定肢体进行测量时,应始终使用同一肢体。如果患者发生房颤,那么使用自动测振式血压计测得的血压值与手动测量值之间可能会存在显著差异[59]。在重症监护区以外的场所,呼吸频率一般不是由仪器测得,而是通过观察得出。有相当多的证据表明,呼吸频率测量的准确性较低,这是由于观察者间的可靠性不佳所致[5,10,16,20,22,23,47,60-65]。

确保生命体征测量值记录准确

生命体征记录表应当能让医务人员早期识别病情恶化的患者。为此,它必须确保记录表立即可用、记录准确、更新及时并且清晰易读。然而,这些目标往往没有达到。一家医院内存在不同版本的生命体征记录表是很常见的。至少在一家特定的医疗机构内应该只使用一种格式的记录表,或许在整个医疗系统内这样做也是明智的。仍然需要定义最佳的图表格式,因为它们会影响检测结果的解读、EWS 评分的计算速度和准确性以及病情恶化的识别,因此仍需定义最佳记录表的格式[66-72]。如果采用 EWS 评分系统,还必须确保评分的计算和记录准确和清晰。

有些医院采用以彩色编码或色带表示的生命体征记录表,他们认为这种表格有助于识别患者的病情恶化[54,66-69,73,74]。这些表格利用不同的颜色来表示链接到“跟踪和触发系统”(见下文)的生理指标的异常程度,或在表格上注明 EWS 分值以辅助计算[73]。

用于识别患者病情或恶化情况的系统

一般而言,无论基础病因为何,急性疾病的临床表现都是相似的,因为它们通常反映心血管系统、呼吸系统和神经系统的功能衰竭。生命体征异常是即将发生危急事件的标志[1,12,15,75-85],因此,现有许多医院采用一套预先制订的、基于生命体征的“呼叫标准”或“跟踪和触发”系统,作为需要升级监测或呼叫更多专家帮助(通常为 RRT)的指标。

最常用的两种系统为:单参数跟踪和触发系统(single-parameter track and trigger systems, SPTTS)(通常被称为 MET 标准)[86-91],以及总加权评分系统(aggregate weighted scoring systems,AWTTS)[被称为早期预警评分(early warning scores,EWS)][86,91-98]。前者在美国和澳大利亚得到广泛应用,后者主要在英国应用。MET 标准提供了全有或全无的响应(即呼叫 RRT),而 EWS 则提供了分级的护理升级(表 15.1)。

MET 标准

李在 1995 年首次描述了 MET 标准[87]。MET 标准通常包括特异性的生理异常(例如呼吸频率 <10 次/分或 >30 次/分),以及非特异性标准——“医务人员的担心”。目前有多种不同版本的客观 MET 标准正在使用中,它们都是在李的最初呼叫标准的基础上进行的改良,通常只是细微的调整[13,88-91]。当患者出现至少一种符合 MET 标准的表现时,表明医生应当寻求帮助,通常是通过 RRT。典型的 MET 呼叫标准如表 15.2 所示。当前使用的 MET 标准中采用的指标和触发值各不相同,它们主要是根据专家的临床意见和直觉确定的,突显了

表 15.1　英国国家早期预警评分(NEWS)

生理指标	3	2	1	0	1	2	3
呼吸频率/次·分⁻¹	<8		9~11	12~20		21~24	>25
血氧饱和度/%	<91	92~93	94~95	>96			
是否吸氧?		是		否			
体温/℃	<35.0		35.1~36.0	36.1~38.0	38.1~39.0	>39.1	
收缩压/mmHg	<90	91~100	101~110	111~219			>220
心率或脉率/次·分⁻¹	<40		41~50	51~90	91~110	111~130	>131
采用 AVPU 系统评估的意识水平				A			V、P 或 U

意识水平:A 为警觉;V 为回应声音;P 为对疼痛有反应;U 为无反应。

修改自国家早期预警评分(NEWS):标准化国民健康服务体系中急性疾病严重程度的评估。工作小组报告。伦敦皇家医学院,2012 年[54]。

表 15.2　呼叫医疗急救团队(MET)的标准(Hillman 等[13])

气道	脉率 <40 次/分
受压/损伤	脉率 >140 次/分
呼吸	收缩压 <90mmHg
呼吸停止	神经系统
呼吸频率 <5 次/分	意识水平突然下降(GCS 下降 >2 分)
呼吸频率 >36 次/分	癫痫反复或持续发作
循环	其他
所有类型的心搏骤停	任何你严重担忧的不符合上述标准的患者

选择过程中的随意性。大多数关于 MET 标准使用的文献都没有报道其敏感性和特异性数据,因为这些研究中不包含那些没有触发 RRT 响应以及没有出现特定不良结局的患者相关数据。

MET 标准易于教授和使用,但缺点在于其客观指标通常反映着极端的生命体征值[13,86-91,99],因此有可能较晚才发现患者病情恶化。史密斯等利用单一的大型生命体征数据集比较了 30 种不同 MET 标准的临床效能[90]。结果发现,院内死亡率的敏感性(7.3%~52.8%)和特异性(69.1%~98.1%)存在显著差异。由于额外的误报,选择较少的极值会产生额外的工作负荷[99]。克雷蒂克斯等人研究了不同 MET 呼叫标准的影响,发现所有改良标准带来的阳性预测值低于 16%,表明超过 84% 的呼叫并不会发生不良事件[89]。他们得出结论,使用这些启动标准将导致较高比例的误报呼叫,而大量高危患者可能仍未被识别[89]。

早期预警评分(EWS)

直观看来,异常值的组合比单个测量值更具预测价值,并且测量值的变化趋势包含着更多信息,这是部分医院选择采用 EWS 而不是 MET 标准的原因。EWS 根据每项指标的权重赋予 0~3 分,用来反映生理指标偏离预定"正常"范围的情况[91-98]。所有指标的评分相加所得总分用于指导治疗,例如加强生命体征监测、安排更多经验丰富的医护人员参与治疗或者呼叫 RRT[54,86]。生理指标通常包括脉率、血压、呼吸频率和意识水平,但有些评分系统还纳入了其他指标。临床上对 EWS 有着广泛的应用,这些应用各有其独特性,但又非常相似[91-98]。不同之处大多在于各项生理指标的权重和/或界值略有差异。典型的 EWS 如表 15.1 所示。

　　EWS 的缺点是相对复杂,并且需要一组完整的监测值才能计算评分。得出 EWS 分值需要查找每项生理指标对应的权重,然后将每项加权分数相加得出总分值,这个过程常常会引入错误[29,100-104]。澳大利亚的一项研究显示,86% 的人工计算低估了计算机生成的 EWS 评分,EWS 总得分通常是正确的,但权重的分配往往不准确[102]。然而,英国的一项单中心研究表明,加权误差和求和误差的特征是相同的,大部分有误差的观测集同时显示了权重分配和计算误差[29]。误差往往会随生理指标异常程度的加大而相应增加[96,101,103]。简化版的二元 EWS 可有效区分患者发生不良结局的风险,如果采用这种 EWS,可以减少计算误差[105]。

　　近期有几个研究小组利用大型生命体征数据库开发和验证了一系列 EWS[97,98,106,107],并对采用不同 EWS 时的各种临床结局(死亡、心搏骤停和非预期转入重症监护室)和时间尺度进行了比较[108]。一般认为,EWS 评分高或者评分升高可以预测此类不良结局。一系列文献表明,EWS 评分的变化趋势可提供更多信息[109-111]。尽管已进行了一些探索,但仍需进一步研究,以充分了解 EWS 分值、变化趋势和不良结局之间的关系。

EWS 和 MET 标准的有效性

　　任何呼叫系统产生的呼叫次数都会影响医疗资源的利用。如前所述,EWS 和 MET 标准有效性不同,造成各系统产生的呼叫次数也存在较大差异。以 MET 标准为例,史密斯等将已发布的 30 个不同系统应用于同一生理指标数据集,所产生呼叫次数(即工作量)的差异高达 14 倍[90]。EWS 的作用是识别病情恶化的患者。决定是否升级治疗的分值由医疗机构确定[112]。EWS 产生的呼叫次数取决于医疗机构所选择的特定触发分值[112]。这使得医疗机构可以控制其工作量与自身医疗资源相匹配,而如果医院采用一套给定的 MET 标准,就无法达到这一目的。此外,与 MET 标准相比,EWS 可以更好地预测不良结局[84,113]。对于不同版本的 EWS,EWS 有效性曲线可以反映工作量(即呼叫次数)与敏感性之间的关系[97]。

其他可用于触发快速反应系统的临床表现

　　有许多其他症状和体征可作为启动 RRT 的正当理由,但它们(通常)不包含在 EWS 或 MET 标准当中,这些症状和体征包括苍白、出汗、患者行为改变、毛细血管再充盈时间延长、气道阻塞、无法控制的出血、功能性能力改变(例如新出现无法站立、面部或肢体无法活动/无力、言语能力改变或丧失言语能力)、尿量减少和胸痛。在决定是否需要升级监测和治疗时,采用基于生理指标测值的标准是一种不错的方法,根据医护人员的经验和专业知识进行判断可能较为主观,却也是一种有效方法[114,115]。几乎所有 MET 标准都包含"医务人员担心"这条非特异性标准,作为呼叫帮助的触发标准[13,88,90]。英国 NEWS 文档还明确指出,对患者临床状况的担心应始终优先于评分值[54]。即使医护人员无法确定引起他们担心的原因是什么,这样做也是合理的。近期一项单中心研究显示,随着时间的推移,基于"医务人员担心"作为触发因素来呼叫 MET 的次数减少,而基于生理指标的呼叫次数增加[116]。

一些医院鼓励患者家属和探视者参与 RRT 呼叫过程,因为他们对患者更为了解,能够识别患者的病情恶化或细微改变[117-120]。家属参与启动 RRS 可作为医疗机构尽快识别所有病情恶化患者的重要补充手段。

已有研究利用其他临床数据来评估不良临床结局的发生风险,并据此识别患者的病情或恶化情况[121-124]。近期,贾维斯等发表了一种仅根据临床实验室数据进行评估的 EWS[125]。其他版本的 EWS 则根据生命体征、实验室数据、临床意见和管理数据的不同组合进行评估[126-132],这类评分系统往往较复杂,需要使用计算机进行计算。对于使用诸如生化检查结果等数据的监测系统,一个重要问题是"这些临床实验室数据的有效期为多长时间?"因为血液检查的频率通常比生命体征的测量频率要低得多。根据系统开发者得出的研究结果,这类评分系统优于基于生命体征的 EWS[126-128,130,132],但有待进行外部验证。

标准化的需要

有的医院内存在多个不同版本的 EWS/呼叫标准,这种情况很常见。但是,在一家医疗机构甚至整个医疗系统内部使用一种"跟踪和触发"系统是合理的,因为患者和医护人员都有可能在病房之间和医院之间轮转。为此,伦敦皇家医师学院提倡在英国国民医疗服务体系(NHS)中使用 NEWS[54]。威尔士已在全国范围内采用 NEWS。爱尔兰已采用 ViEWS(NEWS 在 ViEWS 的基础上做了细微修改)作为其国家 EWS[133]。一些研究者建议针对慢性阻塞性肺疾病患者采用不同的 EWS 评分系统[134,135],或者修改 MET 触发界值以便将临床情况考虑在内[136]。

呼叫帮助

医务人员不遵循与治疗升级相关的标准是很常见的[26,27,137]。达到呼叫标准却未能启动 RRS 的常见原因包括:医务人员认为床旁临床团队可以控制情况;比起 RRT,他们更愿意呼叫主管医生;缺乏沟通;分不清轻重缓急[26,30,31,35]。其他原因包括:护士害怕受到谴责或批评、缺乏信心以及对 RRT 的目的和启动标准存在误解[32-34]。几组研究表明,符合标准的患者中有高达 57% 的患者,其呼叫 MET 延迟了至少 30 分钟,这种情况与院内死亡率、非预期转入重症监护室的发生率和非预期发病率升高以及住院时间延长均有关[138-143]。

为了确保及时启动和充分响应,应制订一个众所周知的、强制的、明确的启动方案。应建立绝不因呼叫而批评员工的组织文化。出于对速度和可靠性的需要,首选预先设定的呼叫系统。

医院应考虑使用标准化的沟通方式,例如 RSVP、SBAR 或 ISBAR[144-146],因为这些方法有助于医护人员更好地沟通患者的恶化情况。尽管几乎没有证据表明使用这种系统会影响病情恶化患者的升级治疗,但有一项研究显示,使用 SBAR 后,患者结局得到改善[147]。

技术在传入支改善中的作用

技术进步有助于改善监测、识别病情恶化患者以及正确触发响应。新型监测传感器正在研发中[148]。现有的针对普通病房患者的生命体征监测技术也取得了进展,其可穿戴性和患者活动度均得到改善[149]。到目前为止,尚无足够的数据支持对低危患者进行持续监测,但从逻辑上来说,需要通过持续监测来识别每一位病情恶化的患者。持续监测的缺点是会导致预警疲劳[150,151]。

使用计算机化的床旁监测设备[43,152-154]可消除 EWS 权重分配错误。在最坏的情况下，也只会发生总分值抄写错误[100,155]，因为监测设备不会自动输入数据。此外，还有一些新方法可以综合分析生命体征数据[156]。

计算机与监测设备、通信设备、个人和群体临床数据电子储存库（包括检查结果、症状、诊断、治疗、结局等）的集成，在识别病情恶化患者和呼叫急救小组方面提供了更大的保障。计算机可以及时发现细微的征象或变化趋势，从而避免病情转为危重症，并在没有主管医护人员的参与下呼叫急救小组[157-159]。无论一个人能力有多强、多有经验，计算机都能比他/她整合并分析更多数据，还能直接升级治疗，并为快速反应小组推荐适当的干预措施。

在已发表的关于采用技术手段来改善病情恶化患者的识别和响应的研究中，大多数研究的局限性在于应用规模小、仅针对特定患者群体（例如接受 RRT 呼叫的患者）或是侧重于过程指标[148,153,154,159-169]。然而，一项研究表明，在所有主要成人专科的两家医院中，计算机化生命体征监测系统的实施与医院死亡率的显著降低之间存在关联[152]。

小结

一个功能正常的传入支对于快速反应系统的有效运转至关重要。然而，传入支的三个组成部分——患者监测、识别患者病情恶化和触发传出支——均存在相当大的缺陷。采取简单易行的干预措施，例如定期对患者进行全面监测和评估、为每一位患者制订监测计划，可以显著改善传入支的功能。医疗机构应考虑使用"跟踪和触发"系统来辅助识别病情恶化的患者，医务人员应采用标准化方法来沟通患者病情。技术也有可能提供改善传入支功能的解决方案。

（夏杰峰 译 王华庆 校）

参考文献

1. DeVita MA, Bellomo R, Hillman K, et al. Findings of the first consensus conference on medical emergency teams. Crit Care Med. 2006;34:2463–78.

2. Smith GB. In-hospital cardiac arrest: is it time for an in-hospital 'chain of prevention'? Resuscitation. 2010;81:1209–11.

3. DeVita MA, Smith GB, Adams SK, et al. "Identifying the hospitalised patient in crisis"—a consensus conference on the afferent limb of rapid response systems. Resuscitation. 2010;81:375–82.

4. McQuillan PJ, Pilkington S, Allan A, et al. Confidential inquiry into quality of care before admission to intensive care. BMJ. 1998;316:1853–8.

5. National Confidential Enquiry into Patient Outcomes and Death. An acute problem? London: National Confidential Enquiry into Patient Outcome and Death; 2005.

6. National Patient Safety Agency. Safer care for the acutely ill patient: learning from serious incidents. London: NPSA; 2007.

7. National Patient Safety Agency. Recognising and responding appropriately to early signs of deterioration in hospitalised patients. London: NPSA; 2007.

8. Chellel A, Fraser J, Fender V, et al. Nursing observations on ward patients at risk of critical illness. Nurs Times. 2002;98:36–9.

9. Smith S, Fraser J, Plowright C, et al. Nursing observations on ward patients—results of a five-year audit. Nurs Times. 2008;104:28–9.

10. Wheatley I. The nursing practice of taking level 1 patient observations. Intensive Crit Care Nurs. 2006;22:115–21.

11. Fuhrmann L, Lippert A, Perner A, Ostergaard D. Incidence, staff awareness and mortality of patients at risk on general wards. Resuscitation. 2008;77:325–30.

12. Hillman KM, Bristow PJ, Chey T, et al. Duration of life-threatening antecedents prior to intensive care admission. Intensive Care Med. 2002;28:1629–34.

13. Hillman K, Chen J, Cretikos M, et al. Introduction of the medical emergency team (MET) system: a cluster-randomised controlled trial. Lancet. 2005;365:2091–7.

14. Harrison GA, Jacques TC, Kilborn G, McLaws ML. The prevalence of recordings of the signs of critical conditions and emergency responses in hospital wards—the SOCCER study. Resuscitation. 2005;65:149–57.

15. Kause J, Smith G, Prytherch D, Parr M, Flabouris A, Hillman K. A comparison of antecedents to cardiac arrests, deaths and emergency intensive care admissions in Australia and New Zealand, and the United Kingdom—The ACADEMIA study. Resuscitation. 2004;62:275–82.

16. McBride J, Knight D, Piper J, Smith G. Long-term effect of introducing an early warning score on respiratory rate charting on general wards. Resuscitation. 2005;65:41–4.

17. Nurmi J, Harjola VP, Nolan J, Castrén M. Observations and warning signs prior to cardiac arrest. Should a medical emergency team intervene earlier? Acta Anaesthesiol Scand. 2005;49:702–6.

18. Zeitz K, McCutcheon H. Observations and vital signs: ritual or vital for the monitoring of postoperative patients? Appl Nurs Res. 2006;19:204–11.

19. Lockwood C, Conroy-Hiller T, Page T. Vital signs. JBI Libr Syst Rev. 2004;2:207–30.

20. Hogan J. Why don't nurses monitor the respiratory rates of patients? Br J Nurs. 2006;15:489–92.

21. Bristow PJ, Hillman KM, Chey T, et al. Rates of in-hospital arrests, deaths and intensive care admissions: the effect of a medical emergency team. Med J Aust. 2000;173:236–40.

22. Kenward G, Hodgetts T, Castle N. Time to put the R back in TPR. Nurs Times. 2001;97:32–3.

23. Subbe CP, Williams EM, Gemmell LW. Are medical emergency teams picking up enough patients with increased respiratory rate? Crit Care Med. 2004;32:1983–4.

24. Armstrong B, Walthall H, Clancy M, Mullee M, Simpson H. Recording of vital signs in a district general hospital emergency department. Emerg Med J. 2008;25:799–802.

25. Buist M. The rapid response team paradox: why doesn't anyone call for help? Crit Care Med. 2008;36:634–5.

26. Shearer B, Marshal S, Buist MD, et al. What stops hospital clinical staff from following protocols? An analysis of the incidence and factors behind the failure of bedside clinical staff to activate the rapid response system in a multi-campus Australian metropolitan healthcare service. BMJ Qual Saf. 2012;21:569–75.

27. Hands C, Reid E, Meredith P, et al. Patterns in the recording of vital signs and early warning scores: compliance with a clinical escalation protocol. BMJ Qual Saf. 2013;22:719–26.

28. Considine J, Trotter C, Currey J. Nurses' documentation of physiological observations in three acute care settings. J Clin Nurs. 2016;25:134–43.

doi:10.1111/jocn.13010.

29. Clifton DA, Clifton L, Sandu D-M, et al. 'Errors' and omissions in paper based early warning scores: the association with changes in vital signs—a database analysis. BMJ Open. 2015;5:e007376.

30. Radeschi G, Urso F, Campagna S, et al. Factors affecting attitudes and barriers to a medical emergency team among nurses and medical doctors: a multi-centre survey. Resuscitation. 2015;88:92–8.

31. Jones D, Baldwin I, McIntrye T, et al. Nurses' attitudes to a medical emergency team service in a teaching hospital. Qual Saf Health Care. 2006;15:427–32.

32. Massey D, Chaboyer W, Aitken L. Nurses' perceptions of accessing a Medical Emergency Team: a qualitative study. Aust Crit Care. 2014;27:133–8.

33. Davies O, DeVita MA, Ayinla R, Perez X. Barriers to activation of the rapid response system. Resuscitation. 2014;85:1557–61.

34. Cioffi J. Nurses' experiences of making decisions to call emergency assistance to their patients. J Adv Nurs. 2000;32:108–14.

35. Bagshaw SM, Mondor EE, Scouten C, et al. A survey of nurses' beliefs about the Medical Emergency Team system in a Canadian tertiary hospital. Am J Crit Care. 2010;19:74–83.

36. Day BA. Early warning system scores and response times: an audit. Nurs Crit Care. 2003;8:156–64.

37. Andrews T, Waterman H. Packaging: a grounded theory of how to report physiological deterioration effectively. J Adv Nurs. 2005;52:473–81.

38. Jones D, Bates S, Warrillow S. Circadian pattern of activation of the medical emergency team in a teaching hospital. Crit Care. 2005;9:R303–6.

39. Galhotra S, DeVita MA, Simmons RL, Schmid A, et al. Impact of patient monitoring on the diurnal pattern of medical emergency team activation. Crit Care Med. 2006;34:1700–6.

40. Hravnak M, Chen L, Dubrawski A, et al. Temporal distribution of instability events in continuously monitored step-down unit patients: implications for Rapid Response Systems. Resuscitation. 2015;89:99–105.

41. Andersen LW, Kim WY, Chase M, et al. The prevalence and significance of abnormal vital signs prior to in-hospital cardiac arrest. Resuscitation. 2015;98:112–7. doi:10.1016/j.resuscitation.2015.08.016. pii:S0300-9572(15)00389-5.

42. National Institute for Health and Clinical Excellence. NICE clinical guideline 50 acutely ill patients in hospital: recognition of and response to acute illness in adults in hospital. London: National Institute for Health and Clinical Excellence; 2007.

43. Smith GB, Prytherch DR, Schmidt P, et al. Hospital-wide physiological surveillance—a new approach to the early identification and management of the sick patient. Resuscitation. 2006;71:19–29.

44. Australian Commission on Safety and Quality in Health Care. National consensus statement: essential elements for recognizing and responding to clinical deterioration. Sydney: ACSQHC; 2010.

45. Schulman C, Staul L. Standards for frequency of

measurement and documentation of vital signs and physical assessments. Crit Care Nurse. 2010;30:74–6.

46. Ludikhuize J, Borgert M, Binnekade J, Subbe C, Dongelmans D, Goossens A. Standardized measurement of the Modified Early Warning Score results in enhanced implementation of a Rapid Response System: a quasi-experimental study. Resuscitation. 2014;85:676–82.

47. Odell M, Rechner IJ, Kapila A, et al. The effect of a critical care outreach service and an early warning scoring system on respiratory rate recording on the general wards. Resuscitation. 2007;74:470–5.

48. Chen J, Bellomo R, Flabouris A, Hillman K, Finfer S. The impact of introducing medical emergency team system on the documentations of vital signs. Resuscitation. 2009;80:35–43.

49. Cahill H, Jones A, Herkes R, et al. Introduction of a new observation chart and education programme is associated with higher rates of vital sign ascertainment in hospital wards. BMJ Qual Saf. 2011; 20:791–6.

50. Hammond NE, Spooner AJ, Barnett AG, Corley A, Brown P, Fraser JF. The effect of implementing a modified early warning scoring (MEWS) system on the adequacy of vital sign documentation. Aust Crit Care. 2013;26:18–22.

51. De Meester K, Das T, Hellemans K, Verbrugghe W, Jorens PG, Verpooten GA, Van Bogaert P. Impact of a standardized nurse observation protocol including MEWS after Intensive Care Unit discharge. Resuscitation. 2013;84:184–8.

52. Bunkenborg G, Poulsen I, Samuelson K, Ladelund S, Åkeson J. Mandatory early warning scoring—implementation evaluated with a mixed methods approach. Appl Nurs Res. 2016;29:168–176. doi:10.1016/j.apnr.2015.06.012.

53. Stevenson JE, Israelsson J, Nilsson GC, Petersson GI, Bath PA. Recording signs of deterioration in acute patients: the documentation of vital signs within electronic health records in patients who suffered in-hospital cardiac arrest. Health Informatics J. 2016;22:21–33.

54. Royal College of Physicians London. National Early Warning Score (NEWS): standardising the assessment of acute-illness severity in the NHS. Report of a working party. 2012.

55. Department of Health. Competencies for recognising and responding to acutely ill patients in hospital. Clinical Guideline CG50. National Institute for Health and Care Excellence. London; 2009.

56. Kruger PS, Longden PJ. A study of a hospital staff's knowledge of pulse oximetry. Anaesth Intensive Care. 1997;25:38–41.

57. Stoneham MD, Saville GM, Wilson IH. Knowledge about pulse oximetry among medical and nursing staff. Lancet. 1994;344:1339–42.

58. Beevers G, Lip GYH, O'Brien E. Blood pressure measurement. Part II—conventional sphygmomanometry: technique of auscultatory blood pressure measurement. BMJ. 2001;322:1043–7.

59. Lamb T, Thakrar A, Ghosh M, et al. Comparison of two oscillometric blood pressure monitors in subjects with atrial fibrillation. Clin Invest Med. 2010;33:E54–62.

60. Edwards SM, Murdin L. Respiratory rate—an under-documented clinical assessment. Clin Med. 2001;1:85.

61. Helliwell VC, Hadfield JH, Gould T. Documentation of respiratory rate for acutely sick inpatients—an observational study. Intensive Care Med. 2002;28:S21.

62. Cretikos MA, Bellomo R, Hillman K, Chen J, Finfer S, Flabouris A. Respiratory rate: the neglected vital sign. Med J Aust. 2008;188:657–9.

63. Hudson A. Prevention of in hospital cardiac arrests—first steps in improving patient care. Resuscitation. 2004;60:113–5.

64. Lim WS, Carty SM, et al. Respiratory rate measurement in adults—how reliable is it? Respir Med. 2002;96:31–3.

65. Kellett J, Li M, Rasool S, Green GC, Seely A. Comparison of the heart and breathing rate of acutely ill medical patients recorded by nursing staff with those measured over 5 minutes by a piezoelectric belt and ECG monitor at the time of admission to hospital. Resuscitation. 2011;82:1381–6.

66. Preece MHW, Hill A, Horswill MS, Watson MO. Supporting the detection of patient deterioration: observation chart design affects the recognition of abnormal vital signs. Resuscitation. 2012;83:1111–8.

67. Preece MHW, Hill A, Horswill MS, Karamatic R, Hewett DG, Watson MO. Applying heuristic evaluation to observation chart design to improve the detection of patient deterioration. Appl Ergon. 2013;44:544–56.

68. Christofidis MJ, Hill A, Horswill MS, Watson MO. Observation charts with overlapping blood pressure and heart rate graphs do not yield the performance advantage that health professionals assume: an experimental study. J Adv Nurs. 2014;70:610–24.

69. Christofidis MJ, Hill A, Horswill MS, Watson MO. A human factors approach to observation chart design can trump health professionals' prior chart experience. Resuscitation. 2013;84:657–65.

70. Chatterjee MT, Moon JC, Murphy R, McCrea D. The "OBS" chart: an evidence based approach to re-design of the patient observation chart in a district general hospital setting. Postgrad Med J. 2005;81:663–6.

71. Christofidis MJ, Hill A, Horswill MS, Watson MO. Observation chart design features affect the detection of patient deterioration: a systematic experimental evaluation. J Adv Nurs. 2016;72:158–172. doi:10.1111/jan.12824.

72. Christofidis MJ, Hill A, Horswill MS, Watson MO. Less is more: the design of early-warning scoring systems affects the speed and accuracy of scoring. J Adv Nurs. 2015;71:1573–86.

73. Oakey RJ, Slade V. Physiological observation track and trigger system. Nurs Stand. 2006;20:48–54.

74. Patient safety first "how to guide' for reducing harm

from deterioration. www.patientsafetyfirst.nhs.uk.

75. Buist M, Bernard S, Nguyen TV, Moore G, Anderson J. Association between clinically abnormal observations and subsequent in-hospital mortality: a prospective study. Resuscitation. 2004;62:137–41.

76. Lighthall GK, Markar S, Hsuing R. Abnormal vital signs are associated with an increased risk of critical events in US veteran inpatients. Resuscitation. 2009;80:1264–9.

77. Buist MD, Jarmolowski E, Burton PR, Bernard SA, Waxman BP, Anderson J. Recognising clinical instability in hospital patients before cardiac arrest or unplanned admission to intensive care. A pilot study in a tertiary-care hospital. Med J Aust. 1999;171:22–5.

78. Hillman KM, Bristow PJ, Chey T, et al. Antecedents to hospital deaths. Intern Med J. 2001;31:343–8.

79. Goldhill DR, McNarry AF. Physiological abnormalities in early warning scores are related to mortality in adult inpatients. Br J Anaesth. 2004;92:882–4.

80. Jacques T, Harrison GA, McLaws M-L, Kilborn G. Signs of critical conditions and emergency responses (SOCCER): a model for predicting adverse events in the inpatient setting. Resuscitation. 2006;69:175–83.

81. Hodgetts TJ, Kenward G, Vlachonikolis IG, Payne S, Castle N. The identification of risk factors for cardiac arrest and formulation of activation criteria to alert a medical emergency team. Resuscitation. 2002;54:125–31.

82. Fagan K, Sabel A, Mehler PS, MacKenzie TD. Vital sign abnormalities, rapid response, and adverse outcomes in hospitalized patients. Am J Med Qual. 2012;27:480–6.

83. Bleyer AJ, Vidya S, Russell G, et al. Longitudinal analysis of one million vital signs in patients in an academic medical center. Resuscitation. 2011;82:1387–92.

84. Churpek MM, Yuen TC, Edelson DP. Risk stratification of hospitalized patients on the wards. Chest. 2013;143:1758–65.

85. Smith GB, Prytherch DR, Schmidt P, Featherstone PI, Kellett J, Deane B, Higgins B. Should age be included as a component of track and trigger systems used to identify sick adult patients? Resuscitation. 2008;78:109–15.

86. Department of Health and NHS Modernisation Agency. The National Outreach Report. Department of Health, London; 2003.

87. Lee A, Bishop G, Hillman KM, Daffurn K. The Medical Emergency Team. Anaesth Intensive Care. 1995;23:183–6.

88. Hourihan F, Bishop G, Hillman K, Daffurn K, Lee A, et al. The Medical Emergency Team: a new strategy to identify and intervene in high-risk patients. Clin Intensive Care. 1995;6:269–72.

89. Cretikos J, Chen K, Hillman R, Bellomo S, Finfer A, Flabouris and the MERIT study investigators. The objective medical emergency team activation criteria: a case-control study. Resuscitation. 2007;73:62–72.

90. Smith GB, Prytherch DR, Schmidt PE, Featherstone PI, Higgins B. A review, and performance evaluation, of single-parameter "track and trigger" systems. Resuscitation. 2008;79:11–21.

91. Gao H, McDonnell A, Harrison DA, et al. Systematic review and evaluation of physiological track and trigger warning systems for identifying at-risk patients on the ward. Intensive Care Med. 2007;33:667–79.

92. Morgan R, Williams F, Wright M. An Early Warning Scoring System for detecting developing critical illness. Clin Intensive Care. 1997;8:100.

93. Duckitt RW, Buxton-Thomas R, Walker J, et al. Worthing physiological scoring system: derivation and validation of a physiological early-warning system for medical admissions. An observational, population-based single-centre study. Br J Anaesth. 2007;98:769–74.

94. Goldhill DR, McNarry AF, Mandersloot G, McGinley A. A physiologically-based early warning score for ward patients: the association between score and outcome. Anaesthesia. 2005;60:547–53.

95. Smith GB, Prytherch DR, Schmidt PE, Featherstone PI. A review, and performance evaluation, of aggregate weighted "track and trigger" systems. Resuscitation. 2008;77:170–9.

96. Subbe CP, Kruger M, Rutherford P, Gemmel L. Validation of a modified Early Warning Score in medical admissions. QJM. 2001;94:521–6.

97. Prytherch D, Smith GB, Schmidt PE, Featherstone PI. ViEWS—towards a National Early Warning Score for detecting adult inpatient deterioration. Resuscitation. 2010;81:932–7.

98. Smith GB, Prytherch DR, Meredith P, Schmidt PE, Featherstone PI. The ability of the National Early Warning Score (NEWS) to discriminate patients at risk of early cardiac arrest, unanticipated intensive care unit admission, and death. Resuscitation. 2013;84:465–70.

99. Bell MB, Konrad D, Granath F, et al. Prevalence and sensitivity of MET-criteria in a Scandinavian University Hospital. Resuscitation. 2006;70:66–73.

100. Mohammed MA, Hayton R, Clements G, Smith G, Prytherch D. Improving accuracy and efficiency of early warning scores in acute care. Br J Nurs. 2009;18:18–24.

101. Smith AF, Oakey RJ. Incidence and significance of errors in a patient 'track and trigger' system during an epidemic of Legionnaires' disease: retrospective casenote analysis. Anaesthesia. 2006;61:222–8.

102. Edwards M, McKay H, Van Leuvan C, et al. Modified Early Warning Scores: inaccurate summation or inaccurate assignment of score? Crit Care. 2010;14:S88.

103. Kolic I, Crane S, McCartney S, Perkins Z, Taylor A. Factors affecting response to National Early Warning Score (NEWS). Resuscitation. 2015;90:85–90.

104. Subbe CP, Gao H, Harrison DA. Reproducibility of physiological track-and-trigger warning systems for identifying at-risk patients on the ward. Intensive

Care Med. 2007;33:619–24.

105. Jarvis SW, Kovacs C, Briggs JS, et al. Can binary early warning scores perform as well as standard early warning scores for discriminating a patient's risk of cardiac arrest, death or unanticipated intensive care unit admission? Resuscitation. 2015;93:46–52.

106. Churpek MM, Yuen TC, Park SY, Meltzer DO, Hall JB, Edelson DP. Derivation of a cardiac arrest prediction model using ward vital signs. Crit Care Med. 2012;40:2102–8.

107. Tarassenko L, Clifton D, Pinsky M, et al. Centile-based early warning scores derived from statistical distributions of vital signs. Resuscitation. 2011;82:1013–8.

108. Smith MEB, Chiovaro J, O'Neil M, et al. Early warning system scores for clinical deterioration in hospitalized patients: a systematic review. Ann Am Thorac Soc. 2014;11:1454–65.

109. Kellett J, Emmanuael A, Deane B. Who will be sicker in the morning? Changes in the Simple Clinical Score the day after admission and the subsequent outcomes of acutely ill unselected medical patients. Eur J Intern Med. 2011;22:375–81.

110. Kellett J, Wang F, Woodworth S, Huang W. Changes and their prognostic implications in the abbreviated VitalPAC™ Early Warning Score (ViEWS) after admission to hospital of 18,827 surgical patients. Resuscitation. 2013;84:471–6.

111. Kellett J, Woodworth S, Wang F, Huang W. Changes and their prognostic implications in the abbreviated VitalPAC™ early warning score (ViEWS) after admission to hospital of 18,853 acutely ill medical patients. Resuscitation. 2013;84:13–20.

112. Smith GB, Prytherch DR, Schmidt PE, Meredith P. Early warning scores: unravelling detection and escalation. Int J Health Care Qual Assur. 2015;28:872–5.

113. Tirkkonen J, Olkkola KT, Huhtala H, et al. Medical emergency team activation: performance of conventional dichotomised criteria versus National Early Warning Score. Acta Anaesthesiol Scand. 2014;58:411–9.

114. Santiano N, Young L, Hillman K, et al. Analysis of medical emergency team calls comparing subjective to "objective" call criteria. Resuscitation. 2009;80:44–9.

115. Chen J, Bellomo R, Hillman K, et al. Triggers for emergency team activation: a multicenter assessment. J Crit Care. 2010;25:359.e1–7.

116. Herod R, Frost SA, Parr M, Hillman K, Aneman A. Long term trends in medical emergency team activations and outcomes. Resuscitation. 2014;85:1083–7.

117. http://www.ihi.org/IHI/Topics/CriticalCare/IntensiveCare/Tools/ConditionHBrochureforPatientsandFamilies.htmAccessed 24/05.09.

118. Ray EM, Smith R, Massie S, et al. Family alert: implementing direct family activation of a pediatric rapid response team. Jt Comm J Qual Patient Saf. 2009;35:575–80.

119. Odell M, Gerber K, Gager M. Call 4 concern: patient and relative activated critical care outreach. Br J Nurs. 2010;19:1390–5.

120. Vorwerk J, King L. Consumer participation in early detection of the deteriorating patient and call activation to rapid response systems: a literature review. J Clin Nurs. 2016;1-2:38–52 doi:10.1111/jocn.12977.

121. Prytherch D, Sirl J, Schmidt P, Featherstone P, Weaver PC, Smith GB. The use of routine laboratory data to predict in-hospital death in medical admission. Resuscitation. 2005;66:203–7.

122. O'Sullivan E, Callely E, O'Riordan D, Bennett K, Silke B. Predicting outcomes in emergency medical admissions—role of laboratory data and comorbidity. Acute Med. 2012;11:59–65.

123. Loekito E, Bailey J, Bellomo R, et al. Common laboratory tests predict imminent medical emergency team calls, intensive care unit admission or death in emergency department patients. Emerg Med Australia. 2013;25(2):132–9.

124. Loekito E, Bailey J, Bellomo R, et al. Common laboratory tests predict imminent death in ward patients. Resuscitation. 2013;84:280–5.

125. Jarvis SW, Kovacs C, Badriyah T, et al. Development and validation of a decision-tree early warning score based on routine laboratory result tests for the discrimination of hospital mortality. Resuscitation. 2013;84:1494–9.

126. Rothman MJ, Rothman SI, Beals J. Development and validation of a continuous measure of patient condition using the Electronic Medical Record. J Biomed Inform. 2013;46:837–48.

127. Churpek MM, Yuen TC, Park SY, Gibbons R, Edelson DP. Using electronic health record data to develop and validate a prediction model for adverse outcomes in the wards. Crit Care Med. 2014;42:841–8.

128. Churpek MM, Yuen TC, Winslow C, Robicsek AA, Meltzer DO, Gibbons RD, Edelson DP. Multicenter development and validation of a risk stratification tool for ward patients. Am J Respir Crit Care Med. 2014;190:649–55.

129. Mohammed MA, Rudge G, Watson D, et al. Index blood tests and National Early Warning Scores within 24 hours of emergency admission can predict the risk of in-hospital mortality: a model development and validation study. PLoS One. 2013;8:e64340.

130. Jo S, Lee JB, Jin YH, et al. Modified early warning score with rapid lactate level in critically ill medical patients: the ViEWS-L score. Emerg Med J. 2013;30:123–9.

131. Escobar GJ, LaGuardia JC, Turk BJ, Ragins A, Kipnis P, Draper D. Early detection of impending physiologic deterioration among patients who are not in intensive care: development of predictive models using data from an automated electronic medical record. J Hosp Med. 2012;7:388–95.

132. Alvarez CA, Clark CA, Song Z, et al. Predicting out of intensive care unit cardiopulmonary arrest or death using electronic medical record data. BMC Med Inform Decis Mak. 2013;13:28.

133. National Clinical Effectiveness Committee. National Early Warning Score. National Clinical Guideline No. 1. Department of Health, Dublin, Ireland; 2013.

134. Eccles SR, Subbe C, Hancock D, Thomson N. CREWS: improving specificity whilst maintaining sensitivity of the National Early Warning Score

in patients with chronic hypoxaemia. Resuscitation. 2014;85:109–11.

135. O'Driscoll BR, Murphy P, Turkington PM. Acute monitoring of patients with chronic respiratory disease during hospital admission. Clin Med. 2012;12:79–81.

136. Davis T, Nogajski B. Alterations to calling criteria for Between the Flags (an early warning system). BMJ Qual Improv Rep. 2015;4. doi:10.1136/bmjquality.u206561.w2638.

137. Petersen JA, Mackel R, Antonsen K, Rasmussen LS. Serious adverse events in a hospital using early warning score—what went wrong? Resuscitation. 2014;85:1699–703.

138. Tirkkonen J, Ylä-Mattila J, Olkkola KT, Huhtala H, Tenhunen J, Hoppu S. Factors associated with delayed activation of medical emergency team and excess mortality: an Utstein-style analysis. Resuscitation. 2013;84:173–8.

139. Downey AW, Quach JL, Haase M, Haase-Fielitz A, Jones D, Bellomo R. Characteristics and outcomes of patients receiving a medical emergency team review for acute change in conscious state or arrhythmias. Crit Care Med. 2008;36:477–81.

140. Quach JL, Downey AW, Haase M, Haase-Fielitz A, Jones D, Bellomo R. Characteristics and outcomes of patients receiving a medical emergency team review for respiratory distress or hypotension. J Crit Care. 2008;23:325–31.

141. Calzavacca P, Licari E, Tee A, et al. The impact of Rapid Response System on delayed emergency team activation patient characteristics and outcomes—a follow-up study. Resuscitation. 2010;81:31–5.

142. Chen J, Bellomo R, Flabouris A, Hillman K, Assareh H, Ou L. Delayed emergency team calls and associated hospital mortality: a multicenter study. Crit Care Med. 2015;43:2059–65.

143. Barwise A, Thongprayoon C, Gajic O, Jensen J, Herasevich V, Pickering BW. Delayed rapid response team activation is associated with increased hospital mortality, morbidity, and length of stay in a tertiary care institution. Crit Care Med. 2016;44:54–63.

144. Featherstone P, Chalmers T, Smith GB. RSVP: a system for communication of deterioration in hospital patients. Br J Nurs. 2008;17:860–4.

145. Thomas CM, Bertram E, Johnson D. The SBAR communication technique: teaching nursing students professional communication skills. Nurse Educ. 2009;34:176–80.

146. Porteous JM, Stewart-Wynne EG, Connolly M, Crommelin PF. iSoBAR—a concept and handover checklist: the National Clinical Handover Initiative. Med J Aust. 2009;190:S152–6.

147. De Meester K, Verspuy M, Monsieurs KG, Van Bogaert P. SBAR improves nurse-physician communication and reduces unexpected death: a pre and post intervention study. Resuscitation. 2013;84:1192–6.

148. Brown H, Terrence J, Vasquez P, et al. Continuous monitoring in an inpatient medical-surgical unit: a controlled clinical trial. Am J Med. 2014;127:226–32.

149. Nangalia V, Prytherch DR, Smith GB. Health technology assessment review: remote monitoring of vital signs—current status and future challenges. Crit Care. 2010;14:233.

150. Gazarian PK. Nurses' response to frequency and types of electrocardiography alarms in a non-critical care setting: a descriptive study. Int J Nurs Stud. 2014;51:190–7.

151. Sendelbach S, Funk M. Alarm fatigue. A patient safety concern. AACN Adv Crit Care. 2013;24:378–86.

152. Schmidt PE, Meredith P, Prytherch DR, et al. Impact of introducing an electronic physiological surveillance system on hospital mortality. BMJ Qual Saf. 2015;24:10–20.

153. Jones S, Mullaly M, Ingleby S, et al. Bedside electronic capture of clinical observations and automated clinical alerts to improve compliance with an Early Warning Score protocol. Crit Care Resusc. 2011;13:83–8.

154. Bannard-Smith J, Abbas S, Ingleby S, Fullwood C, Jones S, Eddleston J. Use of an electronic early warning score and mortality for patients admitted out of hours to a large teaching hospital. Crit Care. 2015;19:P408.

155. Prytherch DR, Smith GB, Schmidt P, Featherstone PI, Stewart K, Knight D, Higgins B. Calculating early warning scores—a classroom comparison of pen and paper and hand-held computer methods. Resuscitation. 2006;70:173–8.

156. Tarassenko L, Hann A, Young D. Integrated monitoring and analysis for early warning of patient deterioration. Br J Anaesth. 2006;97:64–8.

157. Evans RS, Kuttler KG, Simpson KJ, et al. Automated detection of physiologic deterioration in hospitalized patients. J Am Med Inform Assoc. 2015;22:350–60.

158. Whittington J, White R, Haig KM, Slock M. Using an automated risk assessment report to identify patients at risk for clinical deterioration. Jt Comm J Qual Patient Saf. 2007;33:569–74.

159. Huh JW, Lim C-M, Koh Y, et al. Activation of a medical emergency team using an electronic medical recording-based screening system. Crit Care Med. 2014;42:801–8.

160. Watkinson PJ, Barber VS, Price JD, et al. A randomized controlled trial of the effect of continuous electronic physiological monitoring on the adverse event rate in high risk medical and surgical patients. Anaesthesia. 2006;61:1031–9.

161. Hravnak M, Edwards L, Clontz A, et al. Defining the incidence of cardiorespiratory instability in patients instep-down units using an electronic integrated monitoring system. Arch Intern Med. 2008;168:1300–8.

162. Hravnak M, DeVita MA, Clontz A, et al. Cardiorespiratory instability before and after implementing an integrated monitoring system. Crit Care Med. 2011;39:65–72.

163. Taenzer AH, Pyke JB, McGrath SP, et al. Impact of pulse oximetry surveillance on rescue events and intensive care unit transfers: a before-and-after concurrence study. Anesthesiology. 2010;112:282–7.

164. Bellomo R, Ackerman M, Bailey M, et al. Vital signs to identify, target, and assess level of care study (VITAL Care Study) investigators. A controlled trial of electronic automated advisory vital signs monitoring in general hospital wards. Crit Care Med. 2012;40:2349–61.

165. Smith LB, Banner L, Lozano D, et al. Connected care: reducing errors through automated vital signs data upload. Comput Inform Nurs. 2009;27:318–23.

166. Gearing P, Olney CM, Davis K, et al. Enhancing patient safety through electronic medical record documentation of vital signs. J Healthc Inf Manag. 2006;20:40–5.

167. Meccariello M, Perkins D, Quigley LG, et al. Vital time savings. Evaluating the use of an automated vital signs documentation system on a medical/surgical unit. J Healthc Inf Manag. 2010;24:46–51.

168. Fieler VK, Jaglowski T, Richards K. Eliminating errors in vital signs documentation. Comput Inform Nurs. 2013;31:422–7.

169. Nwulu U, Westwood D, Edwards D, Kelliher F, Coleman JJ. Adoption of an electronic observation chart with an integrated early warning scoring system on pilot wards. A descriptive report. Comput Inform Nurs. 2012;30:371–9.

延迟快速反应系统激活的影响

16

Daryl A. Jones，Christian Subbe，Rinaldo Bellomo

背景——快速反应系统原理

现代医院的患者其复杂性和合并症日益增加[1]。尽管医疗技术不断进步，医院工作人员也尽了最大努力，但一些研究表明，6%~17% 的住院患者伴有严重的不良反应事件[2,3,4,5-7]。这些事件通常与患者的基本医疗状况无关，并且会导致约 10% 的患者永久性残疾甚至死亡[7]。

其他研究表明，这些事件并非突如其来或不可预测。相反，在这之前，通常会出现生理不稳定迹象，表现为所测量的常规生命体征发生紊乱[8-11,12]。最重要的是，在许多情况下，恶化的速度相对较慢，在12~24 小时以上[9]。

快速反应系统(RRS)概念的最重要原则之一，是在病情恶化早期进行干预，改善结果。这一原则已见于严重创伤的早期处理[13]、急诊脓毒症患者的复苏[14]以及心肌梗死[15]和部分缺血性卒中[16]的溶栓治疗。正如英格兰德和比昂所言，RRS 的原则是"在多器官衰竭或心搏骤停之前，而不是之后，对患者提供重症护理专业知识。[17]"

本章回顾了 RRS 延迟激活的发生率、后果和原因等。此外，我们还提出了一些预防 RRS 延迟激活的措施建议。

MET 激活延迟的定义、测量、分类

定义

MET 激活延迟：对病情恶化的体征或症状没有做出及时反应和/或患者在治疗后病情没有得到预期的改善。

MET 激活延迟分类

MET 激活延迟即为"传入端障碍"，又分为完全或部分传入端障碍。完全传入端障碍：患者符合 MET 触发标准，但 MET 未被激活，且患者最终发生了严重不良事件。部分传入端障碍：MET 激活延迟，且

患者有严重不良事件。本章将主要关注"部分传入端障碍"。

延迟激活的测量

延迟激活可作为分类或连续变量进行测量:延迟激活的分类变量是指任何超出预设范围的异常生命体征未能在设定时间内得到改善。异常生命体征和 MET 激活或到达之间的时间跨度是延迟的度量。目前已发表文献中对延迟激活的定义是:异常生理指标持续大于 15 分钟[18]、30 分钟后 MET 激活[19] 或符合触发标准后 15 分钟~24 小时内 MET 激活[20]。

在以患者为中心的医疗救治环境中,普通病房危重患者转入重症监护室的过程中有以下几个关键节点:生命体征的密切监测、早期预警评分以及类似的工具(在运行电子病历的单位中,这通常是一个单独的过程)、触发 MET、MET 到达、决定转入重症监护室以及实际到达重症监护室。因此,可以用"分到门时间"来测量 MET 激活延迟的程度[21]。"分到门时间"大于 4 个小时将会引起严重不良事件。因此,可以按照 MET 延迟大于或小于 4h 分为显著性延迟或非显著性延迟。

传入端障碍测量的局限性

从表面看来,对延迟激活及其造成影响的评估似乎相当简单:一个败血症患者,血压从 13:05 的 142/72mmHg 下降到 19:32 的 82/35mmHg,但经历交班、触发 MET 以及 MET 到达等一系列流程后,直到 21:56 才接受静脉抗生素和补液,MET 延迟时长为 2 小时 24 分钟。

对 MET 延迟的测量需要一个清晰明确的时间起点,然而,在现实生活中,这个起点并不总是显而易见的。

例如,慢性心力衰竭的患者,其收缩压通常在 80~100mmHg 之间变化。在生理情况或没有突然变化的情况下,或者在慢性疾病存在而给定患者的正常生理值没有变化的情况下,对恶化的识别以及因此对延迟的测量几乎是不可能的,并且可能需要全程控制技术识别异常,但是全程控制统计需要较多的数据点[22],因此这种方法仅对那些有条件经常或连续测量生命体征[23]的患者有用。

有慢性病基础的患者其生理状态不稳定并伴有生命体征的频繁变化:慢性阻塞性肺病(COPD)患者可能在进行日常活动如每次从卫生间回到病房或穿衣、脱衣等动作时,一天内会多次达到 >35 次/分的呼吸频率。对于这种慢性病患者而言,这种变化被认为是一种短暂生理指标波动,很可能在一定时间内稳定下来,或者可以通过临时吸入支气管扩张剂来改善呼吸频率过快。有趣的是,一项 MERIT 研究发现,通过对一组非 MET 患者 24 小时内生命体征的最高和最低值采样,很难优化 MET 呼叫标准[24]。这可能是由于纳入了有慢性病基础的样本。

测量延迟激活的前提为准确记录的生命体征。在许多医疗卫生系统中,这些异常可能很少发生(低至每天一两次)或记录不完整(呼吸频率未被视为最敏感的恶化征兆)[25-27]。因此,响应延迟通常只能从根据地方或国家惯例定义的第一次异常来测量。这种量化方式,无法从样本中获取经验来确定观察的正确频率,而且通常也不能捕捉患者感到不舒服或不适的非数值数据。

在某些情况下,患者从恶化的病情中稳定下来,然后再次恶化,增加了测量的复杂性。有争议的是,这种情况符合自然规律,但在首次康复后没有稳定下来的患者的病情预测更糟:在一项对 410 名低血压患者的研究中,72 名患者最初稳定下来,但在 48 小时内再次由于 MET 进入重症监护室。初始稳定组的患者中死亡率为 42%,而初次发病导致住进重症监护室的患者死亡率为 27%,在第一次就诊时病情稳定的患者中死亡率为 7%[28]。

RRS 激活延迟的频率

有许多研究表明,在相当比例的病例中,RRS 的激活被延迟。布斯特和他的同事在对医疗急救团队(MET)进行研究之前和之后进行的最早的一项比较研究中报告说,人们不愿意呼叫 MET,因为他们坚持传统的模式,即首先呼叫病房原医务人员[29]。

位于澳大利亚墨尔本的奥斯汀医院四项 MET 研究为 MET 延迟激活的流行提供了客观证据。对 MET 引入后 4 年内发生的 162 次心搏骤停的评估报告显示,45 次(28%)的心搏骤停呼叫发生在 MET 初始激活[30]后不久。这表明 MET 呼叫激活被过度延迟,并且没有足够的时间进行 MET 干预来防止心搏骤停。

在对同一家医院连续 105 例死亡中 MET 的作用进行的评估显示,105 例死亡中有 5 例在死亡时没有"停止复苏(do not resuscitate,DNR)"指令。这 5 名患者中有 3 人发生了心搏骤停,尽管存在符合 MET 标准的情况,但仍未呼叫 MET[31]。

两项对 MET 患者的回顾性研究发现,延迟 MET 激活的发生率很高[32,33]。这些研究将延迟 MET 激活定义为从 MET 标准开始到随后的 MET 复查之间的间隔超过 30 分钟。他们检查了四种"MET 综合征",包括意识状态改变、心律失常、呼吸窘迫和低血压。他们报告说,24%~39% 的患者有 MET 的延迟激活,根据 MET 综合征的不同,延迟的中位时间在 5 到 13 小时之间(表 16.1)[32,33]。

表 16.1　RRT 激活延迟的频率、持续时间和后果[32,33]

RRT 激活标准	激活延迟中位时间	延迟超过 30 分钟	与延迟相关的死亡风险
意识状态改变	16h	35%	*OR* 3.1(1.4~6.6)
心律失常	13h	24%	
呼吸困难	12h	50%	*OR* 2.1(1.01~4.34)
低血压	5h	39%	

来自澳大利亚维多利亚州 10 家医院的一项研究调查了 1 688 名患者的生命体征,其中 55 例患者异常生命体征符合 MET 标准,但均未在 30 分钟内激活 MET,最终仅有两例激活了 MET[34]。在新西兰的一项研究中也发现了类似结果,有 70% 的医护治疗升级失败率[35]。

医学早期反应干预和治疗(MERIT)研究报告提示不良终点事件的患者中延迟激活或激活失败的发生率较高。因此,在 MET 的记录中,存在 30% 的心搏骤停、51% 的非预期转入重症监护室和 50% 的意外死亡,其中 MET 延迟时长均超过 15 分钟[18]。

MET 延迟激活的后果

住院患者病情恶化的处理延误破坏了 MET 基本原则。早期干预能改善结果。MET 延迟激活的影响可以从几个方面描述:对临床结果的影响和对医疗机构组织文化的影响。

对临床结果的影响

唐尼和郭等人的研究表明,MET 激活延迟与不良预后相关。唐尼及其同事报告说,与未发生延迟的患者相比,意识状态改变和心律失常引起 MET 延迟的患者死亡率增加,*OR* 为 3.1(*P*=0.005)(图 16.1)[32]。同样,郭及其同事指出,呼吸窘迫或低血压患者的 MET 延迟亦增加相关死亡风险,*OR* 为 2.1(*P*=0.045)(图 16.2)[33]。卡扎维卡亦发现 MET 延迟激活会增加非预期转入重症监护室率和住院期间死亡率(非预期转入重症监护室率:*OR* 为 1.79,95%*CI* 为 1.33~2.93,*P*=0.003;住院期间死亡率:*OR* 为 2.18,95%*CI* 为 1.42~3.33,*P*<0.001)[19]。另一项巴西的研究也证实了 MET 延迟激活的患者死亡率增加[36]。

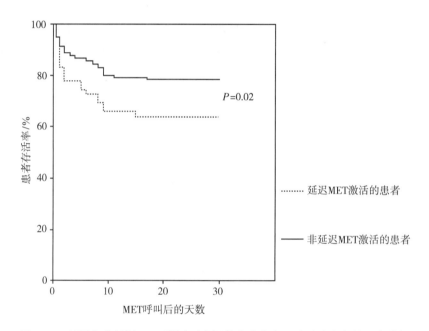

图 16.1　延迟与非延迟 MET 激活对意识状态改变和心动过速患者的生存分析

蒙特利尔两家医院的回顾性研究显示,延迟入院的重症监护室患者死亡率更高(*OR* 为 1.8,95%*CI* 为 1.1~2.9,*P*=0.01),且在未使用 MET 的医院中,符合 MET 标准的外科患者的重症监护室住院时间更长[37]。

医护治疗升级失败可导致心跳呼吸骤停[38]。传入端障碍会增加心跳呼吸骤停和入住重症监护室的风险[20]。

治疗延误可能会带来经济上的影响。它们可能导致住院时间加长[39],而且在一个更加成熟的 MET 文化环境中,如果不遵守处理病情恶化患者的正当程序,可能会面临更多诉讼。

对组织文化的影响

RRS 在更广泛的组织文化中运作。为了让医护人员对 RRS 有信心,它需要表面有效性。表面有效性是指组织提供了一个基于证据的可靠和有效的护理框架。如果复杂的激活标准或超负荷工作导致了 MET 激活延迟,这种信任纽带将会减弱。与此同时,MET 延误将导致

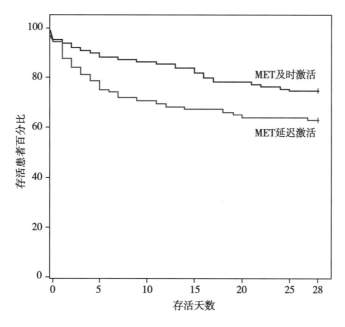

图 16.2 延迟与非延迟 MET 激活对呼吸困难和低血压患者的生存分析

干预治疗效率降低,导致临床改善不那么显著,从而使初级护理团队和 MET 丧失对其行动的积极性,降低执行力——成功孕育成功,失败导致失败。

MET 延迟激活的原因是什么?

现有证据表明,MET 激活延迟或失败存在多种原因。监测可能不充分:一些研究表明,对严重不适的患者的监测可能不足以尽早发现危机,特别是在夜间。当 MET 呼叫率最低时,奥斯汀医院的心搏骤停最常见,而当 MET 呼叫率最高时,停搏率最低[40]。尽管呼吸频率升高可以预测死亡率增加,但很少监测呼吸频率[27]。

这套标准可能没有取得足够的可信度。医护人员可能没有意识到为患者制订合理的 MET 标准的重要性。早期的关于 MET 概念的研究结果表明,在导致心搏骤停和非预期重症监护室入院期间,病房医生和护士对病房危重患者的管理往往不是最佳的[9,41]。通过对我院护士的问卷调查发现,护士在遇到符合 MET 标准的患者时,经常会使用酌情处理的方法,而不直接激活 MET[42]。弗莱达和同事报告称,引入客观呼叫标准导致匹兹堡大学医院的 MET 呼叫激活几乎翻了一番[43]。在墨尔本的一所教学医院进行的一项研究显示,改变呼叫标准的限制、减少 MET 中的人数以及增加激活模式的敏感度将提高 MET 呼叫率[44]。

有一种微妙和令人恐惧的心态。有一部分人认为寻求帮助或提出先进理念并不是组织文化的一部分。工作人员担心他们会因为呼叫 MET 或者因为他们对患者的管理不足而受到批评[42]。

MET 不是指团队中的某一个单独的部门,是多个部门之间协作的:卡萨迈图和同事称,对病房护士开展 MET 教育可增加呼叫率[45]。同样,布斯特和同事表示,对现有医护人员或新入职员工进行 MET 教育培训,同样可以提高 MET 呼叫率[46]。

减少 MET 延迟激活的策略

可以通过一些机制来减少 MET 激活延迟率。MET 呼叫总数的增加可以减少 MET 激活延迟率[47]。MET 的增加可以通过将生命体征的记录及其评估与早期预警评分结合起来来实现[26,48]。随着时间推移,RRS 日渐成熟后,可明显缩短 MET 激活延迟时长[19]。

自动化系统的发展将为 MET 的激活提供更丰富的资源,但这方面相关研究仍较少[49,50]。贝洛莫[49]表示,在 MET 触发之前,异常的生命体征记录从 3 组减少到 4 组。施密特[50]证明了生命体征电子记录的获取与降低住院死亡率之间的关系。在一项针对脓毒症患者[51]的研究中,智能电子警报可以提前特定疾病治疗的起始时间。然而,一项关于自动监控影响的 Utstein 模式的分析发现,没有证据表明这可以降低抢救失败率[52]。从这最后一篇论文中,我们还不清楚是否只有生命体征的记录或异常的通知是自动的。

对普通病房进行主动的巡视查房,有可能减少事件的发生,并有助于建立各专业间的协作关系。然而,目前缺乏减少不良临床事件的证据[53]。

我们认为定期检查 MET 激活率以及部分或完全传入端障碍的情况非常重要。此类病例应在同行评审病例研讨或"死亡率和发病率"会议上反馈给相关的内科、外科普通病房,并且讨论应该以非对抗性和非指责的方式进行。

上述研究表明,不同的医院 RRS 激活失败的原因可能不同。可能需要提醒 RRT 成员,任何工作人员都不应该因为呼叫 RRT 或对患者的管理而受到批评。

最后,应定期对所有新员工和现有员工进行教育和反馈,以加强或介绍 RRS 的概念、背景和原则,以确定、评估和治疗病房的重症患者。

(唐刚　译　王华庆　校)

参考文献

1. Zajac JD. The public hospital of the future. Med J Aust. 2003;250–252
2. Andrews LB, Stocking C, Krizek T, Gottlieb L, Krizek C, Vargish T, et al. An alternative strategy for studying adverse events in medical care. Lancet. 1997;349(9048):309–313
3. Baker GR, Norton PG, Flintoft V, Blais R, Brown A, Cox J, et al. The Canadian adverse events study: the incidence of adverse events among hospital patients in Canada. CMAJ. 2004;170(11): 1678–1686
4. Davis P, Lay-Yee R, Briant R, Ali W, Scott A, Schug S. Adverse events in New Zealand public hospitals I: occurrence and impact. N Z Med J. 2002; 115(1167):
5. Leape LL, Brennan TA, Laird N, Lawthers AG, Localio AR, Barnes BA, et al. The nature of adverse events in hospitalized patients. Results of the harvard medical practice study II. N Engl J Med. 1991; 324(6):377–384
6. Vincent C, Neale G, Woloshynowych M. Adverse events in British hospitals: preliminary retrospective record review. BMJ. 2001;322(7285):517–519
7. Wilson RM, Runciman WB, Gibberd RW, Harrison BT, Hamilton JD, Wilson DE, et al. The quality in Australian health care study. Med J Aust. 1995;163(12):754
8. Bell MB, Konrad D, Granath F, Ekbom A, Martling CR. Prevalence and sensitivity of MET-criteria in a Scandinavian University Hospital. Resuscitation. 2006;70(1):66–73
9. Buist MD, Jarmolowski E, Burton PR, Bernard SA, Waxman BP, Anderson J. Recognising clinical instability in hospital patients before cardiac arrest or unplanned admission to intensive care. A pilot study in a tertiary-care hospital. Med J Aust. 1999;171(1): 22–25
10. Hodgetts TJ, Kenward G, Vlachonikolis IG, Payne S, CastleN. The identification of risk factors for cardiac arrest and formulation of activation criteria to alert a medical emergency team. Resuscitation. 2002;54: 125–131
11. Hodgetts TJ, Kenward G, Vlackonikolis I, Payne S,

CastleN, CrouchR, et al. Incidence, location and reasons for avoidable in-hospital cardiac arrest in a district general hospital. Resuscitation. 2002;54(2):115–123

12. Kause J, Smith G, Prytherch D, Parr M. A comparison of antecedents to cardiac arrests, deaths and emergency intensive care admissions in Australia and New Zealand, and the United Kingdom—the ACADEMIA study for the Intensive Care Society (UK) & Australian and New Zealand Intensive. Resuscitation. 2004;62:275–282

13. Blow O, Magliore L, Claridge JA, Butler K, Young JS. The golden hour and the silver day: detection and correction of occult hypoperfusion within 24 hours improves outcome from major trauma. J Trauma. 1999;47(5):964–969

14. Rivers E, Nguyen B, Havstad S, Ressler J, Muzzin A, Knoblich B, et al. Early goal-directed therapy in the treatment of severe sepsis and septic shock. N Engl J Med. 2001;345:1368–1377

15. Fresco C, Carinci F, Maggioni AP, Ciampi A, Nicolucci A, Santoro E, et al. Very early assessment of risk for in-hospital death among 11,483 patients with acute myocardial infarction. GISSI Investigators. Am Heart J. 1999;138(6 Pt 1):1058–1064

16. Troke STS, Roup STG. Tissue plasminogen activator for acute ischemic stroke. The National Institute of neurological disorders and stroke rt-PA stroke study group. N Engl J Med. 1995;333(24):1581–1587

17. England K, Bion JF. Introduction of medical emergency teams in Australia and New Zealand: a multicentre study. Crit Care. 2008;12(3):151

18. Hillman K. Introduction of the medical emergency team (MET) system: a cluster-randomised controlled trial. Lancet. 2005;365(9477):2091–2097

19. Calzavacca P, Licari E, Tee A, Egi M, Downey A, Quach J, et al. The impact of rapid response system on delayed emergency team activation patient characteristics and outcomes—a follow-up study. Resuscitation. 2010 Jan [cited 2015 Jul 7];81(1):31–5.

20. Trinkle RM, Flabouris A. Documenting rapid response system afferent limb failure and associated patient outcomes. Resuscitation. 2011;82(7):810–814

21. Oglesby KJ, Durham L, Welch J, Subbe CP. "Score to door time", a benchmarking tool for rapid response systems: a pilot multi-centre service evaluation. Crit Care. 2011;R180

22. Benneyan JC, Lloyd RC, Plsek PE. Statistical process control as a tool for research and healthcare improvement. Qual Saf Health Care. 2003;12(6):458–464

23. Ma FT, Lee CE. Integrated control chart for vital signs early warning of long-term care patients. 2014 7th Int Conf Ubi-Media Comput Work. 2014;313–8.

24. Cretikos M, Chen J, Hillman K, Bellomo R, Finfer S, Flabouris A. The objective medical emergency team activation criteria: a case—control study. Resuscitation. 2007 Apr;73(1):62–72

25. Chen J, Bellomo R, Hillman K, Flabouris A, Finfer S. MERIT study investigators for the Simpson Centre and the ANZICS Clinical Trials Group. Triggers for emergency team activation: a multicenter assessment. J Crit Care. 2010;25(2):359.e1–7.

26. Ludikhuize J, Borgert M, Binnekade J, Subbe C, Dongelmans D, Goossens A. Standardized measurement of the modified early warning score results in enhanced implementation of a rapid response system: a quasi-experimental study. Resuscitation. 2014;85(5):676–682

27. Cretikos MA, Bellomo R, Hillman K, Chen J, Finfer S, Flabouris A. Respiratory rate: the neglected vital sign. Med J Aust. 2008;188(11):657–659

28. Khalid I, Qabajah MR, Hamad WJ, Khalid TJ, Digiovine B. Outcome of hypotensive ward patients who re-deteriorate after initial stabilization by the medical emergency team. J Crit Care. 2014;29(1):54–59

29. Buist MD, Moore GE, Bernard SA, Waxman BP, Anderson JN, Nguyen TV. Effects of a medical emergency team on reduction of incidence of and mortality from unexpected cardiac arrests in hospital: preliminary study. BMJ. 2002;324(7334):387–390

30. Jones D, Opdam H, Egi M, Goldsmith D, Bates S, Gutteridge G, et al. Long-term effect of a medical emergency team on mortality in a teaching hospital. Resuscitation. 2007;74(2):235–241

31. Jones DA, McIntyre T, Baldwin I, Mercer I, Kattula A, BellomoR. The medical emergency team and end-of-life care: a pilot study. Crit Care Resusc. 2007;9(2):151–156

32. Downey AW, QuachJL, Haase M, Haase-Fielitz A, JonesD, BellomoR. Characteristics and outcomes of patients receiving a medical emergency team review for acute change in conscious state or arrhythmias. Crit Care Med. 2008;36(2):477–481

33. Quach JL, Hons B, Downey AW, Hons B, Haase M, Bpharm AH, et al. Characteristics and outcomes of patients receiving a medical emergency team review for respiratory distress or hypotension. J Crit Care. 2008 Sep;23(3):325–331

34. Bucknall TK, Jones D, Bellomo R, Staples M. Responding to medical emergencies: system characteristics under examination (RESCUE). A prospective multi-site point prevalence study. Resuscitation. 2013;84(2):179–183

35. Robb G, Seddon M. A multi-faceted approach to the physiologically unstable patient. Qual Saf Health Care. 2010 Oct;19(5):e47

36. Boniatti MM, Azzolini N, Viana MV, Ribeiro BSP, Coelho RS, Castilho RK, et al. Delayed medical emergency team calls and associated outcomes. Crit Care Med. 2014;42(1):26–30

37. Mardini L, Lipes J, Jayaraman D. Adverse outcomes associated with delayed intensive care consultation in medical and surgical inpatients. J Crit Care. 2012;27(6):688–693

38. Galhotra S, DeVita MA, Simmons RL, Dew MA, Members of the Medical Emergency Response Improvement Team (MERIT) committee. Mature rapid response system and potentially avoidable cardiopulmonary arrests in hospital. Qual Saf Health Care. 2007 Aug;16(4):260–265

39. Guinane JL, Bucknall TK, Currey J, Jones DA. Missed medical emergency team activations: tracking deci-

sions and outcomes in practice. Crit Care Resusc. 2013;15(4):266–272

40. Jones D, Bellomo R, Bates S, Warrillow S, Goldsmith D, Hart G, et al. Patient monitoring and the timing of cardiac arrests and medical emergency team calls in a teaching hospital. Intensive Care Med. 2006;32(9):1352–1356

41. McQuillan P, Pilkington S, Allan A, Taylor B, Short A, Morgan G, et al. Confidential inquiry into quality of care before admission to intensive care. BMJ. 1998;316(7148):1853–1858

42. Jones D, Baldwin I, McIntyre T, Story D, Mercer I, Miglic A, et al. Nurses' attitudes to a medical emergency team service in a teaching hospital. Qual Saf Health Care. 2006;15(6):427–432

43. Foraida MI, DeVita MA, Braithwaite RS, Stuart SA, BrooksMM, SimmonsRL. Improving the utilization of medical crisis teams (Condition C) at an urban tertiary care hospital. J Crit Care. 2003;18(2):87–94

44. Jones DA, Mitra B, Barbetti J, Choate K, Leong T, BellomoR. Increasing the use of an existing medical emergency team in a teaching hospital. Anaesth Intensive Care. 2006;731–735

45. Casamento AJ, Dunlop C, Jones DA, Duke G. Improving the documentation of medical emergency team reviews. Crit Care Resusc. 2008;10(1):29

46. Buist M, Harrison J, Abaloz E, Van Dyke S. Six year audit of cardiac arrests and medical emergency team calls in an Australian outer metropolitan teaching hospital. BMJ. 2007;335(7631):1210–1212

47. Moriarty JP, Schiebel NE, Johnson MG, Jensen JB, CaplesSM, MorlanBW, et al. Evaluating implementation of a rapid response team : considering alternative outcome measures. International J Qual Health Care. 2014;26(1):49–57

48. Mitchell IA, Mckay H, Van Leuvan C, BerryR, MccutcheonC, AvardB, et al. Clinical paper A prospective controlled trial of the effect of a multi-faceted intervention on early recognition and intervention in deteriorating hospital patients. Resuscitation. 2010;81(6):658–666

49. Bellomo R, Ackerman M, Bailey M, Beale R, Clancy G, Danesh V, et al. A controlled trial of electronic automated advisory vital signs monitoring in general hospital wards. Crit Care Med. 2012;40(8):2349–2361

50. Schmidt PE, Meredith P, Prytherch DR, Watson D, Watson V, Killen RM, et al. Impact of introducing an electronic physiological surveillance system on hospital mortality. BMJ Qual Saf. 2015;24(1):10–20

51. Umscheid CA, Betesh J, VanZandbergen C, Hanish A, Tait G, Mikkelsen ME, French B, Fuchs BD. Development,implementation, and impact of an automated early warning and response system for sepsis. J Hosp Med. 2015;10(1):26–31

52. Tirkkonen J, Ylä-Mattila J, Olkkola KT, Huhtala H, Tenhunen J, Hoppu S. Factors associated with delayed activation of medical emergency team and excess mortality: an Utstein-style analysis. Resuscitation. 2013;84(2):173–178

53. Butcher BW, Vittinghoff E, Maselli J, Auerbach AD. The impact of proactive rounding by a rapid response team on patient outcomes at an academic medical center. J Hosp Med. 2013;8(1):7–12

护士主导的快速反应团队　17

Kathy D. Duncan，Terri Wells，Amy Pearson

　　研究表明，临床医生敏锐地意识到，病情恶化的微妙迹象可能出现在危及生命的事件之前，对不稳定患者的早期识别和治疗可能将他们从严重的不稳定或死亡中拯救出来[1,2,3]。许多医疗机构已实施了快速反应系统(RRS)，该系统旨在为快速恶化的患者提供相应的知识、技能和资源，以满足病情需求。其中对患者不稳定病情的监测和寻求帮助的呼叫(危机监测)部分被称为 RRS 的传入支；对呼叫所做出的回应部分(危机响应)被称为 RRS 的传出支，传出支的形式多种多样。在许多医院和医疗机构中，普遍认为传出支的响应小组应由经过专业训练的人员组成，以便立即响应患者病情恶化的需要。这类团队有许多名称，如医疗急救团队(MET)或快速反应小组(RRT)或紧急反应小组。在本章中，RRT 和 MET 可以互换使用。下文将重点描述医生主导和护士主导 RRS 模型之间的差异。从反应者的数量和治疗方案两方面来说，医生主导的 RRS 模型是一个"高能力"团队。这些能力包括：(1)开具治疗处方的能力；(2)先进的气道管理技能；(3)建立中心静脉通路的能力；(4)在床边开始重症监护室级别治疗的能力。护士主导的 RRS 模型是指由护士、呼吸治疗师组成的"中级能力"或"提升"团队。护士主导的能力包括：(1)快速评估患者的需求；(2)实施基本护理以稳定患者；(3)必要时将患者快速分流至更高级别的护理；(4)调用其他资源以快速提供重症监护室级护理的能力[4]。医疗卫生机构和系统在 RRT 传出支的制订、实施和评估过程中，需要考虑以下几个关键因素。

- 争取医院领导的支持。
- 确定快速反应团队的最佳组织结构。
- 建立快速反应团队的启动标准。
- 建立快速反应团队的简单流程。
- 提供教育和培训。
- 使用标准化工具。
- 建立反馈机制。
- 衡量有效性[5]。

　　每个模型都有其优点和缺点。例如,医生主导的优势是尽快采取处理措施,并提供一站式急救服务,缺点可能包括需要训练有素且成本高昂的急救人员,并且可能会对护士造成负面影响,导致呼叫延迟。有证据表明延迟患者病情恶化的通知和干预治疗可能会延长患者的住院时间并增加死亡率,从而对患者的预后产生不利的影响[6]。研究发现,成功的反应小组取决于护士是否愿意积极参与小组活动,以及是否感到得到了支持[7]。以护士为主导模式的 RRS 优势可能是它使护士感到不那么可怕,从而导致更早呼叫,重点放在教育和预防恶化,并降低组织的资源成本。因此,在确定选择哪种反应团队模型时,应综合考虑患者的需求以及医院现有的文化、资源等情况。例如,亚特兰大儿童保健中心是一个三级转诊系统,在三个校区拥有 474 张配备人员的床位,该中心选择了护士主导的模式,用于分析患者恶化的根本原因。在某些情况下,他们对自己的临床评估存在不确定性,在做出回应之前需要验证。他们由护士主导的小组创建旨在当护士犹豫是否调用人员或提供护理时为护士提供"再看一眼"和支持,因此,RRT 模型似乎是解决医疗机构内不稳定问题的最佳选择。在本章中,我们将描述护士 RRT 的特点和组织工作。

现有的医院资源

　　在医疗机构设计其快速反应系统时,该系统的关键点是规定"谁"能够及时帮助病情恶化的患者。对于许多医院来说,即社区和农村医院,因为没有重症医学的专科医师,所以通常无力建设由重症医学专科医师主导的响应小组。另外,社区医院中,急救医师及其他医护人员不都是 24 小时值班状态。建立 RRS 必须了解各个医疗机构自身现有的基础设施和资源。有大量的数据支持这两种 RRS 模型的有效性。根据每个组织的需要和资源,预防和发现患者病情恶化应是重点,而不仅仅是存活。在确定关键要素、评估结果并根据需要进行修订时,由护士领导的团队可以在许多方面产生重大影响。

　　RRT 人员构成和角色的发展取决于以下几个因素。

　　1. RRT 成员的可用性。关键的是医院工作人员可以每年 365 天,每天 24 小时随时调用 RRT。小型社区或乡镇医院可能难以确定可用资源,他们必须研究医院的哪些科室可以为 RRT 提供资源,但目前还没有定论。当调用 RRT 时,需求是即时的,因此团队成员必须能够停止他们正在做的任何事情并响应调用。如果团队成员,尤其是团队领导者,不得不优先考虑任务并做出快速决定,他们可能会做出错误的选择。例如,他们可能选择完成他们当前的活动,而不是优先考虑那些已经开始恶化的看不见的患者。因此,在反应开始之前,早期干预患者病情恶化的目标就受到阻碍了。RRT 成员资格,特别是团队领导者的指定,必须提供即时可用性。

　　2. RRT 的易获得性。呼叫 RRT 的应该是一个简单的号码或按钮。工作人员在遇到"难以界定的复杂情形"或担心"呼叫"困难时不会启动 RRT。例如,如果在白班或周末有不同的号码,那么呼叫就变得很麻烦。此外,随着启动危机应对措施的方法增加,员工的教育就变得更加复杂。简单和标准化是 RRT 的关键。如果 RRT 容易触发和呼叫,工作人员更有可能在不稳定的最早期即启动 RRT[7]。

　　3. RRT 成员的能力/技能。为了制订治疗计划,每个团队成员必须能够快速和客观地评估患者,履行规定的职责,并对他们的决策技能充满信心。团队领导不仅必须具备在危机中诊断和治疗患者的临床能力,还必须具备较强领导力。团队成员必须具备与要求他们完成的任务相匹配的技能。例如,将航空公司经理的角色委派给未经培训、缺乏经验和不熟练的人既不谨慎也不安全。尽管如此,非医师可以在适当的培训和资质认证的情况下执行高级技能。通常,机构会将经过特殊培训的工作人员,尤其是护士,称为"RRT 护士""MET 护士"或"外展护士",包括救援或复苏培训的护士及 RRT 的领导者。

RRT 的护理领导

综合考虑,应当由经验丰富的重症监护室护士履行 RRT 领导职责。重症监护室、急诊室和麻醉恢复室为护士提供培养重要技能的机会,具体如下。

- 识别即将到来或当前患者不稳定的明显和微妙迹象的能力;
- 准确收集和识别重点实验室数据的能力;
- 快速评估各种复杂患者的能力;
- 有机会实施循证方案并观察患者的即时结果;
- 在危急情况下快速反应并有效执行的能力;
- 患者群体的紧迫性使他们对自己的能力和动机充满信心;
- 有能力与医生协商,而不是在床边工作。

从小型社区医院到大规模的三级转诊中心,护士主导的 RRT 在各种医院环境中取得了成功,如死亡率下降、心搏骤停次数减少,患者转移到更高、更合适的护理水平的延迟减少,员工满意度的普遍提高。在 2004 年建立了由护士领导的团队后,新墨西哥长老会医疗保健服务机构(PHS)这个拥有 500 张床位的非营利性社区医院成功地完成了上述全部工作。此外,员工调查回复显示"这家医院做过的最好的事情!""我喜欢 MET 护士!""很高兴有机会回访我的患者。"新医师被同事告知"如果您有任何麻烦,请致电 MET 护士!"。医护人员、医生和 MET 护士之间的这种融洽关系是确保 RRT 最佳结构、简单流程和教育培训的关键要素。

护士主导快速反应小组

护士领导的 RRT 必须包含以下内容:
- 特定的预警指征和方案
- 标准化的沟通工具
- 明确的指令流程链

特定预警指征和方案

为了使任何反应小组有效,RRT 护士必须先行评估病情并做出是否通知 MET 团队的决定。因此,各组织必须确定具体的指标,以便工作人员发起求助。大多数团队为单参数预警指征,即患者一旦符合任一项预警指征,护士就应通知 MET 团队。单参数指征包括以下内容。

- 胸痛或急性呼吸困难

- 收缩压≤90mmHg
- 心律改变或心率≥120 次/min 或≤50 次/min
- 供氧状态下氧饱和度≤90% 或明显发绀
- 呼吸频率 <8 次/min 或 >28 次/min
- 突发意识水平（LOC）变化
- 可疑脓毒症
- 医生无法及时到达
- 员工或家属担心患者

预警指标应该符合医疗机构和患者双方的需要。医院员工的 RRS 教育与培训需实时更新以同时满足 RRT、MET 团队的要求以及医院领导者的期望。

随着反应小组的形成和对结果的评估，越来越多的证据表明，除了单参数触发外，还可以将生命体征结合起来，形成儿科和成人患者的"早期预警评分"。早期预警评分（EWS）工具已成为早期检测患者病情恶化和及时实施适当干预措施的重要方案[8-10]。评分工具不是查看患者生命体征的一个方面（如低血压），而是查看多个参数，这些参数可以在早期显示病情恶化。由于这个原因，许多响应团队除了使用单参数触发标准外，还添加了 EWS，作为激活响应护士的指示。

除了单参数触发标准外，额外增加的 EWS 评分为：
- EWS 评分 4~5 分（在干预后没有改善）
- EWS 评分≥6 分

本章稍后将讨论各种 EWS 工具。

具体方案：当反应小组在有经验的护士指导下时，该方案应可以立即提供所需资源并采取行动。团队可以利用有医生支持的治疗方案，包括早期干预措施，如化验监测、心电图、呼吸支持和急救药物等。为了提高脓毒症患者生存率，需密切关注血培养结果和乳酸水平，并及时补液。当患者符合 SIRS/脓毒症筛查标准时，这些基本内容可作为反应小组方案的一部分。

具体方案的制订必须得到相应部门和医务人员委员会的批准。该方案应非常详细：具体到开始静脉注射的时间和是否需转移到更高层次的护理[11]。重要的是，RRT 方案的制订应基于该医疗机构现有资源和临床技能，需排除应对小组人员能力之外的任务。因此，制订方案将有助于团队的发展，反之亦然。

沟通工具：一个常见的沟通障碍是责任护士向医生传达患者病情的能力，特别是电话沟通。通常值班医生可能不熟悉病情，护士只会报告自己所关心的问题。例如，护士会打电话说"史密斯先生的体温是 38.3℃"。医生可能想知道更多的信息，但护士却没有提供患者的全部信息，这可能会导致治疗失误，或导致护士"在患者病情加重时才给医生打电话"。工作人员和应对护士必须采用标准化、简洁的方式与医生进行沟通。这个简短工具应该包括几个方面，为不在病房的医生提供患者的全面信息，使用 EWS 评分的标准语言来补充说明患者状态，如"史密斯先生的体温是 38.3℃"可陈述为"史密斯先生的 EWS 评分从 2 上升到了5，在过去的 8h，耗氧量增加，并且 3 项指标符合脓毒症的筛查标准"。即使是不熟悉史密斯先生的医生也能够确定这名患者是病情加重而不仅仅是发热。另一种沟通工具是 SBAR（情况、背景、评估和建议），它允许工作人员和应答护士收集所有信息，并在决定升级护理时向医生传达全面的信息。

指令流程链:在医生不是危机应对小组成员的社区和/或乡镇医院,或者在休息时间医院医疗资源有限的情况下,必须有一个清晰、明确的流程链。

应该有信心在不延误患者安全的情况下,按照已有方案实施适当的干预措施,同时还必须在医生评估或到达前让医生了解已经实施的方案以及相应反应。如果医生无法到达,RRT 必须了解该机构的医生指挥系统。护士领导和医生领导 RRT 的重要任务是开发一个简单的指令流程链,供 RRT 成员随时参考。RRT 必须能够证明在需要时,流程链可保证医生指导抢救的能力。例如,可以提前指定重症医师、医务处主任或急诊科医生作为 RRT 的资源,并配备专门的快速接触机制,以便不延误咨询和护理升级。

虽然大多数组织都在努力实现护理人员之间的跨学科合作,但在医生接受 RRT 护士干预特定患者的自主决策权方面,文化差异很大。除了护士与医生之间的障碍之外,护士与医生在意见不一致的情况下也会产生分歧。当医生和 RRT 护士对治疗意见不一致或需要升级到更高级别的护理时,组织必须提供确保患者安全的具体详细步骤。在建立和维持反应小组时,必须得到医院领导的关键支持。目标必须始终是患者安全和基于证据的治疗。

EWSS 的具体方案示例如下。

1. 在初步评估时,RRT 护士将要求主治医师进行额外评估和干预。

2. 在 2 小时重新评估后,如果患者 EWS 评分在干预后仍保持在 6 分或更高水平,RRT 护士将再次要求主治医师进行额外评估和干预。

3. 在 4 小时的重新评估中,如果患者 EWS 评分在干预后仍然保持在 6 分或更高水平,RRT 护士将通知主治医师进行必要的会诊以请求额外的评估和干预。

4. 如果在RRT护士评估中指示即将发生心跳或呼吸骤停,则将患者转移到更高级别的护理。

* 请注意,现有各种 EWS 评分工具,评分或触发必须符合每个组织定义的具体参数。

数据收集

正如其他形式的反应小组一样,应该从每个 RRT 呼叫开始收集数据,然后分析数据,以确定改进的地方。RRT 数据收集包括以下内容。

- *Situation*,呼叫的情况或触发的原因,触发人(护士、医生或家庭)。
- *Background*,患者背景(导致疾病恶化的简要病史和事件)。
- *Assessment*,对患者的评估(对患者临床表现、生命体征的评估)以及 MET 到达时患者的意识状态。
- *Recommendations and interventions*,建议和干预措施。
- *Outcomes*,临床结果(例如转移到较高水平的护理、心搏或呼吸骤停以及生存、后续随访的观察等)[5]。

除了使用这些数据来追踪 RRT 的使用情况和疗效之外,这些信息还可以验证责任护士呼叫 RRT 的有益性,从而使他们对自己的直觉充满信心,并不断重复这种行为。通过加强抢救患者的行为,以增强护士的信心,使其在患者病情恶化时更早呼叫 RRT。

回顾从上述护士领导的 RRT 收集的数据也有助于揭示患者问题的趋势;员工知识差距或忽视通知团队的情况;可以在质量改进计划中进一步评估和纠正的某些护理单位的趋势。例如以下方面。

1. 沟通失败:护士与医生或护士与护士之间的沟通失败,部门之间的沟通失败,或未能与提供者取得联系,这些都需要改进。

2. 识别失败:这些失败可能包括没有注意到心率、血压、呼吸状态或意识水平的变化,从而导致行动失败。

3. 计划失败:这些失败通常是多方面的系统故障,例如,不转入重症监护室可能会使危重患者处于较低的护理水平,如急诊等床时间过长以及在门诊、急诊频繁使用麻醉药物等。

许多这样的差异可以直接通过护士和护士之间的支持和融洽关系来解决。所有成功的响应团队的口号必须是"没有不恰当的呼叫"[12]。此外,高级领导层的支持必须坚持期望执行所有触发因素,并且当触发呼叫被错过、延迟或有意识忽视时,工作人员应该接受指导。相反,任何被认定不合群或使人沮丧的应答护士都不应该成为团队成员。

数据还可以反映重症监护之外的 code blues 呼叫情况、转移到更高层次护理的次数、疾病恶化的常见诱因、从入院到需要转到更高级别护理的时间(可能意味着从急诊到住院患者的各种漏诊评估)、每天最多通话的时间以及常见的"其他问题或资源"被要求响应的 RN。在阿尔伯克基举行的 PHS 会议上确定的"其他问题"的一个例子与中心静脉接入装置、透析导管、接入端口和 PICC 线路问题有关。确认了这一趋势后,整个医院都开展了关于各种装置的差异、评估和维护的教育。

一旦确定了这些趋势,领导层就可以努力开发相应机制来处理这些系统范围内的故障并改进流程。例如,未能认识到危机可能会导致记忆工具的发展,如卡片或海报、电子警报,并提供教育机会,以促进更好的知识培养和表现。使用从 RRT 事件收集的数据和机构对缺陷的反应可以使医院环境更安全[13,14]。

响应团队必须不断地评估他们自己的目标和期望的结果,以确保根据循证实践的要求持续改进和改变策略。在阿尔伯克基,PHS 实现了为团队设定的最初目标,即减少重症监护室外 code blues 呼叫次数,并满足工作人员对单参数触发的要求。该团队研究了进一步影响患者预后的新方法,并确定除了单参数触发器外,添加 EWS 工具可能会产生影响。PHS 通过反复不同的尝试来确定最佳的评分和预警的模式。研究最初在单个医疗机构中进行,内容包括教育、记录工具、反应小组和医生、审计、反馈和指导等多个方面。高层领导认为 EWS 在早期检测患者病情恶化是有益的,并将该工具与 EMR 集成实现进一步的自动化,在整个医疗机构组织内对所有科室实施 EWS 来降低呼叫次数、住院期间死亡率、住院时间和非预期转入重症监护室发生率等。每个床头都安装了生命体征装置,护士评估生命体征并输入 LOC 进行最终评分的同时,自动化的优点在于可以直接计算 EWS 评分。EWS 评分在护士站和 EMR 中实时显示,便于实时改进检测、通知和干预。此外,自动化允许收集数据来分析延迟或失败,从而识别或通知响应团队。如果响应团队不断地评估他们自己的结果,并努力完善流程和改进技术,那么预测性指标的 code blues 院内急救法将成为过去。最初的医疗试点单位有 898 天没有 code blue 呼叫(2014 年 10 月数据)。

数据收集还可以帮助组织为其响应团队确定适当的模型和专用资源。例如,正如在较小的乡镇医院中所讨论的那样,RRT 角色通常是一个综合的护士领导角色,如护士长。为了使反应护士有效实施 RRT,必须有明确的 RRT 标准和最小的职责冲突,这可能会在无意中导致延误治疗患者。应收集呼叫次数和每次呼叫 RRT 到对患者采取干预措施所用时间的数据,以便对患者进行评估和治疗。这将有助于确定是否应利用额外资源来发挥专门作用,而不受其他相互冲突的职责的影响。

在亚特兰大,快速反应小组与全体员工同时接受教育,以认识休克、模拟不同休克模型和儿科模拟人体模型,并将 RRT 作为这些患者情景模拟的一部分。亚特兰大儿童医院有一个数据库,记录全部 RRT 相关数据,可以随时查询每个具体的数据,例如有多少 2 岁的儿童在没有静脉注射的情况下发生休克。

护士主导的 RRT 的优势

除了降低 code blues 次数、缩短住院时间和将病情恶化的患者转至更高护理级别的科室外,护士主导的反应小组还有许多额外的益处。一项研究确定了 RRT 对于使用该团队的护士有着深远的影响[7]。这些被影响的例子包括部分护士不会在无 RRT 的医院工作;RRT 的存在可以改善医院整体工作环境;RRT 的存在相当于多了额外的双眼、双耳、双手来满足患者的迫切需求;促进患者及时转至更高护理级别的科室;医生与 RRT 护士的合作更加融洽[7]。另一项研究也证实了这些观点,在 RRT 的一家机构中发现,93% 的护士认为 RRT 改善了患者护理,84% 的护士认为它改善了护士的工作环境,64% 的护士认为机构的 RRT 是寻找新工作的一个因素[15]。然而,另一项研究表明护士主导的 RRT 有助于满足员工的教育需求,提高评估患者的能力,在患者病情变化、紧急转运、绿色通道和与医师沟通等方面对患者护理提供帮助[12]。在考虑护理人员的离职成本(21 000~64 000 美元,即 133 557.9~407 033.6 元)方面,RRT 可能是一个强大的招聘护士和留住人才的优势。

在急症医疗环境中,医护人员常常需要同时看护多个病情复杂的患者。当一个护士带领 RRT 来评估患者时,RRT 的领导者和床边的护士之间的互动是对等的,具备与患者的良好的合作精神。护士长——正确的护士领导者——将讨论和行动的重点放在最适合患者的方面,避免判断失误。这种指导态度也为员工提供了学习机会,护士主导的应对团队在指导经验不足的工作人员了解恶化迹象方面取得了巨大的成功,责任护士目标是识别早期的不稳定性,并在面对下一个病例时以此为基础发现更微妙的迹象。由于这些积极的相互作用频繁发生,RRT 护士可以不断积累自己的经验,同时借鉴成功的经验,同时与导师护士以安全的方式分享有关患者评估的想法、预期的干预措施并验证这些相互作用的结果。护士主导的 RRT 还可以帮助员工将他们的思想组织到结构化框架(SBAR)中,并在经验不足的护士学习时启动呼叫 RRT。或者,更有经验的护士可以在他们呼叫 RRT 时陪伴他们,如果医生提出问题并且他们不确定如何回答,他们会帮助他们[5]。

对 RRT 的呼叫不应该引发对呼叫之前发生了什么或没有发生什么的判断——某人可能错过了评估中的一个关键因素,或者护士不知道他或她在做什么。教学应该在适当的时间进行,或者通过单位领导来解决严重的问题。

重要的是,RRT 成员不能"接管"病情恶化患者的护理。RRT 的作用是将重症监护评估技能和护理带到床边,确保病情恶化得到预防或迅速治疗。如果 RRT 团队直接接管该患者的护理,那么护理了这个患者很长一段时间的医护人员不会从这个事件中吸取教训。相反,重要的是指定的床旁护士要参与所有的沟通和干预,而不是假设反应护士现在承担全部护理工作。床边护士不能只是简单地呼叫 RRT,然后去照顾其他患者。每一次呼叫都应该作为一个经验教学时刻,床边护士必须准备好继续护理,以应对 RRT 护士被呼叫至下一个病情恶化的患者床旁。随着护士领导团队的实施,不仅患者的结果可能有所改善,同时也发现重症监护室护理人员和病房护理人员之间的关系有了明显改善。这个团队可以把患者从急性事件中拯救出来,通常还能让他们住进重症监护室。呼叫 RRT 护士后会提高对患者的监测的频率,同时将患者保持在相同的护理水平。事实上,如果在恶化的最初阶段就被发现,这应该是正常的行动:检测、通知、干预、监控和改进。总之,RRT 护士应不仅选择高级评估技能,而且还应该能够在保证患者获得安全和适当护理的同时,以富有成效的方式指导和教导经验不足的护士。

又如,亚特兰大的儿童保健在 2006 年 12 月成立了由护士领导的团队,由一名重症监护室护士和呼吸治疗师组成,RRT 实施后 code 次数明显减少,而且快速反应小组发现休克患者的数量也下降了。工作人员对该计划表达了极大的满意,重症监护室工作人员和普通护理人员之间的历史分歧也得到了改善。在超过 350 个呼叫中,大多数是呼吸系统的问题,平均呼叫时间为 30 分钟,只有 40% 的患者需要入住重症监护室。

RRT 呼吁后的护理领导和指导

在最初的 RRT 呼叫处理后,一些护士主导的 RRT 模型进行了后续的随访。随访由护士在首次呼叫后的 2~12h 内完成,这些随访是保障患者安全的另一条防线。在此次随访期间,护士评估患者并回顾自 RRT 访问以来发生的事件,以确保干预措施有效,并且当前的护理水平仍然适合患者。当患者符合既定标准,且医生意识到并在场时,单次随访就可以成为一个有说服力的理由,使反应护士参与进来。一些医生可能会问"你为什么叫 RRT?"床边护士可以简单地解释这是一个有组织的患者安全协议,然后患者将接受下一次轮班 RRT 的随访。我们的目标始终是确保患者从任何干预措施中显示出改善的迹象,并且不允许病情进一步恶化。这次访问还提供了与目前分配给患者的工作人员进行汇报的机会。在不太紧急的时间对患者进行讨论和复查为工作人员提供了一个学习的好机会,也是两个专业人员一起讨论患者护理的难得机会。后续访问应记录在"呼叫工具"上,该工具可用于数据收集,并提供给该区域的前线管理团队以进行进一步的学习。

单参数触发/早期预警评分工具的回顾和持续改进

如前所述,许多反应小组将 EWS 工具和单参数触发相结合。另外,科学技术和电子病历(EMR)系统为医疗中心提供了进一步的实时检测优势。对于远程监控患者的重要器官,EWS 和其他参数可以进一步提高早期检测。常见的早期预警评分工具有儿科早期预警评分(PEWS)、修正后的预警评分(MEWS)、国家预警评分(NEWS)和 ViEWS[16]。国际上有许多研究试图验证单一工具。事实证明,这很困难,因为响应团队已经发展并实施了针对其自身组织需求、资源和患者群体的系统。无论组织使用何种工具,都应该对其有效性进行评估和验证。如果一个反应小组的组织中还不存在触发和 EWS 工具,那么在类似的设备中应当共享最佳实践,以便对患者病情的恶化进行快速地识别、告知、回应和干预。

研究表明,患者在紧急转移和心跳停搏的 6~8 小时前会出现的恶化迹象。Schien 和他的同事[1]表明有 84% 的患者在死亡之前的很长时间内出现病情恶化的迹象。恶化的迹象有呼吸模式、脉搏、意识的改变。呼吸改变通常是导致心搏骤停的最初原因[1]。Subbe 和同事[10]发现,在病危的患者中,呼吸频率的变化要比心率和收缩压的变化更大,因此呼吸速率可能更准确地预测高危患者。技术上有一种趋势,将呼吸速率作为早期预测病情恶化与心律、心率和血压监测的指标。另外住院患者的呼吸频率经常记录不准确或不被认为是疾病严重的标志[9]。

快速反应系统越来越多地将关键干预的各个方面与应对"卒中警报""败血症代码"和"蓝色代码"的团队整合在一起。因此,RRT 呼叫后传出支响应与专业抢救团队的密切整合会进一步改善患者的预后。只有适当地加以实施和利用,这些评分工具和 RRS 系统才是有益的。对 RRT 团队的挑战仍然是监控我们自己团队的有效性,并不断评估改进的方法。对团队的有效性的一些建议性措施包括:

- 触发到 RRT 呼叫时间。
- 触发到 RRT 治疗时间
- 触发到重症监护室医生到达时间。
- RRT 呼叫后随访结果
- 入住重症监护室时间

总结

有效的护士主导的快速反应小组具备几个关键要素。领导者的支持必不可少,该结构必须包含对所有工作人员的明确期望,包括对生命体征信号评估、干预和恶化的迹象的教育,激活呼叫的参数必须得到允许评估和干预患者利益的政策的支持。

对病情恶化的监测可采取多种形式,包括单参数触发、多参数 EWS、败血症或卒中的迹象。应考虑使用诸如 EMR 远程监测、使用自动评分的重要设备、遥测或呼吸监测设备以及败血症自动筛查警报等技术。标准应包括增加对已知高危患者的监测,如入院前 12 小时、高呼吸频率、高 EWS 评分或反复触发 RRT。围绕识别和干预中的失败或延迟的评估和行动计划应作为内部评估的一部分,以获得最佳结果。对延迟或失败进行标准化定义有助于数据收集。工作人员要求评估或协助的结构应简单,反应者不应因双重角色而发生冲突。应谨慎选择反应者作为领导者和导师,其总体目标应有利于患者的治疗结果和员工的工作环境。最后的结构应该是标准化的过程和应对患者病情恶化的应急措施。无论应答者是由护士领导还是由医生领导,都可能有多种因素影响在床边进行干预的速度。领导层必须有明确的指挥和决策链,以减少对患者治疗的干扰。反应小组应主动监测自己的结果,并定期改进。此外,组织应该审查最佳实践和新的证据,以确保他们的努力是为了患者的最大利益而前进的。数据收集应根据最佳实践建议定期分析和更新,并与组织内的质量护理专家协作。护士领导的反应小组已经证明是一个非常成功的模式,它具有灵活性,可以为快速反应小组过程中的领导角色带来独特的视角。经验、直觉、决心和与床边护士的协作精神可以加强和维持 RRT 过程、改善患者结局和随着时间的推移改善患者安全设施文化的属性。

结论

护理主导的快速反应小组可能是危机干预的理想机制,特别是当医生资源匮乏的情况下。RRT 经常利用各种工具和机制提高有效性,并确保患者的安全,如沟通途径、治疗方案、危机应对技能的专业培训、医师指挥链,以及相关工作人员的事后汇报,以改进患者护理。

(申艳玲　译　赵菁　校)

参考文献

1. Schein RM, Hazday N, Pena M, Ruben BH, Sprung CL. Clinical antecedents to in-hospital cardiopulmonary arrest. Chest. 1990;98(6):1388–92.
2. Franklin C, Mathew J. Developing strategies to prevent in hospital cardiac arrest: analyzing responses of physicians and nurses in the hours before the event. Crit Care Med. 1994;22(2):244–7.
3. Buist M, Bernard S, Nguyen TV, Moore G, Anderson J. Association between clinically abnormal observations and subsequent in-hospital mortality: a prospective study. Resuscitation. 2004;62(2):137–41.
4. DeVita MA, Bellomo R, Hillman K, et al. Findings of the first consensus conference on medical emergency teams. Crit Care Med. 2006;34:2463–78.
5. Institute for Healthcare Improvement (IHI). www.ihi.org
6. Paterson R, MacLeod DC, Thetford D, Beattie A, Graham C, Lam S, Bell D. Prediction of in-hospital mortality and length of stay using an early warning scoring system: clinical audit. Clin Med. 2006 May–Jun;6(3):281–4.
7. Shapiro S, Donaldson N, Scott M. Rapid response teams seen through te eyes of the nurse: how nurses who activate such teams feel about the experience and why it matters. Am J Nurs. 2010;110(6):28–33.
8. Gardner-Thorpe J, Love N, Wrightson J, Walsh S, Keeling N. The value of Modified Early Warning Score (MEWS) in surgical in-patients: a prospective observational study. Ann R Coll Surg Engl. 2006 Oct;88(6):571–5.
9. Goldhill DR, McNarry AF, Mandersloot G, McGinley A. A physiologically-based early warning score for ward patients: the association between score and outcome. Anaesthesia. 2005 Jun;60(6):547–53.
10. Subbe CP, Davies RG, Williams E, Rutherford P, Gemmell L. Effect of introducing the modified early warning score on clinical outcomes, cardio-pulmonary arrests and intensive care utilization in acute medical admissions. Anaesthesia. 2003;58(8):797–802.
11. Funk D, Sebat F, Kumar A. A systems approach to the early recognition and rapid administration of best practice therapy in sepsis and septic shock. Curr Opin Crit Care. 15:301–7.
12. Metcalf R, Scott S, Ridgway M, Gibson D. Rapid response team approach to staff satisfaction. Orthop Nurs. 2008;27(5):266–71.
13. Chan PS, Khalid A, Longmire LS, Berg RA, Kosiborod M, Spertus TA. Hospital wide code rates and mortality rates before and after implementation of a rapid response team. JAMA. 2008 Dec 3;21:2506–13.
14. DeVita MA, Smith GB. Rapid response systems: is it the team or the system that is working? Crit Care Med. 2007;35:2218–9.
15. Galhotra S, Schoole CC, Dew MA, Mininni NC, Clermont G, DeVita MA. Medical emergency teams: a strategy for improving patient care and nursing work environments. J Adv Nurs. 2006 Jul;55(2):180–7.
16. Prytherch DR, Smith GB, Schmidt PE, Featherstone PI. ViEWS—towards a national early warning score for detecting adult inpatient deterioration. Resuscitation. 2010 Aug;81(8):932–7.

医疗急救团队：医生主导的RRT团队

18

Daryl A. Jones，Rinaldo Bellomo

引言

急症入院的患者病情复杂并且合并症在不断增加[1]。来自全球多个国家的几项研究表明，发生严重不良事件（SAEs）的患者，住院时间延长，并可能导致永久性残疾和死亡[2-13]。其他研究表明这些事件可能是可以预防和避免的[14,15]，而且在事件发生前，常常还会有常规监测的生命体征出现紊乱等病情恶化的客观表现[16-19]。

进一步的研究表明，病房医生和护士对这些病情恶化表现的应对措施可能并非最佳，而且与病情不稳定程度也不相称[14,15,20,21]。因此，每个医院都必须制订策略来解决这个问题。其中一个策略是由医生主导的医疗急救团队（MET）[22]。

医生主导的MET基本原则

医生主导的MET基本原则类似于所有快速反应小组（RRTs）（表18.1）。高达17%的住院患者发生了SAE[2-13]。因此，需要有一种筛查机制来迅速可靠地检测和识别这些恶化表现。几项研究表明，在多达80%的SAEs中，在事件发生前的一段时间内会出现生命体征紊乱[16-19]。这些紊乱表现是METs呼叫标准形成的基础（图18.1）。呼叫标准通常很简单，不需要专人去病房解释、计算或制订"风险"评分。

多项研究表明如果患者发生了呼叫标准中所列情况，比没有发生的患者更容易死亡[23-25]。因此，呼叫标准不仅简单，而且可以预测后续SAE发生率。其他研究表明，恶化进展通常是缓慢的，多持续数小时，因此有时间进行干预[16,19,26]。

在这段临床病情恶化期间，对病房医生和护士的行为进行考察，发现他们的反应往往不是最佳的，因为他们没有足够的技能来识别和治疗这种恶化[14,15,20,21]。相比之下，从事重症监护的工作人员在危急重症患者的高级复苏中得到了专业的训练。当患者符合一个或多个呼叫标准条件时，可以请重症监护室专家协助制订救治方案。

表 18.1　关于 MET 是预防住院患者发生严重不良事件的合理方法的生理学依据

原因 1　有干预的时间
- 临床和生理学上的恶化进程相对缓慢

原因 2　有预警信号
- 临床恶化之前,通常测量的生命体征会出现生理恶化
- 这些观察结果易于测量,价格低廉,且非侵入性(测量它们不会伤害患者)

原因 3　如果被识别为下列危险情况,有对应的治疗方法
- 例如:β-受体阻滞剂治疗心肌缺血;补液治疗低容量血症;无创通气和吸氧治疗呼吸衰竭;抗凝治疗血栓栓塞性疾病
- MET 大部分干预措施价格低廉,相对简单且无创

原因 4　早期干预可改善预后
- 早期干预可挽救生命的设想在治疗创伤和脓毒性休克过程中已被证实
- 心搏骤停的院内存活率最多为 14%
- 很明显,患者比已经去世的人更容易救治

原因 5　术业有专攻
- 重症监护医生和护士是提供高级复苏的专家

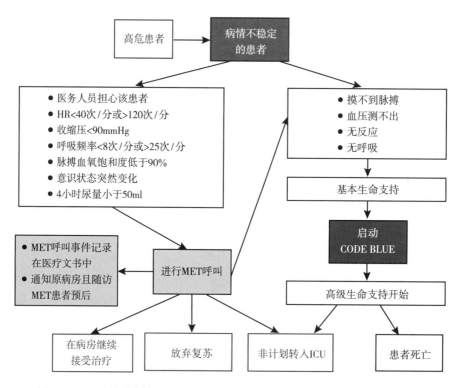

图 18.1　显示针对病情恶化患者的医疗急救队和心搏骤停队的平行运行过程

　　MET 概念的一个最重要的原则是,在病情恶化的早期进行有效干预会改善患者预后。这一益处可见于严重创伤患者早期管理[27]、脓毒症患者早期抗生素治疗[28]、急性心肌梗死患者[29]和脑卒中患者[30]的早期溶栓治疗。

重要的是,MET 主要是对病情恶化患者的识别和反应。因此,在系统被激活之前,患者多有临床恶化的证据,并且在复查时,患者通常会有一定异常不适。这不同于先发制人和主动查找的危重症外展小组(图 18.2)。

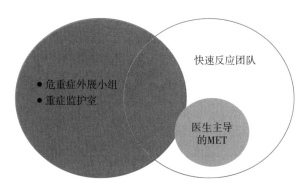

图 18.2　重症监护室、快速反应团队和 MET 之间的关系

什么是医生主导的 MET?

MET 和其他 RRT 的主要区别在于 MET 的团队是由医生领导的急救小组。该小组应在 10 分钟之内识别病情恶化的患者。根据第一次国际 METs 会议声明,MET 必须有以下核心竞争力:(1)开展治疗的能力;(2)高级气道管理技能;(3)建立中央静脉通路的能力;(4)在床旁开展重症监护室级别的护理能力[31]。在荷兰和澳大利亚进行的研究表明,RRT 的团队领导存在相当大的差异[32,33]。在很多紧急情况下,病房原有医护人员无法胜任 MET 的工作[32]。

在澳大利亚和新西兰,MET 医生通常由一名重症监护医学的专科医师(fellow)承担[32,34],该医师需完成内科和麻醉科轮转并在重症监护室至少培训 2 年。因此,MET 团队领导者通常有资格指导或执行各种高级复苏术,包括气管插管和建立侵入性血管通路。

在理想的情况下,团队应该每天 24 小时每周 7 天值班,因为许多研究表明,许多 MET 呼叫都是在下班和周末发生的。在某些情况下,MET 取代了心搏骤停小组,被要求应付所有的医疗急救[35]。在其他情况下,MET 与心搏骤停小组平行运行,除心搏骤停以外的所有紧急情况均由 MET 来应对[36-38](图 18.1)。

MET 的主要成员通常包括一名重症监护室专科培训医师、一名内科医生和一名重症监护室的护士,有的 MET 还包括一名病房护士,在美国还包括一名呼吸治疗师(表 18.2)。

表 18.2　MET 小组成员及其要求和工作

成员	角色/职责
重症监护室主治医师	• 深入了解临床医学、疾病机制和急性生理紊乱逆转疗法(高级复苏技术)之间的相互作用 • 气道管理和高级心脏生命支持技能 • 执行高级医疗治疗的能力 • 记录与 MET 相关的问题以进行持续总结和质量控制

成员	角色/职责
重症监护室护士	• 在高级复苏过程中应用先进的治疗方法 • 在 MET 呼叫后,对于仍然留在病房治疗的患者,向病房的护士提供持续的帮助和建议 • 与重症监护室联系,了解患者转入重症监护室的可能性
内科主治医师	• 具备诊断和管理潜在疾病病因的技能 • 在 MET 呼叫后,对留在病房的患者进行跟踪和持续管理
病房护士	• 了解患者自入院以来的护理问题,并了解 MET 呼叫准则
呼吸治疗师(美国)	• 协助呼吸相关的治疗措施,包括气管内插管

　　MET 的主要作用是在临床病情恶化的早期阶段扮演分诊系统的角色。正如 England 和 Bion 所述,MET 的基本原则是"在患者多器官功能衰竭或心搏骤停"发生之前,而不是发生之后,对患者采取关键的医疗干预措施[39]。

为什么患者需要 MET 呼叫?

　　针对 MET 呼叫原因的研究非常少。本机构一项纳入 400 个 MET 呼叫的研究表明,这些呼叫的触发因素包括缺氧(41%)、低血压(28%)、意识状态改变(23%)、心动过速(19%)、呼吸频率增加(14%)、少尿(8%)[40]。常见 MET 呼叫的原因包括肺水肿、癫痫发作、败血症和房颤[41]。一项单中心观察研究显示,在 358 个 MET 呼叫中,27.1%~44.4% 的患者符合败血症的客观诊断标准[42]。

　　关于 MET 患者病情转归的研究显示,MET 患者多病情较危重。大约五分之一的 MET 患者触发 MET 次数大于 1 次[41],10%~25% 的 MET 患者转入重症监护室,而大约三分之一的患者接受姑息性以及临终关怀治疗。MET 患者的院内死亡率大约是 20%~25%[41],在非姑息性治疗的患者中,院内死亡率是 15%,而姑息性治疗的患者,院内死亡率上升到 50%[41]。

医生主导的 MET 做什么?

　　MET 提供及时的患者评估,进行急性复苏,并制订出治疗计划[37]。在许多案例中,后续的治疗由原病房工作人员承担,他们对患者进行随访跟进,并根据需要与重症监护室工作人员保持联系。患者可能会继续在病房接受全面的积极治疗或者局限性治疗,或者按照患者本人及家属意愿"不进行心肺复苏"[43,44]。或者,如果患者病情的严重度超过了病房所能提供的照护能力,患者可能会被紧急转移到重症监护室(图 18.1)。在这方面,MET 可快速地为急性恶化患者提供第二种处理方案,同时还可迅速将危重患者转移到更高级别照护病房。一项对 MET 提供的干预措施的系统综述表明,实施药物治疗的限制是该团队实施的最常见的干预措施[45]。

　　在一项对 3 880 名患者的 5 389 次 MET 呼叫的研究中,有 426 名患者(占总数的 11%)的 483 个 MET 呼叫(9%)应用了 NIV(无创通气),其中四个最常见的病因是急性肺水肿

(156 个呼叫,32.3%)、肺炎(84 个呼叫,17.4%)、不明原因的急性呼吸衰竭(59 个呼叫,12.2%)以及慢性阻塞性肺病的恶化(32 个呼叫,6.6%)[46]。

在另一项对 5 431 个 MET 呼叫的研究中,由 458 名患者的 557 次呼叫(10.3%)是由房颤触发的。房颤患者的平均年龄是 74.8 岁,其中 230 人(50.2%)为女性,271 人(59.1%)在外科病房。与对照组的 131 例(28.6%)相比,92 例(20.1%)因房颤呼叫 MET 的患者在医院死亡[47]。

我们之前提出,MET 呼叫[40]的管理应该有一个最低标准:(1)确定病情恶化的原因;(2)记录围绕 MET 呼叫前后的事件;(3)制订管理计划,并严密监测及随访;(4)外科 MET 患者需及时转至重症监护室;(5)与原普通病房医师沟通 MET 的发生情况;(6)如果患者符合预先设定的标准或在已经复苏的情况下仍然病情较重,应随时联系重症监护室医师。

有人还提出了一种管理 MET 的方法(表 18.3)。这种 A~G 的方法可以适用于常见的"MET 综合征"的管理[40]。

表 18.3　一种 A~G 方法来管理 MET 呼叫

A 询问和评估	讨论合适的高级护理计划
A 询问工作人员可以如何帮助他们	决定患者下一步去向
A 询问 MET 呼叫的原因	记录 MET 和随后的观察频率
A 评估病情恶化的病因	E 解释:MET 的原因、需要的检查以及随后的治疗
B 开始基本检查和复苏治疗	计划
C 如有需要可以电话求助或者呼叫会诊医师	F 随访:哪个医师来随访这个患者
D 讨论、决定和记录	再次通知医生的标准是什么?
与原普通病房医师或会诊医师讨论 MET	G 感谢 MET 的工作人员

就像所有的 RRTs 一样,MET 应该是 RRS 的一部分。它应该与治理和质量部门相联系,并由一个管理结构[31]进行监督。

医生主导的 MET 有哪些优缺点?

启动 MET 的原理和方法很简单。该系统会让一个病情正在恶化的住院患者得到有经验的资深医务人员团队的迅速评估,而传统上,他们可能仅仅会被一名初级医务人员发现。呼叫标准客观、简单,且强调了处理紊乱生命体征的重要性。没有可减少干预延迟的分级反应。对于病房护士来说,呼叫标准是有意义的,她们正是 MET 的主要呼叫人员。MET 是一种医院支持的患者快速评估机制,它能使得护士们为不断恶化的患者寻求帮助。针对护理人员的调查问卷显示,MET 能帮助他们管理病房患者,减少了他们管理这些患者的工作量,并真正教会他们如何更好地管理急性危重患者[48,49]。

MET 可能有助于对患者建立临床关怀计划,对于这部分患者而言,转为舒适护理可能是最合适的[43,44]。由于 MET 的成员数量有限,每年只有相对较少的人员需要接受培训。此外,团队中的医生可以开具药物处方以及进行复杂的和侵入性的操作[31]。而如果是护士领导的 RRT,这些干预措施可能会延迟。

医生领导的 MET 的主要优势在于改善患者的预后。在所有对 RRT 的比较研究中显示,在改善患者预后方面,护士领导的 RRT 相对较少被提到[50,51]。对成人和儿童进行的多项研究表明,由医生领导的 MET 可以减少心搏骤停、非预期的重症监护室入院、院内死亡人数和术后并发症。

医生领导的 MET 也有很多缺点(表 18.4)。有人认为,MET 是资源密集型的,并弱化了病房医生和护士的技能。然而,训练所有的病房医生来管理急危重病患者可能需要更多的人力资源。此外,我们所在机构的护士们声明,MET 提高了他们管理重症患者的技能[48]。MET 评估过程可能会产生冲突,而且 MET 的工作人员可能会因为不熟悉患者病情而犯错误。强烈鼓励原普通病房的医生参与患者评估和管理计划,以减少这一问题的发生。至少在一个机构中,MET 的构成和启动条件得到了改进,因为病房工作人员认为它是小题大做。

MET 可能会使重症监护室的高年资医务人员暂时脱离原有岗位,从而影响到那些已经在重症监护室的患者的预后。这也可能会分散医院管理人员和临床医生的注意力,使他们忽视改善患者预后的其他机制,如人员配备水平和培训,以及全院范围内的关于临终关怀计划的政策。最后,尽管这种方法很简单,但即使是在 MET 发展很成熟的医院里,也经常出现 MET 延迟启动,从而导致患者死亡率增加(见第 16 章)。

表 18.4　MET 的目的和潜在收益

目的	潜在收益
• 协助病房医生和护士处理严重不适和病情复杂的患者	• 减少心搏骤停和非计划转入重症监护室 • 降低发病率和住院时间
• 提高医生和护士识别和管理突发不适患者的意识和能力	• 使医院床位更多用于主要外科疾病诊断而非术后并发症
• 为 MET 的启动提供客观的呼叫标准	• 允许护理人员和医生能通过医院政策支持的系统来寻求帮助
• 对需要重症监护治疗的患者进行早期识别和治疗	• 减少了重症监护室的住院时间、疾病相关的发病率和死亡率
• 协助制订高级治疗指导决策	• 避免对心肺复苏无效和有损尊严的患者进行不必要的侵入性治疗和心肺复苏

制订另一种为病情恶化的住院患者提供充分及时的医疗评估的策略似乎并不容易。这将要求每年多次对多名初级医务人员进行反复培训。即使有了这样的方法,病房工作人员也不太可能达到重症监护室工作人员的水平。此外,如果外科大夫在手术室里手术而不能及时赶到,还需要有一种机制来保障病情恶化的外科患者能够得到及时检查和治疗。最后,需要确保迅速和可靠的转入重症监护室的机制。

(钟林涛　译　甘元　校)

参考文献

1. Zajac JD. The public hospital of the future. Med J Aust. 2003;179:250–2.
2. Andrews LB, Stocking C, Krizek T, et al. An alternative strategy for studying adverse events in medical care. Lancet. 1997;349:309–13.
3. Baker GR, Norton PG, Flintoft V, et al. The Canadian adverse events study: the incidence of adverse events among hospital patients in Canada. *CMAJ*. 2004;170:1678–86.
4. Bellomo R, Goldsmith D, Russell S, Uchino S. Postoperative serious adverse events in a teaching hospital: a prospective study. Med J Aust. 2002;176:

216–8.

5. Brennan TA, Leape LL, Laird NM, Hebert L, et al. Incidence of adverse events and negligence in hospitalized patients. Results of the Harvard medical practice study I. N Engl J Med. 1991;324:370–6.

6. Brennan TA, Leape LL, Laird NM, et al. Identification of adverse events occurring during hospitalization. A cross-sectional study of litigation, quality assurance, and medical records at two teaching hospitals. Ann Intern Med. 1990;112:221–6.

7. Davis P, Lay-Yee R, Briant R, Ali W, Scott A, Schug S. Adverse events in New Zealand public hospitals I: occurrence and impact. N Z Med J. 2002;115: U271.

8. Davis P, Lay-Yee R, Briant R, Scott A. Adverse events in New Zealand public hospitals II: preventability and clinical context. N Z Med J. 2003;116:U624.

9. Leape LL, Brennan TA, Laird NM, et al. The nature of adverse events in hospitalized patients. Results of the Harvard medical practice study II. N Engl J Med. 1991;324:377–84.

10. Schimmel E. The hazards of hospitalization. Ann Intern Med. 1964;60:100–10.

11. Thomas EJ, Studdert DM, Burstin HR, et al. Incidence and types of adverse events and negligent care in Utah and Colorado. Med Care. 2000;38:261–71.

12. Vincent C, Neale G, Woloshynowych M. Adverse events in British hospitals: preliminary retrospective record review. BMJ. 2001;322:517–9.

13. Wilson RM, Runciman WB, Gibberd RW, et al. The quality in Australian health care study. Med J Aust. 1995;163:458–71.

14. Bedell SE, Deitz DC, Leeman D, Delbanco TL. Incidence and characteristics of preventable iatrogenic cardiac arrests. JAMA. 1991;265:2815–20.

15. Hodgetts TJ, Kenward G, Vlackonikolis I, et al. Incidence, location and reasons for avoidable in-hospital cardiac arrest in a district general hospital. Resuscitation. 2002;54:115–23.

16. Buist MD, Jarmaolowski E, Burton PR, et al. Recognising clinical instability in hospital patients before cardiac arrests or unplanned admissions to intensive care. Med J Aust. 1999;171:22–5.

17. Hodgetts TJ, Kenward G, Vlackonikolis I, et al. The identification of risk factors for cardiac arrest and formulation of activation criteria to alert a medical emergency team. Resuscitation. 2002;54:125–31.

18. Nurmi J, Harjola VP, Nolan J, et al. Observations and warning signs prior to cardiac arrest. Should a medical emergency team intervene earlier? Acta Anaesthesiol Scand. 2005;49:702–6.

19. Shein RMH, Hazday N, Pena M, et al. Clinical antecedents to in-hospital cardiopulmonary arrests. Chest. 1990;98:1388–92.

20. Hayward RA, Hofer TP. Estimating hospital deaths due to medical errors: preventability is in the eye of the reviewer. JAMA. 2001;286:415–20.

21. McQuillan P, Pilkington S, Allan A, et al. Confidential inquiry into quality of care before admission to intensive care. BMJ. 1998;316:1853–8.

22. Jones DA, DeVita M, Bellomo R. Current concepts: rapid-response teams. N Engl J Med. 2011; 365:139–46.

23. Bell MD, Konrad F, Granath A, et al. Prevalence and sensitivity of MET-criteria in a scandinavian university hospital. Resuscitation. 2006;70:66–73.

24. Buist M, Bernard S, Nguren TV, et al. Association between clinically abnormal observations and subsequent in-hospital mortality: a prospective study. Resuscitation. 2004;62:137–41.

25. Goldhill DR, McNarry AF. Physiological abnormalities in early warning scores are related to mortality in adult inpatients. Br J Anaesth. 2004;92:882–4.

26. Franklin C, Mathew J. Developing strategies to prevent in hospital cardiac arrest: analyzing responses of physicians and nurses in the hours before the event. Crit Care Med. 1994;22:244–7.

27. Blow O, Magliore L, Claridge JA, et al. The golden hour and the silver day: detection and correction of occult hypoperfusion within 24 hours improves outcome from major trauma. J Trauma. 1999;47:964–9.

28. Zubert S, Funk DJ, Kumar A. Antibiotics in sepsis and septic shock: like everything else in life, timing is everything. Crit Care Med. 2010;38:1211–2.

29. Fresco C, Carinci F, Maggioni AP, et al. Very early assessment of risk for in-hospital death among 11,483 patients with acute myocardial infarction. GISSI investigators. Am Heart J. 1999;138:1058–64.

30. The National Institute for Neurological Disorders and Stoke rt-PA Stroke Study Group. Tissue plasminogen activator for acute ischemic stroke. N Engl J Med. 1995;333:1581–7.

31. DeVita MA, Bellomo R, Hillman K, et al. Findings of the first consensus conference on medical emergency teams. Crit Care Med. 2006;34:2463–78.

32. The ANZICS CORE MET dose Investigators. Rapid response team composition, resourcing and calling criteria in Australia. Resuscitation. 2012;83:563–7.

33. Ludikhuize J, Hamming A, de Jonge E, Fikkers BG. Rapid response systems in the Netherlands. Jt Comm J Qual Patient Saf. 2011;37:138–44.

34. Jacques T, Harrison GA, McLaws ML. Attitudes towards and evaluation of medical emergency teams: a survey of trainees in intensive care medicine. Anaesth Intensive Care. 2008;36:90–5.

35. Lee A, Bishop G, Hillman KM, Daffurn K. The medical emergency team. Anaesth Intensive Care. 1995;23:183–6.

36. Jones D, Mitra B, Barbetti J, et al. Increasing the use of an existing medical emergency team in a teaching hospital. Anaesth Intensive Care. 2006;34:731–5.

37. Bellomo R, Goldsmith D, Uchino S, Buckmaster J, et al. Prospective controlled trial of effect of medical emergency team postoperative morbidity and mortality rates. Crit Care Med. 2004;32:916–21.

38. Bellomo R, Goldsmith D, Uchino S, et al. A prospective before-and-after trial of a medical emergency team. Med J Aust. 2003;179:283–7.

39. England K, Bion JF. Introduction of medical emergency teams in Australia and New Zealand: a multicentre study. Crit Care. 2008;12:151.

40. Jones D, Duke G, Green J, et al. Medical Emergency

Team syndromes and an approach to their management. Crit Care. 2006;10:R30.

41. Jones D. The epidemiology of adult Rapid Response Team patients in Australia. Anaesth Intensive Care. 2014;42:213–9.

42. Cross G, Bilgrami I, Eastwood G, et al. The epidemiology of sepsis during rapid response team reviews in a teaching hospital. Anaesth Intensive Care. 2015;43:193–8.

43. Jones DA, Bagshaw SM, Barrett J, et al. The role of the Medical emergency team in end of life care: a multicenter, prospective, observational study. Crit Care Med. 2012;40:98–103.

44. Jones D, Moran J, Winters B, Welch J. The rapid response system and end-of-life care. Curr Opin Crit Care. 2013;19:616–23.

45. Tan LH, Delaney A. Medical emergency teams and end-of-life care: a systematic review. Crit Care Resusc. 2014;16:62–8.

46. Schneider A, Calzavacca P, Mercer I, et al. The epidemiology and outcome of medical emergency team call

patient treated with non-invasive ventilation. Resuscitation. 2011;82:1218–23.

47. Schneider A, Calzavacca P, Jones D, Bellomo R. Epidemiology and patient outcome after medical emergency team calls triggered by atrial fibrillation. Resuscitation. 2011;82:410–4.

48. Jones DA, Baldwin I, McIntyre T, et al. Nurses' attitudes to a medical emergency team service in a teaching hospital. Qual Saf Health Care. 2006;15:427–32.

49. Bagshaw SM, Mondor EE, Scouten C, Capital Health Medical Emergency Team Investigators, et al. A survey of nurses' beliefs about the medical emergency team system in a Canadian tertiary hospital. Am J Crit Care. 2010;19:74–83.

50. Winters BD, Weaver SJ, PFoh ER, Yang T, Pham JC, Dy SM. Rapid response systems as a patient safety strategy. Ann Intern Med. 2013;158:417–25.

51. Chan PS, Jain R, Nallmothu BK, et al. Rapid response teams. A systematic review and meta-analysis. Arch Intern Med. 2010;170:18–26.

儿童 RRS

19

Christopher P. Bonafide，Patrick W. Brady，
James Tibballs，Richard J. Brilli

引言

儿童住院患者心搏骤停相对少见,即使经过专业的心肺复苏,其预后仍然较差。两项大型队列研究结局显示:在 544 名[1]和 880 名[2]心搏骤停的儿童患者中,分别仅有 24% 和 27% 的患儿幸存至出院。后者发现 34% 的幸存者出现严重的神经功能障碍。一系列同期的样本量较小的单个医院的研究显示,1 年生存率分别为 34%[3]、19%[4]和 15%[5]。

与成人患者类似,儿童心搏骤停及致命的危重病前期通常伴有预警症状和体征[6]。儿童心搏骤停也可毫无预警地突然发生,但比较少见,往往由不同疾病引起的渐进性呼吸衰竭、低血压,或两者兼有的原因所致。早期识别病情恶化的严重程度,有可能干预并预防心跳呼吸骤停及死亡。

世界各地的医院和医疗系统都采取了各种策略来识别危重症,实施早期干预,以预防心跳呼吸骤停。这些干预措施适用于系统内,以减少医院不良事件。本书其他章节的成人系统所述的原则同样适用于儿童。

本章描述了儿童快速反应系统(RRS)的特点、对普通病房患者危重病的认识以及 RRS 实施后的结果。尽管采用了不同的方案,但均具有共同之处,即早期识别重症监护室外的急性疾病、触发响应及治疗并进行随访。

儿童 RRS 的框架结构

儿童 RRS 的总体结构与成人相同,主要由四个部分组成:两个临床组成部分(传入系统和传出系统)以及两个行政组成部分(质量改进系统和行政管理系统)。本章我们将集中讨论儿童系统中,不同于成人的各个组成部分。

儿童 RRS 的传入系统

若能识别有心跳呼吸骤停风险的患儿,就可投入更多的资源和精力对他们进行照护,以防呼吸或心搏骤停。RRS 的传入系统侧重于识别心跳呼吸骤停高风险患者或其前兆事件,以便触发适当的响应。这一领域的绝大多数研究都集中在检测病情恶化开始发生时的早期指标,通常使用生命体征、实验室参数以及其他可能随着时间而迅速变化的观察指标。目标是及早发现病情恶化,以预防致命事件的发生。

目前已经制订出一系列方案以提醒医护人员患者的病情正在恶化,有心跳呼吸骤停的风险。已开发出两种通用评估方法,是指单参数呼叫标准和多参数早期预警评分,两者之间相互并不排斥。

单参数呼叫标准

与成人 RRS 相比,儿童 RRS 系统面临的问题在于需要根据患儿年龄调整触发或呼叫标准,这导致生命体征的正常值或期望值大相径庭[7,8]。许多机构选择基于年龄的心率、血压和呼吸频率来反映这种变化(如表 19.1 所示)。呼叫标准通常还包括因为担心所触发的临床医生激活团队的选项,即使不满足其他呼叫标准。此外,一些医院已经授权家长激活团队的权限,本章后面将讨论这个话题。

表 19.1　墨尔本皇家儿童医院医疗急救小组的响应标准

任何一个或多个:		
1. 护士、医生或家长对临床状态的担心		
2. 气道相关危险		
3. 低氧血症	任何吸氧浓度下 $SpO_2<90\%$	
	任何吸氧浓度下 $SpO_2<60\%$(青紫型心脏病)	
4. 严重的呼吸窘迫、窒息或发绀		
5. 呼吸急促		
	年龄	呼吸频率/(次·分⁻¹)
	<3 个月	>60
	4~12 个月	>50
	1~4 岁	>40
	5~12 岁	>30
	12 岁以上	>30
6. 心动过速或心动过缓		
年龄	心动过缓/(次·分⁻¹)	心动过速/(次·分⁻¹)
<3 个月	<100	>180
4~12 个月	<100	>180

续表

年龄	心动过缓/(次·分$^{-1}$)	心动过速/(次·分$^{-1}$)
1~4 岁	<90	>160
5~12 岁	<80	>140
12 岁以上	<60	>130

7. 低血压

	年龄	BP(收缩压)/mmHg
	产后 3 个月	<50
	4~12 个月	<60
	1~4 岁	<70
	5~12 岁	<80
	12 岁 +	<90

8. 神志突然变化或惊厥

9. 心跳或呼吸停止

由于重症监护室外心搏骤停时间较为少见,到目前为止,尚缺乏对儿科触发或呼叫标准的评估,未能确定其敏感性及特异性。布雷里及其同事(2007 年)试图从一千多个心搏骤停前的组合变量中找出可靠的触发标准,但由于敏感性和特异性的限制而失败[9]。之后,他们选择了基于图表分析和专家意见得出的标准。支持将单一的基于年龄的生命体征参数作为触发标准的证据非常有限,这一点也反映在不同研究中参数阈值不同这一情况中[9-15]。

多参数早期预警评分

采用组合标准产生的得分而开发的儿童早期预警评分,以检测临床恶化事件,可有助于改进儿童心跳呼吸骤停的识别系统。此类评分是由各种生理异常指标组合产生。英国开发的儿童早期预警评分(PEWS)和加拿大开发的床旁儿童早期预警系统评分(床旁 PEWS)是目前两种最常用的、最全面的评分系统。

第一版 PEWS 是由布莱顿皇家亚历山大儿童医院(英国)的莫纳汉研发[16]。该评分基于三类变量:行为(如玩耍、嗜睡)、心血管(皮肤颜色、毛细血管再充盈及心率)和呼吸参数(胸壁回缩和与正常呼吸频率的关系)。另外可根据治疗,如需要给氧和雾化,增加分值。总分与颜色相关联,后者提示团队床旁响应的建议。根据评分提示的病情严重程度,护士处置包括通知责任护士、增加观察频率、要求医生查看患儿或呼叫重症护理外延小组。

自莫纳汉最初的报告以来,有两项研究对 PEWS 进行了评估。在第一项研究中,辛辛那提儿童医院(美国)的塔克等(2008)[17]在 12 个月的时间里对入住单一医疗机构的儿童进行了莫纳汉 PEWS 的改良版评估[17]。结局评估采用需要转入 PICU 替代心搏骤停。结果有 51 例患者需要转入 PICU,同时该结果与住院患者的最高 PEWS 评分之间显著相关。该试验性能优良。但该项研究仍存在一定的局限,原因在于该评分是作为临床照护的一部分来计算的,因此可能直接影响到将患者转移到重症监护室的决策,如能有独立于临床照护决策的评分,将使该评分呈现的效果更好。

另一项对 PEWS 评分的评估由阿克里等进行,该研究针对明尼苏达医院(美国)需要

MET 或紧急医疗事件团队救助的一系列患者[18]。在其确定的阈值处,PEWS 的敏感性为 86%。然而该研究对特异性和其他任何测试特征均无报道,因此这一结果对临床照护的影响并不清楚。

评估最为严格的儿童早期预警评分是床旁 PEWS,于 2006 年由加拿大多伦多儿童医院报道[19],已经过连续改进[20,21]。该评分系统最初根据专家意见和共识创建。该评分系统最新版本包含七项内容:心率、收缩压、毛细血管充盈时间、呼吸频率、呼吸努力、氧疗和血氧饱和度(表 19.2)。床旁 PEWS 在多个回顾性研究中均表现良好,包括一项多中心验证研究[20,21]。根据其确定的阈值,床边 PEWS 的敏感性为 64%,特异性为 91%。假设基线水平每 1 000 个患者日临床恶化数为 10,其阳性预测值估计为 9%。

表 19.2　床旁 PEWS 工具总得分计算为每个项目的子得分之和[摘自 Parshuram CS,Duncan HP, Joffe AR,et al. Multi-centre validation of the Bedside Paediatric Early Warning System Score: a severity of illness score to detect evolving critical illness in hospitalized children. Crit Care. 2011;15(4):R184]。这篇开放获取的文章是根据知识共享属性许可 (http://creativecommons.org/licenses/by/2.0)的条款发布的,该许可证允许在任何媒体上无限制地使用、分发和复制,前提是原始作品被正确引用

项目	年龄组	项目子分数			
		0	1	2	4
心率	0~<3 个月	>110 次/分和 <150 次/分	≥150 次/分或 ≤110 次/分	≥180 次/分或 ≤90 次/分	≥190 次/分或 ≤80 次/分
	3~<12 个月	>100 次/分和 <150 次/分	≥150 次/分或 ≤100 次/分	≥170 次/分或 ≤80 次/分	≥180 次/分或 ≤70 次/分
	1~4 岁	>90 次/分和 <120 次/分	≥120 次/分或 ≤90 次/分	≥150 次/分或 ≤70 次/分	≥170 次/分或 ≤60 次/分
	>4~12 岁	>70 次/分和 <110 次/分	≥110 次/分或 ≤70 次/分	≥130 次/分或 ≤60 次/分	≥150 次/分或 ≤50 次/分
	>12 岁	>60 次/分和 <100 次/分	≥100 次/分或 ≤60 次/分	≥120 次/分或 ≤50 次/分	≥140 次/分或 ≤40 次/分
收缩压	0~<3 个月	>60mmHg 和 <80mmHg	≥80mmHg 或 ≤60mmHg	≥100mmHg 或 ≤50mmHg	≥130mmHg 或 ≤45mmHg
	3~<12 个月	>80mmHg 和 <100mmHg	≥100mmHg 或 ≤80mmHg	≥120mmHg 或 ≤70mmHg	≥150mmHg 或 ≤60mmHg
	1~4 岁	>90mmHg 和 <110mmHg	≥110mmHg 或 ≤90mmHg	≥125mmHg 或 ≤75mmHg	≥160mmHg 或 ≤65mmHg
	>4~12 岁	>90mmHg 和 <120mmHg	≥120mmHg 或 ≤90mmHg	≥140mmHg 或 ≤80mmHg	≥170mmHg 或 ≤70mmHg
	>12 岁	>100mmHg 和 <130mmHg	≥130mmHg 或 ≤100mmHg	≥150mmHg 或 ≤85mmHg	≥190mmHg 或 ≤75mmHg
毛细血管充盈时间		<3s			≥3s

续表

项目	年龄组	项目子分数			
		0	1	2	4
呼吸频率	0~<3 个月	>29 次/分和 <61 次/分	≥61 次/分或 ≤29 次/分	≥81 次/分或 ≤19 次/分	≥91 次/分或 ≤15 次/分
	3~<12 个月	>24 次/分或 <51 次/分	≥51 次/分或 ≤24 次/分	≥71 次/分或 ≤19 次/分	≥81 次/分或 ≤15 次/分
	1~4 岁	>19 次/分或 <41 次/分	≥41 次/分或 ≤19 次/分	≥61 次/分或 ≤15 次/分	≥71 次/分或 ≤12 次/分
	>4~12 岁	>19 次/分或 <31 次/分	≥31 次/分或 ≤19 次/分	≥41 次/分或 ≤14 次/分	≥51 次/分或 ≤10 次/分
	>12 岁	>11 次/分或 <17 次/分	≥17 次/分或 ≤11 次/分	≥23 次/分或 ≤10 次/分	≥30 次/分或 ≤9 次/分
呼吸努力		正常	轻度增加	中度增加	严重增加/任何窒息
氧饱和度		>94%	91%~94%	≤90%	
氧疗		室内空气		任何 (<4L/分或 <50%)	≥4L/分或≥50%

床旁 PEWS 目前正于"住院儿童照护过程与结局评估（EPOCH）"研究中进行评估[22]。采用前瞻、随机方法，EPOCH 正用于评估床旁 PEWS 对重症监护室外住院儿童死亡率、心搏骤停率和医疗过程的影响。这项试验的结果对儿童 RRS 有重要意义，因为它将是迄今为止对检测儿童恶化事件的传入系统最彻底的评估。

多参数早期预警评分有可能有助于识别儿童早期恶化事件。然而该领域尚需要更多的研究，以确定触发激活传出系统的最佳机制。

家属激活

近年来，医院和 RRS 负责人已逐渐将患者家属纳入 RRS 传入系统，包括通过参与临床团队的决策，或直接激活医疗应急团队。在儿童中，这种关注似乎源于 Josie King 的故事。2001 年，幼儿 Josie 因爬进热水浴缸烫伤而住院，但是，在计划出院的前几天，她因病情恶化去世，该患者的死亡在一定程度上归因于在其家属坚持表示担忧的情况下，其医疗未能及时升级导致治疗延误[23]。

在 Josie King 去世之后，许多医院开始启动一些项目，即当家属发现他们的孩子[24-26]或成年亲属[27-31]病情变化时，能够立即直接激活多学科应激响应团队。由于普通住院患者病情恶化并不常见，且家属触发的恶化事件比例很小，很难确定家属激活是否为一种有效的干预措施。分析儿童与成人的数据，发现大部分呼叫为要求处理患者和医务人员之间的沟通和协调问题[24,27,30,31]和照护延迟[28]。在七篇提供了呼叫结果的公开报告所提及的 6.25 个医院年中，117 次家属激活仅有 6 个（5%）明确需要关键的干预和/或转移到更高水平的照护[24-28,30,31]。家庭成员激活的实施可能还有其他好处：一项针对成人患者家属激活的研究发现,当家属很少打电话时,工作人员打电话呼叫 MET 的比率增加了四倍。这表明,实施该项措施,可通过促进工作人员和家属之间有关病情恶化的沟通谈话,间接改善患者安全[29]。

同样,亦有人提出更多的疑问,即简单地让家属直接激活 MET 可能并非家属参与住院儿童病情诊治的最佳方法,反而,可能还存在复杂的非预期的后果,包括 MET 的误用、不恰当地要求家长在未经临床培训的情况下进行评估、破坏医患关系、加重家属负担等[32]。这一领域未来的研究重点应放在寻找新的方法以及在住院患儿有恶化风险进时,促进家属和临床医生之间进行共同决策,并利用家庭优势识别儿童基线情况的变化和促进临床专家识别重症监护治疗的需求等方面。

儿童 RRS 的传出系统

一旦发现患者病情恶化,下一步是使相应的专家迅速到达患者床边,与初诊团队协作,迅速评估、分类和治疗患者。虽然传统的对心脏或呼吸骤停作出响应的 MET 团队在技术上归于传出系统,但就本书而言,我们将重点关注能对尚未出现心搏骤停的恶化事件作出响应的小组。这些小组的目标是迅速干预并防止进一步恶化,包括心搏或呼吸骤停。

与面向成人的系统一样,儿科 RRS 的传出部分有几种不同的模型,每一种模型都有其经典的定义,虽未被普遍接受,但仍值得一提。医疗急救团队(MET)通常由医生和护士组成。快速响应团队(RRT)由医生和护士一起或护士单独组成。重症护理外延小组(CCOTs)和高危患者团队(PARTs)通常由护士单独组成,但可快速获得医生的帮助。本章我们将使用"MET"以泛指所有上述传出模型。

单层与双层响应系统

针对请求专家支持的紧迫性,有两种不同的策略。一些儿科机构认为,需要援助的请求,与紧急医疗事件团队针对心脏或呼吸骤停的应急反应一样,为单层系统。这些团队为多学科团队,包括医生、护士、呼吸治疗师、药学人员、安全和社会服务人员,有时还有外科医生。其他机构采用双层系统,该系统对患者情况的急迫性及严重性提供两种响应方案供选择:第一层是小而集中的团队,通常提供咨询而且需要立即停止手中工作到达患者床旁,但必须在规定的时间内完成,如 30 分钟之内[33];第二层则为范围更大的多学科团队,通常也作为紧急医疗事件团队,必须立即响应。

单层和双层传出系统都有各自的优缺点。单层系统的优点包括:(1)快速提供明确的护理;(2)提供所有服务,从快速输液、给氧,直到心肺复苏和除颤。单层系统的缺点包括:(1)需要一个大型的高技术人才团队;(2)初诊人员呼叫专家团队进行咨询或评估时,会有心理畏惧等障碍;(3)从重症监护室和其他病区呼叫的专家离开其直接照顾的患者,导致的潜在医疗风险、财务成本以及机会成本。相比之下,两层系统的第一层可能成本更低,在寻求咨询和建议时,临床工作人员也不会感到害怕。然而,在双层系统中,最初小而集中的团队也可能面临真正的、危及生命的紧急情况的呼叫,而该团队成员在技术上很难应对。面对真正危及生命的需要立即响应的紧急情况(如循环休克),如果病房的临床人员呼叫了并不令人生畏的第一层系统,则 30 分钟的等待可能使患者病情进一步恶化,并带来额外的风险。每个机构必须权衡这两个制度的利弊,因为做出响应的工作人员可能面对与他们其他的临床工作截然不同的状况。

主动巡视小组

有些机构采用主动巡视小组的方式,帮助同事在 MET 激活之前,主动识别出病重患儿。在杜克大学儿童医院与健康中心,巡视小组由医院 MET 成员组成,包括儿科重症监护护士或医师、儿科重症监护室主管护士和儿科重症监护室呼吸治疗师[34]。该团队系统地巡视普通病房,并在各个中间护理区域设立停留站点。他们讨论由病房护士长和值班高年资住院医师发现的病情恶化的患者。研究小组还对所有转出儿科重症监护室的患儿,在其转出前12h 进行评估,并对所有新入重症监护室的患儿进行评估。

安全会议

第二个能更有效、主动地识别高危患者的机制是通过定期的安全会议实现的。会议多以短暂的、结构化的发布会为主,这样的形式用来发现能从额外关注中获益的患者,包括MET。辛辛那提儿童医院医学中心进行了每日三次安全会议的测试和实施,以改善对病情的了解并减少未能及时发现的临床恶化[35]。主管护士从各单元上报存在 EWS 上升或其他安全问题的患者,由一名高级护士和儿科医生提供沟通指导,制订治疗计划和参数值,当超过该参数值即可触发 MET 呼叫。安全会议是复杂的干预措施的一部分,主要用于减少未发现的临床恶化事件并增强与会者之间的合作意识[35,36]。

儿童急诊医疗小组循证证据

MET(医疗急救团队)是儿童 RRS 中研究最为广泛的一个方面。表 19.3 描述了 MET 影响临床预后的相关研究,其中部分 MET 可理解为配备较强传入部分的 RRS 系统。所列研究均为前后对照准实验性研究,如评估引入 RRS 前后心搏骤停发生率和死亡率,且这些研究的严谨性存在较大异质性。一些研究在患者结局方面取得了可喜的进步。2010 年发表的一项荟萃分析提示儿童 MET 实施后,非重症监护室患者心肺复苏率降低了 38%,医院内死亡率降低了 21%[37]。然而,该荟萃分析的作者提出,MET 干预导致全医院死亡率变化的机制存在一定问题,如全院死亡率可能包含了不符合 MET 呼叫的死亡事件。目前仍需要大规模的随机试验以探究 RRS 实施的效果[38],但考虑到 RRS 在全世界的广泛应用,其可行性并不高。

表 19.3 儿童 RRS 实施的准实验研究

发表者	研究年限	中心数	干预措施	响应层的数量	MET 响应者	主要结果
布雷里等 2007[9]	2003—2006	1	MET+CC	2	• 儿科重症监护室专科医师 • 住院医师 • 儿科重症监护室护士 • 呼吸治疗师 • 护士长	重症监护室外呼吸和心搏骤停的人数明显减少

续表

发表者	研究年限	中心数	干预措施	响应层的数量	MET 响应者	主要结果
沙拉可等 2007[13]	2001—2007	1	MET+CC	1	• 儿科重症监护室主治医师或专科医师 • 儿科重症监护室护士 • 呼吸治疗师 • 护士长	重症监护室外呼吸和心搏骤停的人数和全院死亡率明显减少
扎克尔等 2007[15]	2004—2006	1	MET	2	• 儿科重症监护室护士 • 呼吸治疗师	重症监护室外呼吸和心搏骤停的人数无明显减少
亨特等 2008[11]	2003—2005	1	MET+CC	1	• 儿科重症监护室专科医师 • 3 个住院医师 • 儿科重症监护室护士 • 呼吸治疗师 • 护理督导 • 药剂师	重症监护室外呼吸骤停的人数明显减少
提拨波斯等 2009[14]	1999—2006	1	MET+CC	1	• 儿科重症监护室会诊医生或专科医师 • 儿科重症监护室护士 • 急诊科医生 • 急诊科专科医师	医院死亡率、医院病房意外死亡、医院病房可预防心搏骤停、医院病房可预防心搏骤停死亡率显著降低
汉森等 2010[10]	2003—2007	1	MET+CC	1	• 儿科重症监护室专科医师 • 住院医师 • 儿科重症监护室护士 • 呼吸治疗师	病房心搏骤停患者平均人数显著增加,病房死亡和心搏骤停率无明显降低
小崎等 2011[12]	2004—2009	4	MET+CC	2	• 儿科重症监护室主治医师和/或专科医师和/或住院医师 • 儿科重症监护室护士 • 呼吸治疗师	转出 48 小时内再入儿科重症监护室患儿病死率明显降低
博纳菲德等 2014[33]	2007—2012	1	MET+CC+EWS	2	• 儿科重症监护室专科医师或执业护士 • 儿科重症监护室护士 • 呼吸治疗师	严重恶化事件干预前轨迹显著下降,与干预前趋势相比严重恶化事件减少 62%,病房死亡和心搏骤停率无明显降低

CC:呼叫标准;EWS:早期预警评分;ICU:重症监护室;MET:医疗急救小组。

质量改进系统

如何最好地评估影响?

定义并评估 RRS 实施的成功与否要比定义并评估其立即效果更具挑战性。我们所关注的大多数结局在儿童中非常罕见,一系列大型儿童医院中,平均每年每院心脏和呼吸骤停案例少于十次[39]。虽然没有人会认为这些事件不应被监测,但这些事件不太可能在短时间内表现出统计学显著变化,在这种情况下,需要特定机构设法评估并改进。

为补充这些重要但罕见的结局评估指标,目前出现了两个相近的结局评估指标。这些结局比心搏骤停和死亡更频繁发生,因而可以用来衡量 RRS 实施后短时间内的改善情况。

严重恶化事件定义为转入重症监护室 12 小时内采取了无创通气、气管插管或血管活性药治疗[40]。此项指标与重症监护室外心搏骤停相比,有超过 13 倍的死亡风险,发生率超过 8 倍。在最近一项关于 RRS 实施影响的准实验性研究中,它也被用作主要的结果衡量标准[33]。其他类似的指标,未识别的认知失败事件(UNSAFE)转运,是指从病房转移至重症监护室后 1 小时内,接受气管插管、应用血管活性药物或 3 倍或以上的快速补液。一项单中心旨在改善 RRS 传入系统的干预研究,已显示 RRS 可显著并持续减少 UNSAFE 转运[35]。

护理过程的指标也有助于监测并改进 RRS。常见监测指标包括每周或每月的 MET 呼叫率,以及 MET 进入重症监护室的百分比。MET 的呼叫率,尤其是在按病房分层时,在评估传入系统的运作状况(例如:当某护理单元数月内无 EMT 呼叫,可能存在传入系统不良或无支持 MET 的文化)和确保 MET 人员配备充足时均很重要。成人 MET 研究中,MET 呼叫频率低与心搏骤停人数减少有关[41]。MET 呼叫转移到重症监护室的百分比也可用于评估 RRS 是否能按预期运行。在我们的两所具有成熟的 RRS 的三级医院,有 50%~60% 的 MET 呼叫被转到重症监护室(未发表数据)。更高的百分比可能更让人担心 MET 呼叫不足,而较低的百分比可用来验证 MET 是否未被过度呼叫和/或必要时未提高医疗照护级别。

成本是一个重要但很少研究的因素。RRS 的成本包括团队成员的时间经济成本和将重症医师从重症监护室呼叫至病房的机会成本。若团队成员也参与了重症监护室患者的直接管理,可以想象,尽管未经证实,重症监护室的患者受到的关注会减少。一项研究调查了儿童 MET 的财务成本。费城儿童医院的研究团队发现,各严重恶化事件的成本将近 10 万美元(约为 63.6 万元),而由护士、呼吸治疗师和重症监护室专科医师组成的 MET,每年只需预防 3.5 个严重恶化事件,即可弥补其费用[42]。

发现不足并优化 RRS

一个经常被问及的重要问题为:哪个环节运行不佳? 同时应该怎样才能优化系统? 有两项研究报告了识别恶化的患者并向这些患者提供有效、适当的照护的障碍,主要集中于 MET 的激活。两项研究都采用了定性方法。第一项研究中,辛辛那提儿童医院医疗中心的研究人员从护士、呼吸治疗师和住院医生的角度探讨了识别、减轻和逐步提高对患者风险识别的促进因素及其相关障碍[43]。研究发现以下促进因素:(1)以团队为基础的护理,增强了护士和家庭的权能,支持团队合作、问责和安全的文化;(2)标准化数据的可获得性,包括 EWS 及显示、监测数据和数据趋势的工具;(3)组织管理水平的标准化流程和程序,包括识别危重病的适当教育和训练、高危患者的共同语言,以及积极支持风险识别、切换和工作量/工作人员的体系。每个小组都注意到,计划的多学科会议对于识别高危患者并制订治疗方案的价值。第二项研究中,费城儿童医院的研究人员采访了护士和医生,询问尽管医院最近实施了全面的 RRS 计划,但要求紧急援助的障碍仍然存在的原因。已确定影响 RRS 有效率的因素:(1)自我效能感,无论是在识别恶化事件还是激活 MET 方面,这都是决定是否对恶化患儿进行适当护理升级的重要因素;(2)专业内和跨专业的层次结构在引导上仍存在挑战,可能导致护理的延误;(3)对 MET 激活和重症监护室转移的不良人际关系或临床结局的预期,可能会导致医生因担忧管理不当而不愿意将患者转移至重症监护室。

这两项研究中发现的促进因素和障碍,为各机构在优化其 RRS 时提供了有用的参考数据。

RRS 管理

有意义地实施 RRS 是一种文化变革,必须克服上面讨论的许多障碍。同任何体制改革一样,没有高级医院管理人员的全力支持很难成功,他们的影响对促进各学科和部门之间的沟通尤为重要。有效的传入系统需要有能力的初级护士和医生。这些临床人员,以及患儿的父母,必须能够勇于寻求帮助而不惧于年长的同事。传统的医疗等级制度是变革的强大障碍。往往低年资人员不习惯质询高年资医生,护士不敢询问医生。医院领导认可应用 RRS 可减少意外事件和可预防的死亡,可帮助 RRS 及其管理团队成功。根据我们的经验,RRS 领导小组可通过发布 RRS 成功呼叫的案例,并指出系统需要团队激活及响应的技能,来解决文化问题。多学科小组的成员(医生、护士、呼吸治疗师、物理治疗师、管理者)应监督、定期审查并向医院领导和医务人员提供反馈信息。内容涉及:(1)传入工具的有效性和可用性,如早期预警分数;(2)传出响应(通常为 MET)的反应机制和作用,以及其如何随着时间而改变以满足患者需求,并与机构目标(如减少脓毒症)相一致;(3)RRS 的总体有效性,包括患者的定量结局数据,以及工作人员和家庭的定性数据,如主动识别任何意外的不良后果。结局的进一步改善可能与一线护士和医生在识别危重病和克服 RRS 激活障碍方面的技能提高有关。团队组成、患者的主动监测、愿意激活系统的相关因素以及不良事件的可预防性判断可能是决定 RRS 成功的所有因素,尚需进一步研究如何确定这些因素的最佳配置,以优化医院安全。一种所有工作人员可自由寻求建议和帮助,不担心因为对现状评估失误而受到指责或感到尴尬的制度文化也可有助于 RRS 的成功实施。事实上,有人认为,与危重疾病的延迟识别相比,对 RRS 实施和有效性的最大挑战是一线医务人员不愿意激活该系统。

儿童医院中 RRS 的可获得性

尽管 RRS 多年来一直是成人医院讨论和辩论的主题,但这些系统在护理儿童的医院中的应用直到最近才开始起步。在北美,2005 年所有超过 50 张儿科急诊病床的 181 家医院都设有针对心搏或呼吸骤停的立即响应紧急医疗团队,但仅有 17% 的医院设有针对儿童潜在临床恶化迹象的 MET[44]。这些 MET 也通常只能在白天才有。仅有 21% 的存在 MET 的医院,采用不连续的呼叫标准确定何时激活团队[44]。同样,在英国,2005 年 144 所儿童医院中,只有 22% 家医院采用早期预警系统以发现生理恶化风险的患者[45]。

自 2005 年以来,RRS 的传播迅速而广泛。2010 年美国最近一项纳入 130 家设有儿科重症监护室的儿童医院的研究显示,79% 拥有 MET,其中大部分在 5 年前已经开始实施[46]。在有 MET 的医院中,34% 根据生命体征或整体临床状况预先制订了激活触发机制。69% 的家庭可以激活急救小组。有关该主题的最新研究完成于 2012 年,该研究对 30 所美国学术型儿童医院进行了调查,发现 100% 拥有全天 24 小时,全周 7 天的 MET[47]。一半的医院采用了早期预警评分来激活团队,77% 可用家庭激活。

总结

快速反应系统现已在全世界的儿科医院广泛应用。尽管现在仍然存在一些争议,但人们现在普遍认为这种系统是有效的,而且具有成本效益。然而,为了确定如何优化用于识别恶化患者的传入机制和用于快速筛选和管理患者的传出机制,必须解决许多研究问题。

(常志刚　译　翟姗姗　校)

参考文献

1. Young KD, Seidel JS. Pediatric cardiopulmonary resuscitation: a collective review. Ann Emerg Med. 1999;33(2):195–205.

2. Nadkarni VM, Larkin GL, Peberdy MA, Carey SM, Kaye W, Mancini ME, et al. First documented rhythm and clinical outcome from in-hospital cardiac arrest among children and adults. JAMA. 2006;295:50–7.

3. Tibballs J, Kinney S. A prospective study of outcome of in-patient paediatric cardiopulmonary arrest. Resuscitation. 2006;71(3):310–8.

4. Suomincn P, Olkkola KT, Voipio V, Korpela R, Palo R, Räsänen J. Utstein style reporting of in-hospital paediatric cardiopulmonary resuscitation. Resuscitation. 2000;45(1):17–25.

5. Reis AG, Nadkarni V, Perondi MB, Grisi S, Berg RA. A prospective investigation into the epidemiology of in-hospital pediatric cardiopulmonary resuscitation using the international Utstein reporting style. Pediatrics. 2002;109(2):200–9.

6. McQuillan P, Pilkington S, Allan A, Taylor B, Short A, Morgan G, et al. Confidential inquiry into quality of care before admission to intensive care. BMJ. 1998;316:1853–8.

7. Fleming S, Thompson M, Stevens R, Heneghan C, Pluddemann A, Maconochie I, et al. Normal ranges of heart rate and respiratory rate in children from birth to 18 years of age: a systematic review of observational studies. Lancet. 2011;377(9770):1011–8.

8. Bonafide CP, Brady PW, Keren R, Conway PH, Marsolo K, Daymont C. Development of heart and respiratory rate percentile curves for hospitalized children. Pediatrics. 2013;131:e1150–7.

9. Brilli RJ, Gibson R, Luria JW, Wheeler TA, Shaw J, Linam M, et al. Implementation of a medical emergency team in a large pediatric teaching hospital prevents respiratory and cardiopulmonary arrests outside the intensive care unit. Pediatr Crit Care Med. 2007;8:236–46.

10. Hanson CC, Randolph GD, Erickson JA, Mayer CM, Bruckel JT, Harris BD, et al. A reduction in cardiac arrests and duration of clinical instability after implementation of a paediatric rapid response system.

Postgrad Med J. 2010;86:314–8.

11. Hunt EA, Zimmer KP, Rinke ML, Shilkofski NA, Matlin C, Garger C, et al. Transition from a traditional code team to a medical emergency team and categorization of cardiopulmonary arrests in a children's center. Arch Pediatr Adolesc Med. 2008;162:117–22.

12. Kotsakis A, Lobos A-T, Parshuram C, Gilleland J, Gaiteiro R, Mohseni-Bod H, et al. Implementation of a multicenter rapid response system in pediatric academic hospitals is effective. Pediatrics. 2011;128:72–8.

13. Sharek PJ, Parast LM, Leong K, Coombs J, Earnest K, Sullivan J, et al. Effect of a rapid response team on hospital-wide mortality and code rates outside the ICU in a children's hospital. JAMA. 2007;298:2267–74.

14. Tibballs J, Kinney S. Reduction of hospital mortality and of preventable cardiac arrest and death on introduction of a pediatric medical emergency team. Pediatr Crit Care Med. 2009;10:306–12.

15. Zenker P, Schlesinger A, Hauck M, Spencer S, Hellmich T, Finkelstein M, et al. Implementation and impact of a rapid response team in a children's hospital. Jt Comm J Qual Patient Saf. 2007;33:418–25.

16. Monaghan A. Detecting and managing deterioration in children. Paediatr Nurs. 2005;17:32–5.

17. Tucker KM, Brewer TL, Baker RB, Demeritt B, Vossmeyer MT. Prospective evaluation of a pediatric inpatient early warning scoring system. J Spec Pediatr Nurs. 2009;14:79–85.

18. Akre M, Finkelstein M, Erickson M, Liu M, Vanderbilt L, Billman G. Sensitivity of the pediatric early warning score to identify patient deterioration. Pediatrics. 2010;125:e763–9.

19. Duncan H, Hutchison J, Parshuram CS. The Pediatric Early Warning System Score: a severity of illness score to predict urgent medical need in hospitalized children. J Crit Care. 2006;21:271–8.

20. Parshuram CS, Hutchison J, Middaugh K. Development and initial validation of the Bedside Paediatric Early Warning System score. Crit Care. 2009;13:R135.

21. Parshuram CS, Duncan HP, Joffe AR, Farrell CA, Lacroix JR, Middaugh KL, et al. Multi-centre validation of the Bedside Paediatric Early Warning System Score: a severity of illness score to detect evolving critical illness in hospitalized children. Crit Care. 2011;15:R184.

22. The Hospital for Sick Children. Evaluating Processes of Care & the Outcomes of Children in Hospital (EPOCH) [Internet]. Available from: http://clinicaltrials.gov/show/NCT01260831.

23. King S. Our story. Pediatr Radiol. 2006;36:284–6.

24. Dean BS, Decker MJ, Hupp D, Urbach AH, Lewis E, Benes-Stickle J. Condition HELP: a pediatric rapid response team triggered by patients and parents. J Healthc Qual. 2008;30:28–31.

25. Hueckel RM, Mericle JM, Frush K, Martin PL, Champagne MT. Implementation of Condition Help: family teaching and evaluation of family understanding. J Nurs Care Qual. 2012;27:176–81.

26. Ray EM, Smith R, Massie S, Erickson J, Hanson C, Harris B, et al. Family alert: implementing direct family activation of a pediatric rapid response team. Jt Comm J Qual Patient Saf. 2009;35:575–80.

27. Bogert S, Ferrell C, Rutledge DN. Experience with family activation of rapid response teams. Medsurg Nurs. 2010;19:215–23.

28. Dunning E, Brzozowicz K, Noel E, O'Keefe S, Ponischil R, Sherman S, et al. FAST track beyond RRTs. Nurs Manage. 2010;41:38–41.

29. Gerdik C, Vallish RO, Miles K, Godwin SA, Wludyka PS, Panni MK. Successful implementation of a family and patient activated rapid response team in an adult level 1 trauma center. Resuscitation. 2010;81:1676–81.

30. Greenhouse PK, Kuzminsky B, Martin SC, Merryman T. Calling a condition H(elp). Am J Nurs. 2006;106:63–6.

31. Odell M, Gerber K, Gager M. Call 4 Concern: patient and relative activated critical care outreach. Br J Nurs. 2011;19:1390–5.

32. Paciotti B, Roberts KE, Tibbetts KM, Paine CW, Keren R, Barg FK, et al. Physician attitudes toward family-activated medical emergency teams for hospitalized children. Jt Comm J Qual Patient Saf. 2014;40(4):187–92.

33. Bonafide CP, Localio AR, Roberts KE, Nadkarni VM, Weirich CM, Keren R. Impact of rapid response system implementation on critical deterioration events in children. JAMA Pediatr. 2014;168(1):25–33.

34. Hueckel RM, Turi JL, Cheifetz IM, Mericle J, Meliones JN, Mistry KP. Beyond rapid response teams: Instituting a "rover team" improves the management of at-risk patients, facilitates proactive interventions, and improves outcomes. In: Henriksen K, Battles JB, Keyes MA, Grady ML, editors. Advances in patient safety: New directions and alternative approaches. Rockville, MD: Agency for Healthcare Research and Quality; 2008.

35. Brady PW, Muething S, Kotagal U, Ashby M, Gallagher R, Hall D, et al. Improving situation awareness to reduce unrecognized clinical deterioration and serious safety events. Pediatrics. 2013;131:e298–308.

36. Goldenhar LM, Brady PW, Sutcliffe KM, Muething SE. Huddling for high reliability and situation awareness. BMJ Qual Saf. 2013;22(11):899–906.

37. Chan PS, Jain R, Nallmothu BK, Berg RA, Sasson C. Rapid response teams: a systematic review and meta-analysis. Arch Intern Med. 2010;170:18–26.

38. Bonafide CP, Priestley MA, Nadkarni VM, Berg RA. Have we MET the answer for preventing in-hospital deaths or is it still elusive? Pediatr Crit Care Med. 2009;10:403–4.

39. Hayes LW, Dobyns EL, DiGiovine B, Brown A-M, Jacobson S, Randall KH, et al. A multicenter collaborative approach to reducing pediatric codes outside the ICU. Pediatrics. 2012;129:e785–91.

40. Bonafide CP, Roberts KE, Priestley MA, Tibbetts KM, Huang E, Nadkarni VM, et al. Development of a pragmatic measure for evaluating and optimizing

rapid response systems. Pediatrics. 2012;129: e874–81.

41. Jones D, Bellomo R, DeVita M. Effectiveness of the medical emergency team: the importance of dose. Crit Care. 2009;13:313.

42. Bonafide CP, Localio AR, Song L, Roberts KE, Nadkarni VM, Priestley M, et al. Cost-benefit analysis of a medical emergency team in a children's hospital. Pediatrics. 2014;134(2):235–41.

43. Brady PW, Goldenhar LM. A qualitative study examining the influences on situation awareness and the identification, mitigation and escalation of recognised patient risk. BMJ Qual Saf. 2014;23(2):153–61.

44. VandenBerg SD, Hutchison JS, Parshuram CS. A cross-sectional survey of levels of care and response mechanisms for evolving critical illness in hospitalized children. Pediatrics. 2007;119:e940–6.

45. Duncan HP. Survey of early identification systems to identify inpatient children at risk of physiological deterioration. Arch Child. 2007;92:828.

46. Chen JG, Kemper AR, Odetola F, Cheifetz IM, Turner DA. Prevalence, characteristics, and opinions of pediatric rapid response teams in the United States. Hosp Pediatr. 2012;2:133–40.

47. Sen AI, Morgan RW, Morris MC. Variability in the implementation of rapid response teams at academic American pediatric hospitals. J Pediatr. 2013;163(6): 1772–4.

20 快速反应系统与脓毒症患者

Patrick Maluso，Babak Sarani

引言

脓毒症导致多系统器官衰竭是重症监护室的主要死亡原因,也是美国的第 11 大死亡原因[1-3]。在全球范围内,校正人口分布因素后,脓毒症的发生率持续上升。在美国,从 1979 年到 2000 年,这一发生率每年以 8.7% 速度递增。虽然发达国家的数据更容易获得,但估计,全球每年脓毒症例数约为 1 500 万~1 900 万例[3,4]。虽然脓毒症患者死亡的风险仍然高达 20%~50%[2,5,6],但是积极使用早期的、目标导向的干预策略,可以降低这一风险。

除了对患者的直接影响外,脓毒症也给医疗保健的基本构建和花费带来了巨大的负担。每年,因其住院的患者高达 727 000 名。在美国,因其花费的医疗保健开支占 146 亿美元[7]。在美国,平均每例脓毒症患者,医疗保健开支超过 85 000 美元,高于其他单一疾病的平均开支[8]。虽然在世界范围内,治疗脓毒症的费用差异很大,但在美国以外的地方也有类似的报道[9]。大多数严重脓毒症的患者在重症监护室接受治疗,这也与更多的医院资源和更高的护理总成本相关[1]。随着对所提供治疗的成本、效率和有效性的日益重视,对脓毒症患者的支出和治疗结果的改善是所有现代卫生保健系统的一个重要目标。尽管两者都很重要,但护理费用和护理质量之间的关系并不简单。事实上,脓毒症患者的治疗费用和临床结局的改善之间似乎没有关联[10]。

脓毒症的病理生理学

全身炎症反应综合征(systemic inflammatory response syndrome, SIRS)是全身炎症反应的一种广义诊断。符合以下标准中两个或两个以上,即诊断为 SIRS:呼吸频率超过 20 次/分、白细胞计数大于 12 000/mm³ 或小于 4 000/mm³、心率超过 90 次/分、体温高于 38℃或低于 35℃。脓毒症是指由感染引起的 SIRS,根据存在器官灌注不足/衰竭或低血压的临床体征,进一步细分为严重脓毒症和脓毒症休克。当仅靠液体复苏不能纠正低血压或器官功能障碍时,就存在感染性休克,因此需要使用升压药[11]。

SIRS 的全身表现是由各种炎症介质(包括肿瘤坏死因子-α 和多种类花生酸物质)对机体的异常作用所致。此外,代偿性抗炎反应综合征(CARS)途径也受到抑制。这导致小动脉的不适当扩张和小动脉与小静脉之间血管分流的开放。由于在毛细血管水平上缺乏阻力,这种血管内的分流导致了全身低血压,以及血清乳酸水平的升高。后者是由于细胞的低灌注造成的,其原因是因为毛细血管床通过的血流减少[12],以及内在的线粒体功能紊乱[13],两者都导致了无氧代谢。

除了乳酸以外,复苏状态下的脓毒性休克患者,由于血红蛋白的氧解离曲线左移,氧摄取增多,其混合静脉血氧饱和度(MVO$_2$)下降。但矛盾的是,当脓毒性休克患者经过适当的复苏,分流富含氧的血液通过毛细血管,而此处的线粒体利用氧存在障碍,MVO$_2$ 将升高。MVO$_2$ 和乳酸持续升高,由于细胞缺血,进而导致多系统器官衰竭和死亡。因此,血清乳酸和MVO$_2$ 被用于诊断脓毒性休克、评估复苏是否充分以及预测重症患者的预后[14]。

早期干预

过去 20 多年的众多研究显示,快速启动合适的治疗,是改善患者预后的重要因素。不幸的是,到目前为止,尚无单独的干预或药物治疗可以独立改善病死率。因此,脓毒性休克的合适治疗指的是以下三项独立且关键的干预措施:选择最佳的复苏液体和血管活性药物;尽可能地清除感染灶;即刻使用适当的抗生素。这些治疗实施的时间与死亡率的高低直接相关。

2001 年,里弗斯等人开展的早期目标导向治疗(EGDT)研究有效地改变了脓毒症患者的治疗流程[15]。该研究显示,若在急诊室立即开始复苏,患者病死率显著改善。尽管治疗的终点应该个体化,但该研究明确显示,决定患者存活的最重要因素不是干预措施,而是进行干预的速度。修订版 EGDT 流程图见图 20.1。

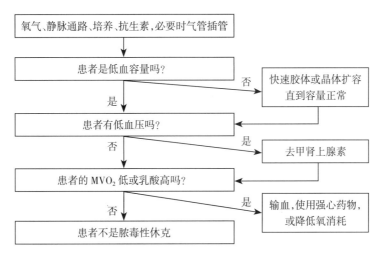

图 20.1　脓毒症患者早期目标导向治疗改良流程图

虽然 EGDT 提倡对脓毒症患者采用现代手段进行快速复苏,但其流程中设置的特殊参数仍存有争议。2014 年 ProCESS 试验,通过使用现代重症监护技术进行早期干预,寻找脓毒症改进策略[16]。该研究为前瞻性随机三组对照试验。第一组以 EGDT 策略进行干预,第二组也使用流程图复苏策略,但不同于 EGDT,不强制进行中心静脉导管置入,启动输血的阈值低(血红蛋白从 10g/dl 降为 7.5g/dl)。而且,该组治疗根据床旁医生判断,对收缩压和低灌注进行测量,而不是像 EGDT,对有明确目标的中心静脉氧饱和度、目标血压和目标中心静脉压进行测量。最后,第三组进行常规治疗,不参考规定流程,而是由管床医师自行决定合适的治疗。

尽管复苏初始时各组患者接受的治疗量和类型(如,升压药应用,晶体液量或输血量)和血流动力学指标及实验室指标存在显著差异,但结论是患者住院时间或死亡率(60 天死亡率、90 天死亡率或 1 年死亡率)无统计学差异。里弗斯的 EGDT 研究已经引起思维模式的转变,即早期积极复苏现在已成为标准的治疗,最终使得试验中各组基本都得到合适的复苏。ProCESS 研究强调,早期积极治疗的概念是脓毒症患者存活最关键的决定因素,而用何种具体的治疗措施居于次要地位。

同样,快速控制和治疗潜在的感染性原因对于改善患者的死亡率也至关重要。如坏死性软组织感染或导管相关性感染等案例所示,控制感染源,只要可能,是最为重要且不应以任何理由拖延的[17]。不幸的是,脓毒性休克的大多数感染灶,如肺炎和尿路感染,不能手术清除或者通过导管清除(即引流)。库莫尔等证明了合适的抗生素开始时机与患者存活率之间存在直接关系。研究提示当低血压发生时,每延迟一小时启动合适的抗生素治疗,患者的病死率增加 7.6%[18]。

在一项用以评价及时应用抗生素治疗的疗效性研究中,盖耶斯基等指出,在遵守 EGDT 策略治疗的情况下,1 小时内给予合适抗生素,可以使病死率减少 12%,分诊后,若 1 小时内给予合适抗生素治疗,也可见到相似的病死率获益[19]。简而言之,即使在早期进行积极的血流动力学支持,即刻、合适地对潜在感染给予干预,亦可直接降低病死率。

快速反应团队与脓毒症

住院患者脓毒症的早期识别和治疗仍然存在诊断和管理方面的挑战,可能导致致残率和病死率增加[4,20,21]。尽管库莫尔、里弗斯及盖耶斯基主要关注从急诊室到重症监护室的过程,但他们一致发现,不管最初的治疗情况如何,及时启动合适的多模式治疗非常重要,因此这种做法值得广泛推广。显然,任何能够改善脓毒症患者预后的初步干预措施都应该关注,以及无论其位于何处,都应该及时去除治疗障碍。多学科快速反应团队旨在满足这一需求。

正如本书中相关章节讲述的,尚无公认的快速反应系统(RRS)启动标准。尽管有证据显示,延迟激活 RRS 会导致救治的失败,增加死亡风险。目前使用较多的触发 RRS 的客观指标包括:呼吸频率明显改变(<8 次/分或 >25 次/分)、心率明显改变(<40 次/分或 >120 次/分)、收缩压明显改变(<90mmHg)、吸氧后氧饱和度仍低(<90%)、尿量 4h 小于 50ml 以及意识水平迅速改变。很明显,这些标准中有许多与 SIRS 有很大重叠,且可能是脓毒性休克晚期表现。在过去的 5 年里,人们越来越关注于建立评分系统,以便更有效地识别临床隐匿脓毒性休克,但这种评分系统仍需要在各种患者群体中进行前瞻性验证[22]。

　　鉴于脓毒症的定义和快速反应激活的触发因素所涉及的共同标准,快速反应小组常常是第一个发现并治疗脓毒症患者的。贾德灵等人通过一项单机构的回顾性研究发现,由快速反应团队呼叫而不是传统转移引发的医院病房重症监护室入院患者发生严重脓毒症的可能性是其他人的三倍[23]。其他类似的研究发现,脓毒症是 RRS 启动最常见的病因[24]。

　　脓毒性休克确诊之后,干预的及时性与死亡率直接相关。但不幸的是,由于住院病房的复杂性,保证具体治疗及时实施以及采用标准护理流程往往都很困难。在宾夕法尼亚大学进行的一项单机构干预的研究中,萨拉尼等人采用一个精简的医疗急救团队(MET)参与,证明了及时给予抗生素能显著改善患者预后[25]。通过在 MET 中加入一个临床药剂师,并利用口头医嘱代替计算机的指令输入医嘱的方式,能够将治疗的中位时间减少近 100 分钟。

　　然而,很明显,如果药物本身不起作用,快速给予抗生素也是无效的。管床医师经常会忽视患者最近使用的抗生素、患者所在地区的细菌耐药状况以及可能致脓毒性休克的潜在原因,而都给予相同的经验性抗生素。米阿奴等研究显示,通过创建一种针对本地微生物耐药性模式的诊治流程,快速给予每个患者个体化的抗生素,在 MET 激活期间,采用经验性抗生素充分覆盖的治疗方案,疗效提高 32%[26](图 20.2,表 20.1)。该流程要求优先给予β-内酰胺类抗生素(因为这些药物可以快速给予),最后给予万古霉素(因为该药物必须慢慢输注)。

经验性抗生素选择[28]

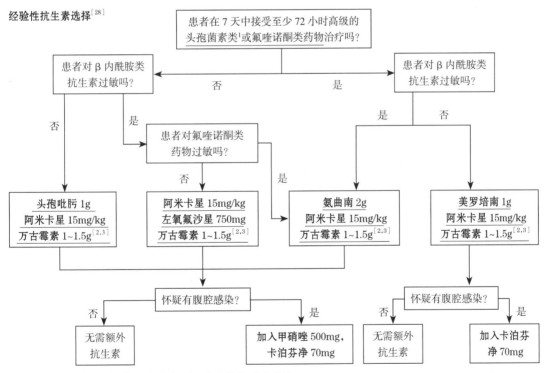

1 第三代或第四代头孢菌素,比如头孢吡肟、头孢他啶、头孢曲松
2 万古霉素剂量:体重≤70kg=1g×1,体重 >70kg=1.5g×1
3 万古霉素输注在卡泊芬净之前(如果需要给予),但在其它抗生素之后

图 20.2　脓毒性休克患者使用经验性抗生素的流程图

表 20.1　抗生素剂量推荐方案

药物	剂量	输注时间
阿米卡星	15mg/kg × 1	30min
氨曲南 [a]	2g（每 8 小时静脉注射 1 次）	15min
卡泊芬净 [b]	70mg × 1，然后 50mg（每 24 小时静脉注射 1 次）	60min
头孢吡肟 [a]	1g（每 8 小时静脉注射 1 次）	2~5min
左氧氟沙星 [a]	750mg（每 24 小时静脉注射 1 次）	60~90min
美罗培南 [a]	1g（每 8 小时静脉注射 1 次）	10~15min
甲硝唑	500mg（每 12 小时静脉注射 1 次）	30min
万古霉素	≤70kg：1g × 1； >70kg=1.5g × 1	60~90min

[a] 肾功能不全患者需要调整剂量
[b] 肝功能不全患者需要调整剂量

　　结合这两种干预方法，MET 中临床药剂师可以迅速确定患者最近的抗生素暴露和过敏史，并与开处方的医生（医师或者上级大夫）讨论感染的潜在原因，并口头要求中央药房提供合适的抗生素。抗生素一旦送达，MET 护士可以快速给药。根据特定医院的护理流程，在该流程中，部分或所有抗生素都可以放置在急诊病房内，从而进一步缩短给药时间。医嘱可以在计算机系统中回顾性记录，以便于追踪，但最为重要的是，患者已经得到适当且及时的处理。

结论

　　脓毒性休克在住院患者和非住院患者中非常常见，并且与死亡率相关。抢救这些患者需要早期、积极和适当的液体复苏、感染源控制和抗菌治疗。快速反应系统特别适合这类患者。

（李喜元　译　吴依娜　校）

参考文献

1. Angus DC, Linde-Zwirble WT, Lidicker J, Clermont G, Carcillo J, Pinsky MR. Epidemiology of severe sepsis in the United States: analysis of incidence, outcome, and associated costs of care. Crit Care Med. 2001;29:1303–10.

2. Martin GS, Mannino DM, Eaton S, Moss M. The epidemiology of sepsis in the United States from 1979 through 2000. N Engl J Med. 2003;348:1546–54.

3. Adhikari NK, Fowler RA, Bhagwanjee S, Rubenfeld GD. Critical care and the global burden of critical illness in adults. Lancet. 2010;376: 1339–46.

4. Sundararajan V, Macisaac CM, Presneill JJ, Cade JF, Visvanathan K. Epidemiology of sepsis in Victoria, Australia. Crit Care Med. 2005;33:71–80.

5. Annane D, Aegerter P, Jars-Guincestre MC, Guidet B. Current epidemiology of septic shock: the CUB-Rea network. Am J Respir Crit Care Med. 2003;168: 165–72.

6. Harrison DA, Welch CA, Eddleston JM. The epidemiology of severe sepsis in England, Wales and Northern Ireland, 1996 to 2004: secondary analysis of a high quality clinical database, the ICNARC Case Mix Programme Database. Crit Care. 2006;10:R42.

7. Hall MJ, Williams SN, DeFrances CJ, Golosinskiy A. Inpatient care for septicemia or sepsis: a challenge for

patients and hospitals. NCHS Data Brief. 2011;1–8.

8. Bates DW, Yu DT, Black E, et al. Resource utilization among patients with sepsis syndrome. Infect Control Hosp Epidemiol. 2003;24:62–70.

9. Chalupka AN, Talmor D. The economics of sepsis. Crit Care Clin. 2012;28:57–76 .vi

10. Lagu T, Rothberg MB, Nathanson BH, Pekow PS, Steingrub JS, Lindenauer PK. The relationship between hospital spending and mortality in patients with sepsis. Arch Intern Med. 2011;171:292–9.

11. Bone RC, Balk RA, Cerra FB, et al. Definitions for sepsis and organ failure and guidelines for the use of innovative therapies in sepsis. The ACCP/SCCM Consensus Conference Committee. American College of chest physicians/society of critical care medicine. Chest. 1992;101:1644–55.

12. Trzeciak S, Dellinger RP, Parrillo JE, et al. Early microcirculatory perfusion derangements in patients with severe sepsis and septic shock: relationship to hemodynamics, oxygen transport, and survival. Ann Emerg Med. 2007;49:88–98 .e1-2

13. Brealey D, Brand M, Hargreaves I, et al. Association between mitochondrial dysfunction and severity and outcome of septic shock. Lancet. 2002;360:219–23.

14. Gutierrez G, Comignani P, Huespe L, et al. Central venous to mixed venous blood oxygen and lactate gradients are associated with outcome in critically ill patients. Intensive Care Med. 2008;34:1662–8.

15. Rivers E, Nguyen B, Havstad S, et al. Early goal-directed therapy in the treatment of severe sepsis and septic shock. N Engl J Med. 2001;345:1368–77.

16. Yealy DM, Kellum JA, Huang DT, et al. A randomized trial of protocol-based care for early septic shock. N Engl J Med. 2014;370:1683–93.

17. Marshall JC, Maier RV, Jimenez M, Dellinger EP. Source control in the management of severe sepsis and septic shock: an evidence-based review. Crit Care Med. 2004;32:S513–26.

18. Kumar A, Roberts D, Wood KE, et al. Duration of hypotension before initiation of effective antimicrobial therapy is the critical determinant of survival in human septic shock. Crit Care Med. 2006;34: 1589–96.

19. Gaieski DF, Mikkelsen ME, Band RA, et al. Impact of time to antibiotics on survival in patients with severe sepsis or septic shock in whom early goal-directed therapy was initiated in the emergency department. Crit Care Med. 2010;38:1045–53.

20. Esteban A, Frutos-Vivar F, Ferguson ND, et al. Sepsis incidence and outcome: contrasting the intensive care unit with the hospital ward. Crit Care Med. 2007; 35:1284–9.

21. Lundberg JS, Perl TM, Wiblin T, et al. Septic shock: an analysis of outcomes for patients with onset on hospital wards versus intensive care units. Crit Care Med. 1998;26:1020–4.

22. Smith GB, Prytherch DR, Meredith P, Schmidt PE, Featherstone PI. The ability of the National Early Warning Score (NEWS) to discriminate patients at risk of early cardiac arrest, unanticipated intensive care unit admission, and death. Resuscitation. 2013;84:465–70.

23. Jaderling G, Bell M, Martling CR, Ekbom A, Bottai M, Konrad D. ICU admittance by a rapid response team versus conventional admittance, characteristics, and outcome. Crit Care Med. 2013; 41:725–31.

24. Jones D, Duke G, Green J, et al. Medical emergency team syndromes and an approach to their management. Crit Care. 2006;10:R30.

25. Sarani B, Brenner SR, Gabel B, et al. Improving sepsis care through systems change: the impact of a medical emergency team. Jt Comm J Qual Patient Saf. 2008;34:179–82 .25

26. Miano TA, Powell E, Schweickert WD, Morgan S, Binkley S, Sarani B. Effect of an antibiotic algorithm on the adequacy of empiric antibiotic therapy given by a medical emergency team. J Crit Care. 2012; 27:45–50.

21 其他传出路径团队：需要专业资源的危机

Dan Shearn，Francesca Rubulotta，Michael A. DeVita

世界上大多数关于快速反应系统（rapid response systems，RRS）、快速反应小组（rapid response teams，RRT）和医疗急救团队（medical emergency teams，MET）的文献介绍都集中于生命体征或认知功能突然恶化的患者的院内危机。在 UPMC 长老会医院，我们发现某些低频率、高风险事件需要我们的"常规"MET 所没有的专业知识。因此，UPMC 创建了一系列团队，这些团队都是快速反应系统的一部分，可以解决各种关键事件。该"系统"不仅仅是一个响应特定生理事件的系统，而且是一个响应所有危急情况的系统，可以快速有效且有组织地响应以防止伤害。本章的目的是描述 UPMC 如何以及为何扩展医疗急救团队和快速反应系统以促进各种关键事件的患者安全。我们描述了每个团队的响应、人员配备、目的和结果。

RRS，顾名思义是一个系统，包括团队响应，可以帮助患者摆脱危急情况或紧急情况。其目标是将重症监护室和资源带到有需要的重症患者的床边。响应特定需求的专业团队符合 RRS 作为质量改进机制和患者安全关键工具的理念。使用这些团队可以通过促进重要资源的适当分配来提高医疗质量。

在 UPMC，当 RRS 成为医院文化的一部分之后，医院领导者认识到最初的现有呼叫标准不能完全囊括所有危急事件，并且存在人员或设备不匹配、响应团队装备不良等不足。由于团队没有技能，或者危机事件本质上非医学问题，也不适合临床干预团队，因此需要采取新的应对措施。这些事件可能会受益于对明确的触发事件有新的危机事件处理的组织的响应。因此，随着新危机类型的确定，新团队采用 RRS 方法来管理。在本章中，我们列出了一些已成熟的干预团队，例如：卒中团队、创伤团队、血液管理团队（BAT）、胸痛团队、L 事件团队（针对走失患者）、M 事件团队（精神疾病危机，通常是冲突或危险患者事件）、困难气道团队、儿科反应团队、脓毒症团队、气管切开术团队和临终关怀/姑息治疗团队。虽然此列表不包括世界上所有团队，但它确实比大多数人所描述的 RRS 的范围更广。第 28 章和第 22 章分别描述了"二级受害者"小组和产科危机小组。我们也不讨论心搏骤停小组,因为这些已经在其他地方很好地描述过了,而且我们强烈认为"心搏骤停后"反应的概念与 RRS 被创建来防止心搏骤停[1]的前提是相反的。整个 RRS 运动的最初目的是预防医院严重的不良事件,包括心搏骤停。因此,我们决定不纳入心搏骤停小组的任何描述,因为在完全实施 RRS 环境时,应该主要处理 RRS 呼叫,以防止恶化或实施临终关怀。未来的医院不应发生意外心搏骤停。我们承认,其中一些团队可能存在普遍性问题,特别是在较小的医院。我们在本章中的观点是描述 RRS 模型如何适应其他危机,并展示这种 RRS 结构的例子。

卒中团队

为什么——创建卒中小组是为了提高医院有效管理急诊室患者的能力。这些团队在诊治脑卒中患者方面非常有效。该团队通常包含急诊医生,以及决定是否溶栓的神经科医生。该团队的主要目标是以最快的速度完成诊治任务。卒中团队最初只针对急诊患者,但医院很快注意到病房新发卒中患者并没有得到相同高质量高效率治疗。因此,各中心已为急诊科和住院患者都设置了卒中小组[2]。

住院患者卒中小组通常是为了有效治疗表现出卒中症状的患者而建立的。其目的是将卒中治疗专家带到有突发性神经系统症状提示急性神经血管事件的患者的床边,并进行及时的治疗干预,如溶栓、血管成形术、开颅手术,或者在医院没有足够的神经专业支持的情况下转院。目标是早期治疗,无论是医疗还是手术干预,让知道如何完成工作的人员指导是至关重要的。并非所有医院都有专门的神经中心。然而,需要一种快速治疗或分流脑卒中患者的方法[3]。我们相信在所有医院都应该有一个卒中小组,因为识别和治疗急性神经疾病患者可以挽救生命。神经系统事件后的生活质量也非常重要,它与识别和治疗潜在病因所需的时间有关。

谁——该团队由经过培训的医生和卒中治疗专家组成。阿尔伯特斯和同事报告,几乎100% 的卒中团队,领导者要么是神经内科医生,要么是神经外科医生,而且几乎所有团队每天 24 小时都在工作。在 UPMC,卒中团队仅由负责基本 MET 的医生或照顾患者的急诊科医生激活。这有助于确保呼叫的合法,从而减少不必要的呼叫,并促进 MET 团队的使用:"呼叫者"只需要决定是否存在危机,而不是诊断危机。但是,在其他医院,医生和护士可以激活团队。

如何激活——如果患者出现神经症状,则会触发 MET,MET 负责维持呼吸和循环。如果高度怀疑出现神经系统急性病变,可直接触发卒中团队,即如果 MET 中的主治医生察觉到急性神经血管事件,则必须激活卒中团队。在 UPMC 模式中,MET 仍然提供基本的重症监护支持(循环、呼吸),同时卒中团队负责人进行评估并确定神经血管相关治疗方案。在没有 MET 的情况下,病房医师和责任护士应该为卒中团队提供支持,直到患者稳定或转移到另一个病房。另外,有的医院只有卒中团队参与院内脑卒抢救。

数据——卒中团队启动后,结果的数据分析很重要。它也可以为团队继续获得财务支持提供帮助。卒中团队需采集的结果数据包括从触发呼叫到干预治疗的时间、激活呼叫的次数或接受治疗患者的死亡率,以及从症状发作到开始治疗的时间间隔。卒中后生活质量也是极为重要的数据,因为与严重残疾相关的费用提高了,并且卒中后生活质量可以证明在每家医院实施紧急卒中团队的合理性。

创伤团队

为什么——创伤团队在被指定为创伤中心的医院的急诊科中很有用[4]。这些团队的目的、方法和成功案例已被广泛报道。住院患者、访客和工作人员几乎很少发生急性创伤事件，如跌倒、自杀和袭击事件等。如果发生严重的创伤事件，MET 或重症延展护士带来的资源通常无法处理。因此，一些医院创建了住院患者呼叫创伤团队（急诊创伤团队成员）至床边的能力。在 UPMC，就像卒中团队的启动一样，只有 MET 组长才能触发院内创伤团队。

谁——通常情况下，无需完整的创伤团队做出回应，因为 MET 或其他外展团队已经在现场，并拥有大量的重症监护资源。在这种情况下，只需要创伤科住院医师和主治医师来响应并协助 MET。

如何激活——当患者遭受重大创伤时，任何工作人员都可以触发快速反应系统，并且MET 照常做出反应。如果 MET 高级医师认为合适，那么也会呼叫"创伤团队"。MET 负责循环和呼吸，而创伤团队负责诊断和治疗干预。UPMC 的经验表明，创伤团队通常因突发大量术后出血被呼叫，但偶尔也因在楼梯跌倒等被呼叫。

数据——数据结果通过非急诊创伤小组的呼叫量和个别患者的结果来衡量。要回顾与创伤小组激活相关的患者安全事件。如有需要，严重事故必须按照当地政策填写。组织可以从事件中吸取教训，并采取措施防止类似事件再次发生。如果需要，创伤小组有责任完成文件，包括事故报告。

血液制品管理团队（blood administration team，BAT）

为什么——在急性大容量血制品复苏时，可以启动 BAT 以促进血液产品的快速和准确输送。既往调查发现存在行政、后勤和临床等各种原因导致血液制品延迟输注，应根据血制品管理政策规定，进行必要的检查，并使用适当的管理设备（如加温器或快速注入器）迅速输注。对这类服务的需求可能来自对多单位输血的案例的审查，在这些案例中发现普遍存在血制品延迟，以及由于 MET 应答者的任务过多而未能遵循血液管理规程的情况。

谁——在 UPMC，BAT 由一名重症监护室护士和一名助理护士组成。前者的责任是确认输血单以及检查、管理和血液制品的交接。助理护士的责任是迅速从血库中获取血液制品。不同医院组织可以选择其他人来完成这些任务。

如何激活——BAT 由 MET 成员或任何看护大量出血的重症患者的重症监护室或急诊科护士激活。在 UPMC，触发标准是在任何情况下，需要立即使用至少两个单位的血液。BAT 的好处之一是床边护士（或 MET）在突然需要血液的患者床边有额外的资源。输血的所有步骤的负担从 MET、重症监护室或 ED 小组中解除，这样他们就可以关注其他问题。在 UPMC，BAT 通过该机构的运营商呼叫。

数据——BAT 数据结果是自团队成立以来激活的最佳实践呼叫数和发生的患者安全事件数。还可以调查从出血事件到输注血液制品的时间。

胸痛/冠状动脉综合征团队

为什么——该团队的开发是为了及时治疗急性心肌梗死。目标是让患者得到及时治疗并减少梗死面积。这种类型的团队通常可供急诊科使用，但是当事件发生在在院患者或在冠心病监护室外的患者时，护理的准确性和效率可能不那么好。在任何一种情况下，速度都是最优结果的关键。急诊科通常建立了一个高效的系统，以确保所有患急性冠脉综合征的患者在 90 分钟内接受诊断和干预，"门到针"时间是重要的质量指标。相比之下，住院患者从症状出现到治疗的延迟，是由于他们希望咨询可能不在现场的心脏病专家，或延迟获取和解释心电图。住院部应该有一种方法来模拟急诊科，并为住院患者创造一个类似的（如果不是完全相同的）反应。当在 UPMC 实施时，这种干预减少了从症状发作到干预的时间。

谁——胸痛小组由一名能够立即做出反应的心脏病医生组成。胸痛组医生的能力包括诊断急性冠脉综合征的能力、安排和实施干预的能力以及必要时要求进入心导管室的能力。

如何——MET 组长决定呼叫胸痛团队与否。胸痛团队中的心脏专科医生、心脏病专家、介入心脏病专家需满足随叫随到的条件，且需熟练掌握以上专科技能。与我们的其他辅助团队一样，MET 可以留在患者身边，以确保循环和呼吸支持。

数据——包括从最初呼叫到导管室或输注组织性纤溶酶原激活物的时间（事件发作至治疗开始时间，应少于 90 分钟）、胸痛团队呼叫次数以及与胸痛团队呼叫相关的死亡率数据。

L 情况（患者走失）

为什么——这个团队可能是在认识到患者可能会离开其房间且在病房外徘徊后创建的，这是一种常见的潜在危险的情况。尽管大范围搜索可能需要几个小时，甚至延伸到邻近的社区，但即使找到患者，也要一段时间。在某些情况下，患者可能会被发现严重受伤。当此类事件发生时，医院会进行根本原因分析，以了解为何如此大规模的搜索无法及时找到患者。事实上，患者可能是在反复搜索但没有找到的地方被发现的。人们认识到，患者可能会在无意（或有意）避开搜索者的情况下四处走动。根据从美国林业局了解到的程序，遵循国家搜索和救援队基准的新战略创建了一个有组织的团队响应，同时搜索医院和周围的所有地区。这降低了患者逃避搜索者的可能性。当该系统在 UPMC 建立并测试时，找到模拟"走失"患者的平均时间约为 5 分钟。

谁——L 情况是对所有员工的有组织的通知。这是一种"全员待命"的方法，用于通知工作人员患者"走失"，并发出开始寻找失踪患者的信号。从本质上讲，所有员工都有搜索的责任，整个机构人员可以在接到电话后的几分钟内进行搜索。在最初的搜索之后，如果没有找到患者，或者搜索成功需要停止状态 L，会进行一次碰头会，以确定下一步的搜索步骤。这个 RRS 将提醒每一位走失患者的工作人员。该呼叫还提醒安保人员介入并查看机构内的出入口，后勤部门负责搜索大楼内的楼梯，护理人员负责搜索每个房间以及楼层上下的楼梯。值班管理员负责协调响应。此外，如果探视人员看到符合失踪者描述的患者，可以帮助他们进行搜索。

如何激活——L 情况可以由机构中的任何员工激活。激活通过医院操作员进行。操作员通过医院页面系统启动。此外,操作员在头顶扬声器系统上调用 L 情况并且提供患者的名字、年龄和对失踪患者的一般描述。

数据——收集内容包括每月呼叫的数量、找到患者的时间、在情况 L 之前是否完成适当的评估以防止患者徘徊以及关键过程点是否跟上(例如,患者是否被评估为流浪者、在患者失踪后相关人员是否聚在一起讨论、患者是否有流浪者识别标识)。UPMC 数据显示现在需要非常短的搜索时间。在第一次模拟事件中,花了不到 10 分钟找到一个试图避免被发现的"患者"。随后的模拟事件发现流浪者不到 5 分钟。在真正"丢失"的患者事件中,通常在相同的时间范围内找到患者。作者提倡所有医院有这种能力和系统,以防止意外伤害。

困难气道团队(difficult airway team,DAT)

为什么——DAT 的主要责任是为需要的患者建立人工气道,而原有看护患者的团队无法做到这一点。许多 RRS 团队将重症监护医学医生或麻醉师作为基本 RRS 反应的一部分。然而,有时气道管理问题可能超出了他们掌握的技能水平。因此,总是需要经验丰富的人员和器械提供有计划的响应,以协助管理"困难气道"[5]。他们希望避免困难气道演变为"失败气道"从而对患者造成伤害。需要 DAT 响应的困难气道的原因各不相同,如患者年龄大、解剖结构异常、气道出血或需要手术气道介入。

谁——DAT 由识别问题的 RRS 气道管理成员激活。DAT 应该包含一名麻醉师、一名麻醉技师、一名外科医生和一名"困难气道车",其中包括插管支气管镜、气管切开手术托盘以及其他专门的气道设备。

如何激活——如果气道建立失败超过两次,或者无法通过非侵入性手段维持氧合,则认为存在困难气道。在某些情况下,可以在 MET 响应者的任何尝试之前启动 DAT。

数据——采集内容包括 DAT 被激活的次数、建立人工气道的成功率、床边手术干预的需要以及气道管理延迟或失败对患者造成的伤害。DAT 应由独立的患者安全审查小组审查。

气管切开团队

为什么——该团队在医院有大量气管切开术患者的中心是必要的。这些中心包括神经内科中心、神经外科中心、烧伤和创伤中心、耳鼻咽喉科肿瘤中心以及康复中心。

谁——如果遇到主管护士或医生无法管理的气管造口闭塞、脱落或损坏,病房医生或护士可以激活气管切开团队。该团队应该包括一名护士和一名麻醉师。除了这种紧急反应,气管切开团队还可以检查所有患有气管造口的住院患者的气管切开术状况。气管切开团队可以计划和执行气切管的及时更换,以防止发生不良事件。在任何气管切开术之后的预定时间,气管切开团队护士将访视患者并且可以更换新套管。除非护士要求或存在特殊问题,否则气管切开团队医生无需监督气管切开术的变化。

数据——采集的数据包括气管切开团队被激活的次数、没有并发症的气管造口术变化的数量、轻微或重大并发症的患者以及没有进行气管切开术患者出院的数量。气管切开团队应该由独立的患者安全评估小组进行评估,并且可以与医院中的麻醉团队或重症监护室团队有所不同。

儿科反应团队

为什么——儿科患者可能需要能够诊断和治疗突发性危重事件的应急反应系统。在成人急症护理机构中，仅限于少数工作人员有照顾儿科患者的专业知识。即使在儿科医院，可能也很少有人有处理儿童急性恶化所需的危重护理经验。因此，制订儿科专属 RRS 很有必要。医院应着力于培养个人能力的同时也重点提高团队效率。当儿科患者（14 岁以下或 40 公斤以下）符合年龄特定的危重病情触发标准时，儿科 RRS 即被激活。该团队的目标是对患者进行急性治疗，将患者从直接危险中解救出来，如果需要，将他们迅速护送到急诊室（如果没有儿科重症监护区）或儿科重症监护室（PICU）。RRS 目的是快速将危重患儿分流至所需治疗单元。有趣的是，在 UPMC 的一家大型医院，大多数儿科 MET 呼叫都是探亲时遭遇意外事件的儿童，或者是在医院附近发生意外事件的儿童，父母将他们的孩子带到医院的前门。儿科 RRS 响应设备和应急包不同于普通儿科急救包。护士和医生需要熟悉儿科急救包中的设备和急救药物。儿科 RRS 改善了在重症监护室外发生突发性危重疾病的儿科患者的预后[6]。此外，在 PICU 转到普通病房后的 24 小时和 48 小时内，儿科医疗急救小组对患者进行常规检查，结果显示可以改善患者的预后[7]。

谁——儿科 RRS 成员包括一名（如果可能，应该是儿科专业的）重症监护医生、一名重症监护护士、一名呼吸治疗师以及可能的安全和护送人员。最佳医生接受一般气道管理培训。该团队应该能够使用儿科复苏系统且将儿科急救车推到现场。

如何激活——当员工识别到符合儿科快速反应标准的患者时，启动儿科 RRS。

数据——建议测量的数据包括儿科 RRS 呼叫的数量，以及呼叫的结果。小儿心搏骤停的事件发生率非常低，因此心搏骤停率不是获益的良好指标。相反，博纳菲德和他的同事建议评估严重恶化的"轨迹"。本书第 19 章中已详细地讨论了儿科 RRS。

M 情况（mental illness critical event，精神疾病危重事件）团队

为什么——M 情况是一种危机干预，适用于任何正在经历危机的患者或访客，且该危机可能对他们自己、患者、员工或访客构成潜在威胁。这是一个"行动代码"。虽然大多数事件发生在一个愤怒且失去控制的不守规矩的个体，但也可能包括受精神药物影响的个体或患有急性精神病发作的患者。M 情况将提供训练有素的资源来处理发生的异常行为，包括减低及停止攻击力。在大多数情况下，不需要安保人员，但如果需要确保安全，安保人员需到现场。

谁——M 情况响应团队由行为资源护士、规培的或主治级别的精神病医师、其他精神病反应者、安全人员组成，并包括随叫随到的管理人员。提供这些人员的目的是将专家带到床边，他们具备处理问题的知识和人际关系技巧（如降低危机的能力）。一些响应者应该能够在需要时（很少）授权使用武力，并且知道如何为患者获得其他适当的资源。

如何应对——如果单位员工感觉个人处于危机中，他们需要做出 M 情况响应。这种危机感可以通过患者的喊叫、击打物体或他人、投掷物体等表现出来。其他标准可能是与威胁行为相关的起搏、言语威胁、脸变红、心率加快或血压升高。

数据——包括 M 情况的呼叫数量和这些呼叫的结果。需要对每种情况进行分析,以确保所有适当的人员都遵守了政策的所有要点。

脓毒症团队

为什么——脓毒症是导致死亡的主要原因。如果不及时有效地治疗,就会增加死亡风险。识别和治疗延迟从病房入住重症监护室患者的结果总体上比通过急诊科或手术室入院的患者的结果更差。脓毒症团队已被证明可以为重症监护室外发现的严重脓毒症和脓毒性休克患者提供早期识别和复苏[8]。在这项研究中,脓毒症团队比每周对病房员工进行教育和反馈更好。从护理过程和结果来看,专注于脓毒症的专门团队似乎更可取。

谁——脓毒症团队由一名资深护士组成(他们有能力根据规定开出复苏和抗生素等药物),或者由一名在严重脓毒症和脓毒症休克患者治疗方面受过培训的医生组成。团队需要药房和临床实验室的支持,以获得病原学培养结果并及时提供抗生素。

如何激活——原病房医护人员发现处于危机或正在恶化并且符合严重脓毒症或脓毒性休克标准的患者,即可呼叫脓毒症团队。

数据——包括脓毒症团队呼叫的数量和这些呼叫的结果,也需注意收集治疗方案实施的具体内容和时间及观察治疗效果,例如向患者提供 30ml/kg 初始复苏的时间(儿童为 20ml/kg)、给予抗生素的时间、病原学培养留取时间、评估乳酸水平的时间和进入重症监护室的时间。患者的结局指标,如死亡率、在重症监护室和医院的住院时间,都很重要。

临终关怀团队

Jones 和 Hillman 及其同事已经确定,很大一部分快速反应患者实际上正在死亡,并且可能从适当实施姑息治疗的资源中,而不是从更积极的重症监护措施中,获益更多。这部分内容将在第 27 章中详细讨论。

总结

低频率、高风险事件最有可能对医院的患者、探视人员和工作人员造成伤害。这些活动需要特殊的技能和设备。虽然大多数关于快速反应系统的早期文献涉及心率、血压、呼吸或认知功能恶化的患者,但还有许多其他事件可能同样危险。由于它们更为罕见,因此需要提供包括人员和设备在内的特定响应计划。这导致其他快速反应小组的建立成为更大、更复杂的快速反应系统的一部分(表 21.1 和表 21.2)。这些富有创造力和创新精神的团队可以通过向床边提供适当的资源来拯救患者。RRS 是一种安全改进机制,适用于所有情况,适用于所有医院。

表 21.1　快速反应团队成员及其职责

角色	人员	职责
1. 气道管理者	医生	评估、辅助通气、插管
2. 气道辅助	物理治疗师	辅助气道管理者并安装吸氧和吸痰装置，必要时吸痰
3. 床旁辅助	病房护士	确认脉搏、获取生命体征、评估患者的静脉通畅情况、推药
4. 抢救车管理员	重症监护室护士	启用设备、准备药品、启动除颤器
5. 组长	医生或医生到达前的重症监护室护士	评估团队职责及数据、直接治疗、确定优先级、对患者进行分类
6. 循环	CPR 认证人员	确认脉搏、安装除颤板、实施心外按压
7. 操作医生	医生	实施操作、静脉输液、胸腔穿刺、动脉血气分析
8. 数据管理者（重症监护室护士）	重症监护室护士	角色标签、AMPLE、实验室结果、图表、记录干预

表 21.2　其他快速反应团队和职责

名字	建立原因	反应者
卒中团队	治疗发生卒中症状的住院患者	被训练治疗卒中的医生加基本情况反应团队
创伤团队	治疗来急诊的院外创伤患者和住院患者的创伤事件	创伤医师和相当于 MET 应答者的人员
血液管理团队	匆忙输入大量血液制品的错误可能会导致患者受到伤害。需要特殊的表格、程序和设备	2 个重症监护室护士和 1 个辅助护士
胸痛团队	快速治疗重症监护区以外住院患者的急性心肌梗死	心脏病专家加基础情况反应团队
L 情况团队	寻找走失的患者	单位工作人员、保安、陪护者、家政人员、患者主治医师、值班管理员
困难气道团队	阻止失败的气道建立或气道梗阻引起的死亡	麻醉师、外科医生加基础反应团队
儿科反应团队	预防儿科患者恶化并从快速护理中受益	医生、重症监护室护士、呼吸治疗师
M 情况团队	需要缓解因精神疾病导致的危机，这对他们自己、患者、工作人员或来访者构成潜在威胁	行为资源护士、精神病医生或其他精神病患者、保安人员、随叫随到的管理员

（李涛　译　陈学斌　校）

参考文献

1. Smith G, DeVita M, Jones D, Hillman K, Welch J. Education for cardiac arrest. Resuscitation. 2015;92:59–62. doi:10.1016/j.resuscitation.2015.04018.

2. Alberts MJ, Chaturvedi S, Graham G, Hughes RL, Jamieson DG, Krakowski R, Raps E, Scott P. Acute stroke teams. Results of a national survey. Stroke. 1998;29:2318–20.

3. Chapman SN, Mehndiratta P, Johansen MC, McMurry TL, Johnston KC, Southerland AM. Current perspectives on the use of intravenous recombinant tissue plasminogen activator (tPA) for treatment of acute ischemic stroke. Vasc Health Risk Manag. 2014;10:75–87.

4. Deane SA, Gaudry PL, Pearson I, Misra S, McNeil RJ, Read C. The hospital trauma team: a model for trauma management. J Trauma. 1990;30:806–12.

5. Gonzalez MN, Weston B, Yuce TK, Carey AM, Barnette RE, Goldberg A, McNamara RM. One year experience with the institution of the critical airway team at an academic medical center. J Emerg Med. 2015;50:194–7. doi:10.1010/j.jemermed.2015.o9.011.

6. Bonafide CP, Localio AR, Roberts KE, Nadkarni VM, Weirich CM, Keren R. Impact of rapid response system implementation on critical deterioration events in children. JAMA Pediatr. 2014;168:25–33.

doi:10.1001/jamapediatrics.2013.3266.

7. Lobos AT, Fernandes R, Williams K, Ramsay C, McNally JD. Routine medical emergency team assessments of patients discharged from the PICU: description of a medical emergency team follow-up program. Pediatr Crit Care Med. 2015;16:359–65. doi:10.1097/PCC.0000000000000354.

8. Schramm GE, Kashyap R, Mullon JJ, Gajic O, Afessa B. Septic shock: a multidisciplinary response team and weekly feedback to clinicians improve the process of care and mortality. Crit Care Med. 2011;39:252–8. doi:10.1097/CCM.0b013e3181ffde08.

产科患者危机管理团队　22

Patricia Dalby，Gabriella G. Gosman，
Karen Stein，David Streitman，Nancy Wise

　　产科住院患者医护质量的持续改善需包括产妇和/或胎儿危机的定期处理。在胎儿心动过缓、肩难产、过敏反应和产妇大出血等事件中，患者对于护理资源的需求要远大于常规情况。然而在过去的半个世纪里，这些紧急情况，特别是妊娠大出血的情况，引起的致死率不断上升[1]。诸如此类的紧急情况需要成立多学科团队进行迅速、统筹的临床干预，从而优化结果。越来越多的医院将产科团队纳入其 RRS，以应对不断发生且不可预测的产妇和/或胎儿事件。美国妇产科医师学会(ACOG)委员会在"妇产科临床急症的准备"的意见中着重强调了应急响应小组在产科紧急情况中的重要性[2]。美国卫生与公众服务部、美国医院协会及与美国心脏协会合作的健康研究和教育信托会于 2014 年发布了题为《对产科相关事件和损伤的认识和预防》的产科损伤护理计划更新版本[3]。医疗保健改善机构(IHI)等其他相关组织亦发布有关建议。

　　许多机构设立产科危机管理小组作为质量持续改进的自主性举措。在过去的十年中，越来越多文献发表了关于此类团队的报道[4,5,6,7]。本章节介绍 2005—2014 年匹兹堡大学医学中心(UPMC) Magee 妇女医院产科专科危机管理小组的实施、培训和管理。本书第一版的上一章节描述了这一措施的早期工作(前 5 年)开展情况。本章涵盖了随后的产科 RRS 的有关工作情况。其中还包括其他机构选择的产科团队替代方案。以上信息是通过咨询几大医学协会(妇女和儿童专科医院理事会、产科麻醉与围产医学会、医疗模拟学会)、卫生保健改进研究所以及通过两位作者(PD 和 GG)的亲自交流获得。

背景及原因

　　出于如下各种原因，UPMC Magee 妇女医院增加并维持产科专科团队的运行以满足 RRS 的需要。

　　1. 单一呼叫系统是将多学科医疗服务提供方提供给迫切需要照顾的患者的最快方法。一个电话即可集合必要的人员和专家来提供

最佳的评估和干预办法。呼叫后,床边护理人员可以专注于患者的紧急护理,而不是将时间浪费在连续多次呼叫上。

2. 多学科的响应促进了跨学科交流,团队响应者几乎同时到达并参加患者病情简要汇报。沟通不畅是 JCAHO 前哨预警"预防婴儿在分娩过程中死亡和受伤"中确定的首要原因[8]。

3. 通过引入针对住院患者心搏骤停前医疗突发事件(C 型)危机响应小组,UPMC 健康系统可改善患者临床结局。在 C 型建立后,住院患者心搏骤停和死亡人数减少[9]。

4. 将产科危机管理小组纳入卫生系统的 RRS,有助于加强产科护理的数据收集和质量管理工作[10]。

5. 团队响应提供指定的团队成员,在产科关键事件中实时记录患者状态和干预措施。这必将有助于改善由多个医疗服务提供者回顾性记录重大医疗事件引起的医疗文书管理问题。

6. 危机响应小组为员工满意度和工作心态提供了宝贵的资源。对于发现患者处在危机情况中的工作人员而言,获取帮助仅需一个电话呼叫[11]。

7. 基于早期干预能够改善患者预后,保障医疗安全的理念,危机响应团队已成为全球公认的紧急反应机制[12]。

设计和引言

UPMC Magee 妇女医院是一家提供全方位学术服务的城市医院和三级转诊中心。它是宾夕法尼亚西部最大的妇产医院,在 2013 年间实施的分娩操作超过 11 000 次。在 Magee 妇女医院计划增加产科危机管理团队时,除全心搏骤停团队(A 型)外,UPMC 健康系统已经具备完善的医疗紧急事件 RRS。医疗危机小组(C 型)偶尔被产科患者激活。对这些呼叫的事件回顾表明产科医生的团队结构并不理想。未纳入 C 型团队的关键成员包括产科医生、产科护士、新生儿复苏团队和麻醉师。产科特有的团队响应被称为"O 型危机"。表 22.1 对响应 O 型和 C 型的人员做了进一步对比。一些机构选择医疗危机小组对产科患者事件做出反应。

表 22.1　Magee 妇女医院的医疗危机与产科危机

响应者	产科危机 O 型	医疗危机 C 型
家庭产科医师	×	
妇产科住院医师(第 3 年、第 4 年)	×	
麻醉科医师和/或麻醉护士	×	
危重病医学医师	×	×
患者的护士	×	×
行政临床医师(护士)	×	×
L&D 护士长	×	
L&D 临床医师或管理者(护士)	×	
新生儿复苏组	×	

续表

响应者	产科危机 O 型	医疗危机 C 型
呼吸专业医师		×
急救医学医师		×
值班住院医师		×
急救科护士		×
遥测单元的护士		×
安全/安全专员	×	×

Ob/Gyn:妇产科;MD:医师;L&D:生产和分娩。

　　团队的设计和工作的全面实施大约花费 1 年时间。这一过程始于 2005 年初,并经过了反复评估和修订得以实施。由于 Magee 妇女医院接受治疗的产科患者数量有所增加,O 型呼叫的数量亦响应增加。O 型的使用亦与待产房和产房 C 型呼叫频率减少有关。

　　图 22.1 反映了产科快速响应利用率从 2005 到 2013 年前半年的增加情况。

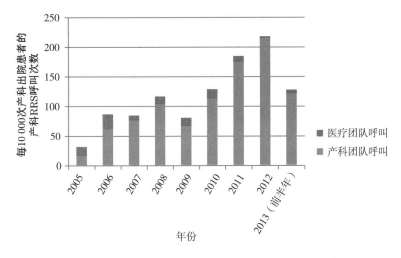

图 22.1　产科病人危机小组呼叫次数/每万名产科出院病人

　　产科护理、重症监护、新生儿和麻醉专业人员作为患者护理方面的利益相关者,需共同确定适合医疗机构特点的团队组成和规模。团队组成的主要考虑因素包括提供足够的护理人员、麻醉医生、新生儿复苏工作者的参与以及实时记录的能力。O 型激活标准包括临床症状,如肩难产、癫痫发作或出血。此外,在医生或护士为避免对胎儿/产妇造成伤害需要立即进行评估/干预的情况下,鼓励医务人员在紧急情况发生时进行 O 型呼叫,其他产科机构的激活标准包括"工作人员关注",包括/不包括上述列出的临床事件列表。其他机构报告的其他临床事件触发因素包括胎儿窘迫、长时间胎儿心动过缓、脐带脱垂、胎儿心音缺失、阴道出血、子宫破裂、紧急分娩、产妇呼吸窘迫和产妇心搏骤停。一些机构已将以下部分内容作为"触发因素"而非实际发生的孕产妇/胎儿紧急情况纳入协议,包括焦虑、疼痛或生命体征变化等。具体实例为英国的改良式早期产科预警系统(MEOWS)[13]。

Magee 妇女医院选择了一个完全具有危机处理能力的大型团队。表 22.2 显示了这些响应者在危机中所扮演的角色和职责。护士为该团队的砥柱成员。原因在于充足的护理人力对实施危机干预至关重要。麻醉师纳入的原因在于他们提供了必要的评估和干预技能，包括麻醉、镇痛、气道和血流动力学状态监控。在医院实施 O 型呼叫的前 8 年，一位重症监护医生（CCM）被指定进行响应，这是由于 Magee 医院几乎四分之一的危机事件发生在产妇人群中。目前的做法是，只有在需要服务的情况下，才能通过 CCM 机制调用 CCM，以减少大量的应答者。同样，呼吸治疗师最初也由于各类状况被频繁呼叫，但真正需要他们提供医疗服务的次数很少。新生儿复苏队最初仅在妊娠 >24 周的情况下会被呼叫。然而，标准修订后将其纳入了每次与待产房和产房相关的呼叫。这种调整的目的是消除额外呼叫、保证新生儿团队及时到达以及应对胎龄的不确定性。紧急情况下不需要的反应者可排除在外（"爬坡"策略）。此类团队的组成适合具有妇产科高容量和第三转诊中心特征的 Magee 妇女医院，上述所有涉及的医疗服务提供者均每天 24 小时每周 7 天在医院待命。

表 22.2　Magee 妇女医院产科危机急救小组人员和职责

团队成员		职责
治疗组领导（妇产科医生，偶尔需要麻醉师，如上所述）		从相关专业人员处获得简报，评估团队组织/组成，评估数据，直接治疗，确定优先次序，与麻醉团队协作制订患者计划，分流患者
床边护士（通常为患者的护士）	护理团队成员选择这些角色中的一个作为合适的成员	耐心地与患者沟通病情及监测情况，向响应者通报情况，报告静脉的大小/位置，调整静脉输注率，制订和管理药物
轮转医师（L&D 医生或其他人员）		获取药品和设备，交给适宜的专业人员
高级产科住院医生 护士响应者（通常是护士长） 治安保卫人员		呼叫/遣散人员和家属，呼叫/促进设备购置，呼叫/协助患者转运，获取结果
资料员（通常是行政临床医师）		获取记录表、文件（团队领导、情况、生命体征和临床数据、治疗），对后来者的交接简述
程序 MD（通常是 Ob/Gyn 住院医师）		检查患者，告知孕儿/胎儿评估小组，执行程序
麻醉组（主治麻醉师、麻醉住院医师、麻醉护士和学生护士麻醉师、麻醉技师）		从产科小组获得简述信息，评估镇痛，评估气道，执行麻醉程序，向团队传达麻醉计划，安排手术室抢救，与治疗组长协作处理产妇问题
新生儿复苏组		从产科团队获取简述信息，评估新生儿，对新生儿进行复苏

MD：医师；L&D：生产和分娩；Ob/Gyn：妇产科。

许多其他妇产科高容量的机构都具有与 O 型呼叫工作人员类似的产科特定的团队。一般来说，产科快速响应团队可分为四个组成部分，以优化系统内的反应。这些组成部分包括：(1)触发激活者（通常是患者的直接看护者）；(2)呼叫响应者（产科急救团队成员）；(3)分析过程的质量改进人员；(4)协调和维持工作运行的行政管理人员。以下考虑有助于护理人员数量较小机构设计适当的产科团队。一个完整团队需要的技能包括：(1)团队领导数据分析和治疗决策能力(该技能可能与下述2、3、4部分团队成员的能力有所重叠);(2)成人医疗急症专业知识;(3)分娩/产科管理专业知识;(4)急诊手术麻醉准备;(5)护理工作表现;(6)必要时额外资源获取的协调能力;(7)必要额外资源的获取能力;(8)新生儿复苏;(9)实时记录。表22.3列出了可能参与的潜在人员。一个人可扮演多重角色,具体取决于团队的规模。作为一种替代战略,一些机构选择了小团队规模的"升级"法(1~2人)。这个较小的小组做出反应,迅速做出评估,并有一个进程,如有需要,可召唤具有表22.3所列技能的其他人员。

表22.3　产科团队中包括的核心技能和潜在人员

技能	可能的提供者类型
团队领导	妇产科医生 重症监护医生 麻醉师 急救医生 住院医师
成人医学危机专科知识(气道、呼吸、循环)	重症监护医生 急救医生 麻醉师 住院医师 呼吸治疗专业人员
分娩及其他产科管理	妇产科医生 助产士 急救医生 家庭医生
急诊手术的麻醉(或准备)	麻醉师 认证注册护士
护理工作实施	来自多个单位的护士(如产科护理、急诊科、外科单元、重症监护室)
协调额外资源(例如人员、设备、患者转移、人群控制)	护理管理者 安保人员
获取额外资源(例如药物、设备)	护士 医疗助理/呼吸治疗专业人员 麻醉技术人员
新生儿复苏	新生儿复苏培训提供者(例如妇产科医师、儿科新生儿医师、重症监护室团队、儿科团队、护士)
实时文件记录	护士 护理管理者 医生

员工教育

在启动 O 型呼叫前,医疗机构为潜在呼叫者和潜在应答者举办培训会议。此类型会议是在这些医疗服务人员的工作会议期间举行的。关于 O 型呼叫的书面材料多出现在机构新闻上和病房宣传海报上。O 型呼叫被纳入院内急救事件中。新入职医院员工将接受有关 O 型呼叫的全面教育及其实施方法。而且,每月的产科危机模拟训练练习也会加强 O 型呼叫的教育。

呼叫者和应答者在会议期间和 O 型呼叫使用的前 6 个月普遍存在初始抵抗情绪。在团队的最初几次激活过程中,一些医生响应者批评了呼叫者(通常是产科护士)。对此类负面态度医生反应的恐惧可能会导致呼叫者在计划实施后的最初 6 个月中 O 型呼叫频率极低。克服这一问题的进一步的教育措施包括:危重事件中团队合作的病例讨论、对 O 型呼叫下与常用顺序调用模式下的录像回顾模拟危机以及机构内多学科患者安全日活动。这些会议的推进者主要关注以下两点:(1)响应者不得因召唤团队帮助患者而批评呼叫方;(2) O 型呼叫极大简化了危机应对过程。

响应团队培训

初始 O 型呼叫案例回顾性分析为团队组织、领导和危机沟通提供了改进机会。最初,Magee 妇女医院的一个多学科团队在 Peter M. Winter 模拟、教育和研究研究所发起了基于模拟的团队培训,以开发产科危机团队培训课程(OCTT)。OCTT 课程培训潜在的病情呼叫者和应答者,包括产科医生、麻醉师和产科护士。课程形式包括在线和面对面的教学演示、结合模拟紧急情况的视频和汇报。该课程的设计是为了满足初始 O 型呼叫需求:团队整体表现和特定危机处理能力。课程参与者学习、实践和汇报,重点关注以下关键要素:危机沟通、团队组织和领导以及适当的紧急护理。

在 Magee 妇女医院的患者护理室就地进行产科危机演习时该课程还使用了精简版本。正如在模拟中心,这些练习以录像的形式记录了团队表现情况以及病情简要汇报情况,从而应用于实际情况的危机处理。许多具有产科特定团队的机构在模拟中心和/或原地使用基于模拟的危机团队培训。基于结构模拟的产科急诊团队培训提高了患者的预后,包括缺氧缺血性脑病、5 分钟 APGAR 评分 <7 及肩难产[14,15]。

数据收集、回顾分析和过程改进

这家医院设计了产科危机小组呼叫的同行评议程序,类似于对心搏骤停和医疗危机团队呼叫的回顾分析过程。由指定医生评估产科危机事件记录和患者病历,从而发现改善患者管理、团队职能或可能导致或影响危机的系统问题的可能性。各团队响应的详细信息均输入医院的响应代码数据库。产科危机小组活动和危机团队训练中发现的问题促进了多方面的改进。其他重大患者安全干预措施还包括待产房和产房每四小时进行的跨学科查房,以及全天 24 小时全周 7 天病房主治医生增加对护理的管理。此外,还成立了一个专门的妇产科医师小组,专门从事产科分诊、产程和分娩的工作。

发起产科危机响应的机构可以考虑收集以下数据:(1)事件发生率;(2)事件地点;(3)呼叫理由;(4)团队提供的服务;(5)初始呼叫时间、团队到达时间、复苏结束时间(和持续时间);(6)母婴临床特点;(7)母婴/新生儿临床结局;(8)本应通知团队但未通知的患者事件。医护人员对产科护理服务中患者安全环境的认识,也可为产科危机小组提供宝贵的反馈。

国家快速响应团队启动举措

作为开展的国家级举措的组成部分,医疗卫生改善协会组织收集了 2006—2008 年之间发生的五百万起医疗伤害事件的数据资料,由此制订了快速响应指导性意见。其可作为任何医疗小组在考虑设置产科/胎儿/新生儿医疗援助机制中对产科紧急情况做出快速响应的基本指南[16]。

O 型呼叫在 Magee 妇女医院的应用及探讨

医疗服务提供者在 O 型呼叫推出约 6 个月后才开始对其进行定期使用。图 22.1 显示产科患者自 2005 年以来的危机事件呼叫率。医疗服务提供者启动 O 型呼叫的主要原因为存在胎儿健康威胁(近年来高达 90%)。为此使用该团队的结果表明,单一呼叫机制有助于护理人员(特别是护士)专注于患者护理干预,而不是单独召集团队中的每个成员。对母婴造成直接危险的紧急情况呼叫几乎占到总数的 10%,其余为产妇危机事件呼叫。表 22.4 和表 22.5 描述了这些呼叫的原因及其相对频率。产科医护人员接受培训指示仅因产妇症状呼叫时应使用 C 型呼叫,但许多人使用 O 型呼叫(也许是因为熟悉待产房和产房的呼叫)。在模拟培训课程中,学员们被告知如果最初的呼叫在随后需要额外的资源,那么其可随时升级为其他类型的呼叫,例如,若出现产妇心搏骤停,O 型呼叫后可行 A 型呼叫。

表 22.4 产科危机小组激活的指征,2005 年 6 月至 2013 年 12 月(按事件发生频率递减顺序排列)

	指征	发生数量
胎儿	不正常的胎儿心率(长时间心律减速、心率丢失等)	频率极高
	肩难产	
	脐带脱垂	
	早产或急症分娩期	
	早产或急症分娩早产	
	胎儿胎位不正发作(伸腿臀位、脸等)	
	剖宫产术中难产	
	早产	
	产房胎膜破裂	
	产房收缩/腹部/背部疼痛	
	臀位分娩	较少见

续表

	指征	发生数量
产妇	产后出血	最常见
	癫痫发作	
	昏厥或头晕	
	患者反应迟钝	
	产后低血糖	
	呼吸窘迫	
	胸痛/压力	
	硬膜外药物的静脉注射	
	上消化道出血	较少见
两者	胎盘早剥	最常见
	产前阴道出血	
	出血(前置胎盘)	
	在家早产	较少见

**表 22.5 产科患者的危机团队激活指征,
2005 年 6 月至 2013 年 1 月(按事件发生递减顺序排列)**

指征	呼吸窘迫	过敏反应
最常见	流产出血	低血压
昏厥或头晕	患者反应迟钝	胸部疼痛
癫痫发作	精神状态改变	**较少见**
产后出血	外伤或跌倒	

大多数情况下,O 型呼叫多来自待产房、产房和产科分诊台。这些区域是相邻的,且配备了多名产科医师、麻醉人员和多层次的护理人员。在 O 型呼叫实施的最初 6 个月内,许多护士和医生强调该区域人员充足。因此,他们并未意识到需要一个产科危机响应小组。然而,病房内的普通工作人员主要负责患者的日常需要。O 型呼叫的使用模式表明,提供者的态度已经转变为认识到需要快速提供护理资源的周期性需求。表 22.6 显示产科 O 型呼叫的患者所在地及其频率。

表 22.6 产科危机团队激活地点,2010 年 6 月至 2013 年 6 月

地点	事件数(每年)/件	地点	事件数(每年)/件
待产区与分娩区	>100	超声科	<10
分诊单元	>40	停车场	<5
产前单元	>20	食堂	<5
急诊科	>20	员工会议室	<5
产后单元	>20	产科产前诊所	<5

产科危机的激活事件

O 型呼叫的患者事件将患者护理资源从低敏度患者转移到高敏度患者。这引起了人们的关注，即危机事件应对放弃了低敏度患者。然而，到目前为止，O 型呼叫并没有造成我院其他产科人手短缺。O 型呼叫的中位持续时间小于 10 分钟。在短暂的事件解决后，大多数团队成员均解散。其余成员处理病历记录（医生组长，若干分钟）和代码响应数据收集（护士管理员，5~30 分钟）。在每 4 小时一次的针对患者安全的跨学科会议以及随后必要的正式会议中对事件响应做进一步回顾性分析。

医疗服务提供者最初担心这种反应会吓到患者及其家属。然而，在我们的机构中，患者主动提出的意见表明，患者及其家属并不害怕 O 型呼叫下突然涌入的人员及系列活动。这一反馈提示，患者及其家属认为危机团队反应证明存在高质量急诊护理。UPMC Magee 妇女医院针对体验过 O 型呼叫的患者及其家属进行了一项质量改进的匿名调查，主要目的在于询问患者及其家属对该事件的反应。调查发现，双方都对迅速、有组织地应对紧急情况的行为表示赞赏。此外，调查还为产科急诊护理情况提供了真实可信的患者及其家属满意度问卷调查结果[17,18]，详见表 22.7。

表 22.7　患者和家属对产科急诊响应的满意度调查结果

调查问卷	家属	患者
Cronbach's alpha	0.841	0.905
test-retest Pearson's r	0.85	0.80
subscale correlation	0.806	0.850

问卷包括两个不同分表，第一部分由十个项目组成，重点为整体护理；第二部分为满意度，由 2 个 Likert 项目和 3 个自由评价内容组成，重点评估医疗决策满意度。所有的问题均采用 Likert-5 标准评价。

患者和家属产科危机满意度调查表已经在患者和家属对护理满意度和医疗决策的测量方面证明其心理学测验的可靠性。

有关机构实际调查表的适用性调整请联系本章的主要作者。

针对患者和家属 O 型呼叫的普及及住院期间 O 型呼叫出现可能性的教育需求在住院期间就会确定。在一些机构的网站上可以查询到快速响应团队的信息以及用来开展患者和家属宣教的文献和/或海报分类，以应对患者和家属在住院期间可能经历的此类状况。

医疗服务提供者以稳定的速度在我们的机构实施 O 型呼叫。产科特定的危机响应小组对于低容量、低敏度的产科单元来说尤其重要。此类单元全天 24 小时全周 7 天待命的员工人数少、危机事件少。对于这样的机构，指定的团队可通过加强对团队成员的有效培训来改善其对产科危机的响应能力。

2014 年 UPMC Magee 妇女医院对其整个 O 型呼叫反应系统进行评估，主要目的在于从患者和医疗服务提供者角度优化流程，并对最近一年 O 型呼叫的数据进行了回顾性分析，确定和评估了五个关注领域，评价建议如下。

关注点 1. 最佳反应团队的定义和团队成员的培训。

研究发现大量的 O 型呼叫多为产前、产中或产后紧急问题需求。分析发现重症监护室团队成员和呼吸治疗提供者（在此之前，他们一直在例行响应呼叫）不需要经常做出响应，产科重症监护室团队的成员仍然是待产区或产房而非产后楼层呼叫的不可分割的一部分。回顾性分析对 O 型呼叫团队成员和响应的情况进行了重组,并开发了一个新的基于医院的多学科模拟训练课程,强调新的团队组成和相互协作。

关注点 2. 确定 O 型呼叫的领导和不同团队反应者的角色。

对 O 型呼叫响应的主要领导角色进行了重新设置,指定待产区产科医师为主要领导。O 型呼叫的一个可察觉的问题是 O 型呼叫响应者的数量太多。因此,由一名高年资产科住院医师负责"逐步减少"过多响应者,因为他们非常了解具体情况需要哪些反应者。这位高年资住院医师还与值班的负责产程和分娩的护理主管协调资源和地点,以便做出反应。患者的主要护士与患者一起沟通对患者的反应,并直接参与患者的护理活动。实时响应记录文档的改进工作继续由指定资料员进行处理,并转变为对行政临床医生有用的电子格式。

关注点 3. 对 O 型呼叫触发因素的进一步评估并消除 O 型呼叫响应的障碍。

最近,一些医疗服务提供者(主要是主管护理人员)对呼叫响应提出了批评,对潜在的 O 型呼叫者(患者的直接护理人员)产生了不利的心理影响。这代表了 O 型呼叫初衷的"倒退"。广泛的共识强化了这样一个概念,即护士和任何其他产科护理人员都可以启动 O 型反应,而且这样做不会受到批评。以患者安全问题为目的的呼救是值得赞赏的行为,这一理念得到了进一步的重视。已经确立的启动 O 型呼叫的标准得到了验证,任何临床恶化都需启动呼叫这一概念也需要加强。

关注点 4. 建立最佳的 O 型呼叫响应汇报流程和 O 型呼叫小组会议时间表,以确保持续的质量改进。

达成的共识是,在事件发生后,每 4 小时进行一次小组患者安全查房,对所有 O 型呼叫进行询问。如果响应者自己不能出席讨论,将信息反馈给产房和产房主管护士并由其汇报情况。

关注点 5. 在 O 型呼叫前后建立健全的患者教育机制。

通过在医院网站上增加计算机化的电子讯息和患者同意书这一举措,极大促进了患者在待产和分娩时潜在 O 型呼叫响应的教育。此外,医院还引入了在患者病房内张贴患者可及的响应服务新海报和指示牌这一策略。所有的临床医生都强烈鼓励在适当的情况下向患者及其家属报告事件的行为。

这五个领域所关注的重点是在 UPMC Magee 妇女医院初始 O 型呼叫响应中产生的问题,因此尚需进一步研究。上述讨论的五个方面很有可能与在其他保健系统产科紧急反应中发现的(或将发现的)情况类似。可能需要对这些有关领域进行回顾性分析,以确保产科特别快速响应团队工作的可持续开展。

引入 O 型呼叫的一部分原因是将卫生系统的成功经验与 RRS 应用到不同的临床环境中,被广泛认为存在较高风险,仍需周期性急诊多学科专家护理。O 型呼叫的实施实现了提供可靠和有效资源以改善患者护理过程的目标。这是医院工作人员自 2006 年以来一直沿用的资源,其对员工满意度的提升和医院安全文化变革提供了有力证据。

O 型呼叫对本院收集和报告的围产期质量和安全数据未产生可察觉的显著性影响。这些参数包括联合委员会产科妊娠及相关条件的核心措施、卫生保健研究机构和优质围产期患者安全指标、全国围产期信息服务/质量分析服务产科质量指标和不良预后指数。具体而言,这些包括剖宫产术后阴道分娩发生率,三度或四度裂伤、软产道损伤、产后再入院、伤口并发症、麻醉并发症、新生儿死亡率、新生儿产伤损伤及与母体肩难产有关的产伤。不良预后指标包括孕产妇死亡、分娩时新生儿死亡、产妇子宫破裂、非计划性孕产妇重症监护入院、出生创伤、返回操作室或待产室和产房、出生 >37 周且体重 >2 500 克的新生儿重症监护室住院、产妇输血、三度或四度裂伤。其中许多指标均与危机团队活动无直接关联。一些潜在的相关结果,如孕产妇和新生儿死亡事件,极其罕见,其影响危机团队难以评估。该机构还通过评估医疗事故索赔数据来探究 O 型呼叫对医疗活动可能产生的影响。然而,由于 2005 年以来关于产科病例的长期限制法令,对专业责任活动影响的评估时间有限。

下述患者结局评估或有助于评估产科危机小组的影响。对于与剖宫产术(长期性心动过缓、脐带脱垂等)及与胎儿健康有关的紧急事件,收集决定剖宫产到进行剖宫("决定剖宫")的时间、APGAR 评分、脐带血气、新生儿癫痫发作、意外新生儿重症监护住院等数据。对产科出血患者,收集有关血液制品的数量和类型、估计失血量、使用抢救设备以及快速输液装置、利用介入放射学检查紧急出血情况和非预期子宫切除术的数据。对于肩难产的事件,收集新生儿从头部分娩到身体分娩出的时间("头体区间")、APGAR 评分、新生儿脐带血气及骨折和神经损伤等数据。

由于无法检测和证明过程变化和结果之间的因果联系,患者安全管理举措经常受到质疑。产科质量和患者安全指标需要不断评估和修订,以提高其鉴别高质量和低质量护理的能力[1,2,18]。目前这一修订过程正在进行中。未来的措施可能会提高评估患者安全措施(如 O 型呼叫)影响的能力。然而,在现代患者安全环境中,临床领域在任何时候都不乏尚需改进的众多安全和质量项目[19]。因此,很难确定具体举措和具体患者结果测量之间的因果关系。

总结

产科特定危机小组有助于医疗机构对存在急诊孕产妇和/或胎儿紧急状况需求的患者采取最佳护理响应。最佳产科快速响应团队具有以团队成员的角色命名、精简的沟通、迅速获得资源、持续教育、演练和培训以及持续的团队质量分析的特点。团队响应为员工、医生和患者提供了关键的资源,使危机的及时处理通过简单的呼叫即可实现。Magee 妇女医院产科特定的危机响应数据表明,团队激活很常见,可改善诊疗过程,并能直接和/或通过事件分析和后续过程改进实现结果改善。各类产科诊疗护理的模式均值得鼓励,从而开发适合其情况和多学科方法的紧急产科响应机制。

致谢:没有作者与本章内容存在利益冲突。

(常志刚 译 刘文婷 校)

参考文献

1. Callaghan WM, Creanga AA, Kuklina EV. Severe maternal morbidity among delivery and postpartum hospitalizations in the United States. Obstet Gynecol. 2012;120:1029–36.

2. ACOG. ACOG Committee Opinion: Preparing for Clinical Emergencies in Obstetrics and Gynecology. Obstet Gynecol. 2014;123(3):722–5.

3. Obstetrical Harm Change Package 2014 Update; recog-

nition and prevention of obstetrical related events and harm Available at: www.hret-hen.org/index.php.

4. Guise JM. Anticipating and responding to obstetric emergencies. Best Pract Res Clin Obstet Gynaecol. 2007;21(4):625–38.

5. Al Kadri HM. Obstetric medical emergency teams are a step forward in maternal safety! J Emerg Trauma Shock. 2010;3(4):331–415.

6. Clark ES, Fisher J, Arafeh J, Druzin M. Team training/simulation. Clin Obstet Gynecol. 2010;53(1): 265–77.

7. Clements CJ, Flohr-Rincon S, Bombard AT, Catanzarite V. OB team stat: rapid response to obstetrical emergencies. Nurs Womens Health. 2007;11:194–9.

8. JCAHO. Preventing infant death and injury during delivery. Sentinel Event Alert. 2004;30:1–3.

9. DeVita MA, Braithwaite RS, Mahidhara R, Stuart S, Foraida M, Simmons RL. Use of medical emergency team responses to reduce hospital cardiopulmonary arrests. Qual Saf Health Care. 2004;13(4):251–4.

10. Braithwaite RS, DeVita MA, Mahidhara R, Simmons RL, Stuart S, Foraida M. Use of medical emergency team (MET) responses to detect medical errors. Qual Saf Health Care. 2004;13(4):255–9.

11. Galhotra S, Scholle CC, Dew MA, Mininni NC, Clermont G, DeVita MA. Medical emergency teams: a strategy for improving patient care and nursing work environments. J Adv Nurs. 2006;55(2):180–7.

12. Jones DA, DeVita MA, Bellomo R. Rapid response teams (current concepts). N Engl J Med. 2011;365(2): 139–46.

13. Singh S, McGlennan A, England A, Simons R. A validation study of the CEMACH recommended modified early obstetric warning system (MEOWS). Anaesthesia. 2012;67:12–8.

14. Draycott T, Sibanda T, Owen L, Akande V, Winter C, Reading S, et al. Does training in obstetric emergencies improve neonatal outcome? BJOG. 2006; 113(2):177–82.

15. Draycott TJ, Crofts JF, Ash JP, Wilson LV, Yard E, Sibanda T, et al. Improving neonatal outcome through practical shoulder dystocia training. Obstet Gynecol. 2008;112(1):14–20.

16. Million lives campaign. Getting started kit: rapid response teams. Cambridge, MA: Institure for Healthcare Improvement; 2008 (Available at www. ihi.org).

17. Wall RJ. Refinement, scoring, and validation of the family satisfaction in the intensive care unit (FS-ICU) survey. Crit Care Med. 2007;35(1):271–9.

18. Zhan Hanzi, Kwon Carolyn, Stein Karen, Gosman Gabriella, Slater Brian, Dalby Patricia. Patient and family satisfaction following emergency obstetric crisis: development of a valid and reliable questionnaire, Abstract: at society for obstetrical anesthesiology and perinatology 2014 Annual Meeting proceedings (unpublished).

19. Grobman WA. Patient safety in obstetrics and gynecology: the call to arms. Obstet Gynecol. 2006;108(5): 1058–9.

响应团队的人力资源

23

Sonali Mantoo，Michael A. DeVita，
Andrew W. Murray，John J. Schaefer Ⅲ

引言

为病情恶化的患者提供医疗服务需要合理的管理医生和护理人员，但是，往往这种管理方式随意且被动。该系统的成功在很大程度上取决于所建立的等级制度（从护士到住院医生再到主治医生）是否能以适当和及时的方式对患者进行随访，使患者迅速得到必要的关注，以防止病情进一步恶化。员工们经常学习如何应对工作中的危机：他们接受危机呼叫并被要求立即响应，但他们很少接收到特定的应该由谁进行响应、谁应该负责什么内容的指令，以及对他们的具体响应要求是什么。危机响应的既定混乱印象则不足为奇。

本章概述了成功实施快速反应系统所需的相关人员和技能。虽然本章节大部分内容均在讨论响应团队和响应者的必要技能，但认为只有响应者需要培训的观念是错误的。RRS 是一项全院范围多部门的安全措施，需要对所有参与者进行特定的教育。

等级结构对护理的影响

有这样一种等级结构，患者的个人主治医师在其中扮演"船长"的角色。这对常规情况下的协作护理是一个很好的策略，但对于病情迅速变化的患者而言，反倒可能成为其障碍，特别是在主治医师没有关键抢救技能或无法抵达患者床旁时。在传统医学教育模式中，若接收信息的每个人都认为自己无法处理危机情况，那么助理护士首先给护士打电话，护士打电话给实习医生，实习医生打电话给住院医生，住院医生再打电话给主治医生。类似的问题也发生在社区医院：助理护士通知护士，护士呼叫主治医生，后者随后呼叫一个或多个专家。对于突发呼吸窘迫的患者，可以想象，仅仅联系到能处理问题的人可能就需要 30 分钟或者更多的时间。到那时，患者的病情会进一步恶化并危及生命。此外，当涉及多方当事人时，谁是"船长"可能变得模糊不清。

在许多环境中都有等级结构因素,在危机环境中依照原有社会框架会使得患者无法迅速获得最佳照护[1]。例如,病情恶化患者的责任护士,可能会不愿意向上级提供建议或重要信息,因为他们觉得这不是他们在社会秩序中的"角色"[2]。RRS [或者使用医疗急救团队(MET)或快速响应团队(RRT)作为响应者]将为患者改进护理策略,可在几分钟之内将需要的人员呼叫至患者身边,建立一个"平"层管理模式,强调沟通与合作。大量的研究表明,快速反应系统(RRS)激活的数量与心搏骤停和意外死亡的发生率成反比[3-6]。

遗憾的是,设定触发标准和响应策略本身并不足以促进变革。行为改变亦很有必要,其需要进行文化变革去更快处理院内呼救。虽然这种模式依赖于个人行为,但要有效,必须到达制度层面。目前状况下,应对患者病情恶化是困难的,主要是因为它需要机构领导和资源的承诺。

危机的健康教育:集中培训和丰富经验以取得专业知识

可以推测,一旦医生、护士和其他保健专业人员(HCP)接受了培训,他们就有足够的能力应付可能出现的各种危机。培训的方法是建立在学徒模式的基础上,依靠个人观察那些更有经验的人来达到学习的目的,然后在严密监督下工作。有这样一种假设,一个人越频繁地处理某一特定情况,就越容易成为该方面的专家。有些人可以做得很好,有的则不然,其原因在于导师的不尽职或非等效事件暴露。临床学习是一种时间效率低下的过程。除能力外,还需要丰富的经验。还有一个问题是,是否所有员工都能接受培训,即培训是否能使所有人都具备照顾突然恶化患者的专业知识。如果所有员工都能接受培训成为专家,那么理论上,人们将能够有效地处理危机。问题在于员工遇到处理危机事件的频率较低,从而缺乏成为专家的经验。或许该组织对这一级别的人员进行培训是不可能的。培训专业团队以有效和高效地提供护理,并依靠他们提供整个组织的护理会更加有效。启用专家响应所需的支持将更少,因为在这一方面需要培训的人员更少。这个模型并不会阻碍其他医院员工成为 RRS 的一部分。他们也在扮演特定的角色,并且需要培训才能成功。大多数医院工作人员需要接受培训,以识别危机、触发响应以及将上述两种能力进行有效切换。基本生命支持(BLS)和/或高级心脏生命支持培训是重要的,但两者对于应付危机管理仍然不够。危机护理很少由某一个人来完成,要达到这些目标需要齐心协力和团队合作[7,8]。

危机响应人员的教育目标

针对急救人员的一些基本技能已有相关报道,其包括回顾医疗记录、获得关键病史信息、制订治疗计划,以及向其他工作人员、患者及其家属解释病情及相应处理方案。必须熟练掌握的技能包括快速检查循环、呼吸和意识,以及调整氧供、做心电图、输液、给药[9]。

最佳治疗还需要一个协调良好的团队。"团队合作"的知识体系有别于其他 HCP 教育。了解呼吸窘迫的原因和治疗方法肯定有助于患者的护理管理。专业或亚专业的高级教育和培训是有益的,因为它们传授了专业知识。另一种形式的培训是必要的:团队合作培训[7,8]。团队的行为需要团队的训练。虽然每个人都有能力,但不能理所当然认为单纯集合的团队像训练有素的团队一样高效。如果没有一个特定角色的行动计划来协调个人和团队的实践能力,他们就不会成为一个团队。不协调的响应团队对 HCP 和患者都有风险[5,10]。

在模拟情境中,当第一次接触紧急情况时,没有经验的麻醉医生可能会存在以下问题:

1. 被迫做某些事情;
2. 常规行为的缺失;
3. 专注于一项任务;
4. 缺乏有效沟通。

在危机中,即使他们不确定最好的行动方案是什么,护理人员也可能会觉得有必要做点什么来帮助患者,最终导致治疗不集中。

教育项目可能强调紧急护理的内容,而不将重点放在具体如何完成这些紧急护理任务上。例如,高级心脏生命支持(ACLS)学习者执行心肺复苏的气道-呼吸-循环(ABC)任务。ABC 当然很重要,因为成功的 ABC 可改善临床结果,然而,通常往往只关注 ABC 而没有注意危机应对期间团队合作的情况。由于关注的是"做什么"而不是"如何做",所有的响应者可能会试图做同样的干预,而忽略一些其他必要的护理工作。因此,不协调的团队合作是危险的,只能通过跨学科培训来避免。其他临床医生可能会采取行动,即使这一行动的采取并无任何益处,或者优先级别较低。例如,当患者缺氧,最重要的一步不是血气分析,而是给氧和增加通气。

常规行为的缺失,类似于医疗服务提供者的"一叶障目",他们可能会忽视其他关键信息,因此无法做出正确响应[1]。在保持治疗和诊断优先级的前提下,同时考虑相关社会、人员和设备特征的能力被称为"情境感知"(SA)。有效的团队人员具有 SA 的能力。SA 的缺失可能导致将注意力集中在某一方面,而忽视整体情况。缺乏数据共享、明确的领导或及时的决定,危机应对中的沟通可能会出现混乱。团队成员可能对患者已发生状况、已接受的处理或者仍然需要的处理方案不知情。有必要进行相关的规划与实践,以便克服内部和外部人际交往障碍,从而进行有效的危机管理[10,11]。

组织在危机响应中如何发挥作用

协调对危机的反应是为了确保一组不同的人员能够对突发事件做出反应并多部门合作,从而可以执行一系列相互关联的任务,逐渐适应并克服障碍,进而使患者受益[2,5,10]。考虑到医疗危机的潜在范围和复杂性,这种适应性概念是非常有用的团队属性。从教育设计的角度来看,这一概念允许培训的教学人员专注于面向角色的目的和目标,并将其应用于集体的团队目的和目标。目标不仅是简单地执行指令性任务,而且要不断地监控情况,并注意个人的反应如何变化才能与他人协调。从学习者的角度来看,集体反应中特定角色的任务使他们能够专注于自己的任务集,促进治疗、监控和交流。通过了解他们的行动如何影响其他团队成员的目标以及如何受其他团队成员目标的影响,学习者能够更有效地实现个人目标并为他人的表现做出贡献。在团队合作中培训个人的体制或系统的优势在于,虽然人员可能随着每次反应而做出改变,但个人和团队目标是标准化的。只要反应者了解具体角色类型、他们在扮演的角色以及团队之间的角色互动,那么任何接受过训练的人员组合都可组成团队解决危机[10]。

团队的集体技能和知识超越个人[2],为将这一点的优势发挥到最大,以患者利益为中心的社会或职业行为准则应该包括团队合作技能。医护人员间等级森严的制度会影响团队的表现，着重于"做什么"而不是"怎么做"会导致效率低下。基于这一前提，一些团队的培训课程强调"O-ABC"而非"ABC"，其中 O 代表"组织"。根据角色来集合响应者所花的几秒钟的时间可使响应更协调，使护理更有效率和效果[10]。有组织的群体反应会促进 ABC 更快地发生。

培训响应者的过程也提供了发现和纠正潜在错误的机会。模拟培训是一种有效手段。多次反复模拟真实情景可以发现在特定情境下所犯的错误类型。混乱的反应可能会增加并发症或治疗失败的风险。情境模拟训练可及时发现并纠正错误行为。模拟培训可允许错误出现，这将有助于团队成员观察他们错误行为的不良后果。例如，当情况需要完成多个任务时，专注于一个任务会导致糟糕的结果。合理组织危机响应模式有助于将具体任务分配到个人且使其规范化，从而避免固有误差。分工应减少每个人所需的工作量。计划可以确定任务的优先级，并将精力集中在首先需要完成的任务上。由于需要完成的任务较少（由于分工更好）和完成速度增加（由于排练），团队成员可协助完成其他团队成员的任务或执行他们下一个需要的任务。因此事先"编排"的团队任务能直接提高个人和团队表现的效率。在危机情况发生时，速度和准确性至关重要，计划和排练可改善患者预后。

团队所有成员接受并认可团队领导时有助于团队领导观察情况并及时做出明智的医疗决策。更准确地说，团队领导这个角色承担了主要的协调工作，而不仅是一个下命令者。在危机团队训练方法中，个人投入工作前已知个人的技能和责任定位。这有助于团队成员的自我分配。由于团队领导不必组织人力资源或进行特定的治疗，他们可以集中精力收集信息、分析病情、确定治疗优先次序以及重新评估病情等。团队领导需将精力放在团队组织上，如精力分散会导致错误。

组织人员

危机管理中涉及的思维过程需要快速、可靠，并且能够轻松地适应不断变化的情况。团队成员需能够执行日常任务，并使用感觉运动输入进行调整。在认知方面，这意味着模式识别和反射反应的有效结合。直到最近，卫生保健教育工作者一直期望通过带教培训过程中的经验来实现这一发展。然而，仅仅依靠经验可能并不足以优化程序。这对领导者来说尤其重要，这一角色要求个人能够从其他响应人员中抽离出来，进行观察、分析和干预。领导应确保指派的任务能够按时完成，采取正确的干预措施，收集和报告数据，并做出治疗决定。这对于缺乏经验的领导者来说是很困难的，因为这包含两个层次。第一个层次中的问题是要搞清楚发生了什么？问题/诊断是什么，需要采取什么行动？干预有效吗？这个层次应以患者为中心。第二层次是监督团队的整体表现，领导者应该监督团队成员对任何指定任务的关注程度。角色和任务的定义越明确，任务完成的可能性就越大。领导者应该分配任务的优先等级，而不是关注谁需要做什么。"资源管理"包含在这一认知层面。这种技能着重于最有效地利用资源（人力和其他方面），这可能偶尔需要更改团队成员的角色，以保证团队效率。

结构

更好地照顾突然危重患者的关键之一是能够在危机进展的早期治疗患者。这就需要为护理人员和初级医生配备他们需要的工具和培训,让他们能够在尽可能合适的时间(越早越好)里寻求帮助。这需要对呼叫响应的人员进行特定的培训(与响应者培训相反)。这种传入支训练重点内容包括危机呼叫的具体标准、如何有效沟通以及如何与响应者合理交接患者情况。随时承担呼叫者的组织中的每个人都应该接受这三个目标的培训,以便进行危机管理。

危机管理的一个目标是一旦发生呼救,就要将人员和设备资源应用于医疗紧急情况。其称为传出支。第二个方面是团队激活的结构,从最初识别危机到求助,再到应答者到达,称之为传入支。以上两种结构均需可靠、一致、明确。响应者和呼叫方操作需要由相应的工作人员进行培训,并进行监督,以确保遵守相关制度。这两方均需接受单独的教育培训。这两种类型的培训(呼叫/危机识别培训、响应者/危机响应培训)最好通过情景模拟训练来完成。

人员

如果专门的团队全职负责 RRS 将是非常令人欣慰的,但是由于成本限制,大多数医院无法施行。为了做到 24 小时随叫随到,医疗急救小组成员必须有必要的知识和技能,并可随时接受呼叫。他们有可能来自医院的不同部门,在接受专业训练后能够合力来照护呼叫的患者。因为团队需提供急救所需的所有技术和知识储备,所以规模需适中,避免过小或累赘。在本节中,我们将介绍急救人员所必须具备的技能,以完成各种急救任务。我们应避免基于专业的团队分工。相比学历,技能更为重要。关注教育程度可能会限制人们填补团队响应的空缺。例如,只要具备必要的技能,护士就可以成为气道助理、气道主管或治疗组长。

匹兹堡大学的研究表明,团队中包含治疗决策者和数据采集员及记录员的模拟患者预后最佳,数据管理员必须收集完整的数据集,以便治疗决策者在了解全面数据的情况下做出合理的选择。其余团队成员必须明确自己的角色,完成各自的任务,并实时汇报给团队其他成员。所以,团队成员的所有角色均需事先明确,以确保患者的监护仪、气道管理、静脉通路以及其他检查正常运行。本节将进一步描述各个角色承担任务所需的技能,本书的另一章亦详细讨论了团队培训(参见第 32 章)。在新西兰进行的一项研究表明,医护人员并不清楚各团队成员的角色和职责,尤其是在跨专业的时候,这表明这一问题仍需要进一步解决[12]。

在团队成员了解自身角色的基础上,丰富的急救经验至关重要。重症监护主治医师及主任医师和重症监护护士是最佳人选,但他们并非随叫随到。豪威尔推荐特定患者可由当天值班的内科住院总医师负责。同时,团队还需气道和外科专家,但他们往往不是主要的响应者。有时需要调度员安排患者快速转运至重症监护室。尽管大部分医院响应团队不会拥有如此丰富的人力资源,但不管团队规模如何,该团队都需完成上述任务。

目前阶段暂不清楚各个角色的最佳人选。豪威尔和同事报道了一种原有病房的 RRS,而非"引入的"危重护理培训快速响应团队[13]。他们的模型利用了上述的团队特征,并将其建立在广泛传播的升级标准上(在严格管制的时间范围内呼叫上级以避免延误)。从本质上讲,他们把通常的团队变成了事实上的快速反应团队。在干预期间,团队常规监测患者病情,及时发现急性生命体征或护理异常问题,如果出现异常,则紧急激活病房医护人员组成的 RRS 团队。这种以基层小组为基础的快速反应系统的实施,与其他 RRS 报道的类似,与降低意外死亡率独立相关。我们可以称之为"家庭快速反应小组"。从本质上说,他们把病房普通团队变成了实际上的快速响应团队。在干预期间,对患者进行预先定义的急性生命体征异常或护理问题的监测。如果这些条件得到满足,包括患者现有医疗服务提供者的团队会进行紧急集合。这种基于团队的 RRS 的实现与减少其他意外反应系统中的意外死亡率是独立相关的。我们可以称之为"就地快速响应团队"。

该人员配备系统为 RRS 所需人员提供备选方案,其适用于重症资源有限但可为每一位患者提供 24 小时服务的医院。对于所有 RRS,其成功与否取决于成员的专业培训和严格遵守规章制度,避免"故态复萌"。目前尚不清楚是否有额外的资源可用于患者床边,以便执行药物配制和给药及气道管理。这种模式依赖于从像发烧这样的"通常"事件中划分出快速响应事件。这种方法的可持续性将依赖于培训的维护、规章的执行度以及员工表现的反馈。上述结果可为医院提供一种低成本策略的 RRS。

另一种 RRS 的团队模型是护士领导的快速响应团队,使用护士-护士的咨询方法,通常由呼吸治疗师协助[14]。如前所述,大多数院内心搏骤停在事件发生前几小时内有明显的恶化迹象。由护士领导团队的护士触发响应往往能够对初级护理团队提供充分的支持,而不需要叫医生到床边。团队激活的主要原因是护士对患者的关注。患者通常在没有医生直接干预的情况下进行治疗。然而,需要注意的是,在这项研究中,医生需保证可以随时接通呼叫并在必要时及时到达患者床边,响应小组在解决紧急询问如服药有关问题或诊断问题上作用明显。医师的介入遵循治疗章程或可通过电话实现。这种模式可以避免医师响应者投入到每次事件中,并可能同样有效地防止患者死亡。在这种 RRS 实施一年后,重症监护室外心搏骤停事件的发生率减少了 9%,医院总死亡率下降了 0.12%。护士的响应表明,他们把顾问团队视为一种促进专业成长和改善患者预后的方法。护士领导的团队是目前英国最常见的 RRS 方法。那里的系统称为重症护理外展(CCO),和其他模式一样响应那些突然恶化患者的警报。此种国家模式还有进一步发展:CCO 团队还对高风险患者进行例行查房,以防止 RRS 事件。

RRS 的激活:"全员团队"的需要

如果没有发起呼叫的话,就不能发生响应。因此,开发一种相关方法至关重要。史密斯已经确定了这一过程的四个步骤:培训、检测、识别和触发[15]。培训包括 RRS 存在的知识、重要性的原因以及每个人在系统中的作用。对于大多数人来说,培训应该集中在"发现"患者的痛苦(检测)、了解危机正在发生(识别)并呼叫快速响应团队(触发)方面。整个医院均应该接收这一信息,这实际上使每个人成为 RRS 的重要组成部分[15,16]。他们必须迅速行动。意大利的一项研究表明,响应者采取应对措施的时间会影响结果,在心搏骤停的情况下,危机反应超过 6 分钟,无患者幸存[7]。一些研究表明,当患者符合触发标准且响应团队到达时间超过 30 分钟时,死亡率会显著增加[17-20]。虽然 RRS 事件的最佳反应时间尚未确定,但从符合标准到解决症状或团队到达床边,30 分钟似乎是一个合理的基准。

特设响应小组

响应者多有其他日常职责,但响应 RRS 呼叫那一刻,他们临时组成为特殊抢救小组

（表 23.1）。每一个响应者均有专业的经验和技能,各种各样的技能可以是优点,也可以是缺点。这样做的好处是,有足够多的人能够分担工作,并作为一个团队发挥作用。缺点是,这种特别的人员结构会造成响应的混乱。如果团队太大或不协调,个人可能不认为自己是有用的,或者他们的意见不会被仔细考虑。理想的情况是,在 MET 启动之前,各团队成员会集中演练协同工作。根据每个团队成员的角色和所承担的任务细化培训内容将有助于解决该团队的特殊性[8,10]。每一个机构都应该根据自身日常需求建立自己的 RRS 小组,同时,需全员参加培训,确保院内所有人均了解该组织结构。

表 23.1　手术室危机小组的角色和目标

响应者角色,技能/专长	气道紧急情况下的气道管理
有处理急症患者、团队领导方面的经验	过敏的药物给药知识
最好是当前的麻醉医师/医生	持续药物治疗知识
加强心脏生命支持培训	药理学知识
技术员采血(动脉血气、混凝剂、血栓弹力图)	加强心脏生命支持培训
检修设备	心肺循环支持提供
电源设备的需求	必要时进行复苏支持
负责干预措施和结果的准确记录	外科手术干预纠正或预防问题

创造文化变革

文化的变革需要行为改变。如果一个人成功地创造了行为改变,人们对所发生事情的期望将随之而来。对行为和行为本身的期望是"文化"的重要组成部分。然而,改变行为方式的困难很大程度上在于改变人们的思想。事情做得越久,文化植根就越壮大。在许多医生和护士的培训中,有一种期望是一名熟练的医生和护士应该能够应付任何危机。如果做不到这一点,可能意味着软弱、知识或训练不足、缺乏勤奋、缺乏决心或存在恐惧。因此,求助包含一种消极的意味。对危机的有组织的管理在过去十年左右才得到解决。2008 年发表的一项研究表明,重症监护室受训人员认为,在医疗急救小组所接受的培训和花费的时间对他们在病房的培训和患者的护理是有益的,但对于减少重症监护室患者护理的可能性敲响了警钟。另一个关注点是 MET 的调动缺乏监督[11]。应将医学实习生引入危机处理的团队,并接受团队培训。这将有助于培养尊重自身局限性及其他响应者贡献的理念。培训应该强调,"有能力"这一概念是一个错误的信念——训练有素的团队比个人表现得更好。

RRS 培训应集中在医疗危机团队管理的非医疗、非技术方面[8]。其重点在于作为一个团队成员,并在完成特定任务时的扮演角色的概念。沟通是出色团队合作的关键技能。沟通需要清晰和有组织性。谈话应限于绝对必要的,以尽量减少混乱和错过任务信息。这样的交流应类似闭环运转,所以询问问题或命令发出者绝对确信他们被知晓并理解,并且需求正在执行或已经完成。资源管理也是一个需要实践和训练的概念。作为领导者的人需要接受培训,这样才能有效地管理他们的所有资源(人力资源和其他资源),并有助于解决问题。

资源管理的一个重要组成部分是认识到危机并可靠地触发团队响应。UPMC 有系统代替了之前十年的危机响应,但其使用有限,而医生仍被紧急传呼到床边照顾患者。尽管建立了一个新体系,但原有文化意识仍保持不变。该机构随后开始审查序贯传呼发生率并观察其后果。调查结果与护理单位有关,护士被鼓励使用该团队。延迟团队激活的个人对他们的行动给予了反馈。然而,这并没有对行为产生显著影响。创造行为改变最有效的干预措施包括[1]:客观调用标准的建立以及[2]向护理单位和其他照顾者团体传播这些标准。此项干预措施的结果是医疗急救团队的使用发生了显著的积极变化,序贯传呼数量也相应下降,而后者是一组处理恶化患者的"旧"方法[16]。

由于医院资源不同,团队组成也不同(表23.2),但是角色和任务是恒定的。我们已经确定了一些必须满足的角色:气道管理、气道辅助、循环支持人员、送药人员、急救车负责人员、分析数据后确定治疗决策的人员以及收集数据和记录事件的人员[10]。每个职位需要的技能和知识各不相同。气道管理者将负责评估气道、定位头部、选择是否需要辅助通气,如果需要,则确定方法。气道管理者必须知晓如何对患者进行面罩通气、气道内吸引以及必要时的气管插管。此外,由于与患者的相对位置,气道管理者应该能够评估患者的意识水平、检查瞳孔、感觉颈动脉脉搏。最后,气道管理者必须有能力要求药物进行镇静、麻醉或神经肌肉阻滞,以便在必要时插管。由于这些技能的复杂性,气道管理者的角色只能由少数类型的专业人员来承担,主要为麻醉、重症和急诊医师以及护士麻醉师等。需要引起注意的是,特定角色的分配应建立在技能和知识集合上,而非头衔、专业或职业。呼吸道护理人员有无创气道管理的培训和经验,因此他们可以成为优秀的气道管理者。经过适当的训练,一些护理人员也可以胜任该角色。

表 23.2　MET 的角色和目标,匹兹堡法

响应者角色技能/专长	设备经理部署药品和设备
急诊科、手术室、重症监护室重症患者的治疗领导管理	(急救车)运行除颤器
气道管理面罩通气	患者体格检查的循环支持快速评估
气管内插管	机械循环支持
神经功能评价	放置除颤垫片
用药(镇静、神经肌肉阻断剂)	数据管理人员准确记录危机事件
气道辅助面罩通气	从图表、看护人处获取关键数据
床边评估可获得可靠的静脉通路	将数据交付给治疗组长
药物输送	医生检查脉搏并确保胸部按压的充分性
过敏知识	执行操作
获得生命体征	

确定人员角色的关键是培训和技能,而非职业。学员必须学习各自的技能,这样他们才能理解他们的"能力列表",以便在团队中扮演不同的角色。他们应该为自己所能做的事情定位,而不要尝试扮演其不擅长的角色。

团队中的其他角色还包括**气道助理**,负责部署和装配面罩装置、将氧气源连接到气道装置、设置气道内吸引、辅助插管、插管前准备导管和喉镜、测试呼出气体中的二氧化碳,必要时将患者连接到呼吸机。

需要**急救车管理人员**来管理急救车,因为该车装载了大量应对危机需要的药物和设备。药物必须迅速定位并熟练地配置,然后合理给药。药剂师或护士通常承担这个角色,虽然医生也可能具备相关技能。

大多数团队都有专人负责记录危机期间发生的情况,通常专注于生命体征和提供的治疗。由于在危机应对团队中最常见的错误之一是未能收集数据并将其交付给需要这些信息来做出决策的人,因此我们提倡"记录者"同时也是"数据收集者"。这个角色的名称是"**数据管理员**"。承担这一职责的人员负责收集数据库,其中包括最近的实验室结果、心电图和胸透结果,以及团队的物理检查结果。

同时,亦需要"床边助手"来递送药物和获取生命体征。患者的床边护士承担这一角色的理由充分,因为她或他通常知晓患者的先前状态,并且了解患者的过敏史和最近的药物治疗情况。这些知识可防止错误和协助对危机病因的诊断。

本章前面讨论了**治疗组长**的作用和责任。最后两个角色是**循环管理员**和**操作人员**。前者的任务是持续评估循环的充分性,并确保在需要时提供循环支持(通常是胸外按压)。后者负责执行任何必要的操作,包括动静脉采血和置管。如果没有必要的操作,操作人员也应评估循环的充分性,并在需要时提供胸外按压。

一些医院将有足够的人员来承担这八种角色中的每一种。其他机构可能没有那么多的响应者,所以一个人可能需要承担多个角色。在设计危机应对团队时,负责人应关注这些角色,并确保分配给具有足够技能和知识的应对人员。当通过交叉培训响应者构建团队时,可以进行人员删减。

手术室危机小组

在医院病房,危机团队的作用不仅仅局限于危机处理,还具有其他作用。如本章"其他危机小组"指出,有些紧急事件亦需要 RRS 的方法,但其需求的技术人员通常超越常规RRS。其中一个例子是麻醉或手术室(OR)危机小组[1]。手术室危机小组对麻醉紧急情况做出反应,例如困难气道、恶性高热、手术室火灾、大出血、产科急症和外科紧急情况。与以前描述的危机响应小组相反,在紧急情况出现时,医务应急小组中可能使用的手术室人员往往基本上已经在场或可立即启动(其他职责)(表 23.1)。外科团队通常因为处理集体任务而被创建、组织和集中,例如外科手术。该团队包括一个麻醉学者和/或麻醉师、外科医生、手术助理护士和巡回护士。层次结构各不相同,外科医生、麻醉师或麻醉护士可能都认为他或她自己是"船长"。该层次应随着危机的引入而变化,通常常规手术中由外科医生承担团队领导角色,有时会转换为由麻醉师进行危机管理(除非危机是一种类似于外科手术的大出血)。其他资源由危机类型和严重程度决定,可能包括设备,如除颤器、气管镜、"困难气道推车的装备"、中心静脉穿刺包及血液制品,血液管理设备包括快速输液器和可能需要准备的急救药物(如丹曲林)。所需额外人员的数目和组成,以及专用设备,取决于具体危机的类型和严重程度。为了便于论述,手术室危机可以被视为因特定手术操作需要超出正常预期的额外人员或设备的任何不良事件。手术室危机既可以是突然的、明显的、需要大量即时资源的事件,也可能是缓慢升级的连续性的需要适当的资源升级才能妥善管理的事件。危机管理和人事决策需要考虑到这一点,因为他们可以从同一个区域中抽取资源或从其他区域中获得资源。这些资源的管理控制和沟通渠道很有必要,同时,每个组织均需要配备各自的结构。如上文所述的团队培训、设计和培训手术室危机管理必须包括麻醉团队的重要领导训练,以便能够迅速招募和组织资源。医院或 RRS 应系统地处理:1)手术室危机 RRS 的组成;2)激活该团队的方法;3)有效地交叉覆盖应对成员的责任,使他们能够专注于危机响应;4)获取质量改进信息的管理过程。培训目标包括学习操作的、管理的和分级的操作室环境。该危机培训计划的重点是培训麻醉护理团队,包括[1]:一般患者安全原则和概念、如何快速利用现有资源以便在正在进行的手术过程中组织适当的团队响应以及[3]通过模拟体验方法有效地处理各种危机的方法。这是一个跨学科的方法,医护团队的所有成员均纳入其中。

总结

想要实现有效且高效的危机响应,该团队必须有丰富的合适人员且须精心设计。目前对于团队响应的“最佳”人员暂未达成共识。所有团队均需要发挥角色的最佳功能。每个机构如何分配这些角色取决于各机构自身特点。RRS 的管理部门需要确保有足够的知识和技能型人员做出响应,并提供适当的设备和资源。危机本身的性质要求一个以上的人员做出有效响应;小组的合作和协调至关重要。类似于其他任何团队工作,指导做什么的知识并不够。群体实践需要最大限度地发挥潜力。我们相信情景模拟是目前最好的工具,它使响应者能够掌握急救所需的技能。

（应娇茜　译　任在方　校）

参考文献

1. Gaba DM, Fish KJ, Howard SK. Crisis management in anesthesiology. New York: Churchill Livingston; 1994.

2. Weick KE, Roberts K. Collective mind in organizations: heedful interrelating on flight decks. Adm Sci Q. 1993;38:325–50.

3. Chen J, Bellomo R. Flabouris A etal. The relationship between early emergency team calls and serious adverse events. Crit Care Med. 2009;37:148–53.

4. Buist MD, Moore GE, Bernard SA, et al. Effects of a medical emergency team on reduction of incidence of and mortality from unexpected cardiac arrests in hospital: preliminary study. BMJ. 2002;324(7334): 387–90.

5. Jones D, Bellomo R, Bates S, et al. Long term effect of a medical emergency team on cardiac arrests in a teaching hospital. Crit Care. 2005;9(6):R808–15.

6. Dacey MJ, Mirza ER, Wilcox V, et al. The effect of a rapid response team on major clinical outcome measures in a community hospital. Crit Care Med. 2007;35(9):2076–82.

7. Sandroni C, Ferro G, Santang elo S, Tortora F, Mistura L, Cavallaro F, Caricato A, Antonelli M. In-hospital cardiac arrest: survival depends mainly on the effectiveness of the emergency response. Resuscitation. Sep 2004;62:291–7.

8. Lightall GK, Barr J, Howard SK, et al. Use of a fully simulated intensive care unit environment for critical event management training for internal medicine residents. Crit Care Med. 2003;31:2437–43.

9. Topple M, Ryan B, Baldwin I, McKay R, Blythe D, Rogan J, Radford S, Jones DA. Tasks completed by nursing members of a teaching hospital medical emergency team. Intensive Crit Care Nurs. 2016;32:12–9 . doi:10.1016/j.iccn.2015.08.008.Epub October 22, 2015

10. DeVita MA, Schaefer J, Lutz J, Wang H, Dongilli T. Improving medical emergency team (MET) performance using a novel curriculm and a computerized human patient simulator. Qual Saf Health Care. 2005;14:326–31.

11. Jacques T, Harrison GA, McLaws ML. Attitudes towards and evaluation of medical emergency teams: a survey of trainees in intensive care medicine. Anaesth Intensive Care. 2008;36(1):90–5.

12. Weller JM, Janssen AL, Merry AF, Robinson B. Interdisciplinary team interactions: a qualitative study of perceptions of team functions in simulated anaesthesia crises. Med Educ. 2008;42(4):382–8.

13. Howell MD, Ngo L, et al. Sustained effectiveness of a primary-team–based rapid response system. Crit Care Med. 2012;40:2562–8.

14. Bertaut Y, Campbell A, Goodlett D. Implementing a rapid-response team using a nurse-to-nurse consult approach. J Vasc Nurs. 2008;26:37–42.

15. Smith GB. In-hospital cardiac arrest: 'is it time for an in-hospital chain of prevention'? Resuscitation. 2010;81:1209–11.

16. Foraida MI, DeVita MA, Braithwaite RS, Stuart SA, Brooks MM, Simmons RL. Improving the utilization of medical crisis teams (Condition C) at an urban tertiary care hospital. J Crit Care. 2003;18:87–94.

17. Jones DA, DeVita MA, Bellomo R. Rapid response teams. N Engl J Med. 2011;365:139–46.

18. Chen J, Bellomo R, Flabouris A, Hillman K, Finfer S. The relationship between early medical emergency team calls and serious adverse events. Crit Care Med. 2009;37:148–53.

19. Quach JL, Downey AW, Haase M, Haase-Fielitz A, Jones DA, Bellomo R. Characteristics and outcomes of patient receiving a medical emergency team review for respiratory distress or hypotension. J Crit Care. 2008;23:325–31.

20. Boniatti MM, Azzolini N, Viana MV, Ribeiro BS, Coelho RS, Castilho RK, Guimaraes MR, Zorzi L, Schulz LF, Filho EM. Delayed medical emergency team calls and associated outcomes. Crit Care Med. 2014;42:26–30.

24　RRS 的设备、药物和用品

Edgar Delgado，Rinaldo Bellomo，Daryl A. Jones

引言

　　住院患者的病情一旦恶化,给予安全、准确和及时的治疗很重要。患者的生存与否是由医务人员对病情变化做出反应的时效性决定的[1]。而这些反应不仅包括医务人员到场,还包括需要的物品、设备和药物供给。本章将描述有序供应设备和药品的方法。

设备监管制度

　　为建立快速应急反应团队(RRT),首先要对医务人员进行培训。所有与患者治疗直接相关的医务人员均应接受基础生命支持的培训,而重症工作者应接受高级生命支持培训。然而,通过观察医务人员对患者病情变化的敏锐度,发现在患者病情恶化真正发生之前,医务人员常常并未意识到患者病情的变化,并且一些医务人员并未充分意识到需要对临床病情恶化的患者进行紧急处理。因此,每一位工作人员均必须了解关于他们在 RRT 中或心搏骤停应急反应系统中的特殊作用,并在医院内或团体接受培训。另一种关于危急事件处理的培训方法是每年的能力评估。为了强化和测试应急基础知识,我们采用模拟抢救,同时也能够发现应急反应系统和个人的缺陷,不断促进改进。通过采用程序化、计算机化和全面的人工模拟,各种医学事件可重复发生,并且能够得到一些特殊的医务人员工作的数据。例如,我们可以确定急救车到达紧急事件现场需要的时间,或负责除颤人员开始给室颤患者除颤需要的时间。这些数据能够帮助确定需要的设备和人员培训内容。通过反复测试,一线工作人员的急救水平和知识不断提高,可在任何紧急情况下改善患者的结局,医院的应急反应系统也会随之提高。

　　RRT 培训系统确保医务人员和设备能够应对危急事件的发生。RRT 专门的护理人员负责补充急救手推车内的物品。但通常情况下由于对患者的护理活动,这项工作多会延迟,因此需配备一辆备用的急救手推车,并随时做好充足的准备。急救手推车都准备好之后,需采用一种系统的方法来添加物品,如分段医用托盘系统可快速分拣出物品,从而缩短补充物品的时间。其中手推车中所需的药品和设备由应对的急救护士和医生决定。药房需确保每次事件所需药品的供应充足(每一种药物准备多少小瓶),以及放置在方便清晰的位置。药剂师可提供关于药品储存方法及半衰期等相关信息。中心供应室提供其他设备器械。MET 手推车中可能需要应用的物品见表 24.1~表 24.7。

表 24.1　急救插管包内容

插管箱	其他辅助用品
1. 水溶胶	1. 二氧化碳检测仪
2. 压舌板	2. 过滤式面罩
3. 树胶导管探针	3. 面罩(儿童)
4. 3 号喉镜片	4. 面罩(成人小号)
5. 4 号喉镜片	5. 面罩(大号)
6. 带电池手持喉镜	6. 检查手套
7. 3 号 Miller 喉镜片	7. 抽吸导管套装
8. 成人 Magill 插管钳	8. 16 号塞勒姆池吸管
9. 绿色口咽通气道 80mm	9. 胶带
10. 黄色口咽通气道 90mm	10. 鼻咽通气道 28 号
11. 红色口咽通气道 100mm	11. 鼻咽通气道 30 号
12. 插管导引导丝	12. 鼻咽通气道 32 号
13. 杨克氏抽吸设备	13. 30ml 注射器
14. 9 号气管插管	14. 10ml 注射器
15. 8 号气管插管	15. 病理标本袋
16. 7 号气管插管	16. 防护面罩
17. 7 号气管插管	17. 手持内镜
	18. 20 号针
	19. 气管喷射通气套件

表 24.2 标准 "code" 手推车内含物品

科室：
编号：
车内物品

标准 "code" 急救车期号：

编号	内容物	数量	物品单位	是否装满	有效期
	急救车顶				
8740	电池	2	个/盒		
8838	手套,非无菌操作	1	盒		
9289	酒精擦片	10	个/盒		
8254	碘附消毒液	5	个/盒		
8030	2.54cm 粘胶带	1	卷/盒		
8040	7.62cm 粘胶带	1	卷/盒		
8041	5.08cm 透明透气胶带	1	卷/盒		
E051100	2.54cm 微孔透气胶带	1	卷/盒		
8046	5.08cm 微孔透气胶带	1	卷/盒		
100078	带盖锐器盒	1	个		
	请确保锐器盒的盖子是盖着的				
8801	加压给氧气囊	1	个		
8075	黄色 90mm 气管插管	1	个		
8076	红色 100mm 气管插管	1	个		

加压氧气囊必须整理好。

加压氧气囊必须放置在封口包内

红色和黄色的气管插管也应放置在该封口包内

封口包应悬挂

封口包应放在急救车外易看到的地方

抽屉 1 和 2 用来放置药品

请勿将其他物品放在这两个抽屉

	抽屉 3				
8962	螺旋口注射器	5	个		
E056600	负压支架	1	个		
100235	负压针头	3	个		
109730	血气针	5	个		
8911	杠杆锁	5	个		

编号	内容物	数量	物品单位	是否装满	有效期
8913	螺纹锁	5	个		
6222	0.9%NaCl 30ml	3	个		
103557	氯己定擦布	3	个		
8251	安息香溶液	1	个		
8806	止血带	2	个		
6000	I.V D5/100ml 水	2	个		
122877	针,脊髓 18ga × 3-1/2	1	个		
122851	针,过滤器 19ga × 1-1/2	4	个		
8740	电极	2	个/盒		
19923	超声凝胶	1	个		
109772	真空采血管	2	个		
70075	真空采血管,紫帽	2	个		
109763	真空采血管,红帽	2	个		
109751	真空采血管,红帽血清	2	个		
109760	真空采血管,灰帽	2	个		
122854	10ml 注射器	5	个		
9780	30ml 注射器	1	个		
122847	10ml 注射器	5	个		
8505	14 号静脉导管	2	个		
8506	16 号静脉导管	2	个		
	急救车顶部				
B37370	5CC 钝口套管	5	个		
B37375	3CC 钝口套管	5	个		
B37385	10CC 钝口套管	5	个		
116539	10CC Syr 冲洗器	8	个		
8507	18 号中心静脉导管	2	个		
9038	4×4 纱布(2 片/包)	6	包/盒		
122823	钝口套管	4	个		
122865	21 号留置针 ×1 1/2	4	个		
122875	25 号留置针 ×5/8	4	个		
122841	3ml 注射器(螺口锁定)	4	个		

表 24.3　注射液专用抽屉内的内容物、有效期和清单

药品	规格	数量	有效期	详单	标签
沙丁胺醇气雾剂	5mg/ml，20ml 小瓶	1			ALBT20L
阿托品注射液	0.1mg/ml，10ml	3			ATRP1S
苯佐卡因喷雾剂（20%）	54g	1			
50% 葡萄糖注射液	50ml	2			D5050S
多巴胺混悬液	800mg/250ml	1			DPMN800I
肾上腺素注射液	1mg/10ml（1∶10 000）	8			EPNP10S
利多卡因凝胶	2% 5ml	1			
利多卡因混悬液	2g/250ml	1			LDCN8I
利多卡因注射液	100mg/5ml	4			LDCN25S
艾司洛尔混悬颗粒	2.5g/250ml 或 10mg/ml，250ml	1			
硫酸镁混悬颗粒	80mg/ml 50ml 或 4g/50ml	1			MGS80
消旋肾上腺素吸入剂	2.25% 0.5ml	1			RCPN225
碳酸氢钠注射液	50mmol/L，50ml	6			SDBC50S
胶体溶液（5 号抽屉内）	500ml	2			

表 24.4　小瓶内容物、急救车药品清单、有效期

药物	规格	数量	有效期	详单	标签
腺苷	3mg/ml，2ml	5			ADNS6I
胺碘酮	150mg/支，3ml	3			AMDR3
阿司匹林咀嚼片	81mg	2			
氯化钙	1g/10ml	2			CACH10I
苯海拉明	50mg/ml，1ml	2			DPHNI
多巴酚丁胺	12.5mg/ml，20ml	2			DBT250
肾上腺素	1mg/ml，30ml（1∶1 000）	2			EPNPI
注射液标签		10	N/A	N/A	N/A
氟马西尼	0.1mg/ml，10ml	1			FLMZ1I
呋塞米	10mg/ml，10ml	2			FRSM10S
肝素	1 000U/ml，10ml	2			HPRN10I
利多卡因	2% 20ml	1			LD20I
甲泼尼龙	125mg	2			MTHL125I
美托洛尔	1mg/ml，5ml	4			MTPR1I

续表

药物	规格	数量	有效期	详单	标签
咪达唑仑	1mg/ml，2ml	5			MDZL2I
纳洛酮 +10ml 氯化钠	0.4mg/ml，1ml	4			NLXN4I
硝酸甘油	0.4mg/片，SL # 25	1			NTRG4
去甲肾上腺素	1mg/ml，4ml	4			NRPNI
苯巴比妥钠	130mg/ml，1ml	4			PHNB130I
苯肾上腺素	10mg/ml，1ml	4			PHNY10I
苯妥英钠	50mg/ml，5ml	4			PHNY250
普鲁卡因胺	100mg/ml，10ml	3			PRCN10I
升压素	20U/ml，1ml	3			
维库溴铵	10mg	2			VCRN10I
维拉帕米	2.5mg/ml，2ml	4			VRPM2I
灭菌水	30ml	1			WTR30I
0.9% 氯化钠	10ml	5			SDCL10

表 24.5　备用急救箱使用流程

药品更换流程

由负责病患的护士打开急救箱

- 急救护理工作完成后,护士呼叫药学部更换急救车

- 药剂师将新的急救车和带有"请勿使用"标签的黑色塑料封条送至中心供应室(这样可标明已经使用过的急救车,预防随意调换其内物品)

- 中心供应室工作人员将新的急救车的密封锁送至病房,留下新的药品箱,并将黑色密封封条贴在已使用的急救车上

- 将已使用的急救车送至药房,取下药品专用抽屉

- 将已使用的急救车送至中心供应室,清洗和补充器械设备。并将新的标签贴在急救车顶部,注明物品使用有效期

- 新的急救车再被送至药房

- 药房将药品专用箱更换

- 货单盘点标签贴在急救车上。该标签标明急救车内物品填满和核对的时间、药剂师的签名、给药时间及药品名称、药物应用截止日期

- 急救车用红色塑料封条密封(提示为新的急救车)

表 24.6   药品箱内物品

1 号抽屉内含药品:800mg 多巴胺/250ml 混合液置于顶部

1mg/10ml 阿托品注射液 3 支	50% 葡萄糖注射液 2 支	50 毫克当量/50ml 碳酸氢钠注射液 6 支
1:10 000 肾上腺素注射液 1mg/10ml 8 支	2g/250ml 利多卡因混悬液 1 支	硫酸镁混悬液 80mg/ml,50ml 1 支
	2% 利多卡因凝胶 5ml 1 支	艾司洛尔混悬液 2.5g/250ml 1 支
利多卡因 100mg/5ml 注射液 4 支	沙丁胺醇气雾剂 5mg/ml 20ml 1 支	消旋肾上腺素吸入剂 2.25% 0.5ml 1 支

表 24.7   其余抽屉内物品

抽屉 2 内物品						
普鲁卡因铵	普鲁卡因铵	升压素	维库溴铵	维库溴铵	维拉帕米	维拉帕米
100mg/ml	100mg/ml	20U/ml	1mg/ml	1mg/ml	2.5mg/ml	2.5mg/ml
10ml	10ml	1ml	10ml	10ml	2ml	2ml
1	1	3	1	1	2	2
纳洛酮	纳洛酮	纳洛酮	硝酸甘油	去甲肾上腺素	去甲肾上腺素	去甲肾上腺素
0.4mg/ml	0.4mg/ml	0.4mg/ml	0.4mg	1mg/ml	1mg/ml	1mg/ml
10ml	10ml	10ml	SL	4ml	4ml	4ml
NSS	NSS	NSS	# 25 易拉环瓶			
1	1	1	1	1	1	1
氟马西尼	呋塞米	呋塞米	肝素	肝素	利多卡因	甲泼尼龙
0.1mg/ml	10mg/ml	10mg/ml	1 000U/ml	1 000U/ml	20mg/ml	125mg
10ml	10ml	10ml	10ml	10ml	2% 20ml	
1	1	1	1	1	1	1
腺苷	腺苷	胺碘酮	胺碘酮	阿司匹林	氯化钙	氯化钙
3mg/ml	3mg/ml	150mg	150mg	81mg	1g/10ml	1g/10ml
2ml	2ml	3ml	3ml	嚼服		
3	2	2	1	2	1	1
灭菌水	0.9% NaCl	0.9% NaCl	0.9% NaCl	0.9% NaCl	0.9% NaCl	
30ml	10ml	10ml	10ml	10ml	10ml	
1	1	1	1	1	1	
去甲肾上腺素	苯巴比妥	苯肾上腺素	苯妥英	苯妥英	普鲁卡因铵	
1mg/ml	130mg/ml	10mg/ml	50mg/ml	50mg/ml	100mg/ml	
4ml	1ml	1ml	5ml	5ml	10ml	
1	4	4	2	2	1	

续表

甲泼尼龙	美托洛尔	美托洛尔	咪达唑仑	咪达唑仑	纳洛酮
125mg	1mg/ml	1mg/ml	1mg/ml	1mg/ml	0.4mg/ml
	5ml	5ml	2ml	2ml	10ml
1	2	2	3	2	1
苯海拉明	多巴胺	多巴胺	肾上腺素	肾上腺素	注射器
50mg/ml	12.5mg/ml	12.5mg/ml	1:1 000	1:1 000	标签
			(1mg/ml)	(1mg/ml)	
1ml	20ml	20ml	30ml	30ml	
			注射液	注射液	
2	1	1	1	1	10

为提高患者的安全性,非重症监护室不需配备插管设备,这些物品应配备在急救车内或便携插管包内。插管包可由中心供应室提供,并确保其中的设备可以使用。每次插管之后需将旧的插管包更换。插管包由负责紧急插管的麻醉医师或重症医学科医师保存,这些插管物品也可部分由 MET 手推车提供(见图 24.1~图 24.4)。

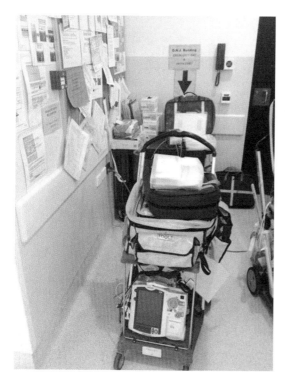

图 24.1 奥斯汀医院医疗急救小组推车/手推车的图片,车上有监护仪/除颤仪和装有药品和工具的袋子。

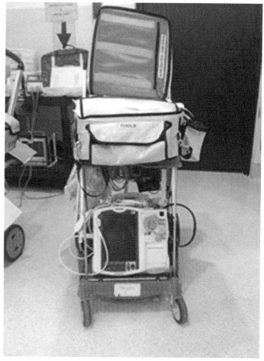

图 24.2 第二辆应急车/手推车的图片,工具袋处于打开状态。

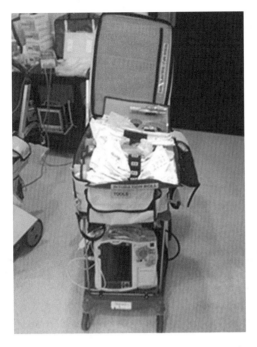

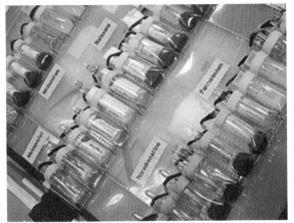

图 24.3 工具袋处于打开位置,可见气管内窥镜和喉镜。

图 24.4 药品袋中可见常用的应急药品。

医务人员的反应

快速反应系统呼叫时医务人员做出反应的效率同样值得关注。有证据显示紧急事件时医疗团队的工作存在缺陷,容易犯错。因此医务人员的反应和医疗团队的工作都需要提高。目前已有 2 种改进方案,一是对应急反应小组的领导者进行培训,二是划分层级结构,确定团队中的每个成员的具体工作和职责。医务人员会对指定的事件做出反应,而如何应对这些应急反应事件及应急反应团队训练的基本原理将在本书其他章节中讨论。

护理反应系统

气道管理

应急反应系统的成功需要优先保证足够的通气和氧合,为实现这个目标必须要快速建立安全的气道。因此,人员、设备和药物必须在事件发生的 1 分钟内到达现场。

过去很多年,临床医生往往因为不熟悉器械、缺乏有效的设备或缺乏标准的操作流程而无法顺利建立气道。因此住院医师或住院总医师需要学习气道管理流程和方法。同时为了加强和改进气道管理流程,可使用一个便携式气管插管箱,其中包含一些气管插管必需的器械,以便能够快速保证充足的氧合和通气。一般医疗机构内都由重症医学科医生和护士来完成这些工作,这些器械均放在 MET 箱内。

　　气道管理流程已标准化,所以 RRT 成员都很容易找到需要的物品。气管插管箱分为 2 部分:快速插管箱和其他辅助器械或附属用品。大部分插管设备都放置在同一位置,便于快速插管。插管箱内的内容见表 24.1,包括:喉镜和喉镜片、各种型号的气管插管、防护面罩、手套、鼻咽和口咽通气道、呼气末二氧化碳检测仪、注射器、胶带、气管插管固定装置、Magill 插管钳、吸引器以及紧急行环甲膜穿刺时用的手持喷射式通气装置。还有一个小分隔,内含插管时需要用的药物,包括:咪达唑仑、芬太尼、吗啡、罗库溴铵、琥珀胆碱、丙泊酚、标准剂量的苯佐卡因喷雾剂、苯二氮䓬类鼻喷雾剂和利多卡因凝胶。阿片类药物和苯二氮䓬类药物的存储规定根据所属管辖区域的不同而不同,因此它们的使用也可能需要相应调整。重症医学科住院医或 RRT 护士在每次交接班时必须确保气管插管箱是完整的。一旦急救事件结束,气管插管箱需重新配备。

MET 手推车的标准化

　　为了使 MET 手推车合理分布,需统筹布局急救车在院内各个科室和患者单元内的配置,包括手术室和麻醉恢复室。急救车内的结构和所含物品可以不同(一次性物品、持续用设备、药物和记录单)。将普通病房、重症监护室、医院各科室、急诊、麻醉恢复室、手术室和门诊科室的配置标准化很重要,包括药品、物品、设备和布局。急救车外可粘贴急救流程图和药品剂量表。

　　这一标准化策略可促进 RRT 的实施,减少操作差异,确保熟悉设备布局,减少失误。另一个潜在的错误为看错标识。例如,如果硫酸镁放在一个抢救车内,而吗啡放在另一个车内相同的位置,医务人员很有可能将吗啡和硫酸镁混淆。另外,RRT 委员会需确定某些不常用的药物是否放置在标准化的急救车内。如果车内包含额外的药品,费用将会升高,若不包含这些药物,其被使用的可能性会下降。因此急救车内所含的物品仍然需要反复协商,可能还需要不断添加物品。我们需不断检查和修订,每年更改一次。

急救车的选择

　　急救车可以有不同的特点(图 24.1~图 24.3)。

　　手推车必须耐用、可移动和安全,它应该有足够的空间放置耗材和药品,且可以容纳一个操作台。许多手推车都能满足这些特征。

　　药品放置箱可预先由药剂师采用透明塑料盒配备药品,并密封存储,以便于及时更换。药品箱内的药品可按照药品名称的首字母顺序排列,这样就可以通过塑料箱直接看到(表 24.2)。

　　由于急救车可以上锁或密封,因此可以采用塑料的易撕的封条密封。这样急救人员也可通过封条决定其是否可以使用,中心供应室也更便于重新配置和存储。

特异性的急救车

　　儿科的急救车在安排协调方面存在困难,因为患儿的年龄和身高差异较大,因此需要的设备和药物的范围较广。然而我们医院并未设儿科,因此我们也未准备儿科的 RRT 系统。尽管我们没有儿科病房,但也经常会有患儿来就诊,并且在就诊过程中也可能会发生危急情况。最常见的紧急事件包括:癫痫、晕厥和哮喘急性加重。很明显,体重低于 40kg 的儿童,使用成人的药物和器械是不合适的。联合委员会的药物管理标准中强调急救药品需根据单位剂量、年龄和给药方式等使用[3]。有两种方案可用于儿科急救车,在此我们简单讨论下。第一是急救车按照器械类型来布置,例如所有的气道管理设备都放在同一个抽屉内,所有的药物放置在另一个抽屉内。第二是所谓的 Broselow 急救车,车内每个抽屉都通过 Broselow 类型进行色彩标记,根据患儿的体重和身高标明药品剂量。每个抽屉均有针对某个公斤范围内患儿的器械和药物。与成人的急救车一样,儿童急救车也应该标准化。

药物选择

　　医院需决定哪种急救药物和设备可用于患者的急救,这一过程可参考高级生命支持系统(ACLS)的流程图和临床经验来准备药品和设备。由于我们应答的紧急事件 90% 不是心搏骤停,急救车需调整需要的物品,提供必需的药物和器械,这样做的另一目的是限制同一种类药物的选择。因为较少的药品可减少犯错的机会,标准化操作也会减少犯错,并且较少的药物意味着费用减少。当市场上的药品存在预混形式时,多采用预混形式,减少配置混合药物时的错误。最终的目标是建立一个需要最少内容和费用的急救车(需要每日由护士检查,确保急救车完整、及时更新和可用)。

　　合理配置急救车是为了提高效率和减少失误。急救车的药品按名称的首字母顺序排列。每个瓶装药品放置在药品箱内,并清晰标注药品的通用名(图 24.4)、药物浓度和存储的数量。药品箱内放置急救药品的无针注射液、静脉溶解的预混药物、特殊型号的药品(如标准的凝胶或注射液不适宜放置在抽屉 2 的药品箱内)。表 24.3 显示了可能的这样一个药品箱。在第二个抽屉内可将药物小瓶和安瓿放置在小瓶置物架上(表 24.4)。急救车内的药品至少可以存储 6 个月,直到有效期。这样可减少过期而引起的药品浪费,并且降低急救车由于产品过期而更换的频率。

　　RRT 委员会成员或重症监护团队每年都会依据美国心脏协会心肺复苏和心血管急救指南检查急救箱内的药品[2]。每年只允许更换一次急救箱内的药品和其他急救物品,这样可减少医院内急救箱更新的工作负担。

　　RRT 委员会成员,尤其是药剂师、重症监护室护士和重症医学科医生可根据要求增加或减少急救车内的药物。对某些药物的需求比较麻烦,包括受控的药物(如吗啡)、劳拉西泮(因为其为抗癫痫药物)和胰岛素。这些药物很难加入急救车内,因为政府要求对此类药物双重上锁,每日核查,会消耗部分注意力和增加工作量。某些药物需要冷藏保存,如磷苯妥英钠、劳拉西泮和胰岛素,若不能冷藏保存,药物稳定性会下降(如 30 天),因此这些药物不应该储存在急救车内。另外,某些有效期短的药物需不断追踪,这会增加额外的工作量,也是不允许的。还有一些药物(胰岛素)的使用极易出错,事实上也不允许在急救情况下使用。然而,急救过程中胰岛素也非常有用(如在高钾血症时),可能需要使用其他风险较低和不容易出错的药物来代替。另外,医院内各个病区均可获得胰岛素。

　　急救车内的一些药物需要特殊的标签或信息标注来确保药物准备和给药的安全性。例如苯妥英的警示标签标明该药必须溶解于 0.9% 的氯化钠,以及标明使用纳洛酮注射液逆转阿片类药物过量或使用氟马西尼逆转苯二氮䓬类药物过量。

急救车内的药品更换流程

　　管理机构,如联合委员会[3],已经提出一些处理急救药物的标准。RRT 管理人员应该熟知这些管理规定,包括:补充货源、维持适当的库存、确保急救药物和物品很容易获得、保证急救车在医院内安全有效[3]。打开和使用急救车内的药物和设备后,供应室必须尽快更换以保证下一次急救时可用。急救用品的更换流程必须满足各个部门的要求和标准,如护理工作、呼吸治疗、中心供应室、药学部、高危处理/患者安全性和重症医学科医生。医院可以使用中心供应室控制的转运追踪系统辅助及时追踪和更换已经使用过的急救车。追踪系统可追踪需要更换的急救车的数量、派遣药剂师过去更换的时间。

补充急救车内的药物

正如前述,急救车内放置的药品的有效期必须至少在 6 个月以上。急救车外要标注药品的名称和有效期。每月进行药品检查时,药剂师需检查过期的急救车,确保护理人员每日检查急救车并记录。表 24.5 标明急救车更换流程。我们只举了一个例子,还有许多不同的更换流程,医院选择某个流程主要依据这些制度的来源。

药剂师或者重症监护室的护士需保证替代的急救车和药品有充足供应,并能及时更换。另外,重症监护室护士或药剂师准备完成药品箱后密封,这样能保证需要时快速更换药品箱。

其他供应急救药物的方法

除了急救车,快速应急反应前或快速应急反应中还可以通过其他方法来供给急救药物。我们有急救转运箱和气道管理包(图 24.4),都有放置药品的小分隔,同时气管插管包还有气管插管的仪器和设备。转运箱可以在患者去做检查或其他转运时用于密切监测患者并在紧急情况下给患者治疗。转运箱包含三个最常用的急救药品:阿托品注射液、肾上腺素注射液和利多卡因注射液。紧急气管插管包中包含插管时的镇静药(芬太尼)、局麻药(苯佐卡因气雾剂和利多卡因凝胶)和神经肌肉阻断剂(琥珀胆碱)。其他插管包内的物品已在本章前文中描述过。

影响实施的障碍

影响急救药物、设备和物品更换系统实施的障碍包括费用、制订标准化内容的能力(减少差异)、管理团队和领导人、时间以及工作人员需要维持该流程。为了克服这些障碍,我们必须确定一个共同的目标,即患者安全。我们标准化急救车内物品的方法是确定一个核心团队,分享各自的需求,使得更换急救车的流程简化,并提高仪器设备的实用性。建立所需物品共识,医院管理团队提供基金购买急救车和其中所需物品。

标准化急救车需花费部分费用。在许多医院,购买东西算在护理工作的预算内,护士需优先购买一辆新的车,而非其他贵重的物品。大多数科室都认为急救车是额外补充的,因此认为它的重要性不高。医院管理对建立基金来购买急救用品和创建急救规则是很重要的。尽管这样会花费资金,同时也会节省资金。第一,将急救车内物品标准化可减少药物数量,有助于统筹了解选择药物和物品时的大概总费用。第二,减少护士更换物品和检查药品的工作。第三,较少浪费过期药品。第四,工作人员会非常熟悉急救车内的物品。

心搏骤停是低频高风险事件。因此抢救训练很重要,需要常常练习抢救工作。护士、呼吸治疗师和临床医生都要经过训练才能有能力参与抢救,这是应急反应系统很重要的一个部分。标准化药品和设备有利于培训工作的完成。然而,如果讲者未进入 RRT 系统,会存在两个问题。第一,她们可能不会按照医院设计的流程来训练。第二,设计团队可能会对某一方面熟悉,但会产生许多其他训练方面的问题。而要克服这个障碍很容易,即让培训老师加入 RRT 团队。

急救车物品标准化

正如上述所提到的,急救车内物品储存也需要统一,因此中心供应室要让所有急救车内的物品保持一致。方法同前:了解目前急救车内的物品,确定相关性和必要性,确定哪些可以作为基本储备。急救车内物品标准化可避免更换物品时出错,减少了工作人员寻找所需物品的事件,减少犯错的可能(包括错用或错误地认为没有所需器械)。表 24.6 和表 24.7 显示可能的器械盒布局和内容。

所有急救车均必须配备一台除颤仪(要同时具备监测,起搏,除颤和同步电复律的功能)。然而,除颤仪的使用也必须标准化。如果导联线、电极衬片、电极板和除颤仪不标准化,会导致互相不匹配而除颤仪无法使用。并且,如果急救人员不熟悉某个型号的机器,就会出现不会使用或出现其他错误的情况。这些错误可能都会导致机器无法使用,而事实上机器完好。

标准化可减轻教育负担。临床经验少的医生由于不熟悉机器和流程,若无专家在场,可能在操作除颤仪时出现犹豫。医院可以购买可自动分析和自动除颤的除颤仪。由于不再使用电极衬片和电极板,急救人员更愿意快速检测并除颤。另外,自动除颤仪的应用可节省一个工作人员,且可以减少电弧作用或短路的发生,对医生和患者更安全。自动分析功能告诉医生患者是否需要电击,当需要电击时,医生只需要评估患者神志,若意识丧失,则立即予以电除颤。

总结

为了增加有效应急反应,药物和器材来源必须有效、可靠和有规律,这样才更容易获得。工作人员必须反复训练,知道它们的来源,以及如何使用。器械和药品的标准化有助于建立一个安全的系统,改善许多后勤方面的问题,如改善工作人员培训问题、工作效率问题、减少错误,进行危急事件后器械的更换和维持,以及改善医院修订药品和器械来源的能力。我们相信通过提高工作效率和可靠性可以减少急救延迟和错误的发生,有助于实现基本目标,即改善患者预后。

(王慧　译　陈学斌　校)

参考文献

1. Abella BS, Alvarado JP, Myklebust H, et al. Quality of cardiopulmonary resuscitation during in-hospital cardiac arrest. JAMA. 2005;293:305–10.

2. Cummings RO, Hazinski F. Guidelines for cardiopulmonary resuscitation and emergency cardiovascular care. Currents. AHA, Fall; 2000.

3. Joint Commission on Accreditation of Healthcare Organizations (TJC). Comprehensive Accreditation Manual for Hospitals: The Official Handbook (CAMH). Oakbrook Terrace, Illinois: Joint Commission Resources; 2009. p. 2009.

快速反应系统的管理 25

Melodie Heland，Daryl A. Jones

前几章详细介绍了快速反应系统(RRS)、其多种激活方法和快速反应团队(RRT)的组成。在这一章中，我们讨论 RRS 的管理职能部门的作用。具体来说，我们在这一章中探讨了为什么需要一个管理职能部门，它的目标是什么，它的组织架构是什么，以及如何整合上级医院的医疗、护理、协作者及管理人员共同成功地运行和维护 RRS，并强调将 RRT 的审计活动与研究项目、质量改进和临床管理联系起来的必要性。接下来以我院管理职能部门的结构、成员和职能为例。

为什么需要管理职能部门?

RRS 具有复杂性和多样性，它是"由许多独立但又相互依赖的部分组合而成"[1]。所有 RRS 都由传入支(包括激活标准和触发机制)和传出支 RRT 组成[1]。要想成功地识别并治疗病情恶化的住院患者，就必须对突发事件及时恰当地做出链条式连锁反应。这包括测量生命体征、识别异常、决定触发系统、激活系统、RRT 及时反应、病房工作人员准确地向到达的 RRT 汇报、对患者进行准确评估并开始适当处置，最终在 RRT 处置后，对患者进行适当的临床治疗和随访(图 25.1)。

RRS 是一个资源密集的系统，涉及许多医务人员，并且经常轮换或换班。有人认为，核心人员的空缺会使这种制度化的系统无法运行[2]。但最根本的是所有 RRS 都应该有管理职能部门，才能确保 RRS 成功实施和有效运行，并有效地达到其既定目标。正如博威克所说，"这些系统的有效运作是由多个部分协作完成的，包括领导力、多变的环境、执行的细节、机构的历史以及其他部分[3]"。RRS 不能孤立存在。它必须是医院制订的战略发展规划的一部分，规划目标是在临床诊治过程中提前发现并减少高危和病情恶化，并对所有工作人员提供标准化的指导。此外，许多国家现在已经制定了国家政策，将医院的患者与医院的审核联系在一起。RRS 的管理和行政部门必须确保医院遵守这些政策。在澳大利亚，澳大利亚安全与医疗

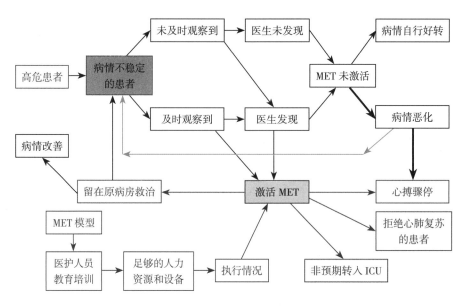

图 25.1　病房病情恶化病人的诊断、检查和治疗的流程图。MET：医疗急救团队；ICU：重症监护病房。

质量委员会制定了对恶化患者标准化预期管理的国家政策。为了获得审核，所有医院都需达到标准[4]。

在我们的医院里，RRS 由"病情恶化患者委员会"（DPC）管理。DPC 是核心组织机构，由来自不同团体和医院的临床医生、质量和安全专家、高级管理人员和行政人员组成。它可以帮助领导、协调我院对恶化患者的发现、识别，并为其增加照护。RRT 的管理和 RRT 与医院其他部分的相互协作由"医学专家小组"监督，他们都是重症监护室的高级临床医师。

病情恶化患者委员会（DPC）

本节将介绍 DPC 的作用，并提供委员会所采取的一些特殊管理措施的细节。

RRS 有多个目标，包括发现患者病情恶化、可靠的 RRT 激活、确保 RRT 及时做出反应并提供有效的治疗[1]。在识别和应对临床恶化事件过程中涉及大量的步骤涵盖实施时变异的风险。戴明认为"不受控制的变化是质量的敌人"[5]。因此，在临床实施过程的背后，必须有一个组织制定政策、计划和教育计划的框架，这些计划的重点是对识别和反应系统的标准化定义。DPC 是建立和持续性监测的部门，除此以外还是一个进行全面和坦诚讨论关于患者恶化的所有原则问题的重要平台。随着委员会的成长和发展，它的管理职责已由许多小组委员会协作履行，以多个领域的专业知识推进工作开展。图示为管理结构图（图 25.2）。

DPC 小组委员会

DPC 的小组委员会对识别和应对患者恶化的关键临床问题中的管理工作的广度和深度至关重要。每个小组委员会都有职权范围和主席，并向 DPC 提供年度工作计划。每个小组委员会的主席都是 DPC 的成员，并定期就各小组委员会的活动提供进度报告。每个小组委

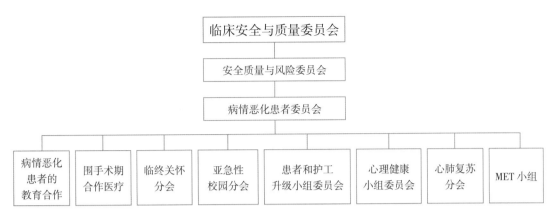

图 25.2　DPC 与其他工作委员会和医疗急救团队（MET）管理结构示意图

员会的成员都是来自各领域的专家，他们都是对提高目前的患者治疗非常感兴趣的临床工作人员。例如，临终关怀小组委员会已经制订了一个详细的流程，它的基础是为即将死去的患者提供"良好死亡"。他们已经研发了一个详细模型来解决病房、医院和政府/社区层面的问题。这个小组委员会的主席是姑息治疗科的主任。

同样，复苏委员会监察与心搏骤停有关的数据和事件。它还向 DPC 提供关于策略、设备和流程更改的建议。当新的国家或国际准则发布时，复苏小组委员会就这些问题进行审查，并就如何实施、产生影响和满足资源需求提出建议。

小组委员会的第三个例子是病情恶化的患者的教育协作（DPEC）。原本 DPC 采取的行动就很少，不需要教育团队采取某种形式的灌输。这个小组委员会通过协调所有工作人员的教育课程来确保进行标准化的实施。课程包括基础、间歇性和高级的生命支持；患者病情恶化的早期识别；重症监护教育和系列技能（在我们医院称为 COMPASS[6] 和 ACCESS 项目）。DPEC 的成员处在培训和学习新方法方面处于最前沿，特别是在模拟方面。这一小组委员会确保医院整体教育方法能够应对不断恶化的患者，并以一种富有远见的专业态度教授给工作人员。

病情恶化的患者协调员

DPC 活动中一个重要的影响因素是具有兼职协调员。该角色的任务如下。
- 促进在 Austin Health 中病情恶化患者的早期发现、复苏和提升医疗紧急应答的最佳实践。
- 指导和支持 Austin Health，以满足 NS&QHSS 的第 9 标准的要求——"识别和应对急性健康人群的临床恶化事件"[4]。
- 实施和协调标准化的多学科恶化情况和复苏教育项目，特别强调团队训练和团队处理紧急医疗情况的方法。
- 促进恶化和复苏培训结果数据和质量改进活动。

协调员多隶属于我院的临床教育部门。协调员与 DPC 主席和教育部门负责人密切合作，执行 DPC 的计划。例如，DPC 引入了一个新的文档图表来记录医疗急救团队的治疗内容，被称为"MET record"[7]。虽然是几个人参与设计的图表，但是它是通过首先在多个病房组织试验，之后培训工作人员并整理和反馈意见，其后 DPC 提出建议，促成图表形式的模式通过医院委员会批准,最后安排印刷和发行新图表完成。这个例子展示了成功实现系统中一个方面所需要的细节。

恶化患者协调员在接收和传播来自任何来源的信息方面发挥着重要作用,然而,作为一个反应协调中心,医院内所有工作人员的询问、想法、投诉和反馈都是重要的。

组织方法的重要性

我们的组织机构有三个独立的区域,来提供全面的急性、亚急性、康复性服务。虽然大多数服务都针对成人身心健康,但也有很多针对儿童的服务。因此,DPC 始终以医院为整体将所有的政策和过程都根据场所、患者和资源支持来实现和/或调整。委员会确保政策与在这一复杂组织内存在的其他职能相结合。以下是委员会管理的一些例子,目的是改善患者对病情恶化的认识和反应。

* 开发了实时且易获取的医疗急救数据。可以以各种方式访问和格式化数据,以便每个医疗科室了解其患者发生的医疗紧急呼叫。数据对整个医院都是透明的,并作为发病率和死亡率审计的一部分被广泛推广给各单位。这使得非常规病房的患者的风险增加。

* 调查小组成员所负责的每个区域都非常大,内部和外部都有临床紧急情况发生。我们建立了独立的团队,有的应对外部或"现场"小组,有的针对住院患者。这些团队资源丰富,并进行了相应的培训。在我们的内部网上有关于每个团队成员的职责列表。

* 总机工作人员标准化的角色的例子。两起事件表明,在紧急呼叫中,接电话的人有时会收到令人困惑的信息。这一问题有三种解决方式:建立一种由总机操作员商定的"呼叫控制"方法;对所使用的措辞进行标准化界定,以确定电话的位置和类型;为总机员工制订培训计划,以确保始终如一。自实施以来,没有发生任何延迟或不正确的事件。

* 与外部组织的联络的例子。由于偶尔需要在不同地点之间运送患者,DPC 与救护车保持联系,以建立最有效和最安全的方式来实施这一点。这方面通常需要多方协商,以保证救护车能够服务我们的多个地点,同时还需要急诊室、24 小时手术室以及重症监护室。

* 将 DPC 的所有方面都与质量、安全和风险相联系——这个部门有广泛的专业知识,并需要协助委员会确保遵守监管要求和其他标准(例如尸检的发现),通过质量协调员发布委员会的工作改进目前的情况,并通过医院的临床服务单位发布。

综上所述,无论一个组织是大还是小,都必须有一个具有行政权力的组织机构来确保系统的监督和管理,以促进早期、标准化和有效的识别和应答。这一中心机构需要有明确的目标,并与其他核心机构保持良好的联系,利用资源推动改革,拥有众多的成员,并长期致力于改善患者的临床管理。

MET 小组负责 RRT 运行的监管工作

MET 小组的岗位职责

MET 小组由四名重症监护室高级护士、重症监护室主任和重症监护室护士长组成。MET 小组的目标是监督 RRT 的日常运行(表 25.1)。此外,MET 小组成员还倡导恶化患者委员会与 RRS 更广泛地协作。MET 小组定期开会来修改和讨论 RRT 的问题,并且成员也需要参加恶化患者委员会的定期会议。MET 小组的医学主任是 DPC 成员并负责汇报有关 RRT 最新报告。

表 25.1 MET 小组成员的角色和职责

1. 引进新的、轮换的 RRT 医疗及护理人员
2. 培训 RRT 人员的应急反应及团队协作
3. 确保所有呼叫的数据录入电子数据库
4. 跟踪关键的 RRT 发生率,包括临床问题和/或 RRT 人员的不良行为
5. 参与和出席恶化患者委员会会议
6. 设计和实施与 RRT 相关的研究和审计

MET 小组为新护士和轮转医务人员提供关于 RRT 方面的介绍,概括讲解 RRS 的历史、RRT 呼叫标准和激活方法、呼叫 RRT 的常见原因以及各种 RRT 成员的分工和预期职责。同时教给 RRT 成员一种"G 方法",用于应对 RRT 呼叫[8]、了解 RRT 抢救车布局和组成以及进入 RRT 电子数据库的方法(表 25.2)。

表 25.2 MET 重症小组及其他行政人员的角色和分工

组内成员	角色
重症医学主任	• 培训 RRT 中新医院的医生 • 培训 ICU 主治医师应对 RRT 呼叫 • 评价 RRT 主治医师的能力 • 为 RRT 主治医师提供指导 • 根据需要,协调复杂的 RRT 呼叫 • 与 RRT 主治医师一起发现那些需要政策干预/行政干预的 RRT 系统问题 • 确保所有 RRT 的呼叫数据都录入计算机的数据库 • 定期报告 RRT 活动 • 设计和执行 RRT 相关研究
ICU 护理培训人员	• 培训 ICU 护士成为 RRT 的一部分 • 教授高级复苏技能 • 开发与 RRT 相关的护理研究项目 • 进行护理研究
病房人员	• 确保所有 RRT 呼叫数据录入计算机数据库 • 确保 ICU NUM 抢救报告的完整 • 每月汇总所有的急救活动(code blue 呼叫和 RRT 呼叫)来确定热点地区
RRT 研究员	• 判断需要研究的 RRT 系统的所有方面 • 与 RRT 医疗主管一起设计研究项目 • 获得伦理批准 • 与 RRT 管理团队进行研究工作 • 参与 RRT 导师文章发表
MET 小组	• 开会讨论与 RRT 相关的问题 • 制订解决问题的战略计划 • 为未来发展制订计划 • 在医院范围内解决相关行政问题 • 通过公开论坛与病房 NUM 交流

ICU,重症监护室;NUM,护士长;MET,医疗急救团队;RRT,快速反应团队。

RRT 的护士培训

MET 小组中的四名高级护士对 RRT 的护理人员进行培训。要成为一名具有 RRT 资格的护士,重症监护室护士必须在导师和四位高级护士的监督下接受为期 6 个月的培训。课程包括一系列的能力训练,包括检查 RRT 小车、辅助气管插管、启动无创通气和高流量吸氧。评估包括一系列的考试和两个口头报告,涉及两个常见的 RRT 场景的评估和初始管理。

回顾与 RRT 相关的关键事件

MET 小组还跟进与 RRT 相关的关键事件。这些包括对导致患者的伤害的临床恶化事件根本原因分析,也可能涉及 RRT 成员不良行为的评估和反馈,特别是在呼叫指挥过程中对病房人员的考核。

最后,MET 小组要参与设计和实施 RRS 中明显恶化患者的相关研究和审核,以指导医院制度的重新制订。

(吴依娜　译　焉丹　校)

参考文献

1. Delaney A, Angus DC, Bellomo R, Cameron P, Cooper DJ, Finfer S, Harrison DA, Huang DT, Myburgh JA, Peake SL, et al. Bench-to-bedside review: the evaluation of complex interventions in critical care. Crit Care. 2008;12:210.
2. Jones D, Bates S, Warrillow S, Goldsmith D, Hart G, Opdam H, Goldsmith D. Long term effect of a medical emergency team on cardiac arrests in a teaching hospital. Crit Care. 2005;9:R808–15.
3. Berwick DM. The science of improvement. JAMA. 2008;299:1182–4.
4. Australian Commission on Safety and Quality in Health Care. National consensus statement: essential elements for recognising and responding to clinical deterioration. Sydney: ACSQHC; 2010. http://www.safetyandquality. gov.au/internet/safety/publishing. nsf/Content/F329E60CC4149933CA2577740009229C/$File/national_consensus_statement.pdf. Accessed March 2015).
5. Chang WK, Paul HK. Basic statistical tools for improving quality. John Wiley and Sons, Inc.; 2012.
6. COMPASS. ACT Health, 2007. (Accessed March 2015, at http://www.health.act.gov.au/c/health?a=da&did=11025490.
7. Mardegan K, Heland M, Whitelock T, Millar R, Jones DA. developing a medical emergency team running sheet to improve clinical handoff and documentation. Jt Comm J Qual Patient Saf. 2013;39:570–5.
8. Jones D, Duke G, Green J, Briedis J, Bellomo R, Casamento A, Kattula A, Way M. Medical emergency team syndromes and an approach to their management. Crit Care. 2006;10:R30.

第三部分

监测的有效性和新的挑战

常规护理持续监测早期发现病情恶化

Magnolia Cardona-Morrell，Eyal Zimlichman，
Andreas Taenzer

简介

背景和历史

100 多年来,医院对普通住院患者一直采用的是长间隔且不连续、不完整和不准确的生命体征监测[1-4]。间歇性监测生命体征的现实意义也受到质疑,因为即便对手术后患者平均每 2 小时做一次监测,也会遗漏一些不良事件[5]。研究者尚没有就最能保证患者安全的最佳生命体征监测频率达成共识[6],而且间歇性观察研究的异质性也使得常规检查无法得出定论[7]。不定期监测存在一个重要缺陷——忽视了生命体征的变化趋势。它不能及时有效地识别普通病房内不稳定的患者。因为缺乏对生命体征的持续监测,所以往往不良事件的发生总是很"突然"或"意外"[8,9]。

为了更好地完成间断性生命体征监测,一些医院引入了手持式终端(PDA),可将手动输入的生命体征无线传输至主机并对病情恶化生成自动报警[10,11],相应软件还可以提高生命体征收集和绘制的准确性,并且实现早期预警,以便进行充分的临床应对[12,13]。美国、欧洲和澳大利亚 10 家医院进行的一项大型多中心前后对照试验研究了电子技术对快速反应团队启动的频率、类型、所给予治疗以及不良事件发生率的影响[14]。床旁监护仪间歇地电子化采集四项生命体征(它们被作为常规护理的一部分),还接受三个手动输入的参数,用于自动计算早期预警评分和做出临床决策。这种方式缩短了获取生命体征所需的时间,使医疗急救队更多地对不稳定的呼吸频率做出响应,但这并没有显著缩短患者的住院时间。上述方法仍然需要依赖护士手动输入观察结果,只是更频繁了。随着电子病历(EMR)的广泛使用,数据自动获取得以实现,除此之外,还可以生成病情恶化患者的图形概况,用以建立预测模型和触发快速响应[15]。然而,只要生命体征监测不是连续的,就不太可能及时发现监测间隔期间的恶化。

相对于普通病房的间断性监测,ICU 中持续监测生命体征的做

法自 20 世纪 80 年代以来已广泛流行。使用心电监测早期诊断缺血和评估治疗反应[16]，使用脉搏血氧仪连续监测血氧饱和度的降低，用以降低死亡风险[17]，现在都已经是常规做法。在过去十年中，一系列用于监测其他单一或多个参数的先进技术也已成为重症监护室和一些非重症病房常规护理的一部分[14,18-20]。这些技术的引入帮助医院工作人员更方便地评估患者状态，临床医生在工作时段内，可以随时基于实时数据确定患者的状态，无论是通过面对面的检查，还是远程督导一线医生。与重症监护室相反，普通病房的监测实践存在着广泛的差异。有些医院仅对"风险患者"选择性抽查部分生命体征，而有些医院对所有患者进行常规监测，患者需要签署拒绝监护知情同意书才能退出。

本章总结了普通病房中提高监测频率的一些常见建议、新近连续监测技术和系统的特点、他们的潜在优缺点、关于有效性和成本效益的新证据以及其对患者安全的潜在影响。

连续监测的重要性

随着治疗方法和技术进步、人们健康水平普遍提高、预期寿命延长以及医院整体情况发生变化，普通病房收治了越来越多的老年病例和复杂病例[21]。鉴于老年人普遍体弱[22]并患有合并症，他们在普通病房中更可能发生病情恶化，需要转入更高级病房，他们的住院时间更长也更容易在住院期间死亡[22,23]。在重症监护室中，专家可以连续地直接或远程观察患者，并向临床医师提供建议以获得更好的结果[24]。然而，普通病房却不能实施这种远程监测方法，视频会议技术和专家资源均不足以支持在普通病房中做这样的远程咨询[24]。快速反应系统的建立和标准化[25]试图弥补这种差距，并且在发现病情恶化后不同程度地改善了患者预后。基于电子病历对手动输入的生命体征进行获取和监测，并在参数符合呼叫标准时自动触发快速响应警报，这样的系统已被整合至病房护理系统中[26]。其收益尚不明确，转入重症的患者数量减少但住院死亡率并未下降，有多种合并症的老年患者住院死亡率有所下降。

连续生命体征监测是否会带来进一步的收益仍然是一个待解决的问题[27]。合理分析，因为卫生系统的压力[30]，在资源不足而疾病严重程度越来越高的非急症病房引入连续监测[28,29]，可能会有机会早期发现高风险事件并防止观察间隔期间发生不良事件。比如在准重症卒中病房中，持续床边监测缺血性卒中患者的血压、血氧饱和度、呼吸频率、心电图、体温和脑电图可早期发现和干预并发症，改善临床预后[31]。但是，还需要新的数据才能确定普通病房中进行连续监测是否明显优于现行方法。

完美连续监测系统的属性及潜在优势

在我们讨论连续监测技术的有效性之前，让我们考虑一下，这些系统如果要成为例行常规病房护理的一部分，应该具备什么样的技术指标和工作的特性来适应临床。

连续监测的基本要求是将数据完整地传输至护士站或医院服务器。包含大量数据点的数据集合（例如带有日期时间戳的波形）对于临床事件是否触发警报极为重要。生命体征信息的准确性也需要看齐现有病房设备的"黄金标准"[32]。直接与电子病例连接或将生命体征数据无线传输到数据库[14]可以减少手工输入的时间和降低错误率[33]。使用电子设备快速回顾生命体征数据的能力可以帮助临床医生快速进行质量控制和反思性学习。连续的生命体征数据与电子病例中其他临床数据(如实验室检测结果、用药和诊断)的整合,再加上大数据分析,可进一步提高风险评估能力,提供更准确的警报和更好的帮助决策[34]。多源临床数据和连续监测数据的结合,可以提高警报准确性从而减少警报疲劳。

　　普通病房的连续监测系统应尽可能是非侵入性的,以避免打断患者的夜间休息[35],减少"唤醒"效应对生命体征的影响[32],避免家人的担心和反复激活快速反应系统[36]。系统发生不稳定时,视觉或听觉警报是必不可少的,但有必要将警报负担限制在可容忍和可操作的范围内,因为过多报警会使病房工作人员忽视甚至停用该系统[37]。在参数异常触发警报之前设置临床上有意义的延迟对个性化反应也很重要[38]。研究发现警报延迟与心肺不稳定有很强的相关性[20]。因此,在设定单个或多个参数阈值时需要进行平衡。连续监测系统应具备的另一个特征是,在经过合理的统计学验证之后,这些设备应当能根据患者群体或个体患者的需要重新调整警报阈值[38]。例如,对创伤性脑损伤患者,将收缩压触发警报的标准从 <90mmHg 调整到 <120mmHg[39]。自动化计算预定时间段内早期预警分数或平均参数值,将有助于评估趋势和提高风险预测能力[18,40]。将这些风险特征与自动化临床提示联系在一起[14]也可以提高对不稳定患者的快速反应出勤率[10]。理想情况下,系统应该允许用户根据经验调整或关闭这些功能。

　　从研究的角度来看,持续监测和存储生理数据不仅可以检查不良事件,还可以创建虚拟患者环境[41]。这些大数据环境允许开发病情恶化检测算法以及对不良事件组和对照组建模,提前发现险情,从而可以估计阳性和阴性预测值以及警报负担,避免一些不必要的干预。

　　重要的是,该系统的价格要足够便宜,以便公立医院能将其用于全部患者,而不仅仅是高风险患者。毕竟,20 世纪 90 年代早期推出快速反应系统的原因是无合并症年轻患者的意外恶化和死亡[42],以及在所有年龄段人群中,因为不到位的检查和监督、对恶化的不当处理、预防失败以及设备相关错误而导致的安全事件。医院中的这些问题至今仍很普遍[43]。连续监测的成本效益和机会成本也需要研究。一项研究发现,对于卒中患者,即使只能在有限的时间内使用连续监测(比如入院的前 2~3 天),仍然可以改善预后和预防并发症[31]。

　　如果病房工作人员可以随时实时查看患者病情、自动化风险预测、自动化临床决策建议以及参数阈值报警[38],那么患者将得到额外保护。理论上,工作人员将有更多的时间进行面对面的患者接触和其他疾病管理活动,比如医疗管理和一般护理。

潜在的缺点

　　如果监测系统能在预定的人工观察时间之外捕捉到患者异常情况并将其显示在监护仪上[19],就还需要足够的资源来识别这些异常并加以验证。在系统足够智能化并能自动提供解释性提示之前,可能仍需对员工进行培训,以理解数据的含义和识别细微的生命体征异常[44]。例如,一项研究评估了英国医院引入的五通道生理监测系统的结果,结果与标准护理无差异。作者将这一结果归因于缺乏训练有素的工作人员,以至即便看到了明显的异常[19],也未能采取适当的应对措施。另一方面,过度依赖无创技术,以为新技术优于传统方法,可能会给护理人员带来错误的安全感——如果他们不了解某些参数(如使用脉搏血氧仪测得的血氧饱和度)的准确度和局限性,便可能造成误判[45]。虽然相比每 8 小时或每 6 小时一次的传统观察,连续监测有一些优势,但过度依赖基于自动化的早期预警评分和临床决策提示,可能会忽略对其他危险因素的综合评估,比如人口统计特征、其他病史,甚至直观的患者状态。如果护士能够从远程查看患者的生命体征,他们就可能更少进行面对面的评估。

如前所述,普通病房内连续监测的一个主要问题是,假警报数量增加导致报警疲劳的可能性[46]。与患者接触的监视器,如脉搏血氧仪、心电图等,可能由于传感器的脱落而发出警报,这会构成假警报,进而使员工对警报产生疲劳。

除了过多的警报(无论是真警报还是假警报)使患者或护理人员焦虑外,如果长时间住院使用的凝胶或绑带不具有生物兼容性,患者与设备长期接触可能导致皮肤受刺激或产生压疮等[47]也是个问题。

从传统的手工操作转变为无纸的生命体征监测需要员工接受新技术,接受这种高成本但能降低不良事件被遗漏风险的方式,并接受实施变革所需面对的挑战[1]。这还会涉及医院管理者对临床数据控制权或临床数据隐私性的担忧[1]。数据传输可能出错、监测过程中电池可能没电、设备可能需要更换或维护,这些都可能影响这一技术实现其预想功能。数据传输错误进而导致临床解释错误,以及临床数据缺失的可能仍不能排除,尽管之前的小规模研究表明这些错误可以避免[33]。无纸化电子连续监测不能像原始的基于纸张的手工监测那样进行质量控制,这可能是它替代传统病房监护的重要问题。在资源不足、没有技术熟练的团队来定期维护的情况下,系统可能因停电、数据过载或计算机软硬件故障而暂时无法使用。

可以说,通过使用或加强现有的 IT 和电信基础设施,可以降低其中一些技术的安装成本[48],但对于拥有数百张病床,使用传统手工作业的急性公共卫生系统,这些技术也只能逐步实现。当然,生命体征数据的庞大体量也对现有的 IT 基础设施构成了挑战。

当前技术有效性的新证据

目前可用的各种连续监测技术包括床边[14,20]、穿戴式[48]、有线[37]、无线[47]、非接触式[49]、单参数及多参数[14,20,48]、独立的或与电子病历相关联的[40]监测设备。一些设备内置了自动预警分数[14]、自动概率风险评估[20]、可以触发不同严重程度的[37]听觉或视觉警报[20,48];其他的配备了趋势图形输出功能,允许修改警报触发条件,提供临床决策支持,或可通过传呼机[15]、电话、医院内网或其他无线移动设备远程向临床医生发出警报[40]。很多系统经小规模效用试验后便上市了,但只有很少一些系统公布了真实情况下的效用测试结果,也没有研究报道医院员工的满意度。以下是一些最近的例子。

从十多年前开始,一些中心便一直在开展对普通病房患者持续监测的工作。美国达特茅斯的一组工程师、医生和护士使用基于脉搏血氧仪的系统,对所有患者进行了持续监测。系统每秒进行一次数据采集,在数据超过阈值时以纸张方式通知护士。警报的触发有延迟,并做了分级。实施的关键在于控制警报量和护士的工作量,并在控制成本的同时改善患者的治疗效果(不会因为成本达到或超过系统的维护成本而减少对不良事件的响应)。使用同期对照的前/后研究设计,作者的结果显示持续监测使转入重症监护室率减少了 50%,RRT调用减少了 65%[50]。该机构仅一个 32 张床位的病房在 1 年内就减少了 150 人次的重症监护室转诊。基于其对患者结局的巨大影响,连续监测将扩展到所有患者。自 2009 年以来,监控式监测一直是一个制度性标准,医生个人不能"推翻"24小时全面监测的制度政策,如果患者选择不接受监测,需要签署弃权书。自2007年以来,该32张床位的骨科中心未发生一例因呼吸系统原因而导致的死亡或严重不良事件。虽然呼吸系统相关事件未被完全消除,但RRT数据显示,呼吸系统相关警报在过去5年中只有5%左右。

最近一篇关于心电图监测的系统综述得出结论认为,对低风险患者的持续监测价值不大[34]。此外该综述还认为,这种多余的心脏监测增加了医院的经济负担,并可能造成设备和人员短缺而导致高风险患者心脏事件漏诊率升高。这是因为普通病房中非心脏病患者过度使用了心脏监测,它也促使研究人员寻找更适合的监测技术,以更好地适用于病情恶化的早期发现[38]。

一项关于连续监测系统的事前和事后研究在美国的一个非急症部门逐步开展,该监测系统将5个单一参数整合成了一个预测指标[20]。该技术最初实施时没有警报也没有进行员工培训,然后逐步对小部分患者进行全面干预,以评估警报与患者病情变化之间的相关性。分析表明,在技术被充分利用后,严重不稳定事件的数量和持续时间显著减少。由于没有收集警报触发之前员工干预措施的相关信息,警报与结果之间的关联性并不确定。

研究者在以色列的两个呼吸窘迫高危病房中对一种连续监测设备进行了初步研究,该设备以非接触方式监测患者的心率、呼吸频率和床上活动。设备的警报功能被禁止,以便回顾性评估不良事件发生前24小时内的生命体征,用于预测心搏骤停、评估插管或通气或转入重症监护室的需求[18]。研究结果显示,比起单参数,该设备能够准确预测主要病情恶化且计算其趋势,进而提供识别恶化的最佳截点,实现了极低的误报率。然而,这些阈值与不太严重的临床事件的相关性未被证实,而且临床反应对早期恶化的影响也没有记录或纳入预测。两年后,洛杉矶一家社区医院的内外科中心在干预前后、同期对照实验设计中运用了相同的设备。经过9个月的干预期,结果显示转移到重症监护室的人数没有变化,但转诊患者在重症监护室的总住院时间显著减少,抢救的发生率显著下降[49]。作者的结论是,持续监测使患者在病情尚不非常危急时及时转入了重症监护室,使他们在重症监护室停留的时间较短。

另一项单中心研究开展了基于电子病历数据预测恶化风险的设备学习使用情况。电子数据包括了间断评估中手动输入的生命体征(不同于连续性监测)、医疗数据、药房数据和实验室数据。然后,实时自动警报被发送到四个非重症监护室病房护士的寻呼机,以便联系医生或快速反应小组[40]。与仅将警报存储在数据库中而没有发送给护士的另外四个对照病房相比,两组设备同样有效地预测了即将发生的恶化,但传呼机警报没有降低转入重症监护室或死亡的患者比例。该系统缺乏患者导向干预的临床提示,被认为是预测未对患者结果造成影响的原因。

最近的一项单中心对照研究评估了手工记录的生命体征与床边脉搏血氧仪连续测量值之间的一致性。研究分析了氧饱和度降低(≤90%)的患者数据,通过比较护士巡视时与巡视前5分钟无创监测记录的结果,发现护士巡视造成了显著的觉醒效应[32]。由于人工记录的饱和度值被认为是不准确和夸大的,作者得出结论,现场血氧检查不足以及时发现恶化,而值的差异足以要求调用快速响应小组。

引入间歇电子监测来改善生命体征数据的采集、准确性和临床应用,似乎是间断性手工采集和全面连续监测之间的合理过渡阶段。这种方式包括在无线电脑平板和台式电脑上安装输入和查看多个生命体征的软件,用于识别恶化情况。虽然这种监测已被证明可预防麻醉期间的不良事件,但如果没有趋势识别方面的训练或临床应对的改变,在重症病房之外强制使用这种监测方法似乎对不良事件(约50%需要改变治疗方式)或死亡率(干预组和对照组均为17%)没有显著影响[19]。然而,在英国两家医院最近进行的一项针对56个选定病因的研究中,在软件部署2年内,这种监测明显降低了死亡率,而且这种影响在6年后仍持续存在(相对死亡风险为0.83和0.82)[12]。两项研究结果差异的原因可能在于,后者配套进行了趋势识别培训,纳入了临床决策提示(如早期预警评分),提示了下一组生命体征检测时间,以及是否应该上报高级工作人员。

其他影响实践的因素

不恰当地执行密切监测可能会增加工作人员的负荷,这与假警报相关,比如自我纠正的呼吸暂停或心动过速事件,或运动干扰造成的假警报。这可能会导致员工敏锐度降低或报警失效,反而对患者安全造成不利影响[37]。虽然完美的报警平衡是不现实的,但将报警疲劳最小化以防止员工放弃技术的策略也会对患者的安全产生意想不到的后果。临床实践中,患者存在广泛的个体差异。例如,呼吸频率降低被当作阿片类物质引起呼吸抑制的指标,但有证据表明苯二氮䓬类药物导致的通气不足也可能与呼吸频率增加等呼吸模式改变有关[51]。事实上,一项5 000患者日的持续呼吸监测数据表明,几乎所有血氧饱和度降低的病例,其呼吸频率都保持正常[49]。因此,可能不应该对特定参数设置严格和通用的阈值。个性化设定警报阈值,选择性设定警报声音以确保关键警报不被忽略,将警报减少到了可控制的43%。在仔细进行临床评估之后,能灵活地对参数进行个性化修改的技术,可作为警报管理的候选方案[37]。

可能阻碍持续监测应用的潜在障碍是基础设施、新设备和耗材的高成本,以及在某些情况下员工的不满和离职[52]。在考虑这些技术带来的好处时(比如早期发现不稳定、降低因错过病情趋势和预警体征而导致的危机以及减少向重症监护室的转移及死亡),也必须考虑到相应不利因素[25]。

员工参与度和培训的问题依然存在。对于低风险患者的持续监测还远未成为常规,也还没有纳入护士学校课程或更高级的培训项目。其有效的实施需要管理变革以及领导强力支持和直接参与。新技术和新流程将需要整合到当前的护士和医师工作流程中,以期在提高效率的同时获得最大收益。需要进一步的研究来比较不同的实施策略及其对有效性、成本、员工满意度和态度的影响。

最后,虽然解决这些问题,使持续监测获得理想效果在技术上是可行的,但它们永远不能取代体格检查、批判性思维和临床判断。它们只能是现有直接接触患者和快速反应系统的辅助,而不是替代。

连续监测的成本问题

标准护理(手动或电子)和连续监测技术相比,成本效益孰优孰劣的证据仍然很少[53]。为洛杉矶社区医院开发的投资回报模型(ROI)显示,盈亏平衡点在0.5~1.5年[44]。本评估采用实施成本和基于良好可归因结果的成本节约,如重症监护室使用率降低、住院时间缩短和压疮的预防也被考虑在内。强大的灵敏度分析可以考虑影响投资回报率的大多数不确定因素,从而提供了一个可能推广到美国大多数医院的模型。

虽然急救或快速响应团队很少考虑成本效益,但在拯救生命这一主要道德问题上也没有什么不同。尽管如此,技术成本比人力资源的成本更难分析。基于住院时间缩短和重症监护室转诊减少进行的成本效益分析显示,如果护理升级能减少 9%,结果改善的收益便能平衡监测技术的投入[54]。在进行质量改进时,成本估算往往难以量化。显著减少的 RRT 警报并不等于节省成本[50]。鉴于大多数生产环境(包括医院)占比最高的成本都是人力成本,因此用技术取代间断的和不准确的生命体征测量是合理的。事实上,随着传感器技术的改进和普及,单名患者的成本已经下降。从 2011 年到 2014 年,本书一名作者所在的机构中,监测单名患者的费用已从每天 85 美元(约为 553 人民币)减少到 22 美元(约为 143 人民币)[54]。目前,患者结局的改善,比如急救事件减少、住院总时间以及重症监护室住院时间缩短,表明这些技术可能确实给医院节约了成本[49]。生命体征自动获取及相关的警报可能对比较小、非学术机构,或者没有空间或人员组建快速反应小组的医院更具价值。

未来的其他研究领域

快速反应系统的有效性仍值得商榷[55,56],这可能是因为使用了单一参数作为调用标准,观测频率较低,以致无法在严重不稳定发生之前及时应对。我们很期待看到,在更广泛地引入连续监测之后,RRS 是否能取得明确效果。

连续监测系统未来研究的主要领域之一是支持系统的自动计算,以理解和优化生命体征组合,从而更准确地识别有临床恶化风险需要额外干预的患者[30]。

持续监测领域的研究尚处于起步阶段,仍有许多工作要做。到目前为止,连续监测获取的生命体征(如心率和血氧饱和度)的基本分布仍未被描述[54]。许多其他生理变量,如呼吸频率、血压、体温、ECG 变化或实验室检测值的分布及其随时间的变化基本上仍需探索,而它们对于连续生命体征监测结果的解释至关重要。此外,应该以什么样的频率监测、监测哪些参数以及这些参数在算法中的权重等问题,仍不清楚。

现实条件下的精度研究也很稀少[57],虽然没有"黄金标准",但如果能够对新技术的性能与目前在病房使用的设备的性能做一个比较验证,也会使临床医生更有信心就引入新系统的问题做出明智的决定。

连续监测对患者安全的总体影响

持续监测提高患者的安全性的原因,不仅在于早期发现恶化和预防可避免的院内死亡,还在于防止其他形式的伤害。连续监测技术还通过穿戴式传感器、摄像头、运动传感器、麦克风和地面传感器等设备,监测或预测跌倒。如今大多数智能病床都配备了一个运动传感器,可以在患者离开床时发出警报。然而,最近一项系统性综述发现,很少有现实证据能表明这种解决方案能够有效防止患者在住院期间跌倒[58]。

同样,使用连续监测技术可以预防另一种可避免的院内并发症:褥疮。研究使用床垫下压力传感器[59]或可穿戴式加速度计[60]等设备,持续监测患者发生褥疮的风险。连续的风险评估对及时发现快速变化的风险有明显的优势,能够识别患者的快速恶化阶段。虽然有初步证据表明这些监测技术可能有效预防褥疮[59,61],但在广泛采用这些技术和其他技术之前,还需要更多的研究和开发来获取更多的证据[62]。

总结

20世纪90年代是RRT执行部门最耀眼的十年,但在21世纪的第一个十年,我们清楚地看到,RRS的效用高度依赖于其警报系统。早期方案将连续监测作为RRS的一部分来实施。随着患者监测的进一步发展,从学术中心的普通病房扩展到社区中心和患者家庭,我们越来越清楚地看到监控式监测才是RSS的保护伞。随着伴有多种合并症的老年人全膝关节置换手术成为门诊手术,医疗保健组织内外的监测变得越来越重要,这通常超出了RRT的范围。

一直以来,很多普通护理病房中非预期病情恶化和死亡的情况,都与不完全或不频繁的生命体征监测、对生理状况恶化认识不足以及不及时的临床反应有关。幸运的是,连续监测领域在过去十年取得了令人瞩目的进展,减少了这些不利事件并避免了很多医院内死亡。对一些技术的初步成本效益研究显示了好的前景。目前,我们仍然依靠临床技能培训、设备测试和RRT响应。虽然已经取得了很大的进展,但仍需要进一步的研究来找到收益大于成本的点。患者安全的未来将是生命体征电子化连续绘制与实验室结果结合的电子病历辅以智能自动化解释和决策支持工具。新技术将允许针对普通病房患者特定属性设计监测器(可穿戴设备或非接触设备),以便准确读取生命体征。这些连续的读数以及其他临床数据将在人工干预的基础上改善医疗保健结果,而不需要替代人工干预。警报算法还需要改进,以最大限度地提高早期检测的准确性,减少传输错误和警报疲劳,使基于病房的临床护理能够更好地避免严重的意外并发症,减少对快速反应系统、高等级护理、其他医院资源的占用,最终减少可预防的死亡。

(朱爽　译　王薇　校)

参考文献

1. Ahrens T. The most important vital signs are not being measured. Aust Crit Care. 2008;21(1):3–5.
2. Villegas I, Arias IC, Botero A, Escobar A. Evaluation of the technique used by health-care workers for taking blood pressure. Hypertension. 1995;26:1204–6.
3. Sneed NV, Hollerbach AD. Accuracy of heart rate assessment in atrial fibrillation. Heart Lung. 1992;21: 427–33.
4. Hooker EA, O'Brien DJ, Danzl DF, Barefoot JA, Brown JE. Respiratory rates in emergency department patients. J Emerg Med. 1989;7:129–32.
5. Abenstein JP, Narr BJ. An ounce of prevention may equate to a pound of cure: can early detection and intervention prevent adverse events? Anesthesiology. 2010;112(2):272–3.
6. Evans D, Hodgkinson B, Berry J. Vital signs in hospital patients: a systematic review. Int J Nurs Stud. 2001;38(6):643–50.
7. Storm-Versloot MN, Verweij L, Lucas C, Ludikhuize J, Goslings JC, Legemate DA, et al. Clinical relevance of routinely measured vital signs in hospitalized patients: a systematic review. J Nurs Scholarsh. 2014;46(1):39–49.
8. Van Leuvan CH, Mitchell I. Missed opportunities? An observational study of vital sign measurements. Crit Care Resusc. 2008;10(2):111–5.
9. Chua WL, Mackey S, Ng EK, Liaw SY. Front line nurses' experiences with deteriorating ward patients: a qualitative study. Int Nurs Rev. 2013;60(4):501–9.
10. Jones S, Mullally M, Ingleby S, Buist M, Bailey M, Eddleston JM. Bedside electronic capture of clinical observations and automated clinical alerts to improve compliance with an early warning score protocol. Crit Care Resusc. 2011;13(2):83–8.

11. Smith GB, Prytherch DR, Schmidt P, Featherstone PI, Knight D, Clements G, et al. Hospital-wide physiological surveillance–a new approach to the early identification and management of the sick patient. Resuscitation. 2006;71(1):19–28.

12. Schmidt PE, Meredith P, Prytherch DR, Watson D, Watson V, Killen RM, et al. Impact of introducing an electronic physiological surveillance system on hospital mortality. BMJ Qual Saf. 2015 Jan;24(1):10–20.

13. Mitchell IA, McKay H, Van Leuvan C, Berry R, McCutcheon C, Avard B, et al. A prospective controlled trial of the effect of a multi-faceted intervention on early recognition and intervention in deteriorating hospital patients. Resuscitation. 2010; 81(6):658–66.

14. Bellomo R, Ackerman M, Bailey M, Beale R, Clancy G, Danesh V, et al. A controlled trial of electronic automated advisory vital signs monitoring in general hospital wards. Crit Care Med. 2012;40(8):2349–61.

15. Evans RS, Kuttler KG, Simpson KJ, Howe S, Crossno PF, Johnson KV, et al. Automated detection of physiologic deterioration in hospitalized patients. J Am Med Inform Assoc. 2015 Mar;22(2):350–60.

16. Goldstein B. Intensive Care Unit ECG Monitoring. Card Electrophysiol Rev. 1997;1(3):308–10.

17. Jubran A. Pulse oximetry. Crit Care. 1999;3(2):R11–7. (London, England).

18. Zimlichman E, Szyper-Kravitz M, Shinar Z, Klap T, Levkovich S, Unterman A, et al. Early recognition of acutely deteriorating patients in non-intensive care units: assessment of an innovative monitoring technology. J Hosp Med. 2012;7(8):628–33.

19. Watkinson PJ, Barber VS, Price JD, Hann A, Tarassenko L, Young JD. A randomised controlled trial of the effect of continuous electronic physiological monitoring on the adverse event rate in high risk medical and surgical patients. Anaesthesia. 2006; 61(11):1031–9.

20. Hravnak M, Devita MA, Clontz A, Edwards L, Valenta C, Pinsky MR. Cardiorespiratory instability before and after implementing an integrated monitoring system. Crit Care Med. 2011;39(1):65–72.

21. Hillman K. The changing role of acute-care hospitals. Med J Aust. 1999;170(7):325–8.

22. Le Maguet P, Roquilly A, Lasocki S, Asehnoune K, Carise E, Martin M, et al. Prevalence and impact of frailty on mortality in elderly ICU patients: a prospective, multicenter, observational study. Intensive Care Med. 2014 May;40(5):674–82.

23. Stelfox HT, Bagshaw SM, Gao S. Characteristics and outcomes for hospitalized patients with recurrent clinical deterioration and repeat medical emergency team activation. Crit Care Med. 2014;42(7):1601–9.

24. Breslow MJ, Rosenfeld BA, Doerfler M, Burke G, Yates G, Stone DJ, et al. Effect of a multiple-site intensive care unit telemedicine program on clinical and economic outcomes: an alternative paradigm for intensivist staffing. Crit Care Med. 2004;32(1):31–8.

25. DeVita MA, Smith GB, Adam SK, Adams-Pizarro I, Buist M, Bellomo R, et al. "Identifying the hospitalised patient in crisis"—A consensus conference on the afferent limb of rapid response systems. Resuscitation. 2010;81(4):375–82.

26. Huh JW, Lim CM, Koh Y, Lee J, Jung YK, Seo HS, et al. Activation of a medical emergency team using an electronic medical recording-based screening system*. Crit Care Med. 2014;42(4):801–8.

27. Galhotra S, DeVita MA, Simmons RL, Dew MA, Members of the Medical Emergency Response Improvement Team (MERIT) Committee. Mature rapid response system and potentially avoidable cardiopulmonary arrests in hospital. Qual Saf Health Care. 2007;16:260–5.

28. Twigg D, Duffield C, Bremner A, Rapley P, Finn J. The impact of the nursing hours per patient day (NHPPD) staffing method on patient outcomes: a retrospective analysis of patient and staffing data. Int J Nurs Stud. 2011;48(5):540–8.

29. Shekelle PG. Effect of nurse-to-patient staffing ratios on patient morbidity and mortality (Chapter 34). In: AQHR , editor. Making health care safer II: an updated critical analysis of the evidence for patient safety practices. Rockville: AHRQ Publication. Evidence Report/Technology Assessment No 211 AHRQ Publication No 13-E001-EF2013.

30. Dombrowski W. Acutely ill patients will likely benefit from more monitoring, not less. JAMA Intern Med. 2014;174(3):475.

31. Ciccone A, Celani MG, Chiaramonte R, Rossi C, Righetti E. Continuous versus intermittent physiological monitoring for acute stroke. Cochrane Database Syst Rev. 2013;5.

32. Taenzer AH, Pyke J, Herrick MD, Dodds TM, McGrath SP. A comparison of oxygen saturation data in inpatients with low oxygen saturation using automated continuous monitoring and intermittent manual data charting. Anesth Analg. 2014;118(2):326–31.

33. Smith LB, Banner L, Lozano D, Olney CM, Friedman B. Connected care: reducing errors through automated vital signs data upload. Comput Inform Nurs. 2009;27(5):318–23.

34. Bates D, Zimlichman E. Finding patients before they crash: the next major opportunity to improve patient safety. BMJ Qual Saf. 2015;24:1–3. doi:10.1136/bmjqs-2014-003499.

35. Yoder JC, Yuen TC, Churpek MM, Arora VM, Edelson DP. A prospective study of nighttime vital sign monitoring frequency and risk of clinical deterioration. JAMA Intern Med. 2013;173(16):1554–5.

36. Winters BD, Weaver SJ, Pfoh ER, Yang T, Pham JC, Dy SM. Rapid-response systems as a patient safety strategy. A systematic review. Ann Intern Med. 2013;158(5_Part_2):417–25.

37. Graham KC, Cvach M. Monitor alarm fatigue: standardizing use of physiological monitors and decreasing nuisance alarms. Am J Crit Care. 2010;19(1):28–34.

38. Taenzer AH, Pyke JB, McGrath SP. A review of current and emerging approaches to address failure-to-rescue. Anesthesiology. 2011;115(2):421–31.

39. Brenner M, Stein DM, Hu PF, Aarabi B, Sheth K, Scalea TM. Traditional systolic blood pressure targets

underestimate hypotension-induced secondary brain injury. J Trauma Acute Care Surg. 2012;72(5): 1135–9.

40. Bailey TC, Chen Y, Mao Y, Lu C, Hackmann G, Micek STHK, et al. A trial of a real-time alert for clinical deterioration in patients hospitalized on general medical wards. J Hosp Med. 2013;00(00):1–7.

41. Pyke J, Taenzer AH, Renaud CE, McGrath SP. Developing a continuous monitoring infrastructure for detection of inpatient deterioration. Jt Comm J Qual Patient Saf. 2012;38(9):428–31.

42. Fourihan F, Bishop G, Hillman KM, Daffurn K, Lee A. The medical emergency team: a new strategy to identify and intervene in high-risk patients. Clin Intensive Care. 1995;6:269–72.

43. Donaldson LJ, Panesar SS, Darzi A. Patient-safety-related hospital deaths in England: thematic analysis of incidents reported to a national database, 2010-2012. PLoS Med. 2014;11(6):e1001667.

44. Odell M. Are early warning scores the only way to rapidly detect and manage deterioration? Nurs Times. 2010;106(8):24–6.

45. Puri N, Puri V, Dellinger RP. History of technology in the intensive care unit. Crit Care Clin. 2009;1: 185–200.

46. Mitka M. Joint commission warns of alarm fatigue: multitude of alarms from monitoring devices problematic. JAMA. 2013;309(22):2315–6.

47. Yilmaz T, Foster R, Hao Y. Detecting vital signs with wearable wireless sensors. Sensors (Basel). 2010; 10(12):10837–62.

48. Welch J, Moon J, McCombie S. Early detection of the deteriorating patient: the case for a multi-parameter patient-worn monitor. Biomed Instrum Technol. 2012;Fall(Suppl):57–64.

49. Brown H, Terrence J, Vasquez P, Bates DW, Zimlichman E. Continuous monitoring in an inpatient medical-surgical unit: a controlled clinical trial. Am J Med. 2014;127(3):226–32.

50. Taenzer AH, Pyke JB, McGrath SP, Blike GT. Impact of pulse oximetry surveillance on rescue events and intensive care unit transfers: a before-and-after concurrence study. Anesthesiology. 2010;112(2):282–7.

51. Curry JP, Jungquist CR. A critical assessment of monitoring practices, patient deterioration, and alarm fatigue on inpatient wards: a review. Patient Saf Surg. 2014;8:29.

52. DeVita MA. Should all hospitalized patients be continuously monitored?: Critical Care Canada presentation; 2011 [cited 2014 September 12]. Available from: http://www.criticalcarecanada.com/presentations/ 2011/all_hospitalized_patients_should_be_monitored.pdf.

53. Slight SP, Franz C, Olugbile M, Brown HV, Bates DW, Zimlichman E. The return on investment of implementing a continuous monitoring system in general medical-surgical units*. Crit Care Med 2014; 42(8):1862–1868. PubMed

54. Taenzer AH, Blike GT. Postoperative monitoring—The Darmouth experience. APSF Newsletter [Internet]. 2012 [cited 2014 November]; Spring-Summer. Available from: http://www.apsf.org/newsletters/html/2012/spring/01_postop.htm.

55. Chan PS, Jain R, Nallmothu BK, Berg RA, Sasson C. Rapid response teams: a systematic review and meta-analysis. Arch Intern Med. 2010;170(1):18–26.

56. Winters BD, Pham JC, Hunt EA, Guallar E, Berenholtz S, Pronovost PJ. Rapid-response systems: a systematic review. Crit Care Med. 2007;35(5): 1238–43.

57. Ben-Ari J, Zimlichman E, Adi N, Sorkine P. Contactless respiratory and heart rate monitoring: validation of an innovative tool. J Med Eng Technol. 2010;34(7–8):393–8.

58. Chaudhuri S, Thompson H, Demiris G. Fall detection devices and their use with older adults: a systematic review. J Geriatr Phys Ther. 2014;37(4):178–96.

59. Zimlichman E, Shinar Z, Rozenblum R, Levkovich S, Skiano S, Szyper-Kravitz M, et al. Using continuous motion monitoring technology to determine patient's risk for development of pressure ulcers. J Patient Saf. 2011;7(4):181–4.

60. Dhillon MS, McCombie SA, McCombie DB, editors. Towards the prevention of pressure ulcers with a wearable patient posture monitor based on adaptive accelerometer alignment. Conference proceedings: annual international conference of the IEEE engineering in medicine and biology society IEEE engineering in medicine and biology society annual conference; 2012.

61. Zimlichman E, Shinar Z, Rozenblum R, Levkovich S, Skiano S, Szyper-Kravitz M, et al. Using continuous motion sensing technology as a nursing monitoring and alerting tool to prevent in-hospital development of pressure ulcers. International society for quality in health care annual meeting; Hong Kong, China. 2011.

62. Cardona-Morrell M, Prgomet M, Turner RM, Nicholson M, Hillman K. Effectiveness of continuous or intermittent vital signs monitoring in preventing adverse events on general wards: a systematic review and meta-analysis. International journal of clinical practice. 2016;70:806–24.

继发受害者

Susan D. Scott，Laura E. Hirschinger，Myra McCoig，
Karen Cox，Kristin Hahn-Cover，Leslie W. Hall

　　加里·唐纳博士，一个 2 年的住院医，负责照看 64 岁的波利先
生。波利先生既往有糖尿病和慢性肾功能不全病史。负责波利先生
的护士是卡蒂，一个新入职的毕业生。波利先生因突发左侧肢体力
弱就诊。头颅 CT 扫描未见出血或肿块。入院 4h 后，卡蒂发现患者
的说话方式与刚入院时有明显改变，然后呼叫唐纳医生。由于忙于
急诊室其他重症患者，唐纳医生并未仔细检查患者，只是要求复查头
部 CT。放射科答应波利先生的 CT 能在 1 小时内完成。唐纳医生嘱
咐卡蒂每小时做一次神经系统检查，有任何变化再找他。

　　在卡蒂开始下次神经系统检查之前，波利女士发现她的丈夫无
法进行正常交流，她就去找卡蒂查看。卡蒂·赫尔迅速对波利先生进
行了评估，但他没有反应。她立即启动快速应急反应团队。同时唐
纳医生收到一份正式书面通知单，告知他应急反应系统激活。在唐
纳医生和快速反应团队到达时，波利先生仍然无反应。他的心率 138
次/分，血压 164/92mmHg，无发热。唐纳医生安排患者迅速转入神经
科重症监护室进一步观察可疑卒中的进展情况。

　　将患者转运至重症监护室后，重症监护室医生艾琳·博伊德呼叫
唐纳医生，告知他患者进入重症监护室时的血糖为 20mg/dl，立即给
予 $D_{50}W$ 静脉注射，然后予以 D_5-1/2 NS 静脉滴注。复查头颅 CT 显示
无出血或缺血的证据。波利先生的血糖目前已恢复至正常，但他意
识仍未恢复，考虑可能存在低血糖诱发的脑损伤。

识别情感创伤的继发受害者

　　唐纳医生无法相信他怎么会疏忽低血糖事件。博伊德医生和重
症监护室团队会怎么想他？他必须告诉他的主治医师和实习生。他
如何重获其他人的信用？他是否会再次被信任？

　　在一次不可预料的临床医疗失误发生后，当值医生的能力是否
能够胜任医疗卫生行业需要的高强度要求遭到质疑，这将是一段长
时间默默承受的情感路程的开始。唐纳医生经历了职业生涯中从未

经历过的内心挫折。他愧疚地认为他需要对未立即识别出低血糖事件而对患者造成的严重后果负责。唐纳医生不断地思考这个病例，一步一步地反复考虑每个步骤。他脑子里反复重复着一个问题：如果他连这么简单的问题都没有识别出来，那他能当一个好医生吗？

医院内每天都在发生不可预料的临床事件，当然也包括一些失误，还有一些因为患者的病情引起的并发症。无论医疗事件的大小、医务人员的性别或专业，刚入职的医疗工作者往往经历巨大的情感变故。医疗体系紧张的工作常常会给临床医生带来情感上的负担。一些适应能力强的医务人员能够回顾整个医疗事件，并搞明白这次事件所带来的教训。有时，一些特殊的患者即使经由最有经验的临床医生治疗也会出现失误，导致临床医生进入一个情感受挫期，反复重演当时的临床情况。

对于临床失误事件对医务人员个人的影响在医学文献中已有报道，称为"继发受害者"[1]。在临床事件发生之后，继发受害者常常会出现身体和/或心理症状[2]。许多医生会很困惑他们能够向谁寻求支持和帮助，导致大都出现沉默寡言。许多临床医生，如唐纳医生，常常会质疑他们的临床决定和专业能力。这些事件会给临床医生带来严重的情感伤害，甚至可能会更换职业。

在 20 世纪 80 年代，文献中首次报道了医疗失误引起的医务人员巨大的精神创伤类事件，如认为自己的专业能力不够、救治不充分或内疚感[3-6]。90 年代由于一些无法预料的临床事件带给医务人员的精神创伤不断重演，因此需要为继发受害者提供一些可能的支持策略[7-13]。如同医疗安全和风险管理委员会处理患者医疗安全事件一样，我们也需要获得提供情感支持需要的一手资料，但文献中缺乏事件发生的清晰的行为规范，因此很难获得。

从 2006 年开始，负责密苏里大学医疗系统安全事件报告和风险管理的多学科小组一直在系统地研究这一现象，以提高患者安全性，同时减轻情感创伤对临床医生的影响。并成立了一个督导小组，由临床医生组成，为情感受创的医生提供支持和帮助。我们团队将继发受害者命名为"经历无法预料的不良事件，包括医疗失误或患者相关伤害、情感受到伤害的医务人员。这些医务人员个人感觉需对患者的不良后果负责，许多人开始认为自己不会治疗患者，质疑自己的临床专业能力和基础知识水平"[14]。

根据这个定义，我们对 31 位临床工作中精神受创的医生进行了访谈，了解事件的经过以及医院为缓解这些医生的压力所采取的支持手段。大多数医生都小心翼翼地描述了他们特殊的临床经历，表明既往的临床事件给他们带来了情感创伤。出乎意料的是，将这些事件集中起来分析，就会发现在情感恢复过程中都有相同的可以预料的轨迹。这些事件后阶段包括：(1)意外和混乱；(2)反思；(3)个人信心重建；(4)接受持久的调查；(5)获得情感帮助；(6)继续前进(图 27.1)[14]。医院支持策略也符合情感恢复的各个阶段。继发受害者更希望能够在事件后立即获得专家和领导的帮助，并长期得到同事们的支持。

危急事件后立即给予支持

经历不良事件之后，医务人员常常会出现巨大的困惑。"鉴定情感创伤"包括了恢复过程中的前 3 个阶段，期间继发受害者可能会经历各种精神和身体的应激反应，这些都是人类面对异常或突发创伤应激事件后出现的正常反应[15]。

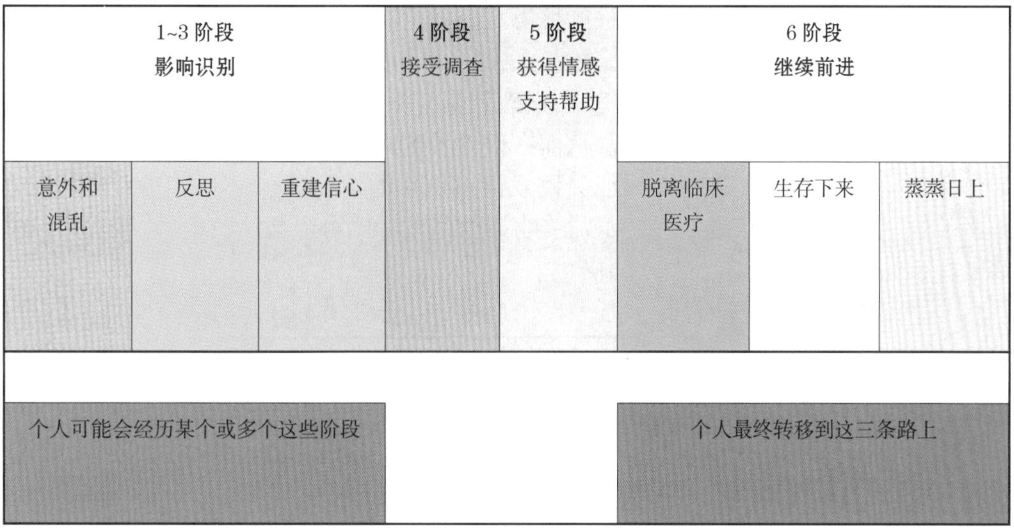

1~3 阶段 影响识别			4 阶段 接受调查	5 阶段 获得情感 支持帮助	6 阶段 继续前进		
意外和 混乱	反思	重建信心			脱离临床 医疗	生存下来	蒸蒸日上
个人可能会经历某个或多个这些阶段					个人最终转移到这三条路上		

图 27.1 继发受害者恢复轨迹

事件发生后,要优先保证患者病情稳定。然而,继发受害者在发现不良事件后往往专注于重现事件发生之前的行为活动,而忽略了对患者安全的关注。一些医务人员甚至不愿意或无法谈论当时的情况,将焦虑带入工作中[16]。一旦患者的病情趋于稳定,临床医生开始担心此次事件会影响到他们的职业生涯,医生尤其害怕接到法律诉讼,而护士害怕失去工作或吊销执照。几天之后,继发受害者开始自我隔离,试图集中精力回想当时到底发生了什么(图27.2)。随着时间推移,临床医生将这些担忧转移为一种强烈的恐惧,即他们不再是被视为值得信赖的同事。最后,继发受害者强烈地想知道事件后的具体事宜,这样他们可以在未来的结果中做出正确的决定。

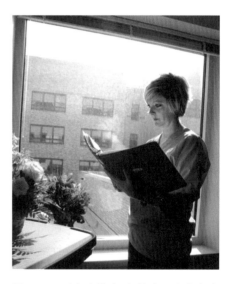

图 27.2 不良事件之后,临床医生常常会反思这个病例,想清楚到底发生了什么

在这三个阶段,同事们在情感援助方面起到了很重要的作用。一项对经历继发受害者现象的临床医生进行的研究表明受害者在事件后有 4 个特殊的需求:(1)需要与别人谈话;(2)关于患者后续治疗上的决定需要别人来确认;(3)需要同事们重新确认专业能力;(4)需要重新确定自我价值[9]。未提出特殊需求的受害者将遗留永久的情感伤害,这些伤害将永远印记在记忆中[17,18]。同事们及时有效地给予支持和帮助能够提供更多的鼓励。一些临床医生在不良事件后立即脱离与患者相关的医疗行为,以有足够的时间去整理他们的想法。然后建立一个安全区域,允许继发受害者在独立的不带批判的环境中表达他们对于这次事件的想法和感受。继发受害者有机会向信任的同事讲述他们的情绪变化有助于减轻精神负担,提高自我价值。这种互动需要善于与处于危机中的人进行谈话的同事,他们接受过有效聆听技巧的训练,能够最大限度了解受害者对事件的反思,并对这些反应产生共鸣使受害者感受到他们并不孤单。同事的支持会增强继发受害者的信心。

聪明的领导能够消除医务人员许多的情感创伤。领导们应该能够意识到一些会激发继发受害者应激反应的常见的高危情况,从而在事件发生时就识别出来,予以观察并积极给予支持和帮助。图 27.3 显示了一些可能会诱发情感创伤的情况。有时不良事件发生之后需要多次接触继发受害者,因为事件本身对受害者情绪的影响可能会比较滞后,甚至有些继发受害者在事件后不能立即谈论情感创伤。

> ● 不能识别患者的病情变化,未能积极救治
> ● 医疗失误或可避免的对患者的伤害
> ● 任何患者将他的职员与家人联系在一起(如分享母亲的姓名、孩子的年龄、相同的外表、孙子红色的卷发等)
> ● 患者为儿童的病例
> ● 监护下死亡
> ● 不可预料的患者死亡
> ● 一个医疗单位内短期多名患者出现不良结果

图 27.3   引起继发受害者反应的高危临床事件

在不良临床事件之后继发受害者仍然希望能够得到领导们的认可,例如他们非常想听到领导对于他们的临床技能仍然存有信心,感觉他们仍然被信任,仍然是他们团队中的重要成员。领导们也应该让这些受害者了解官方的调查情况。在事件调查过程中领导们应平和详尽地解释调查过程,告知受害者关键的处理方案,并提供支持和帮助。

调查结束后的长期支持

从事件发生时的混乱中安定下来,受害者有时间思考所发生的情况之后,给他们一个机会,向他们信任的同事交流事件之后的情绪反应。信任的同事最好熟悉受害者在医疗团队中的专业地位和作用,这样可以共同交流和探讨类似事件发生后的反应。通过与同事的交流和反思,继发受害者能够感觉到同事们对他的关心,并且仍然把他当作这个团队中的一员。负责疏导的同事们具备主动倾听的能力,继发受害者能够积极分享他们对于不良事件的反应和感受。尤其是经历过类似事件的同事们能够根据他们的经历为受害者提供更多有力的帮助和特别的支持。如果该同事也曾经是继发受害者,共同分享个人的经历也会有帮助。即使没有类似的经历,同事也能够了解受害者的需求并给予受害者支持,而不予评价和指责。一般双方均可自愿进行这些简单的交流(图 27.4)。并且,不断保证该医生仍然是

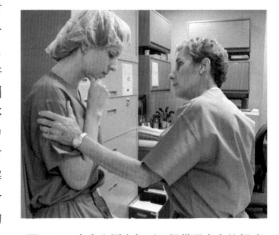

图 27.4   专家和同事们可以提供强有力的帮助

这个临床团队中值得尊敬和信赖的一员也很重要。然而,一些谈话所需要的时间可能会远远超过几分钟,而继发受害者会很快失去耐心,需要进行随访,再安排一次更合理的谈话。大约 10% 的继发受害者可能会从专家们的支持和谈话中获益。在这种情况下,同事们必须能够识别出哪些需要额外帮助的受害者,并准备转给更专业的专家以及提供给受害者有效的信息。

继发受害者的治疗需要几个月甚至几年。情感受到伤害后没有得到支持,独自承受的受害者会有提前离职的风险。而另一方面,如果受害者所在医院存在继发受害者反应团队,并且这些受害者能够接受支持和帮助的话对未来的职业方面会有很大的影响。

整个医疗团队经历不良事件后的情感援助

偶尔也会有整个医疗团队经历不良临床事件,如正在住院治疗的同事病情变化,激活快速反应团队,但最终死亡,或一位孕妇外伤后激活创伤团队,但最终母子均死亡。这些戏剧性的事件可能会给整个团队的工作和斗志带来长时间的影响。在这些情况下,团队的事后报告是团队治愈的有效方法,这样团队成员能够仔细反思整个事件。团队报告尤其要关注成员的情绪变化,而不是个人在危急事件中的能力。为了给团队减压,团队报告应该在事件发生后的 8~12h 内完成[19]。所有的团队成员都应该包括在内,包括有执业证书和无执照者、学生或志愿者。这些成员都应该进行 45~60 分钟的报告。所有的成员都应该在自愿发言的基础上进行报告,而不是强制发言。报告的地点应该选在会议室,这样的环境不易受干扰,也不会有其他临床事件分散注意力(图 27.5)。善于调动群体活动和重大事件减压管理(CISM)的协调员应该参与并指导此次团队谈论。CISM 已经在急救医疗中应用很多年,能够帮助预防团体性的大灾难事件后的创伤后应激障碍,如哥伦比亚枪击事件、俄克拉何马州爆炸事件[20]。

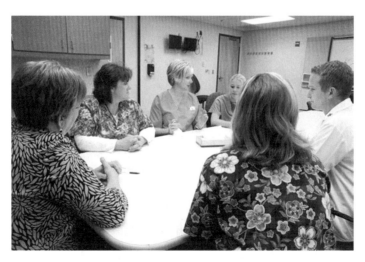

图 27.5   事件后团队报告为每位成员提供机会讨论他们对于事件的想法和反应

如何成立一个支持体系

临床医生不应该自己寻求帮助。根据关键原则成立一个正式的同事支持机构，要牢记精神受创的员工在不良事件后应该一直被尊重、同情并接受支持[21]。德纳姆提出了继发受害者的基本权益，并认为应给予他们学习的机会。这些权益包括应保证受害者的工作场所，被简称为"TRUST" [treatment that is just（恰当治疗）、respect（尊重）、understanding and compassion（理解和同情）、supportive care（支持）、transparency（透明度）] [22]。

为了能够一直给予继发受害者支持和帮助，应该在已有的支持机构基础上成立同事支持小组来补充。合理分配资源，以保证临床团队中的成员能够提供支持，并形成必要的计划和政策框架[23]。可以在团队应急反应系统中找到同事对同事的支持计划，可以作为有效的实例建立一个医院为基础的支持体系。医疗诱导性创伤支持服务（MITSS）为经历无法预料的临床不良事件后的患者及其家庭，以及临床医生提供支持[24]。密苏里大学的卫生健康系统的支持机构，YOU 小组于 2006 年设计出来，逐步对继发受害者现象的认识增加，并为这些受害者提供及时的支持和帮助[25]。

总结

通过继发受害者提供的情感创伤和康复信息，医疗机构应该成立一个继发受害者支持体系，保证能观察到每一个临床医生、学生或志愿者的继发受害者反应。医疗机构应该成立有序的应对计划，持续观察潜在的继发受害者，一旦识别出继发受害者，应立即给予帮助，减轻继发受害者的情感创伤。应用同事-同事支持模式，如在高危的临床环境中（快速反应团队、重症监护室、急诊科、手术室、空中急救/陆地急救机构）安排经过特殊训练的人员，能够持续观察继发受害者，并在第一时间给予其基本的情感支持。

医疗机构更需要有自己内部的资源，能够为照顾者提供需要的支持方案。成立一个支持机构，由代表患者安全、能够处理危急情况、熟悉员工帮助计划的技术人员、医院社工和其他综合或心理健康医生等领导和协调。这些专家平时正常工作，并积极主动支持这些计划。这些人一旦组织起来，能够指导同事们为继发受害者提供第一时间的帮助。他们了解继发受害者现象，并能够与其他同事和观察者在高危事件之后为继发受害者提供帮助，使他们有机会完全回到工作中。

别人帮助我走出意外事件，为我提供帮助是一件让人感到幸福的事情。就像我可以摆脱这些负担，并且知道我不是一个人在承受一样。

同行支持小组会激活。

我 30 岁以后就没有看过医生，当然此前还没有经历过至少 2 次记忆犹新的不良患者事件。那之后人们将我的经历用在了别人的工作中，他们可能已经经历了至少 4~6 次类似事件。即使很多年后，我仍然每年会想起 2~3 次，如果我需要参与医疗工作，我会将事情重演一遍以避免不良事件的发生。这是有 25 年工作经验的临床医生的经历。

（王慧 译 陈德生 校）

参考文献

1. Wolf ZR, Serembus JF, Smetzer J, Cohen H, Cohen M. Responses and concerns of healthcare providers to medication errors. Clin Nurse Spec. 2000;14(6): 278-287

2. Scott SD, Hirschinger LE, Cox KR. Sharing the load: rescuing the healer after trauma. RN. 2008;71(12): 38-43

3. Levinson W, Dunn PM. A piece of my mind. Coping with fallibility. JAMA. 1989;261(15):2252

4. Hilfiker D. Facing our mistakes. N Engl J Med. 1984;310(2):118-122

5. Hilfiker D. Healing the wounds: a physician looks at his work. New York, NY: Pantheon2009.

6. ElizabethR. The mistake I'll never forget. Nursing. 1990;20(9):50-51

7. Christensen JF, Levinson W, Dunn PM. The heart of darkness: the impact of perceived mistakes on physicians. J Gen Intern Med. 1992;7(4):424-431

8. Engel KG, Rosenthal M, Sutcliffe KM. Residents' responses to medical error: coping, learning, and change. Acad Med. 2006;81(1):86-93

9. NewmanMC. The emotional impact of mistakes on family physicians. Arch Fam Med. 1996;5(2):71-75

10. West CP, Huschka MM, Novotny PJ, et al. Association of perceived medical errors with resident distress and empathy: a prospective longitudinal study. JAMA. 2006;296(9):1071-1078

11. Wu AW, Folkman S, McPhee SJ, Lo B. Do house officers learn from their mistakes? JAMA. 1991;265(16):2089-2094

12. Wu AW, Folkman S, McPhee SJ, Lo B. How house officers cope with thcir mistakes. West J Med. 1993;159(5):565-569

13. Wolf ZR, Serembus JF, Smetzer J, Cohen H, CohenM. Responses and concerns of healthcare providers to medication errors. Clin Nurse Spec. 2000;14(6):278-287

14. Scott SD, Hirschinger LE, Cox KR, McCoig M, Brandt J, Hall LW. The natural history of recovery for the health-care provider "second victim" after adverse patient events. Qual Saf Health Care. 2009;18(5):325-330

15. Mitchell JT, Everly GS. Critical incident stress debriefing: an operations manual for cisd, defusing and other group crisis intervention services. 3rd edition. Ellicott City, MD: Chevron Publishing; 1997.

16. Delbanco T, Bell SK. Guilty, afraid, and alone— struggling with medical error. N Engl J Med. 2007;357(17):1682-1683

17. Schwappach DL, Boluarte TA. The emotional impact of medical error involvement on physicians: a call for leadership and organisational accountability. Swiss Med Wkly. 2009;139(1–2): 9-15

18. Serembus JF, Wolf ZR, Youngblood N. Consequences of fatal medication errors for health care providers: a secondary analysis study. Medsurg Nurs. 2001;10(4):193-201

19. Mitchell J. Critical incident stress management (CISM): group crisis intervention. 4th ed. Ellicott City, MD: International Critical Incident Stress Foundation; 2006.

20. Mitchell JT. Advanced group crisis intervention: strategies and tactics for complex situations. Participant manual. 3rd ed. Ellicott City, MD: International Critical Incident Stress Foundation; 2006.

21. Conway JB, Weingart SN. Leadership: assuring respect and compassion to clinicians involved in medical error. Swiss Med Wkly. 2009;139(1–2):3

22. Denham C. Trust: the 5 rights of the second victim. J Patient Saf. 2007;3(2):107-119

23. Robinson R, Murdoch P. Establishing and maintaining peer support programs in the workplace. 3rd ed. Ellicott City, MD: Chevron Publishing; 2003.

24. Medically Induced Trauma Support Services (MITSS). Organization located in Boston, Massachusetts, USA. http://www.mitss.org/. Accessed 6 Oct 2010.

25. for YOU team. Columbia, MO. www.muhealth.org/secondvictim; Accessed 6 Oct 2010.

28　教学医院的快速反应团队

Max Bell，David Konrad

引言

虽然照料患者的机构在历史上早已存在,但据记载,真正第一所教学医院是萨珊王朝时期波斯帝国的贡德沙布尔医学院。贡德沙布尔医学院的学者,不仅将医学治疗和知识系统化,还革新了医学教育,其中就包括医学生在医生的监督下有权针对患者进行系统实习,同时要求医学生在整个医院多位导师的监督指导下工作,而不是仅仅师从一名医师。甚至还有记载显示,医学生必须通过毕业考试才能成为贡德沙布尔医学院认证的医生。这个早期教学医院在第六和第七世纪是欧洲、地中海地区等地最重要的医疗中心[1]。

从那之后,教学医院里有一些改变悄然发生。大多数的教学医院变得更注重以下三方面:

- 教学　　培训护士、医学生和住院医师;
- 科研　　进行基础科学和临床研究;
- 患者护理　　通过建立网络连接一个或多个医院、各地诊所和医生工作室,提供医疗保健服务。

这是为了创建一个鼓励最高标准并提供最先进治疗的医疗卫生系统,同时也在营造员工始终考虑患者病情的文化环境,从而有助于为患者提供更全面的医疗服务。

从某种角度看,教学医院其实处在一个高风险的环境里。这些医院通常规模较大,有很多床位,并常收治有严重合并症的复杂患者。但是,这些医院同时又有很多处在培训期的医学生,这显然是十分糟糕的组合。在教学医院中确实不乏医疗不良事件的发生[2-4]。让问题更复杂的是,教学医院的病房工作人员的流动率较高,作为医学教育的一部分,低年资的医生和护士都会被调至新职位。因此,某个病房中的熟悉患者情况的人员会定期更换和撤空。在医疗决断、实践技能或治疗方案知识方面,低年资的医生和护士也被默认为水平欠佳。

教学医院的医疗管理系统可能本身就容易忽略危重患者恶化的体征和症状。另外,还有一个系统缺陷是低年资工作人员如何处理危重症患者。没人期望低年资医生独自来处理脑出血患者,如果发现正在做 CT 扫描检查的患者出现脑出血,低年资医生则应该立即通知神经外科医生。然而,尽管重症医学科医师与神经外科医生接受过相等时间的专科培训,但在普通病房中,理应或者至少最开始该由当时在病房工作的医生处理突发病情恶化的患者。

从另一个角度来看,教学医院是创建新的医疗系统的绝佳地点,例如快速反应团队(RRS)。有人认为,医院的环境本身容易发生变化。教学医院理应经常严格检查患者的治疗方案。药物创新、新的治疗技术和如何系统地处理患者的病情变化,这些均反映了实践中的变化。教学医院的医生和护士都渴望学习新知识,并习惯于终身努力学习。教学医院的另一优势是科研工作和研究项目存在于日常医疗工作中。因为通常应该先有患者基线特征和结局的记录,再引入 RRS,这就很利于 RRS 的开展。此外,RRS 启动后,建议继续收集数据,以确保 RRS 的运行并且必要时做出反馈。

然而事实上,教学医院与任何其他医疗机构一样,都要经历改革才能开始实施新的医疗系统。人们总是不愿意从熟悉的系统转换到全新的系统,特别是新系统还要求所有的医生、护士和其他病房工作人员承担新的责任。

快速反应系统的引入会带来系统的大规模改革。在教学医院和所有医院中,至关重要的是赢取重要成员的人心! 经验医学比循证医学更重要这一理念在这里确实也适用。当然,这一改变对护理人员也很重要,这将有助于他们帮助患者。最近,由卡罗林斯卡医院的琼斯和同事表达的观点是,即使在实施 RRS 之后,仍需要继续为医学教育努力。实际上,要让快速反应系统的所有环节都良好运转,可能需要数年之久[5]。

在教学医院里实施 RRS

由于教学医院的复杂性、异质性和规模所限,其改革过程既耗时又耗力,但也十分有价值。改革的关键是改变整个机构的文化,而非仅仅增设一个部门。新的行动方案能被大家广泛接受至关重要,而这也在很大程度上取决于教育工作。向多样化的受众(医生、护士、科室领导和医院管理者)解释实施 RRS 会带来的预期影响十分必要,他们将有不同的观点和理由接受或拒绝这项提议。开展协调讨论的会议也必不可少,这样才能让所有利益相关方都实现其共同目标,即提高医院患者的安全水平,而实施 RRS 是朝着该目标迈出的重要一步。

传入支

为了组建高效的 RRT,需要有清晰明了且简单易行的启动信号,包括医生在内的病房工作人员应熟知这些内容,并且应鼓励他们积极使用。印有"呼叫标准"和"呼叫流程"的精心展示的海报和口袋大小的贴纸将有助于 RRT 的启用。在教学医院内,有不同类型的病房,且专业要求高。尽管如此,在同一机构内,应使用相同的启动信号。不论疾病的病因和部位,患者的生理机能衰退均可能会引起医疗急症。如前所述,在教学医院中,工作人员经常要轮转不同部门,其工作地点常会发生变化。同时,许多医学生也在不同病房之间轮转学习。不论在医院的哪个部门,设定相同 RRT 启动信号,可增加准确度,并尽量降低混淆率,从而减低延迟调用 RRT 的风险。对病房的及时支援也会鼓励病房工作人员启用 RRT。在我们医院,我们有专门的联系人简化病房与 RRT 间的沟通,为双向反馈创建渠道。

传出支

RRT 的反应队伍即传出支,应由多学科的工作人员组成,最常见的是由重症监护室医生和/或重症监护室护士以及患者所在科室的医务工作人员组成的团队。这可以确保工作人员具有足够的医疗能力,并能对患者病情做到充分了解,从而便于评估和治疗患者。病房在场的医务人员也可降低 RRT 被视为"入侵者"的风险,并有助于规划住院患者后续的治疗、安排可能的转诊及评估 DNR 与否。RRT 以专业和包容的方式发挥作用,以推动进一步协作是明智之举。重要的是,要积极鼓励而不是批评启动 RRT 的人员。我们发现,把启动 RRT 作为如何管理危重患者的教学机会,有可喜的成果。

虽然 RRT 的引入很可能增加重症监护室人员的工作量,但 RRT 同时还会促使重症监护室人员深入了解普通病房的工作状态和患者情况。根据我们的经验,重症监护室护士把 RRT 工作视为一种特权。

医院文化与管理

在尝试改变医院文化以实施 RRS 时,不宜过分强调信息和教育价值。实施 RRS 势必会影响目前的实践活动,可能是财务问题,也可能会有被视为"入侵者"的风险,因此实施改革必然会遭受异议。以我们的经验,高效的方法是先开展一项初探性研究或以其他方式评估机构的基线,以特别强调关于患者安全性的问题。患者安全性或其变化,可通过多种方式来测量和评估,例如不良事件、心搏骤停率、住院时间、标准化死亡率比值或可能从实施 RRS 中获益的其他方面。工作的重心应始终是改进系统的漏洞、脱离个人过失的文化。及时纠正和反馈问题,可促进医院管理层推进实施 RRS。若能尽量节约成本也可能会有助于实施 RRS。

RRS 的经验

目前关于 RRS 的文献大部分来自在教学医院开展的单中心前后对照研究。这些研究报道了对非预期死亡、心搏骤停率、重症监护室住院时间和一些降低住院死亡率因素的有益影响。其相关证据的更全面的综述详见第6章。

患者临床病情的恶化和异常的生命体征与心搏骤停和死亡风险增加密切相关[6-8]。此外,满足一个或多个启动 RRS 的标准和长期死亡率似乎存在相关性。在卡罗林斯卡医院,满足该标准一次,即可能会明显增加死亡风险[9](图 28.1)。多项研究报告显示,当在这些启动信号出现时,给予 RRS 支持,心搏骤停发生率显著下降[10-12]。医院死亡率[11]、接受大手术的患者病死率和死亡率[13]也显著下降。有趣的是,这里面似乎存在剂量-效

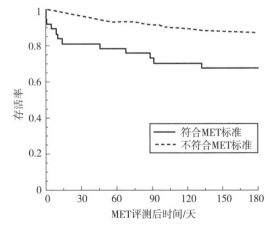

图 28.1　符合 MET 激活标准的患者 Kaplan-Meier 生存期

应关系:RRS 被激活得越频繁,心搏骤停发生率降低的幅度越大[14,15]。另一项实施 RRS 的明显效果是拒绝复苏抢救的数量增加和 RRS 在临终关怀中的作用[16]。该部分内容详见第 34 章。

绝大多数研究来自澳大利亚或北美的研究中心,尽管已有卡罗林斯卡大学医院研究显示实施 RRS 与心搏骤停发生率和校正后总体住院死亡率的显著改善相关[17]。近来有研究分析了在低收入国家中,重症监护室患者生理指标的异常与死亡率的相关性[18]。瑞典与坦桑尼亚的医务人员之间的合作值得我们进一步关注。世界上其他地区的医疗中心可能也会有类似的现象,但并不必然[19]。因此,必须继续收集 RRS 有效性的证据,需要了解 RRS 功能的机制,为了做到这一点,需要注意 RRS 过程本身。

RRS 一旦实施,通常能被大家广泛接受,并且热情高涨。RRS 可以由病房的护理人员直接启用,或当患者没有得到医务人员足够关注时作为其安全保障。启动 RRS 会带来后续对危重患者恰当的处理和行动,因此,所有医务工作者均需要依赖于 RRT 的激活。当面临超出其当前能力水平的问题时,低年资工作者可以在 RRT 中找到支持,并且参与 RRT 也助于对他们教学。以我们的经验,重症监护室护士被病房同行视为专家,这也助于提高他们的工作满意度。在我们重症监护室,能作为 RRT 的一员被视为一种特权。且仅有在重症监护室工作 1 年以上经验的护士才有资格加入 RRT,他们的技术和能力是病房其他工作人员的榜样,也助于之后招募重症监护室护士。RRT 为重症监护室住院医师和研究员提供了很好的机会,让他们能够面对大量生理衰竭的患者,这有助于他们的专科培训。

总结

医疗不良事件和病房危重患者仍是现代教学医院的巨大挑战。与古代学术机构不同的是,诸如在第六世纪末的贡德沙布尔医学院,没有经验的医疗工作者在培训期间经常没有得到有效的监督或指导。此外,病房内经验丰富的工作人员可能并未接受过重症医学的专业培训。RRS 具有降低患者的潜在风险的优势。许多单中心研究显示,早期识别和及时治疗可降低心搏骤停发生率、病死率和死亡率。除提供最先进医疗服务外,教学医院也有重要的教学任务。RRS 在教学医院有两个作用:促进乐于分享生理医学知识的学习进程;尽量规避经验不足医务者的不良后果。快速反应系统的成功很大程度上取决于医院的接受度、可靠性和反馈。为此,持续教学工作至关重要。

(丛鲁红 译 孙继红 校)

参考文献

1. Frye R. The Cambridge history of Iran. Vol 4, The period from the Arab invasion to the Saljuqs. Cambridge: Cambridge University Press1975.

2. Brennan TA, LeapeLL, LairdNM, et al. Incidence of adverse events and negligence in hospitalized patients: results of the Harvard Medical Practice Study I. 1991. Qual Saf Health Care. 2004;13(2):145-151 Discussion 151–142

3. Wilson RM, Runciman WB, Gibberd RW, Harrison BT, NewbyL, HamiltonJD. The quality in Australian health care study. Med J Aust. 1995 Nov 6;163(9): 458-471

4. James K, Bellomo R, Poustie S, Story DA, McNicol PL. The epidemiology of major early adverse physiological events after surgery. Crit Care Resusc. 2000 Jun;2(2):108-113

5. Jones D, Bates S, Warrillow S, et al. Effect of an education programme on the utilization of a medical

emergency team in a teaching hospital. Intern Med J. 2006 Apr;36(4):231-236

6. Schein RM, Hazday N, Pena M, Ruben BH, Sprung CL. Clinical antecedents to in-hospital cardiopulmonary arrest. Chest. 1990 Dec;98(6):1388-1392

7. Hillman KM, Bristow PJ, Chey T, et al. Antecedents to hospital deaths. Intern Med J. 2001 Aug;31(6): 343-348

8. Kause J, Smith G, Prytherch D, Parr M, Flabouris A, HillmanK. A comparison of antecedents to cardiac arrests, deaths and emergency intensive care admissions in Australia and New Zealand, and the United Kingdom--the ACADEMIA study. Resuscitation. 2004 Sep;62(3):275-282

9. Bell MB, Konrad D, Granath F, Ekbom A, Martling CR. Prevalence and sensitivity of MET-criteria in a Scandinavian University Hospital. Resuscitation. 2006 Jul;70(1):66-73

10. Buist MD, Moore GE, BernardS A, Waxman BP, Anderson JN, Nguyen TV. Effects of a medical emergency team on reduction of incidence of and mortality from unexpected cardiac arrests in hospital: preliminary study. BMJ. 2002 Feb 16;324(7334):387-390

11. BellomoR, GoldsmithD, UchinoS, et al. A prospective before-and-after trial of a medical emergency team. Med J Aust. 2003 Sep 15;179(6):283-287

12. DeVita MA, Braithwaite RS, Mahidhara R, Stuart S, ForaidaM, Simmons RL. Use of medical emergency team responses to reduce hospital cardiopulmonary arrests. Qual Saf Health Care. 2004 Aug;13(4):251-254

13. Bellomo R, Goldsmith D, Uchino S, et al. Prospective controlled trial of effect of medical emergency team on postoperative morbidity and mortality rates. Crit Care Med. 2004 Apr;32(4):916-921

14. Jones D, Bellomo R, Bates S, et al. Long term effect of a medical emergency team on cardiac arrests in a teaching hospital. Crit Care. 2005;9(6):R808-R815

15. ChenJ, BellomoR, FlabourisA, HillmanK, FinferS. The relationship between early emergency team calls and serious adverse events. Crit Care Med. 2009 Jan;37(1):148-153

16. Jaderling G, Bell M, Martling CR, Ekbom A, Konrad D. Limitations of medical treatment among patients attended by the rapid response team. Acta Anaesthesiol Scand. 2013 Nov;57(10):1268-1274

17. Konrad D, Jaderling G, Bell M, Granath F, Ekbom A, Martling CR. Reducing in-hospital cardiac arrests and hospital mortality by introducing a medical emergency team. Intensive Care Med. 2010 Jan;36(1):100-106

18. Baker T, Blixt J, Lugazia E, et al. Single deranged physiologic parameters are associated with mortality in a low-income country. Crit Care Med. 2015 Oct;43(10):2171-2179

19. Jaderling G, Calzavacca P, Bell M, et al. The deteriorating ward patient: a Swedish-Australian comparison. Intensive Care Med. 2011 Jun;37(6):1000-1005

RRS 与护士

29

Mandy Odell，Nicolette Mininni，Donna Goldsmith

引言

护士和其他所有专业医护人员一样,关注于患者的安全并且努力在适当的时候给予患者适当的关怀。举个例子来说,患者安全文化的重点是实施快速反应系统(RRS),该系统包括医疗急救团队(METs)、快速反应团队(RRTs)和重症监护外展团队(CCOTs)[1]。虽然 RRS 的模式有所不同,但所有的系统都包括以生命体征阈值作为触发器以激活专家团队的传入支和专家团队评估、管理恶化的患者的传出支两个方面[1]。因此,床旁护士在 RRS 最初的激活和后续成功实施的过程中起着至关重要的作用。为了正确使用 RRS,我们需要了解床旁护士是如何看待 RRS 以及他们在其中所扮演的角色、哪些因素能够制约或者提高他们在这个过程中的参与度。

护士的观点

有研究表明护士和医生均认为 RRS 是有意义的[2-5]。已公布和未公布的护理调查结果记录了护士对医生领导和护士领导的快速反应团队的重视程度。护士认识到 RRS 改善了患者的预后。2005 年,匹兹堡医学中心对 248 名护士的调查结果显示,93% 的护士认为医疗急救团队(MET)改善了患者护理,84% 的护士认为 MET 改善了护理的工作环境。在多个场合召集 MET 的护士更有可能评价他们召集团队的能力(P=0.002)[3]。此外研究还表明,84% 的护士感觉这改善他们的工作环境,65% 的护士在寻求未来就业时会考虑到 RRS 的可用性。

澳大利亚一家大型教学医院也对 MET 持积极的态度。他们在 MET 引进后对 351 名病房护士(占医院护理人员的 51%)进行了为期 4 年的调查研究,结果显示,91% 的护士认为 MET 阻止了心搏骤停的发生,97% 护士认为 MET 有助于管理不适的患者。在接受调查的护士中,只有 2% 的护士会为了避免被批评而限制呼叫 MET 的次数[6]。这个团队项目成功的关键在于在开始服务之前实施 1 年制预科教育计划,主要用于确保"无责备"文化的变革能被所有医疗、护理和卫生人员所接受。

相反,在对 12 所试点医院护理人员对 RRS 实施价值一般态度的研究中显示,在 RRS 实施 4 个月后及 6 个月研究阶段护士并没有对 RRS 持同样支持的态度。重要的是,这些调查还表明,这种缺乏积极态度与人们普遍认识和理解 MET 的存在和系统的利用之间存在着显著的关系[7]。

护士在 RRS 中的角色

识别和管理病情恶化和危重患者所需的关键因素包括床旁护士通过生命体征记录和身体评估来识别病情恶化的患者,审查患者的进展并在需要进一步专家帮助时呼叫及报告[8]。这个过程可能复杂,在任何阶段都会出现问题。研究已经开始证实为什么 RRS 没有达到拯救生命的期望。未识别患者病情恶化和不恰当地照顾患者意味着救援失败[9]。以往很多研究结果表明工作负荷过重[10]、教育不足[9]、专业知识缺乏[11]和生命体征记录不良[9-15]以及未能向适当的部门报告异常,都会妨碍对恶化患者的认识,导致 RRS 的延迟响应[9]。

病情恶化的识别

长期以来,观察患者和记录生命体征一直是床旁护士的既定职能。随着护士角色向更加复杂和医学化领域的发展,进行患者的观察已经成为护士更加平凡的任务之一[16]。生命体征记录的常规化和"基本"性质意味着这个关键角色可以委托给未注册的助理护士或实习护士[10,15]。

除了记录和解释生命体征之外,对患者的身体评估也是识别病情恶化患者的重要因素。护士认为评估的过程更为复杂[11],这包括护士通过望、听、触、感觉所收集到的主、客观的资料[17]。护士在评估过程中的作用尚不清楚,除了生命体征观察之外,还缺乏对护士的培训[18]。

生命体征记录和未能识别病情恶化的患者的问题有助于推动 RRS 的实施,RRS 加上对患者安全的日益重视,改善了床边的生命体征记录[19]。然而,尽管很难提供 RRS 改善患者预后的经验证据[20],但后来的研究表明这个问题可能在于 RRT 利用率低[2,21-23]。

RRT 的激活

虽然生命体征记录和证据表明护士重视 RRS,但是当超过生命体征阈值时,RRT 的激活仍然存在问题[24]。研究 RRS 的传入支和探索导致"抢救失败"的因素越来越引起人们的兴趣。激活 RRT 是一个高度复杂、难以判断的工作。马歇尔等人[25]建立了一个理论框架来描述可能导致 RRS 无法激活的多种因素。这包括认知方面中的感知、理解和投射以及社会文化方面中的个人、专业和情境[25]。

早期的研究已经发现,缺乏知识和技能可能会增加不遵守 RRS 的发生率。在 RRS 方面受过充分教育的[5]、经验丰富的和有专业知识的病房护士更有可能有效地利用 RRS[26]。一项描述性定量统计研究采用 13 多项选择问卷,该问卷来源于欧洲复苏委员会 2005 年复苏指南[27]。随机抽取 150 名临床或手术室护士进行问卷调查。研究发现,毕业于四年制教育计划的护士比接受两年制教育的护士识别临床情况和 RRS 激活的比率要高得多。本研究探讨了 RRS 激活的原因和时机。相比之下,阿斯助斯等人[28]发现资深护士可能相信 RRT 对缺乏经验的护士更有益,资深护士不愿激活 RRT,无法模拟支持安全患者护理的期望行为[28]。然而,研究报告称,更复杂的社会文化效应正在影响 RRS 的有效性。

支持团队精神和照顾彼此患者的意愿的单位文化和 RRT 提高了员工启动 RRT 的信心。经历过 RRT 激活的积极互动的护士报告说,重症监护室护士应答者证实了他们对患者的关注,并提供了他们的专业知识和指导。单位领导、高级护士及 RRT 应答者的行为影响着 RRTs 的利用率[27]。这些发现得到了琼斯等[26]的支持,文献回顾发现响应团队的响应和行为可能对呼叫团队的员工产生有害或有益的影响。专家团队的贬低性评论、批评和沟通不良都会对护士未来参与 RRS 过程产生负面影响[26]。

临床工作人员不一定要遵守协议,但要尊重当地的社会文化因素,并受专业等级[21]的影响。不激活 RRT 的主要原因之一是,病房团队认为他们可以自己管理患者,或者在进行进一步的测试和复查时延迟了激活[21]。此外,护士还担心当激活 RRT 时工作量的增加,并且更有可能坚持传统的医学文化影响,在 RRT 之前打电话给患者的主管医生[23]。

改进护士对 RRS 的看法

克服传统的分级护理模式可能需要比我们目前预期的更多的时间。绝大多数 RRT 激活是由护士进行的,因此我们必须继续改变医院文化,以便正确利用和嵌入 RRT 计划以支持强大的患者安全文化。对于成功的 RRS,需要提供支持一线员工打电话的医院环境,早打电话。这并不像更多的教育、更好的沟通和政策制定那样简单,而是探索激活 RRT 的文化障碍。

医生可能会帮助或阻碍系统的实施,护理人员在安全报告结构内激活 RRS 的决策需要得到支持。RRT 和病房小组之间需要建立协作实践关系。

沟通是成功的 RRS 的重要组成部分。医生与护士每天都在交流。在危机中,沟通模式可能会发生改变,从而使其失效。沟通和等级制度可能会受到挑战,导致重要事实无法传达给决策的关键人员。成功的 RRS 的五个 "Es" 被描述为教育(education)、授权(empowerment)、效率(efficiency)、设备(equipment)和评估(evaluation)[29]。维持和持续激活 RRS 需要持续的交流以保证信息传达准确,其他住院病房如放射科和物理康复科,将有特殊的教育需求。

使用早期预警评分或电子预警系统可能是 RRS 早期激活的一个应答。早期预警评分在英国已经标准化[30],其他许多机构已经根据早期预警评分对 RRT 的激活标准进行了修改。早期预警评分作为患者评估和医护人员决定激活 RRT 的通用标准,提高了医护人员对患者病情轻微变化的关注[31,32]。

总结

识别恶化的患者和激活 RRT 是一个非常复杂的过程。它涉及一种文化中的交流、授权、教育和知识。它挑战传统医院等级制度和文化,致力于患者安全。我们需要更多地了解

RRS 的传入过程,并在我们开始了解的关于抑制和鼓励实施和参与快速反应概念的因素的基础上进一步发展。除非床边护士得到支持并承担起这一新的责任,否则 RRS 的传出支不可能成功。

(申艳玲 译 保晶 校)

参考文献

1. Devita MA, Bellomo R, Hillman K, Kellum J, Rotondi A, Teres D, Auerbach A, Chen WJ, Duncan K, Kenward G, Bell M, Buist M, Chen J, Bion J, Kirby A, Lighthall G, Ovreveit J, Braithwaite RS, Gosbee J, Milbrandt E, Peberdy M, Savitz L, Young L, Galhotra S. Findings of the first consensus conference on medical emergency teams. Crit Care Med. 2006;34(9):2463–78.

2. Andrews T, Waterman H. Packaging: a grounded theory of how to report physiological deterioration effectively. J Adv Nurs. 2005;52(5):473–81.

3. Jones D, Baldwin I, McIntyre T, Story D, Mercer I, Miglic A, Goldsmith D, Bellomo R. Nurses attitudes to a medical emergency team service in a teaching hospital. Qual Saf Health Care. 2006;15(6):427–32.

4. Sarani B, Sonnad S, Bergey MR, Phillips J, Fitzpatrick MK, Chalian AA, Myers JS. Resident and RN perceptions of the impact of a medical emergency team on education and patient safety in an academic medical center. Crit Care Med. 2009;37(12):3091–6.

5. Radeschi G, Urso F, Campagna S, Berchialla P, Borga S, Mina A, Penso R, di Pietrantonj C, Sandroni C. Factors affecting attitudes and barriers to a medical emergency team among nurses and medical doctors: a multi-centre survey. Resuscitation. 2015;88:92–8.

6. Cretikos MA, Chen J, Hillman KM, Bellomo R, Finfar SR, Flabouris A. The effectiveness of implementation of the medical emergency team (MET) system and factors associated with use during the MERIT study. Crit Care Resusc. 2007;9(2):206–12.

7. Scott SA, Elliott S. Implementation of a rapid response team: a success story. Crit Care Nurse. 2009;29(3):66–76.

8. Odell M, Victor C, Oliver D. Nurses' role in detecting deteriorating ward patients: systematic literature review. J Adv Nurs. 2009;65(10):1992–2006.

9. Subbe CP, Welch JR. Failure to rescue: using rapid response systems to improve care of the deteriorating patient in hospital. Clin Risk. 2013;19:6–11. doi:10.1177/135626213486451.

10. Hogan J. Respiratory assessment: why don't nurses monitor the respiratory rates of patients? Br J Nurs. 2006;15(9):489–92.

11. Cox H, James J, Hunt J. The experiences of trained nurses caring for critically ill patients within a general ward setting. Intensive Crit Care Nurs. 2006;22(5):283–93.

12. Chellel A, Fraser J, Fender V, et al. Nursing observations on ward patients at risk of critical illness. Nurs Times. 2002;98(46):36–9.

13. McBride J, Knight D, Pipe J, Smith GB. Long-term effect of introducing an early warning score on respiratory rate charting on general wards. Resuscitation. 2005;65:41–4.

14. Nurmi J, Harjola VP, Nolan J, Castren M. Observations and warning signs prior to cardiac arrest. Should a medical emergency team intervene earlier? Acta Anaesthesiol Scand. 2005;49:702–6.

15. Wheatley I. The nursing practice of taking level 1 patient observations. Intensive Crit Care Nurs. 2006;22(2):115–21.

16. Kenward G, Hodgetts T, Castle N. Time to put the R back in TPR. Nurs Times. 2001;97(4):32–3.

17. Cioffi J. Recognition of patients who require emergency assistance: a descriptive study. Heart Lung. 2000;29(4):262–8.

18. Cutler LR. From ward based critical care to educational curriculum 2: a focussed ethnographic case study. Intensive Crit Care Nurs. 2002;18(5):280–91.

19. Odell M, Rechner IJ, Kapila A, Even T, Oliver D, Davies CWH, Milsom L, Forster A, Rudman K. The effect of a critical care outreach service and early warning scoring system on respiratory rate recording on the general wards. Resuscitation. 2007;74:470–5.

20. Hillman KM, Chen J, Cretikos M, Bellomo R, Brown R, Doig G, Finfar S, Flabouris A. Introduction of the medical emergency team (MET) system: a cluster randomised controlled trial. Lancet. 2005;365(9477): 2091–7.

21. Shearer B, Marshall S, Buist MD, Finnigan M, Kitto S, Hore T, Sturgess T, Wilson S, Ramsay W. What stops hospital clinical staff from following protocols? An analysis of the incidence and factors behind the failure of bedside clinical staff to activate the rapid response system in a multi-campus Australian metropolitan healthcare service. BMJ Qual Saf. 2012;21(7): 569–74.

22. National Patient Safety Agency. Recognising and responding appropriately to early signs of deterioration in hospital patients. London: NPSA; 2007.

23. Donohue LA, Endacott R. Track, trigger and teamwork: communication of deterioration in acute medical and surgical wards. Intensive Crit Care Nurs. 2010;26:10–7.

24. Hands C, Reid E, Meredith P, Smith GB, Prytherch DR, Schmidt PE, Featherstone PI. Patterns in the recording of vital signs and early warning scores: compliance with a clinical escalation protocol. BMJ Qual Saf. 2013;22:719–26.

25. Marshall SD, Kitto S, Shearer W, Wilson SJ, Finnigan MA, Sturgess T, Hore T, Buist MD. Why don't hospi-

tal staff activate the rapid response system (RRS)? How frequently is it needed and can process be improved? Implement Sci. 2011;6(39). http://www.implemntationscience.com/conyent/6/1/39.

26. Jones L, King L, Wilson C. A literature review: factors that impact on nurses' effective use of the Medical Emergency Team (MET). J Clin Nurs. 2009;18: 3379–90.

27. Pantazopoulos I, Tsoni A, Kouskouni E, Papadimitriou LO, Johnson E, Xanthos T. Factors influencing nurses' decisions to activate medical emergency teams. J Clin Nurs. 2012;21:2668–78.

28. Astroth KS, Woith WM, Stapleton SJ, Kegitz RJ, Jenkins SH. Qualitative exploration of nurses' decisions to activate rapid response teams. J Clin Nurs. 2013;22:2876–82.

29. Scholle CC, Mininni NC. Best-practice interventions: how a rapid response team saves lives. Nursing. 2006;36(1):36–40.

30. Royal College of Physicians. National Early Warning Score (NEWS): standardising the assessment of acute-illness severity in the NHS. Report of a working party. London: Royal College of Physicians; 2012.

31. Race T. Improving patient safety with a modified early warning scoring system. American Nurse Today. 2015;10(11). DA, DeVita MA, Bellomo MD. Rapid-Response Teams. N Engl J Med. 2011;365(2): 139–146.

32. Duncan KD, McMullan C, Mills BM. Early warning systems. Nursing. 2012;42(2):38–44.

30 住院医师参加快速反应体系培训的时机

Geoffrey K. Lighthall

引言

部分监督和认证机构对患者安全的关注推动了以改善患者福祉为目标的改革。快速反应系统(RRS)出现的同时,住院医师的工作时间限制已经生效,公众对医疗错误的意识已经提高,并且住院医师项目认证的新模式已经建立[1,2]。最初,快速反应团队被视为对久负盛名的通过经验学习的传统以及参与患者护理各个方面的完美专业人士的威胁。然而,在过去十年中,工作时间的限制对典型的患者护理工作流程造成了巨大的干扰,并对轮班工作和患者交接产生了更大的依赖,这类事件被认为与自身风险有关[3,4]。当医疗照护更为琐碎的时候,对快速反应体系提供安全网络的需求有利于巩固其在住院患者照护中的地位。我们也可以推测普通 RRS 与脓毒症、肺栓塞、心肌梗死等专业团队使命在概念上的协同性。虽然在住院医师教育中还有许多其他的挑战,但是这里需要处理的问题是快速反应体系这一经典的以患者为中心的干预是否干扰了医学教育,或者是否有办法通过这种系统的存在来加强医学教育。

快速反应体系的起源:解决真实问题

对心搏骤停起源的研究表明,75%~85% 的患者在心搏骤停的几个小时前都出现了一些恶化的表现[5,6]。近三分之一患者的恶化出现在心搏骤停前的 24 小时以上,总体平均时间为 6.5 小时[5]。一个系列报道表明,绝大多数(76%)最终进展为心搏骤停的患者的疾病过程并没有被识别出会迅速致命[6]。另一个系列报道中超过一半的心搏骤停有明显失代偿的警示信号,大多数有未纠正的低血压,其中一半收缩压小于 80mmHg,并持续 24 小时以上[7]。这一报道中的其他患者有严重但未纠正的异常,如低钾血症、低血糖和低氧血症。在建立合适的医疗照护过程中存在多种问题:护士对于患者出现生命体征异常或意识变化没有通知医生;医生得到通知后未能全面评估患者的异常;常规不通知重症监护室医生甚至不通知上级医生,或者会诊的重症监护室医生没有获得患者常规的化验结果而不能确定患者的问题。在有化验结果的情况下,医生也不是总能正确解读这些结果,即使正确解读,也不是总能开始实施治疗措施[8]。

有研究评估了对于患者收入重症监护室前的病房照护模式,结果表明对那些生命体征异常或有其他恶化表现患者的评估和治疗同样缺乏时间的紧迫性[5,9,10]。患者首先被收入普通病房(而不是重症监护室)的死亡风险会增加四倍,这表明照护的类型在决定最终临床预后方面比入院诊断更加重要[10]。认为有问题的地方在于收治的延迟,以及对于氧疗、气道、呼吸、循环和监测的关注不够。不适宜照护的潜在原因有"组织不够、知识不足、未能鉴别临床紧急性、缺乏经验和监管、未能寻求帮助"。我们在一个完全模拟的重症监护室中检查了成员动态的决策情况的经验,也显示出类似的缺陷,包括不遵循已经建立的流程[11]。

上述所有研究都是在学术中心进行的。在学术中心,传统上要求初级团队成员对患者进行评估,由更高级的工作人员分级参与。主治医师缺乏关于危机患者及其病情的知识,缺乏指导正确复苏的技能,导致在患者评估和稳定病情中失去宝贵时间的情况进一步加剧[12,13]。如前所述,教学医院增加了对交叉覆盖计划的依赖,这也与潜在可预防不良事件的发生率增加有关[4]。

RRS 照护的目标

很多疾病过程如心肌梗死、脓毒症、创伤及肺栓塞的治疗效率是和时间相关的。快速反应体系的目标是对适宜的患者立即识别其临床恶化的表现,尽快制订纠正的方案。而且,识别最需要适宜照护的患者并提供这种照护目前尚不能满足需要,这可以通过 RRS 实现[14]。建立 RRS 的内涵是其能够提供重要的照护,这种照护能改善预后——既包括如挽救生命和减少花费,也包括照护质量的改善如更及时的治疗方案。虽然快速反应体系的目标似乎解答了关于不适宜患者照护的大多数关注,但仅在单中心干预中效果最佳,而在多中心较差[15,16]。许多团队组成与领导模式都被用过,但还没有出现一种最终确定的设计方案[17-19,20]。因此,医学急救团队(MET)就不像青霉素和球囊血管成形术或其他干预那样效果肯定,几乎可以在任何环境中重复。然而,其优势与那些融入其中的成员的兴趣与激情有关,也与他们通过复杂组织变革的能力有关。我相信在考虑 RRS 对医学教育的影响时,后者应该牢记在心中。被动传播可能会带来一些好处,但最高的收益将来自教育目标有意设计成护理服务和系统其他要素的情况[21]。下面,我将罗列出很多通过快速反应系统的发展而被强调的患者照护事项。这些话题包括了一些代表一般知识的内容,也包括了可以列入阅读列表和病例讨论中的内容,其他一些内容可以纳入患者照护和研究当中。

快速反应系统的教学目标

识别恶化患者

在过去的五年或更长的时间中,绝大多数的住院医师在拥有 RRS 的医院中进行培训。然而,了解 RRS 的起源仍然有一定意义,因为其有可能加深对患者恶化及重症疾病发展的流行病学的理解。充分掌握正规诊治流程并能够及时发现异常是医生与护士所需获得的关键能力之一，可以通过阅读及讨论相关文献和个案来提升该能力。特别是低年资的住院医师在照护其患者时可能会识别不清楚，因此意识到病情恶化患者生命体征如何变化至关重要。对于患者生命体征和综合预警评分的预测能力是一个活跃的研究领域，其研究背景与快速反应系统的发展和优化密切相关[22,23]。之前和正在进行的研究结果值得关注，这些结果可以作为潜在改进临床决策的工具。

与此话题相关的问题是为什么快速反应系统无法正常运转。许多研究表明，在发生严重事件（传入支衰竭）前 24 小时，延迟 MET 呼叫或持续符合 MET 标准会产生影响[24-29]。除此之外，从发现临床病情恶化的客观证据到 MET 团队响应并干预的时间间隔对临床的预后也极为重要，通过进一步缩短时间间隔可以将 RRS 系统获益最大化，因此要提高急救人员的时间责任感[17]。近期研究亦表明，普通病房入院 24 小时内的 MET 呼叫提示分诊错误，提高分诊准确率也可作为该领域改进质量的一部分[30]。同时院内患者的转运决策及流程亦是很重要的内容。

恶化患者的照护

RRS 设计中有很大灵活性，其中一些包括了低年资的受训者。在一些机构，初级团队扮演了 RRT 的角色。首先会呼叫低年资住院医师，如果患者在 30 分钟内病情未能稳定，规定需要呼叫高年资住院医师，然后是主治医师[17]。RRTs 更为常见的其他形式包括护士为导向的 "RN+RT" 团队以及由高年资住院医师或主治医师领导的成熟的重症监护室扩展团队。有些团队包括了重症监护室住院医师，而其他团队中是病房高年资住院医师。目前尚无证据表明其中一种团队设计在临床结局方面优于其他方案，然而，在同一行业（注册护士或医学博士）的资深会员较多的情况下，会员的教育效益可能最大。在同专业（RN 或 MD）有更高年资的成员加入。如果有足够的主治医师或高年资住院医师的成员，那么就应当为加入的住院医师提供大量的发挥和学习空间。我认为，初级学员应该接受挑战，综合现有信息并致力于决策，无论他们是否负责团队或负最终责任。这样，分析和决策过程他们仍在积极参与，这些判断仍在评估中。但如果发现决策不正确，则不允许将其用于患者。这样初级学员可以积极参与，而不是"从犯错中学习"。

此外，教学中心中几乎所有的快速反应体系的一般共性是同时呼叫初级病房团队[31-33]。从训练的愿景来看，有一个初级团队与 RRS 工作能保持他们对有趣病例的接触及恰当处理，并且可以使他们尊重解决患者问题的最好方案，包括信息共享以及达成关于恰当照护目标的共识。当来自一个学科（内科、麻醉）的受训者被呼叫去照护其他学科的患者时，可以实现跨学科的训练。

尽管在实施 MET 的初始阶段有很多阻力，但住院医师对其理论和教育获益的接受度惊人的高（图 30.1）。另外两个中心对其住院医师进行了更深入地调查，结果发现 RRS 对促进患者安全有好处，其不会影响住院医师的自主性以及教学需求[34]。Stevens 和他的同事进行的两次调查发现，实施 RRS 五年之后，住院医师感觉获得高年资医生的帮助更加方便，对自主性的担忧更少[35]。有趣的是，住院医师对其能力更加自信，这体现了自信与胜任间的差距。这在某种程度上反映了一种可以促进快速反应体系发展的思维形式。报道的初始团队与 MET 之间的合作水平同样令人鼓舞。事实上，现实中的最佳关系是初始团队主要负责患

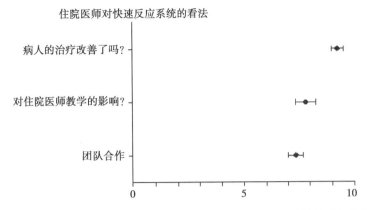

图 30.1　住院医师对快速反应体系影响的看法。平均反应 ±SE 显示的是对内科住院医师的私密网络调查。调查询问了住院医师一系列问题，包括(1)他们是否认为 RRSs 改善了患者的照护;(2) RRS 是否在他们的教育中有负面和积极的影响;(3)评估 MET 与初级反应团队合作的水平。调查的问题被分成 1~10 分,1 分代表最低或最负面的反应,5 分中立,10 分代表最积极或赞同程度最高。共完成 20 份调查,反馈率 33%。

者照护以及识别患者对其他医疗资源的需求,然后呼叫 RRT。在这种情况下,RRT 不需要接手患者照护,但增加了一定工作量。

快速反应团队能从重症照护的角度收获很大的益处。首先和最重要的就是了解哪种患者和情形真正能从重症监护中获益。这种观点能有助于提出关于优选有创照护的讨论,合适之时,能有助于以最高效的方式促进其启动。在急诊科或重症监护室以外,住院医师不可能获得足够的经验来评估和治疗恶化的患者。同样,与大多数重症监护室医生相比,很多病房的主治医师也不熟悉有创操作。因此,如果一个患者的病情需要立即建立静脉通路,需要输注血管活性药物,需要评估容量状态,这样的照护更可能由以重症监护室为基础的团队领导来完成。在全世界范围内,收入重症监护室前延误几个小时是非常常见的。患者可能会从这样一个理论中获益:如果病情需要,重症监护应当从重症监护室外开始。我们 RRT 的发展就是认识到重症患者无论在哪里都应接受重症监护,因此我们配备了人力和物资来提高有创操作监护、实时显示 ECG、脉搏氧饱和度以及二氧化碳波形,并能够在任何地方实施床旁超声和血液分析。如果立即需要,药师能送来液体、抗生素和血管活性药物。这些能力可以达到其他目的,可以激励团队做出快速分析和治疗决策,能够为所有参与者提供充足的教育经验。不同训练水平的住院医师都能根据其能力和经验以及患者的严重程度接受相应水平的训练,当然也能从观察更多有经验的人的行动中学习。

虽然有不同的 RRS 团队设计方案,但最重要的一点是 RRS 团队的建设有很大的灵活性。最关心住院医师教育的部门应当增加对这一系统活动和管理的投入,从而确保其适合所需。

体系改进的意义

虽然 RRS 的总体目标是对需要的患者提供即刻的医疗服务,但其领导应当致力于数据采集和定期检查系统运行情况,包括以下内容。

- 传入系统 呼叫标准以及 RRS 呼叫相关的教育培训和行为准则。呼叫趋势如何？一些特定的科室呼叫较少吗？为什么？当护士仅仅担心患者时,他们是否能够启动 RRS 呼叫？医生是否告诉护士不要呼叫团队？为什么？

- 流行病学 RRS 呼叫的病因具体有哪些？有哪些特定的疾病更为常见吗？现有呼叫标准是否能满足患者的需求？

- 监测 目前的监测体系能检测出早期恶化吗？如果不能,什么方式能改善检测结果？

- 教育 护士是否了解何时呼叫报警？住院医师能感觉到他们在团队实践中学到东西吗？

- 分诊 呼叫模式能显露患者分诊过程中的问题吗？分诊决定是如何做出的？

不必多说,RRS 充满了对恶化患者特性和结局研究的机会。此外,分析针对特定的高获益病例的同时,对针对全体患者安全和护理的一般问题也进一步分析,将获得最大的教育收益。

可以分析来自心搏骤停、收入重症监护室、质量保障项目以及疾病特定治疗方案的数据,从而理解患者照护特征和需要填补的空白。在可能的情况下,RRT 应当实施事后反馈,应当在已经做到最好后立即进行。一些问题通常会出现。首先,重要的是认识到设计的时候检测过程为什么能或为什么没能发挥作用,是否有损伤的其他早期征象。在团队职能方面,诊断印象、即刻的处理以及治疗选择一直都是争论的热点。团队领导、沟通以及其他动态变化也非常重要。与常规患者照护相比,团队合作在急救照护中更重要。如果一个事件引起了一般照护或系统的问题,那么晨会时间的报告或病例会诊就能提高教学收益[36]。

针对错误进行分析有助于洞察在技术训练、团队合作或组织结构方面是否需要改进[37,38]。如果以中立的方式,全面处理和讨论错误和"近似错误"可能会增加错误报告的范围。一个非首创性的、奖励承认错误的系统创造了一个健康的环境。在这里,识别和纠正未来错误的"潜在"来源的可能性更大[37]。住院医师置身于这种"安全文化"中可能使这种原则在其他的环境中起到规范行为和改进患者照护的作用。

基于模拟的训练是一种被几乎所有以医院为基础的住院医师广泛接受的模式。我们对RRT 病例组合的分析产生了可以覆盖非常普遍的急救情形的训练,这些情境包括脓毒症、阿片类药物中毒、精神状态改变、心肌缺血。内科住院医师在他们第一年结束的时候完成这个课程,教育他们对即将迎来的高年资住院医师和团队领导的责任心。这个课程(SCARED 课程——复苏、评估及决策的斯坦福课程)既提供了关于如何处理关键事件和团队的指南,又提供了关于快速反应的方向和不稳定患者照护需求的资源。

随访的意义

随着医疗保健细分为临床、病房和重症监护室,通过不同护理事件跟踪患者的教育价值很容易被忽视。许多住院医师可能不会认识到重症监护获益的患者与收入重症监护室作为临终关怀的患者之间的区别。无论快速反应如何设计,深入的患者随访是必要的,从中可以真实了解不同疾病过程的发展和自然变化。学术部门有能力通过其工作伦理为患者随访建立希望,并将其融入其工作伦理之中。同样,对住院医师来说将患者病程的信息传递给护士和其他照护患者的人员是很重要的,后者提供重要的反馈,提高其他护理提供者的医疗知识和判断能力。

为什么要改变?

现行的住院医师训练的学徒模式为其遇到的所有患者提供最高质量的照护,而没有更高年资的医生对照护进行管理和监督,本书的作者对其有效性有诸多疑问。如果其真的可靠,适当的反馈应当到位,并确保随着时间推移照护延迟最小化,那么结局就会改善。情况显然并非如此。相反,目前是在假设每个受训者有不成文的权利来自行处理许多医疗难题的情况下来工作的。不幸的是,这些疾病处理的时间是很宝贵的,这种无监督的发现与学习的过程对患者结局是不利的。越来越多的教育者认识到,与允许未识别的错误发生相比,让专家在场识别和纠正错误在更大程度上促进了能力的提高和学习过程[39]。美国医学研究所最近的一份报告呼吁提高学员监督水平,作为改善患者安全的必要措施[40]。

随着医疗专业化的发展,人们通常会在床边看到部门间的合作,护理团队很乐意将患者管理工作的大部分交给心脏病专家、肾病专家、外科医生或肿瘤学家。事实上,这些专业人士掌握了某些技术类型、流程和病理生理的细节知识,这对最佳治疗及患者的存活是至关重要的。在某些特定器官功能紊乱的时候,寻求这些类型的支持是很合理的,而且大多数人愿意这样做,而不会质疑教育利益的损失。事实上,大多数专业提供受训者轮转,这带来了极大的教育价值,这种价值可以通过他们在该领域与专家互动而最大化。RRS 是一个在重症监护领域的类似尝试,其能教育他人置身于重症监护室外的重症疾病,并且当患者可能获益时,就向其提供必要的资源[41]。此外,身患疾病的患者不可能对重症监护做出回应。重症监护专业人员的介入能让大多数人更自信地制订治疗方案。

医学教育的远景

与医疗急救团队相关的许多健康照护的变化可能会有助于同化和评估美国研究生教育委员会(ACGME)和美国医学专业委员会所需要的职能。作为成果项目的一部分,ACGME的住院医师评审委员会需要有项目来为住院医师制订方案,从而使他们获得以下六个方面的能力,并证明其能胜任[1]。

- 患者护理
- 医学知识
- 基于实践的学习与改进
- 人际沟通和交流技巧
- 专业精神
- 基于系统的实践

进一步的发展要求学习专业委员会确定专业训练阶段目标,以及对住院医师在其专业领域不同训练水平的胜任能力的追踪。相应地,住院医师可能需要谨慎地花更多精力来创造训练的机会,从而提升其专业能力。基于以上讨论,我们可以设想住院医师参与快速反应系统如何促进住院医师培训的关键领域,包括提高处理不稳定患者的技能、团队领导的技能以及理解团队活动与患者病情恶化的广泛的流行病学之间的一般关系。

总结

快速反应系统为学习和实践急性护理技能提供了丰富的机会,同时改善了患者护理。高年资住院医师和主治医师的领导确保了患者照护决策的快速性,同时基于更多的经验和训练,他们能给低年资的受训者提供恰当的教育和指导。快速反应体系也能为恶化患者的细节分析及改善其病情的方法提供更多的机会。值得注意的是,RRS 不是万能的。即便做了最大的努力,可避免的心搏骤停和延迟呼叫仍然存在[24,29],因此,需要了解和改善体系是一个永恒的需求。有趣的是,当体系给住院医师教育提供多方面充足的机会时,这些活动的开展可能也会有助于加强快速反应体系的总体成功。

(李晨 译 李颖 校)

参考文献

1. Accreditation Council for Graduate Medical Education, Outcome Project. http://www.acgme.org/outcome/. Accessed 2 Oct 2009.
2. Institute of Medicine, Corrigan JM, Kohn LT, Donaldson MS. To err is human—building a safer health system. Washington DC.: National Academy Press; 2000.
3. Cook RI, Render M, Woods DD. Gaps in the continuity of care and progress on patient safety. BMJ. 2000;320(7237):791–4.
4. Petersen LA et al. Does housestaff discontinuity of care increase the risk for preventable adverse events? Ann Intern Med. 1994;121(11):866–72.
5. Buist MD et al. Recognising clinical instability in hospital patients before cardiac arrest or unplanned admission to intensive care. A pilot study in a tertiary-care hospital. Med J Aust. 1999;171(1):22–5.
6. Schein RM et al. Clinical antecedents to in-hospital cardiopulmonary arrest. Chest. 1990;98(6):1388–92.
7. McGloin H, Adam SK, Singer M. Unexpected deaths and referrals to intensive care of patients on general wards. Are some cases potentially avoidable? J R Coll Physicians Lond. 1999;33(3):255–9.
8. Franklin C, Mathew J. Developing strategies to prevent inhospital cardiac arrest: analyzing responses of physicians and nurses in the hours before the event. Crit Care Med. 1994;22(2):244–7.
9. Franklin CM et al. Decreases in mortality on a large urban medical service by facilitating access to critical care. An alternative to rationing. Arch Intern Med. 1988;148(6):1403–5.
10. Sax FL, Charlson ME. Medical patients at high risk for catastrophic deterioration. Crit Care Med. 1987;15(5):510–5.
11. Lighthall GK et al. Use of a fully simulated intensive care unit environment for critical event management training for internal medicine residents. Crit Care Med. 2003;31(10):2437–43.

12. Hillman KM et al. Duration of life-threatening antecedents prior to intensive care admission. Intensive Care Med. 2002;28(11):1629–34.
13. McQuillan P et al. Confidential inquiry into quality of care before admission to intensive care. BMJ. 1998;316(7148):1853–8.
14. Vazquez R et al. Enhanced end-of-life care associated with deploying a rapid response team: a pilot study. J Hosp Med. 2009;4(7):449–52.
15. Hillman K et al. Introduction of the medical emergency team (MET) system: a cluster-randomised controlled trial. Lancet. 2005;365(9477):2091–7.
16. Chan PS et al. Rapid response teams: a systematic review and meta-analysis. Arch Intern Med. 2010;170(1):18–26.
17. Howell MD et al. Sustained effectiveness of a primary-team-based rapid response system. Crit Care Med. 2012;40(9):2562–8.
18. Lighthall GK, Mayette M, Harrison TK. An institutionwide approach to redesigning management of cardiopulmonary resuscitation. Jt Comm J Qual Patient Saf. 2013;39(4):157–66.
19. Sebat F et al. A multidisciplinary community hospital program for early and rapid resuscitation of shock in nontrauma patients. Chest. 2005;127(5):1729–43.
20. Benson L et al. Using an advanced practice nursing model for a rapid response team. Jt Comm J Qual Patient Saf. 2008;34(12):743–7.
21. Devita MA et al. Findings of the first consensus conference on medical emergency teams. Crit Care Med. 2006;34(9):2463–78.
22. Lighthall GK, Markar S, Hsiung R. Abnormal vital signs are associated with an increased risk for critical events in US veteran inpatients. Resuscitation. 2009;80(11):1264–9.
23. Smith GB et al. The ability of the National Early Warning Score (NEWS) to discriminate patients at risk of early cardiac arrest, unanticipated intensive care unit admission, and death. Resuscitation. 2013;

84(4):465–70.

24. Galhotra S et al. Mature rapid response system and potentially avoidable cardiopulmonary arrests in hospital. Qual Saf Health Care. 2007;16(4):260–5.

25. Azzopardi P et al. Attitudes and barriers to a medical emergency team system at a tertiary paediatric hospital. Resuscitation. 2011;82(2):167–74.

26. Trinkle RM, Flabouris A. Documenting rapid response system afferent limb failure and associated patient outcomes. Resuscitation. 2011;82(7):810–4.

27. Boniatti MM et al. Delayed medical emergency team calls and associated outcomes. Crit Care Med. 2014; 42(1):26–30.

28. Calzavacca P et al. Features and outcome of patients receiving multiple medical emergency team reviews. Resuscitation. 2010;81(11):1509–15.

29. Downey AW et al. Characteristics and outcomes of patients receiving a medical emergency team review for acute change in conscious state or arrhythmias. Crit Care Med. 2008;36(2):477–81.

30. Lovett PB et al. Rapid response team activations within 24 hours of admission from the emergency department: an innovative approach for performance improvement. Acad Emerg Med. 2014;21(6):667–72.

31. Bellomo R et al. A prospective before-and-after trial of a medical emergency team. Med J Aust. 2003;179(6):283–7.

32. Bristow PJ et al. Rates of in-hospital arrests, deaths and intensive care admissions: the effect of a medical emergency team. Med J Aust. 2000;173(5):236–40.

33. Goldhill DR, White SA, Sumner A. Physiological values and procedures in the 24 h before ICU admission from the ward. Anaesthesia. 1999;54(6):529–34.

34. Sarani B et al. Resident and RN perceptions of the impact of a medical emergency team on education and patient safety in an academic medical center. Crit Care Med. 2009;37(12):3091–6.

35. Stevens J et al. Long-term culture change related to rapid response system implementation. Med Educ. 2014;48(12):1211–9.

36. Mullan PC, Kessler DO, Cheng A. Educational opportunities with postevent debriefing. JAMA. 2014; 312(22):2333–4.

37. Helmreich RL. On error management: lessons from aviation. BMJ. 2000;320(7237):781–5.

38. Braithwaite RS et al. Use of medical emergency team (MET) responses to detect medical errors. Qual Saf Health Care. 2004;13(4):255–9.

39. Wu AW et al. Do house officers learn from their mistakes? JAMA. 1991;265(16):2089–94.

40. Committee of optimizing graduate medical trainee hours and work schedules to improve patient safety. Resident duty hours, enhancing sleep supervision and safety. Washington D.C.: The National Academies Press; 2008.

41. Hillman K. Critical care without walls. Curr Opin Crit Care. 2002;8(6):594–9.

31 情景模拟培训优化 RRS

Melinda Fiedor Hamilton，Elizabeth A. Hunt，
Michael A. DeVita

引言

2003 年,美国国家心肺复苏注册中心(NRCPR)对美国 207 家医院的报告显示,主要城市(86%)有一个有组织的团队来应对院内心搏骤停(IHCA)。最近,美国医院协会对 1 000 家医院进行的一项调查显示,越来越多的医院正在使用这种做法,91% 的受访医院使用有组织的团队应对医院复苏[1,2]。除了有这样的团队外,已经有报道表明,一个明显的趋势就是应用模拟教学来培训团队。Edelson 的研究纳入的医院中,62% 的医院都应用规范模拟心肺复苏培训,34% 的医院回顾真实心搏骤停病例并进一步反馈分析改进。Mundell 等人通过对纳入的 182 项研究进行系统回顾和荟萃分析,报告称,与无干预相比,无论结果、学习者水平、研究设计或培训的特定任务如何,基于模拟的培训都是有效的[3]。尽管有越来越多特定专业的响应团队和相关培训,院内心搏骤停仍是导致患者不良结局的主要原因。最近的文献表明,每年有近 200 000 成人在院内发生心搏骤停,总体存活率仅 18%~20%[4]。继续强调对患者病情恶化、复苏质量和复苏后护理的早期认识,快速反应系统(RRS)是改善 IHCA 结果的持续努力的组成部分。

虽然大多数医院都引入 RRS 的概念,但是在团队构架、团队成员人数以及调度的方法等方面还是有很大差异的。然而,对这些团队训练的需求仍是一致的,并且加强提供照护的质量也是十分必要的。团队训练的原则可能应用到整个变化范围,本章节会进行回顾。

"团队"这个词通常是指一组人以协调和连贯的方式定期进行工作。专业运动团队提供了一个经典团队运作的模式:所有团队成员有一个赢得比赛的共同目标;他们在一起定期练习;通常每个人都有设计好的角色或者位置,在其中他们逐渐成为真正的专家;团队成员常常研发一些速记方法来帮助沟通;团队通常在一个好的团队领导或队长的带领下良好运作。所有这些元素都应用于 RRS 团队。

医院团队的独特性

医院危机团队有重要的目标,通常在重症监护室以外预防病情突然加重患者的进一步恶化和死亡。为了达到目标,他们必须迅速而正确地采取行动。有效及高效地运作能提高成功率。行动延迟、沟通不畅以及错误会增加患者致死结局的可能性。如此重要的功能应当作为频繁有效训练项目的对象,然而具有讽刺意味的是,危机团队的训练因其动态性变得尤其困难。在很多方面,应该和训练有素的运动团队一样,危机团队必须克服大多数的障碍来有效运转。

危机团队的临时性

响应团队通常都是临时的团队——他们由在危机中召集的成员组成,即使他们可能以前从来没有在一起工作过。一旦危机结束,他们回到他们的其他患者照护工作中,可能也不会再在一起工作了。似乎将响应团队可能的所有组合一起训练是不可能的。皮特曼等心搏骤停团队的研究表明,67% 的团队领导在心搏骤停事件发生前都没有与团队成员沟通过,33% 先前进行过"非正式"沟通,只有 7% 在心搏骤停后有反馈会议[5]。不像专业的运动团队,其运动就是每天的"工作",对于响应骤停或恶化患者的危机团队来说,危机并不是每天发生,响应这些危机事件也只是他们工作的一小部分。

危机团队的特殊性使其更难练习沟通、组织、团队问题解决以及团队合作所需的综合运作技能。在回顾危机事件录像的时候,一个每天都在训练且运转顺利的团队与一个成员从未见过面的团队之间的差距是显而易见的。危机团队训练项目必须直接解决"因危机而临时集合的团队此前从未一起工作过"这一难题。这对我们需要改善这些患者的预后提出了独特的挑战。

危机模拟作为诊断工具

Sullivan 和 Guyatt 最早发表了一篇研究,研究将心搏骤停模拟器应用于医院来确定危机团队反应的差异[4]。他们的结论是"模拟骤停是一种发现和明确具体不足非常有效的方法,可以揭示复苏程序和设备中可疑和未被怀疑的缺陷,并激励医生和管理人员迅速纠正缺陷"[4]。其他团队后续的工作也同样表明,模拟可以成为揭示医院危机应对不足的强大诊断工具[6]。

Dongilli 等人的模拟呼叫系统提供了一个应用危机团队训练原则成功作为诊断工具的范例[7]。模拟呼叫系统在成人医院实施了几个月,这些成人医院是 22 家医院健康机构的一部分[6]。目的是评估首个反应者以及适宜复苏操作开始前的时间间隔。计算的参数包括以下时间间隔:通知危机操作者的时间、发送声音寻呼反应团队的时间、反应寻呼机发声的时间以及首位反应者到达的时间[7]。结果分析表明,首个反应者到达危机现场的时间长达 4 分钟[7]。回顾发现医院操作者通知过程为,操作者收到呼叫,将信息输入寻呼系统,触发传输寻呼系统(需要 3 分钟来传送寻呼报警),然后通过天花板扬声系统寻呼反应团队[7]。这一过程导致首位反应者到达危机现场时间不必要地延迟。这个过程已经改变,操作者在收到呼叫后接到指令立即寻呼反应团队,然后拨出寻呼机[7]。这个流程改变后,下一次模拟从按键响起到首位反应者到达的时间从 1 分钟减少到 46 秒[7]。

Hunt 在三所儿童医院历时三年制作了 34 个令人惊奇的多学科模拟呼叫系统[8]。模拟呼叫系统包括一些场景,如儿童呼吸窘迫、呼吸骤停、心肺骤停[8]。评估显示存在气道、呼吸、循环、给氧、胸外按压、除颤决定的评估延迟,以及领导和沟通方面的错误[8]。Hunt 得出结论,该研究确定了"改善儿童心肺复苏以及理想情况下的改善结果的教育干预措施的目标"[8]。

最后,Prince 等人将模拟作为医院代码团队多步骤重组的一部分。在患者护理环境中执行模拟代码,并确定了导致质量和流程改进问题的事项。这些项目包括但不限于识别功能失调的代码激活按钮、实验室测试结果延迟以及骨内注射通路(IO)设备到达危机现场的延迟。然后可以实施质量过程改进,包括应用生物医学工程来解决失效的激活按键,实现ISTAT 应用于呼叫系统,以及指定 IO 设备交给专人管理[9]。

模拟危机状态改善团队合作质量和提高信心

除了能识别系统的问题外,医疗危机团队模拟训练能提高团队工作技能及团队成员的信心。Frengley 等发现,基于模拟的学习改进了多学科重症监护室团队的团队合作,包括改进总体的团队合作行为、领导以及团队协作和情境信息表达。此外,大多数课程后评估受访者表示,总体而言,他们对管理类似事件和紧急事件的信心有所增强[10]。Thomas 等人采用随机高保真模拟来练习新生儿复苏技能,经过培训的参与者表现出更频繁的团队合作行为和更好的工作量管理[11]。Allan 等人为儿科心脏重症监护室开发了一个特定的危机资源管理课程,重点关注团队合作原则和技术复苏技能。参与者认为,其作为呼叫成员的能力和在呼叫系统中的信心都得到提高,所有参与者都感觉到课程非常有用[12]。其他学科(包括护理、产科和社区医院相关科室)的类似研究表明,针对危机事件的模拟培训有助于提高信心、舒适度和团队合作[13-15]。

模拟危机状态改善患者预后

最重要的是,危机团队的模拟训练已经能改善团队的实际行为和患者预后。Wayne 等用 10 小时基于模拟的教学干预培训了第二年内科住院医师,同时第三年住院医师接受传统的培训,包括最新 ACLS 更新课程,但没有模拟训练。培训期结束后,选择 6 个月的研究期,并对实际参与患者心脏骤停团队反应的医院日志进行审查。日志显示,与传统训练的住院医师相比,模拟训练的住院医师对 AHA 标准的依从性显著提高,特别是,模拟训练的住院医师比传统训练的住院医师更容易产生依从性 ACLS 反应。这强调了模拟训练的重要性。这些第二年的住院医师没有临床经验及传统的 ACLS 训练(一对二提供课程),然而,通过模拟培训,他们的表现优于经验丰富的学员[16]。

2011 年发表的一篇里程碑式的研究中,Andreatta 等在一家三级照护医学教育中心的儿童医院中,在 48 个月的时间里,以越来越高的比率建立了随机模拟代码。他们记录了各种事件用来立即分析与反馈。研究期间,查阅了自我评价数据和医院的呼吸心搏骤停(CPA)

率的记录。2005 年,CPA 存活率是 10%,但将正式的模拟呼叫系统常规整合后,CPA 存活率升高到近 50%,增量与模拟代码事件数量的增加相关。这项研究强调了模拟培训对危机团队的重要性,这种至关重要的教育可以改善患者结果[17]。

实施过程

危机团队训练应当着重组织技能,而不是医疗和护理评估和治疗技能。不幸的是,医疗和护理照护的知识与技能是这些团队传统的教育内容(即 ACLS 训练)。我们相信,危机团队训练课程中必要的内容包括精心编写的模拟复苏场景以及偏重于组织和团队动态变化的技术反馈。危机团队训练场景遵循的一般原则包括生活化的情境,每一个场景(更精确的话,是每个反馈)拥有一个专门的学习目标和主题,以及包括团队质量改进目标。此外,可以复制现实生活中的错误来训练团队,以避免类似的错误。最后,也是重要的一点,情景应该紧紧围绕促进学习目标。如果学习目标是观察一个人需要多久可以识别危机状态,需要 RRS 做出反应并且首个反应者到场,那么可以短至 1 分钟。另一方面,如果目标是关注诊断和转入合适的重症监护室,那么场景可能需要长达 20~30 分钟。然后,汇报应针对该学习目标。这种集中分析有助于学员理解他们在每个模拟课程中应当抓住的重点。

不管怎样,我们不要期盼应用一个模拟器而能迅速训练好一个团队。团队训练需要一个有组织的课程和有效的教学,以训练出特定的行为。本章将着重讲一些重要的内容来更好地制订危机团队训练课程。

教学内容

急救团队训练课程开发的第一步是为课程制订明确清晰的教学目标。尽管每个机构的这些目标略有不同,但基于已识别的缺陷,培训必须公开承认危机团队的独特性质,并提供一个路线图,使特设小组很好地共同运作。必须涵盖以下原则:团队目标、角色分配、沟通以及领导力。

急救危机团队的目标

为了使危机团队以一种有组织的方式运行,他们必须花时间和精力在危机反应的开始进行组织。在我们看来,危机团队反应缺乏组织的主要原因是团队成员在团队组织前就开始介入医疗和护理活动中。如果团队成员有共同的目标并相互协作,团队可能运行得更好。一旦组织成立,医疗和护理干预将更有效地进行。如果做得好,这个组织步骤不需要延迟。

首先也是最重要的团队目标是在整个过程中提供有效且高效的基础生命支持。这包括气道评估、呼吸及循环,如果需要的话,需要快速启动球囊面罩通气、胸外按压、快速除颤和反复评估。如果患者处于休克状态,那么针对首次休克的特定目标应该是在病情恶化患者的 3 分钟内完成。

第二个目标是有效和高效地提供适合的高级生命支持,包括诊断潜在病因和提供有效的护理。最后,必须有适宜的分诊方案。

仅仅让团队成员意识到其总体目标及可能实施的特定复苏练习的时间间隔可能会与更好的行为相关[18]。除了团队目标外,每个成员应当意识到其特定角色的目标,因为每个特定工作如果做得适当,将有助于实现总体目标。

指定角色:分配和定义

在院内的危机状况中,最糟糕的情境是无计划地处置。这种情况在 21 世纪更不可能出现。然而令人诧异的是,医院工作人员一起来决定谁来操作报警器、报警器如何触发,但却忽略了要计划好谁来实施复苏工作、实施具体哪些工作。不幸的是,这往往导致重要工作或复苏工作未完成——如延迟实施胸外按压或建立静脉/骨内通路。

设计危机团队反应的关键是确定特定角色及相应的责任,然后在培训期间提前设计。有两种有效的角色分配方法。第一种是有明确的角色。通常谁来承担哪个角色并不重要,只是每个角色都有成员担任,该成员有足够的技能来胜任角色设置需要的职责。第二种是训练每个携带寻呼器的成员当他/她到达现场时其特定角色是什么,从而使他/她知道他们应当做什么。如果该角色有人担任而其他的还没有人,那么反应者必须识别环境并填补空缺的角色。没能这么做可能会导致无法执行关键任务,最终导致患者受到伤害。

每一个机构还必须决定其团队如何构建——也就是谁来参与反应。组织团队和选择角色是密切相关的。我们必须熟悉可用于危机团队反应的成员并选择相应的角色。例如,一个机构可能仅有四个可用的危机团队反应者,而其他的可能有十个。那么后者就能扩展很多可用的角色,如有两个急救车管理者而不是一个。一旦明确了团队中有多少人(以及来自哪个部门),下一步就是分配每个角色的职责。明确分配角色及职责将避免含糊导致的混乱,这在危机状态下会常常见到。

在匹兹堡大学,每个危机团队需要八个独立的角色。虽然开始仅有六个角色,但在训练课程中反复出现的特定错误表明需要更明确且更多的角色。团队构成发生变化,角色不断调整并增加直到训练的团队能可靠圆满地完成预定工作目标。教育家们认为,重要的是,所有团队成员都必须接受培训,以承担他们能够为多个目标履行的多个角色中的任何一个。首先,这种交叉培训提高了团队的灵活性。在院内危机中,团队成员随机到达,但较早确定的某种角色(如气道管理)能提高成功的可能性。第二,学习多种角色能帮助了解团队其他成员所担任的角色。没有交叉训练可能导致沟通错误、协作不好以及角色疏忽。例如,如果没有麻醉医师、重症医师或其他有插管技术的成员到场,常常没有人会尝试做气道管理。相反,他们可能会等待气道专家到场。这可能会发生团队成员在有足够的技术来管理气道时还要等专家到场的情况。我们知道,一些医院的团队反应可能没有八个反应者可用。在这种情况下,我们建议反应者担任一个以上的角色。例如,一个成员承担气道管理和气道辅助两个角色。使用角色"捆绑"职责的方法有助于分配工作给团队成员。当一个团队成员在人力资源受限的情况下,需要扮演多个角色时,模拟练习有助于决定最佳"捆绑"方式。

在匹兹堡大学,所有医疗急救团队成员——包括住院医师、高年资住院医师、内科主治医师、重症监护护士、呼吸治疗师以及药师——都在 WISER 模拟中心参加危机团队训练课程。这些全面的人体模拟培训课程允许分析团队功能,并推动团队结构的变化。

在团队训练课程的开始,通常不会在医疗急救中一起工作的 MET 成员需要完成一个在线教学项目。一到达模拟中心,监督者会复习教学的关键概念并让团队适应模拟器。然后他们参与到一个模拟危机的情境之中。我们现在有八个情境(包括一个"无"情境,该情境中模拟患者并无危机状况)。我们观察到团队的第一次尝试总是混乱的,很多重要的复苏工作要么延迟,要么根本没有实施。例如,在训练了超过 500 个高级心脏生命支持的成员后,只有一个团队在其首次模拟课程中成功在 3 分钟内对室颤进行了除颤。在训练计划的最后,几乎所有的团队都成功了(见图 31.1、图 31.2)。

在训练课程中,危机团队成员熟悉了他们所有的目标和角色并能独立完成。为了确保这一点,我们不让任何一个成员在训练中扮演两次相同的角色。在总结中,参与者决定他们是否担任了所有要求的角色,他们是否完成了所有与每个角色相关的工作,之后他们进入更多的模拟训练。团队参与 4 个模拟训练,通过总结来分析角色分工、工作职责以及团队合作。由于参与者在每个模拟训练中扮演了不同的角色,因此他们能够更好地理解在每个角色都分配后,团队如何更有效并高效地发挥作用,同时责任界定也更清楚。这种"角色与目标"的方法可以训练临时团队在一起很好地工作,因为无论谁到达危机反应现场(或无论他们参与的顺序如何),他们都能进入角色并履行相应的职责。培训期间的关键任务之一是向成员传授有效管理危机团队应对措施的重要步骤(表 31.1)。

角色	职责
1. 气道管理者	获取气道设备,评估和辅助通气,气管插管,检查瞳孔
2. 气道辅助者	辅助气道管理者,安装氧源和吸引装置,需要时进行吸引
3. 床旁辅助者(通常是基础注册护士)	检查脉搏,获取生命体征,监测脉氧饱和度,评估患者静脉通路,推药
4. 循环管理者	检查脉搏,放置除颤电极,实施胸外按压
5. 操作医师	完成操作,包括建立静脉通路、胸导管插管、测指尖血糖动脉血气
6. 急救车管理者(通常是 ICU 注册护士)	记录和准备药品,管理和操作除颤仪,调度仪器,仪器包括储氧面罩、背板、除颤电极板、文件标识
7. 治疗领导者	评估团队职责和数据,指导治疗,制定优先顺序、治疗方案
8. 数据处理者(通常是 ICU 注册护士)	分发角色标签,记录 AMPLE,检索实验室结果和表格,记录干预措施
备选:辅助护士	获取血糖仪和患者病例到床旁,运送实验室标本

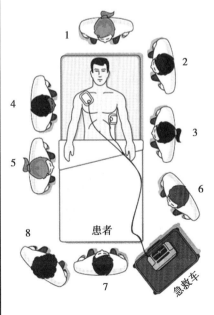

图 31.1 第一期到第三期模拟人危机小组培训课程中具体角色及相关任务

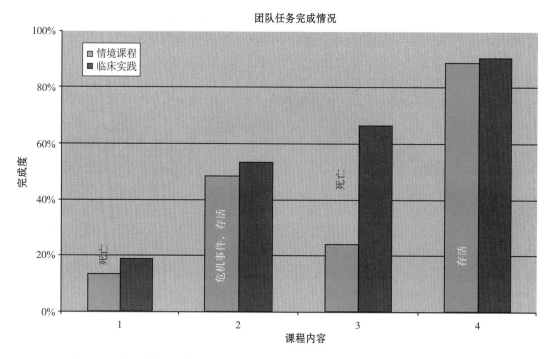

图 31.2　第一、第二和第三个情境课程的 3 小时训练计划中,总体团队工作完成率

表 31.1　危机团队训练的关键课程

组织团队	分析数据
选择角色	诊断
明确和完成职责	治疗
相关人员沟通数据	

匹兹堡大学已经重新划分危机反应中各自的职责,删除"专业"的标签,将其转换为具体"角色"(不论是哪个专业的成员到场)[19](表 31.2,图 31.3)。训练课程是多学科的,护理、呼吸治疗师以及内科医生都参加到一个训练课程中。小组善于根据个人的能力来制订角色。同时,他们开始看到个人如何能在第一时间聚到一起并组成一个团队来运行。我们也发现为每个危机团队成员画出位置至关重要。通过这种方法,混乱会降到最低,且每个成员都能在床旁的合适位置来履行其职责[19]。

表 31.2　危机团队成员的角色和目标

角色	目标
气道管理者(1 号,见图 31.3)	管理通气和氧疗,必要时气管插管
气道辅助者(2 号)	给气道管理者提高设备,辅助球囊面罩通气
床旁辅助者(3 号)	提供患者信息,包括 AMPLE*,给药
设备管理者(4 号)	预备药物,为适合的团队成员提供急救车的内容
数据处理/记录者(8 号)	记录生命体征、检查结果、化验结果、图表

续表

角色	目标
循环辅助者(6 号)	评估脉搏,实施胸外按压
操作医师(7 号)	执行操作,如进行中心静脉导管、胸导管或检查脉搏
治疗领导者(5 号)	分析数据,作诊断,指导患者治疗

*AMPLE 指过敏史、用药史、即往史、最后一餐和事件(发生过什么)。

在危机处理团队的培训计划中,改进与角色相关的任务

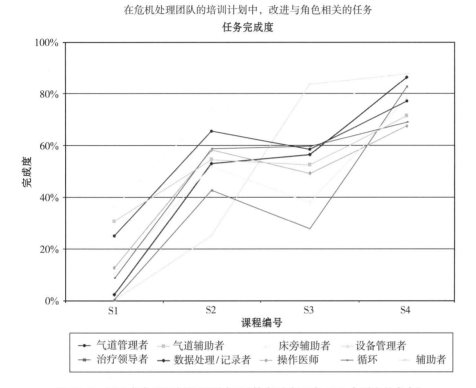

图 31.3 团队角色和目标的图形表示(数字对应于表 31.2 中列出的角色)

全程人体模拟训练也已经用于训练儿科危机反应团队。在约翰斯·霍普金斯儿童中心,他们通过训练成员在他们参与的每一个到达危机状况场景时所需要做的工作来处理团队构架和功能。他们也回避了"儿童报警团队"这个词,并明确团队名称为"儿童快速反应团队"。理由是团队理论上是用来处理心搏骤停前的医疗危机状况,应当先于任何一种心搏骤停或"报警"的发生。(医学文献要求团队命名为医学急救团队而不是快速反应团队,因为它是由内科医师主导的。然而,在约翰斯·霍普金斯儿童中心,有意愿明确表示团队是为儿童服务的,因此用了"儿童"一词。而且,因为团队同时服务于内科和外科患者,因此他们避免使用"内科"一词。所以,其全称叫"儿童快速反应团队"。)团队名称的选择因医院而异,能反映医院的文化即可,但是团队职能衡量是相似的,训练的目标也是相似的。

约翰斯·霍普金斯大学的团队有十名成员,除了基础团队,每个成员都有一个专门的角色。角色在医院计划中做了规定,在任职培训中对每个人做了描述,同时在不同的团队训练

课程中也进行了练习。例如,儿科住院医师通过培训了解了在其实习期内的任何时候要应对医疗危机,其唯一的工作就是在需要时进行按压。第二年儿科住院医师培训包括在需要时进行除颤,此外其还需要协助建立静脉通路。

此外,对轮转所有病房的住院医师来说,有每月的复苏培训课程。他们可以参与一系列短期模拟报警来轮流练习以下内容:(1)确定自己是领导者;(2)履行他们在实际事件中应履行的职责;(3)危机期间沟通;(4)实施重要的复苏工作,如 CPR、球囊辅助通气、除颤和留置骨内针。

研发一种方法来确保每个重要的复苏工作都在每个需要创新的危机状态中完成:(1)明确角色定义;(2)决定谁来承担每个角色的明确方法;(3)培训练习,允许团队成员来练习担任角色,同时以团结的团队形式来完成工作。

沟通

确保有效的沟通是另一项主要培训内容。闭环式反馈沟通是一种重要的方法。这一术语指的是团队成员与另一名成员交谈,第二名成员确认听到信息,从而结束沟通循环的过程。此外,确认分配的工作完成最终使工作实施环结束。例如,团队领导说,"吉米,你能检查一下脉搏吗。"吉米接下来陈述:"我会检查脉搏",然后完成其工作后说,"我仍没有感觉到脉搏。"然后领导应当确认接收到这个信息,"好的,没有脉搏。吉米,请继续 CPR。"吉米确认,"我将继续 CPR。"闭环的沟通方法减少了混乱,并确保安全和患者被照护时得到最合适的处理。

沟通不仅应在闭环方式中进行,也应当针对需要信息的特定团队成员,比如团队领导或急救车管理者。名字的使用是重要和有效的。然后,团队领导可以通过闭环通信分析团队成员提供的数据,理解信息并对患者做出诊断,然后再通过闭环式沟通给出有关患者最适合的治疗指导。

心肺复苏和医疗危机的模拟使医疗急救小组成员能够练习这些沟通技巧。一种特别有效的方法是让报警团队成员看到发生在模拟中心的安全环境中沟通错误的影响。例如,在模拟严重脓毒性休克患者的过程中,一个儿科住院医师的医嘱为 20ml/kg 输注生理盐水,当血压仍然很低时,又重复了上述医嘱 2 次。在模拟报警结束时,住院医师认为患者一共输入60ml/kg 生理盐水。与护士讨论的时候,清楚的是他们只完成了一次输注的准备,事实上还没有液体送过来。他们甚至还没有听到第二次和第三次医嘱,也没有意识到生理盐水需要优先输注,他们认为抗生素更重要。

在 RRS 团队中,有一些具有更特殊功能的"小分队",并且必须在团队内部以及团队之间开发沟通渠道。三个小分队是呼吸团队、循环及患者评估团队、诊断和治疗团队。呼吸团队包括气道管理者和助手。他们显然必须紧密合作,并且必须独立于其他沟通进行一对一的沟通。循环团队的职责是检查循环是否存在及循环的质量,给予循环辅助和药物。他们需要交叉-检查结果和协同工作,这可能会相互干扰,如做胸外按压、留置中心静脉导管以及放置除颤电极板。最后,诊断和治疗小组必须收集所有的数据,做出治疗决定,并加以实施。认识到这些小分队的存在及其功能有助于改善沟通。强调组织和沟通的目的在于培养集体意识,这样团队成员以小组的形式协作来收集、传递并应用数据,而不是靠个人。

领导能力

多个研究表明,心肺复苏中领导能力差与团队功能差相关[20,21]。Cooper 和 Wakelam 观察了真实呼吸心搏骤停和领导行为描述问卷[20]。这项研究表明,以"操作"的方式参与到工作中的领导"不太可能建立有组织架构的团队,团队缺乏动力,复苏工作运行得不太有效"[20]。Marsch 等研究了模拟心肺复苏效果并观察到"缺乏领导行为和缺乏明确分工与团队不好的运作相关"[21]。

虽然良好的领导能力有助于确保良好的团队运作,但必须建立一套制度,确保团队即使在缺乏有效领导的情况下也能正常运作。因此,团队成员应当接受训练,在没有提醒的情况下也能扮演好角色。然而,模拟医学危机状态和呼吸心搏骤停能让医学急救团队成员的领导技能得到训练,也能实际见到领导能力差的后果。更重要的是,训练能让领导不断练习直到他们能胜任带领一个团队。

反馈

反馈是医疗急救团队训练的必要组成部分。Marteau 等声明了一个"有一种被很好地描述的倾向,即在成功后调用借鉴能力,但在失败后不质疑能力"[22]。他们的数据表明,没有反馈的复苏经验能增加自信,但不能提高能力[22]。

反馈的原则包括时效性、客观性、特异性以及公平性。时效性是指反馈如果在危机场景后立即完成对学习者最有效。这确保了体验在训练者脑中是新的,使其从反馈和自我评估中有最大收获。

反馈应客观、具体。其应当关注细节——不是"你做得很好",而应当是"你最好在 30 秒内给患者氧疗"。利用模拟和视频记录能使反馈非常特异。视频回顾医疗急救团队的行为,用客观的评价描述能做精确和细致的反馈。

最后,反馈应当是公平的。成功与错误都应当讨论。成功反馈的关键是积极的,即使错误也是一个学习的点。错误应当被记录下来,但是重点应当放在纠正错误的行动中。在团队训练前,应当强调错误会在模拟场景中发生,正如可以发生在真实场景中一样。但是,模拟时允许在安全教学环境下发生错误。在模拟环境下,错误可以作为有力的教学辅助工具并提供改进的动力。

定量

RRT 团队训练对教学、患者安全及研究都很重要。在每个领域,如果训练的内容可以定量,那么训练就是最有效的。如果出现缺陷,测量可以识别缺陷并证明改进。关键是衡量正确的结果。

如果 RRS 团队训练的目标是教学,那么场景应当以特定教学目标的工作来设计,如纠正球囊辅助通气。定量最终是一个根据技能是否能够被有效完成的二分法值,即"是"或"否"。结果有助于明确在反馈时应关注哪个部分。机构或许会使用这一成功技能的技术来限定个人在医院的特权。例如,麻醉医师可能会为了在其机构获得特权而成功展示困难气道的处理。

　　如果 RRS 团队训练的目标是患者安全,定量可能就是患者结局。然而,由于我们想要避免的很多结局非常罕见,所以仅仅观察这些结局的变化率是不合理的。第二种方法可以观察到对所需程序或流程的依从性。正如我们所看到的,Wayne 等成功量化了美国心脏协会标准的依从性,特别是 ACLS 的流程[16]。

　　应用 RRS 团队训练进行研究能集中于上述所有的组合。量化一个团队成员或整个团队完成的成功案例,可以在团队训练前后进行比较,也可以随着时间的推移进行比较。Gaba 等人的研究表明,技术和行为都能通过模拟危机事件的录像进行评估[23]。其结果表明,认知和危机处理行为有很大的差异[23]。这一点在之前的研究中就能看得到,也表明模拟能用来作为"需求评估工具。"

　　Blum 等人描述了麻醉危机资源管理课程的开发[16]。课程目标是理解和提高参与者在危机资源管理方面的技能,并学习汇报技能[24]。参与者对课程有用性、汇报技能和危机资源管理原则给予了高度评价[24]。值得注意的是,课程参与者有资格享受不当行为保险费减免[24]。

　　最近,应用 RRS 团队训练的研究侧重在改善团队工作、团队成员信心以及现实团队行为。最重要的是,这项研究已经表明,医疗急救团队的模拟训练可能能改善团队行为和患者结局。

总结

　　在过去 15 年中,拥有快速反应体系的医院数量在不断增加。成功的 RRS 团队训练可能会提高其团队效率,并最终改善患者预后。RRS 团队培训应包括明确团队目标、危机小组成员的指定角色分配、沟通培训和领导力培训。训练可以通过应用模拟结合设计完善的情景、有技巧的反馈以及与定量培训相关的缺陷和其他相关成功经验而成功实施。

(丛鲁红　译　王华庆　校)

参考文献

1. Peberdy MA, Kaye W, Ornato JP, et al. Cardiopulmonary resuscitation of adults in the hospital: a report of 14, 720 cardiac arrests from the National Registry of Cardiopulmonary Resuscitation. Resuscitation. 2003;58:297–308.
2. Pittman J, Turner B, Gabbott DA. Communication between members of the cardiac arrest team—a postal survey. Resuscitation. 2001;49:175–7.
3. Edelson DP, Yuen TC, Mancini ME, Davis DP, Hunt EA, Miller JA, Abella BS. Hospital cardiac arrest resuscitation practice in the United States: a nationally representative survey. J Hosp Med. 2014;9(6):353–7.
4. Mundell WC, Kennedy CC, Szostek JH, Cook DA. Simulation technology for resuscitation training: a systematic review and meta-analysis. Resuscitation. 2013;84(9):1174–83.
5. Merchant RM, Yang L, Becker LB, Berg RA, Nadkarni V, Nichol G, Carr BG, Mitra N, Bradley SM, Abella BS, Groeneveld PW. American Heart Association get with the guidelines-resuscitation investigators. Incidence of treated cardiac arrest in hospitalized patients in the United States. Crit Care Med. 2011;39(11):2401–6.
6. Sullivan MJ, Guyatt GH. Simulated cardiac arrests for monitoring quality of in-hospital resuscitation. Lancet. 1986;2:618–20.
7. Dongilli T, DeVita M, Schaefer J, Grbach W, Fiedor M. The use of simulation training in a large multi-hospital health system to increase patient safety.

Presented at International Meeting for Medical Simulation. Albuquerque, NM; 2004.

8. Hunt EA, Walker AR, Shaffner DH, Miller MR, Pronovost PJ. Simulation of in-hospital pediatric medical emergencies and cardiopulmonary arrests: highlighting the importance of the first 5 minutes. Pediatrics. 2008;121:e34–43.

9. Prince CR, Hines EJ, Chyou PH, Heegeman DJ. Finding the key to a better code: code team restructure to improve performance and outcomes. Clin Med Res. 2014;12(1–2):47–57.

10. Frengley RW, Weller JM, Torrie J, Dzendrowskyj P, Yee B, Paul AM, Shulruf B, Henderson KM. The effect of a simulation-based training intervention on the performance of established critical care unit teams. Crit Care Med. 2011;39(12):2605–11.

11. Thomas EJ, Williams AL, Reichman EF, Lasky RE, Crandell S, Taggart WR. Team training in the neonatal resuscitation program for interns: teamwork and quality of resuscitations. Pediatrics. 2010;125(3):539–46.

12. Allan CK, Thiagarajan RR, Beke D, Imprescia A, Kappus LJ, Garden A, Hayes G, Laussen PC, Bacha E, Weinstock PH. Simulation-based training delivered directly to the pediatric cardiac intensive care unit engenders preparedness, comfort, and decreased anxiety among multidisciplinary resuscitation teams. J Thorac Cardiovasc Surg. 2010;140(3):646–52.

13. Wehbe-Janek H, Lenzmeier CR, Ogden PE, Lambden MP, Sanford P, Herrick J, Song J, Pliego JF, Colbert CY. Nurses' perceptions of simulation-based interprofessional training program for rapid response and code blue events. J Nurs Care Qual. 2012;27(1): 43–50.

14. Robertson B, Schumacher L, Gosman G, Kanfer R, Kelley M, DeVita M. Simulation-based crisis team training for multidisciplinary obstetric providers. Simul Healthc. 2009;4(2):77–83.

15. Kegler AL, Dale BD, McCarthy AJ. The use of high-fidelity simulation for rapid response team training: a community hospital's story. J Nurses Staff Dev. 2012;28(2):50–2.

16. Wayne DB, Didwania A, Feinglass J, Fudala MJ, Barsuk JH, McGaghie WC. Simulation-based education improves quality of care during cardiac arrest team responses at an academic teaching hospital: a case-control study. Chest. 2008;133(1):56–61.

17. Andreatta P, Saxton E, Thompson M, Annich G. Simulation-based mock codes significantly correlate with improved pediatric patient cardiopulmonary arrest survival rates. Pediatr Crit Care Med. 2011;12(1):33–8.

18. Kinney KG, Boyd SY, Simpson DE. Guidelines for appropriate in-hospital emergency team time management: the Brooke Army Medical Center approach. Resuscitation. 2004;60:33–8.

19. Fiedor M, DeVita M. Human simulation and crisis team training. In: Dunn WF, editor. Simulators in critical care and beyond. Des Plaines, IL: Society of Critical Care Medicine; 2004. p. 91–5.

20. Cooper S, Wakelam A. Leadership of resuscitation teams: "Lighthouse Leadership.". Resuscitation. 1999;42:27–45.

21. Marsch SCU, Muller C, Marquardt K, Conrad G, Tschan F, Hunziker PR. Human factors affect the quality of cardiopulmonary resuscitation in simulated cardiac arrests. Resuscitation. 2004;60:51–6.

22. Marteau TM, Wynne G, Kaye W, Evans TR. Resuscitation: experience without feedback increases confidence but not skill. BMJ. 1990;300:849–50.

23. Gaba DM, Howard SK, Flanagan B, Smith BE, Fish KJ, Botney R. Assessment of clinical performance during simulated crises using both technical and behavioral ratings. Anesthesiology. 1998;89:8–18.

24. Blum RH, Raemer DB, Carroll JS, Sunder N, Felstein DM, Cooper JB. Crisis resource management training for an anaesthesia faculty: a new approach to continuing education. Med Educ. 2004;38:45–55.

32 评估复杂系统干预的有效性

Jack Chen

根据医学研究所(IOM)[1,2]和其他研究的里程碑式报告,已经引入了许多干预方案来改善患者安全[3-7]。然而,严重不良事件(SAE)在急症医院仍然很常见,保守估计美国每年有 200 000 例院内心跳呼吸骤停(IHCA)[8],每年可预防死亡人数达 400 000 例[9]。对复杂系统干预的评估仍然是一个挑战。对于旨在改善系统和患者安全的干预计划的有效性,几乎没有可靠的证据[6]。严格评估我们用于提供医疗服务的系统与评估简单干预措施(如新药或新医疗技术)所面临的挑战不同[10-12]。

复杂系统干预的特点

目前还没有单一标准的方法来定义复杂系统干预。世界卫生组织的报告认为,目前的四项改革卫生和卫生系统的革命是:生命科学、信息和通信技术、社会公正和公平、超越复杂性的系统思维。作者认为,全系统干预和系统一级的干预措施预计会产生深远的影响。此类干预针对并认识到卫生系统构建模块的动态架构和相互关系(即管理、信息、融资、服务提供、人力资源、药品和技术以及以人为中心的系统)[11]。2008 年,英国医学研究理事会(MRC)更新了之前关于制订和评估复杂干预措施的指南[12],并认为简单干预措施和复杂干预措施之间没有明显的界限。使干预变得复杂的特征是:(1)实验性和控制性干预措施中相互作用元素的数量;(2)提供或接受干预措施者所需行为的数量和难度;(3)干预所针对的团体或组织级别的数量;(4)结局的数量和变异性;(5)允许干预的程度或适应性。

对医疗保健系统进行复杂的系统干预往往需要改变一个研究所的结构、文化和组织行为,以及改变个人实践,所有这些都旨在提高医疗质量[13,14]。大多数质量改进计划也具有其中一些特征。实施复杂系统干预要求很高。它可能需要系统的、多方面的变革战略,包括建立联盟;学术细节[15];及时反馈[16],涉及意见领袖[17];广泛和有针对性的教育活动;改变组织结构,如团队建设;简化流程;提供适当的人手。

然而,应该指出的是,一些看起来简单的干预措施也可能具有独特的系统组成部分,并且所提供的干预措施也往往部分取决于当地情况和环境。例如,在 SAFE 研究中有一些系统元素需要输注两种不同的液体[17]。该试验涉及的不仅仅是在一个时间点提供单一药物。除液体类型外,液体疗法在很大程度上取决于各医院和其机构内的个体临床医生。因此,结果部分取决于用于每个患者的液体输注方案或系统以及所比较的两种不同的液体。英格兰的"Matching Michigan"计划[18]将预防中心导管相关感染的成功的 Michigan-Keystone 计划[19]转化为国家计划,但发现干预重症监护室分组与"控制"重症监护室分组之间的结局没有显著差异,类似的重症监护室前治疗效果不能仅归因于重症监护室参与。这样的结果促使人们探索可能相互作用和修改干预效应的历史、背景和局部系统因素[18,20,21]。

评估复杂系统干预有时称为卫生服务研究,被定义为"一个多学科的研究领域,包括基础研究和应用研究,它们检查卫生保健服务的使用、成本、质量、可行性、交付、组织、资金和结果,增加对个人和人群健康服务结构、过程和效果的了解和理解"[22]。卫生服务研究的另一个不太正式的定义指出,它为探索复杂卫生系统的过程和动态提供了一个框架[23]。因此,这种类型的研究可能会产生关于在复杂系统中建立和维护最佳实践的障碍和促成因素的新知识。

定义复杂系统评估的理论和组成部分

良好的系统干预基于可靠的理论和明确的因果关系假设,这些假设已经在干预、过程、背景和结果之间通过各种框架进行描述,如变化理论(ToC)[24]、程序评估的逻辑模型[25]、现实主义评价[26]等。在实践中,我们必须明确界定干预的基本理论和评估目标。我们是否满意于简单地确定干预的临床结果,还是我们也有兴趣获得有关复杂系统内过程及其影响的新知识? 健康促进专家[27,28]讨论了评估所有三个方面的重要性。只注重结果的概念上的缺点是缺乏对干预措施为何产生或未产生预期结果的知识的。即使干预措施最终达到了它所承诺的目标,我们仍然不知道干预措施能够在多大程度上得到改善。关注最终结果也可能忽略了重要问题,例如干预是如何发挥作用的,以及干预效果最好的分组方法是什么。

医疗紧急干预(MET)评估是复杂系统研究的一个很好的例子[29-36]。选定的临床结果是非计划入住重症监护室、意外死亡和心搏骤停。然而,如果将 MET 系统应用到医院并不能产生这些预期结果,我们如何知道失败是否是由于实施不足[35,37]、呼叫标准不理想[38]、相对较短的研究[35]、对照组对象非预期干预[35]、MET 小组缺乏重症监护技能[39]以及 MET 反应迟缓[40],或早期干预的基本概念在严重疾病中不起作用等因素所致。了解关键的因果关系理论和过程可能与评估临床结果同样重要(图 32.1)。

其他组织特征也可能有助于取得结果。例如,建立患者安全能力的评估可能有助于 MET 的有效性[20,21]。医院文化的性质也可能是一个重要变量。更为复杂的是,MET 系统的实施本身导致了文化变革,例如需要改变医疗护理人员之间的传统力量的平衡以及重新配置跨学科关系。所有这些因素都可能影响复杂系统干预的过程和结果(如 MET 概念)。因此,当我们计划进行复杂的系统评估时,我们需要考虑除简单结果之外还需要考虑多少因素。

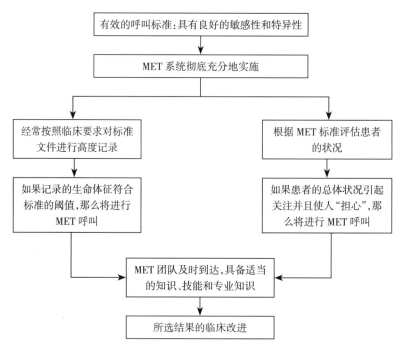

图 32.1   促成成功 MET 结果的关键环节

选择适当的研究方法

我们必须决定我们希望用哪种模式进行评估。例如,我们是否使用定量和定性方法或者两者兼而有之? 如果我们决定支持后者,顺序是什么,范围是什么,我们将如何整合这两种方法?

在循证医学方法(EBM)中,我们倾向于根据设计和评估的特点对研究证据进行分类。单一的大型随机对照试验(最好是双盲试验)是最终的金标准。在随机对照试验中,重点在于研究的设计和规模。长期以来,EBM 刚性方法对患者安全的适用性一直备受争议[41]。应该指出的是,传统的 EBM 方法与基于组织发展和组织学习的研究模式截然不同[42]。对系统组织方面的评估也可以采用参与式研究和行动研究方法[43,44]。这种模式将不太重视设计的严密性,并更多地强调可能支持学习型文化[例如计划-学习-行为(PDSA)循环]的重复性和周期性计划的制订。领导和设计研究组织和复杂系统的研究人员需要从系统角度出发来思考他们的想法。他们需要关注诸如子系统之间的相互作用以及可能超出最初预期的干预的意外好处或危害等因素[45,46]。

随机对照试验可用于比较简单干预措施,如新药或程序。为了进行复杂的系统评估,实验和准实验设计具有最高的内部有效性。诸如评估早期干预严重疾病的新系统等复杂干预措施通常需要复杂的研究方法。重症监护室是一个复杂的组织,患者护理可能受到许多因素的影响,如护理标准和单位内部的工作人员士气。其中一些因素可能与简单干预,如新药,同等重要,甚至更重要。采用简单的 RCT 设计[47]来评估系统干预通常是不可能和不道德的。系统干预通常需要整群随机对照试验设计(cRCT)[48]。然而,使用这些研究方法可能存在挑战,其中包括以下内容。

1. 招募对照组的选择有限 寻找适合 cRCT 的对照组可能存在困难,因为组数往往相对较小,每个控制组都有独特的特征。

2. 污染(对照组也可能采取干预措施) 防止对照组学习和模仿实验组的干预往往是非常困难的。尤其是当干预措施具有良好的表面效度并且直观上有吸引力时。在 MERIT 研究[35]中,我们发现在研究期间,一半的心搏骤停团队呼叫与心搏骤停或死亡无关(即他们是 MET 型呼叫)。这可能导致无法证明其差异。ANZ 喂养指南试验[15]也发现了类似的结果。该研究发现干预组的医生喂养行为发生了显著变化,但出院死亡率无明显差异。然而,数据还显示,对照组重症监护室患者中,37.3%(95%CI:28.1%~49.6%)在入住重症监护室后 24 小时内进食。这正是干预组中以循证为基础的喂养指南所要实现的目标(60.8%,95%CI:45.7%~80%)。

3. 不完全实施干预(准确性不高) 对于针对以结构、文化和行为变化为目标的复杂系统干预而言,试验组内的所有组别并非都会以相同的意愿和承诺接受变化。对未知的怀疑、不适应和不喜欢可能容易使一项重大举措脱轨。此外,个人也可以将自己的理解和价值判断纳入建议的变更中。个人技能和知识也可能决定他们将带来所需变更的方式。在 MERIT 研究中,符合激活标准的 MET 系统中接近一半的不良事件没有导致 MET 呼叫[35]。在 ANZ 喂养指南试验中,尽管干预组入住重症监护室 24 小时内进食的比例较高(干预组 24 小时内进食的比例为 60.8%,而对照组为 37.3%),但也表明接近 40% 的患者在干预组内没有根据最佳循证医学证据进行治疗。

4. 需要大样本量 由于各单位(如重症监护室和医院)在规模和组织特征方面存在较大差异,因此研究中通常需要许多单位参与,以实现研究结果的普遍性。这些属性对整群随机对照试验的影响显著。这些特征的变化越大,获得足够的统计检验力来测试主要和次要结果所需的医院数量就越多[49]。此外,对照组中存在可能的"污染"将有效地削弱研究的力量,并混淆结果。

5. 有限的信息来准确估计研究的功效 由于群体随机研究的成本相对较高,以前的研究中,人们往往没有关于变化或类内相关系数(ICC)的可靠信息[50,51]。功效问题可能变得更加复杂,因为通常没有报道的原始 ICC(ICC 计算基于整个样本,或者对照组和干预组分别没有控制其他协变量[48])。即使这些信息可能来自其他研究,但是这些 ICC 对当前研究环境的适用性往往是有问题的。由于 ICC 反映了某些组织特征,它们在不同的保健系统和环境中可能会有很大不同[52]。此外,有条件的 ICC 的信息(在多元分析模型中对医院地位、教学、城市或农村等关键混杂因素进行调整后)甚至更少。如果将所有这些医院混合在一起,就有可能出现类似于将"苹果与橘子"相比较的问题。一个条件模型(以关键混杂因素为条件)可以减少这个问题,因为基于原始 ICC 的动力不足的研究可能通过条件模型的 ICC 得到改善。

6. 时间范围 系统变化的内在化是时间的函数,因此,往往需很长时间才能成功。例如,证明创伤系统的有效性花费了 10 多年的时间[53,54]。这一要求转化为重大成本。对于大规模评估项目,与传统黄金标准相比,这种成本可能过高,特别是因为它们已经很昂贵和麻烦。

复杂系统干预后的子系统交互

当对一个单位或系统进行干预时,可能会由于引入的变化而导致意外或不想要的结果。尽管 MET 系统最初设计用于减少心搏骤停、意外死亡和非计划重症监护室入院的发生率,但引入此系统可能会改变医院护理的某些方面。例如,一些研究探讨了引入 MET 系统和团队发出非复苏(NFR)指令之间的关系[55-59]。MERIT 试验的一项研究显示,参加 MET 队的患者发出 NFR 指令的比率是参加心搏骤停队的 10 倍[34]。这增加了 MET 团队可能启动临终讨论和高级护理计划流程的可能性。因此,它可能充当事实上的姑息治疗团队,可能防止一些患者不必要的复苏。针对这种意想不到的后果,制订了 MET 或快速反应团队如何应对临终关怀问题的议定书[60]。MERIT 数据的另一项研究也表明,在研究期间引入 MET 系统与生命体征记录的显著改善相关[31]。

成本和成本效益

实施复杂的系统干预需要领导和资源。应该考虑系统干预的成本效益。人们普遍认识到,经过充分考虑和协调的干预措施是成功改变系统的先决条件。但是,了解组织是否有能力实施和维持诸如 MET 系统等干预措施也很重要。这就产生了我们是否应该将健康经济观点纳入评估项目的问题。我们还需要考虑实施长期和广泛的系统变更时的边际收益[61,62]。例如,ANZ 喂养指南研究应用了 18 种不同的实施策略,以实现一组建议。了解策略或这 18 个策略的组合对于观察结果的改进可能是有用的。此外,还应考虑是否有任何策略是多余的,这些策略在没有显著降低影响的情况下是否可以省略。

复杂系统干预的研究结果解读

我们简要讨论了在设计和执行评估复杂系统干预措施的严格研究中可能遇到的困难。解释评估结果也是一个挑战。

1. 缺乏证据并不能证明没有证据。我们讨论了进行理想试验的困难,是否有足够的能力证明主要假设,以及避免污染和其他混杂因素的困难、分析复杂关系和处理多方面的结果的困难。复杂的系统干预很可能会产生负面结果。在这种情况下,"负面"一词经常被错误地使用。特别是,将这些包容性结果(如动力结果不足)解释为否定结果是不正确的[63]。

2. 干预在什么条件下起作用?

单中心研究通常会有多个相互矛盾的结果。对单中心试验提出肯定或否定结论可能会产生误导。同样,在复杂的干预措施中,讨论结果可能更有意义,这些干预措施不是简单的总括性结论,可能会在某些类型的条件下发挥作用。例如,使用发布的 MERIT 研究数据[32],我们可能会探索这样的假设:实施的有效性可能与不良事件的初始发生率有关,并且在基线不良事件发生率较高的医院中可能有更高的收益。这可能意味着对于那些已经有成功的质量改进计划的医院来说,MET 的净收益可能不那么重要。MERIT 研究表明,MET 引入后结局的改善在很大程度上取决于这种系统的成功实施。换句话说,随着紧急团队呼叫(定义为与心搏骤停或死亡无关的呼叫)的比例增加,心搏骤停和意外死亡率下降。这种相反的关系为急诊患者早期复查是可取的观点提供了支持[33]。

3. 认证的困难和贝叶斯方法

鉴于评估复杂系统干预的循证方法,必须考虑评估证据库的困难。在产生一级证据方面进行充分有力的研究所面临的挑战不仅限制了现有的研究,而且也难以对结果进行有意义的解释。

计划和进行新的试验可能需要几年的时间,而获得结果可能需要更长的时间。与此同时,对于前线临床医生、决策者和质量改进活动家来说,决定是否实施直观吸引人的干预措施,例如在严重疾病早期进行干预,仍然很困难[41]。同时,研究人员和临床医生可能会转向其他形式的证据,例如基于观察性研究、过程控制技术和组织研究证据、定性研究或基于专家共识。

除了关于任何特定选择的正确或错误的确定性总体观点之外,可以采用贝叶斯方法[64,65]。这涉及基于多种来源来总结当前的知识,包括专家意见、考虑个别组织自己的承诺和实施提议的变更的能力,以及他们自己的计划-研究-行动(PDSA)模型。这种方法可能是决定是否应该采用提议的复杂系统进行干预的更好指导。

评估大数据时代的复杂系统干预

鉴于卫生信息技术、电子健康记录的巨大进步和实时多源大数据的可能性,通过有目的地建设信息基础设施和连接多种数据来源(包括基于人群数据库和行政管理的大型数据库)的可能性越来越大,存在着对大规模系统干预进行快速和全系统评估的独特机会。例如,通过将澳大利亚新南威尔士州的收治患者数据收集与死亡率登记联系起来,发现在新南威尔士州所有82家公立急症医院中,快速反应系统的使用率从2002年的32%上升至2009年的74%。这一增加与IHCA率下降52%、IHCA相关死亡率下降55%、医院死亡率下降23%以及IHCA后出院存活率上升15%有关[29]。此外,研究发现,IHCA发病率降低,而不是改善心搏骤停后存活率,是IHCA死亡率降低的主要原因。这样的大数据联系也为进行准实验研究提供了一个机会,可以对四家大型教学医院(一家MET医院与三家对照医院)进行比较,结果发现MET对患者结局具有类似的显著益处[30]。最近,在大数据环境中开展大规模、快速、廉价的随机对照试验的兴趣也越来越大,这种随机试验可以扩展到评估复杂系统干预[66]。这些新出现的新机遇为研究人员和政策制定者提供了及时评估复杂系统干预和建立自学卫生系统的巨大保障。

总结

● 评估复杂系统干预对研究结果的内部和外部有效性提出了独特的挑战。

● 需要适当设计和实施cRCT。对这样的研究结果的解释也是如此。这些困难的来源可能是复杂的,包括研究力量不足、沾染、干预措施不完善、结果多样性(计划和意外、主要和次要)以及不同类型的结果(即过程、影响和结果)的复杂性。

● 在复杂的系统干预之后,计划外和意想不到的结果是常见的,这些结果的后果也应该被探索和理解。有时,所问的问题应该是"在什么样的条件下这种干预可能会发挥作用",而不是"这种干预是否应该始终在任何地方都起作用"。

- 需要拥有更广泛的证据基础来评估复杂系统干预的结果,并采用贝叶斯方法来考虑干预措施是否适用于特定的当地环境。

- 健康信息技术和大数据环境的改善也可能为 RCT/cRCT、基于大量人群的观察研究和评估复杂系统干预措施的准实验研究提供保障。

(吴筱菁　译　钟林涛　校)

参考文献

1. Institute of Medicine. Crossing the quality chasm: a new health system for the 21st century. Washington, DC: National Academies Press; 2001.
2. Donaldson MS, Kohn LT, Corrigan J. To err is human building a safer health system. Washington, DC: National Academy Press; 2000.
3. Wong BM, Dyal S, Etchells EE, et al. Application of a trigger tool in near real time to inform quality improvement activities: a prospective study in a general medicine ward. BMJ Qual Saf. 2015;24(4): 272–81.
4. McDowell DS, McComb SA. Safety checklist briefings: a systematic review of the literature. AORN J. 2014;99(1):125–37 .e13
5. Wachter RM, Pronovost PJ, Shekelle PG. Strategies to improve patient safety: the evidence base matures. Ann Int Med. 2013;158(5 Part 1):350–2.
6. Shojania KG, Thomas EJ. Trends in adverse events over time: why are we not improving? BMJ Qual Saf. 2013;22(4):273–7.
7. Shekelle PG, Pronovost PJ, Wachter RM, et al. The top patient safety strategies that can be encouraged for adoption now. Ann Int Med. 2013;158(5 Part 2):365–8.
8. Morrison LJ, Neumar RW, Zimmerman JL, et al. Strategies for improving survival after in-hospital cardiac arrest in the United States: 2013 consensus recommendations: a consensus statement from the American Heart Association. Circulation. 2013;127(14): 1538–63.
9. James JT. A new, evidence-based estimate of patient harms associated with hospital care. J Patient Saf. 2013;9(3):122–8.
10. Bonell C, Fletcher A, Morton M, et al. Realist randomised controlled trials: a new approach to evaluating complex public health interventions. Soc Sci Med. 2012;75(12):2299–306.
11. de Savigny D, Adam T. Systems thinking for health systems strengthening. WHO; 2009.
12. Craig P, Dieppe P, Macintyre S, et al. Developing and evaluating complex interventions: the new Medical Research Council guidance. BMJ. 2008;337(7676):979–83.
13. Grimshaw J, Eccles M, Tetroe J. Implementing clinical guidelines: current evidence and future implications. J Contin Educ Health Prof. 2004;24(Suppl 1):S31–7.
14. Grimshaw J, Eccles M, Thomas R, et al. Toward evidence-based quality improvement. Evidence (and its limitations) of the effectiveness of guideline dissemination and implementation strategies 1966–1998. J Gen Intern Med. 2006;21(Suppl 2):S14–20.
15. Doig GS, Simpson F, Finfer S, et al. Effect of evidence-based feeding guidelines on mortality of critically Ill adults: a cluster randomised controlled trial. JAMA. 2008;300(23):2731–41.
16. Thomas RE, Croal BL, Ramsay C, et al. Effect of enhanced feedback and brief educational reminder messages on laboratory test requesting in primary care: a cluster randomised trial. Lancet. 2006;367(9527): 1990–6.
17. Finfer S, Bellomo R, Boyce N, et al. A comparison of albumin and saline for fluid resuscitation in the intensive care unit. N Engl J Med. 2004;350(22):2247–56.
18. Bion J, Richardson A, Hibbert P, et al. 'Matching Michigan': a 2-year stepped interventional programme to minimise central venous catheter-blood stream infections in intensive care units in England. BMJ Qual Saf. 2013;22(2):110–23.
19. Pronovost P, Needham D, Berenholtz S, et al. An intervention to decrease catheter-related bloodstream infections in the ICU. N Engl J Med. 2006;355(26): 2725–32.
20. Bion JF, Dixon-Woods M. Keystone, matching Michigan, and bacteremia zero. Crit Care Med. 2014;42(5):e383–4.
21. Dixon-Woods M, Leslie M, Tarrant C, et al. Explaining Matching Michigan: an ethnographic study of a patient safety program. Implement Sci. 2013;8:70.
22. Field MJ, Tranquada RE, feasley JC Editors : Institute of Medicine. Health service research: workforce and educational issuses. National Academy Press. Washington DC, 1995.
23. Lomas J. Health services research: a domain where disciplines and decision makers meet. In: Sibbald WJ, Bion JF, editors. Evaluating critical care using health services research to improve quality. Berlin: Springer Verlag; 2000. p. 6–19.
24. Taplin DH, Clark H, Collins E, et al. Theory of change technical papers: a series of papers to support devel-

opment of theories of change based on practice in the field. New York: ActKnowledge; 2013.

25. Millar A, Simeone RS, Carnevale JT. Logic models: a systems tool for performance management. Eval Program Plann. 2001;24:9.

26. Pawson R, Tilley N. Realist evaluation. London: Sage; 1997.

27. Green LW, Kreuter MW. Health program planning: an educational and ecological approach. 4th ed. New York: McGraw-Hill; 2005.

28. Wilson RM, Runciman WB, Gibberd RW, et al. The quality in Australian Health Care study. Med J Aust. 1995;163:458–71.

29. Chen J, Ou L, Hillman KM, et al. Cardiopulmonary arrest and mortality trends, and their association with rapid response system expansion. Med J Aust. 2014;201(3):4.

30. Chen J, Ou L, Hillman K, et al. The impact of implementing a rapid response system: a comparison of cardiopulmonary arrests and mortality among four teaching hospitals in Australia. Resuscitation. 2014;85(9):1275–81.

31. Chen J, Hillman K, Bellomo R, et al. The impact of introducing medical emergency team system on the documentations of vital signs. Resuscitation. 2009;80(1):35–43.

32. Chen J, Flabouris A, Bellomo R, et al. Baseline hospital performance and the impact of medical emergency teams: modelling vs. conventional subgroup analysis. Trials. 2009;10:117.

33. Chen J, Bellomo R, Flabouris A, et al. The relationship between early emergency team calls and serious adverse events. Crit Care Med. 2009;37(1):148–53.

34. Chen J, Flabouris A, Bellomo R, et al. The medical emergency team system and not-for-resuscitation orders: results from the MERIT study. Resuscitation. 2008;79(3):391–7.

35. Hillman K, Chen J, Cretikos M, et al. Introduction of medical emergency team (MET) system—a cluster-randomised controlled trial. Lancet. 2005;365: 2091–7.

36. Hillman K, Chen J, Brown D. A clinical model for Health Services Research—the Medical Emergency Team. J Crit Care. 2003;18(3):195–9.

37. Cretikos MA, Chen J, Hillman KM, et al. The effectiveness of implementation of the medical emergency team (MET) system and factors associated with use during the MERIT study. Crit Care Resusc. 2007;9(2): 206–12.

38. Cretikos M, Chen J, Hillman K, et al. The objective medical emergency team activation criteria: a case-control study. Resuscitation. 2007;73(1):62–72.

39. Flabouris A, Chen J, Hillman K, et al. Timing and interventions of emergency teams during the MERIT study. Resuscitation. 2010;81(1):25–30.

40. Chen J, Bellomo R, Flabouris A, et al. Delayed emergency team calls and associated hospital mortality: a multicenter study. Crit Care Med. 2015. doi:10.1097/CCM.0000000000001192.

41. Leape LL, Berwick DM, Bates DW. What practices will most improve safety? Evidence-based medicine meets patient safety. JAMA. 2002;288(4):501–7.

42. Argyris C. On organizational learning. 2nd ed. Malden, MA: Blackwell Business; 1999.

43. Howard JK, Eckhardt SA. Action research: a guide for library media specialists. Linworth: Worthington, OH; 2005.

44. Johnson AP. A short guide to action research. Boston: Pearson Allyn and Bacon; 2005.

45. Haslett T. Implications of systems thinking for research and practice in management. 07/98 ed. Caulfield East, VIC: Monash University, Faculty of Business and Economics; 1998.

46. Jackson MC. Systems thinking: creative holism for managers. Chichester: Wiley; 2002.

47. Donner A, Klar N. Design and analysis of cluster randomization trials in health research. London: Arnold; 2000.

48. Campbell MK, Elbourne DR, Altman DG, et al. CONSORT statement: extension to cluster randomised trials. BMJ. 2004;328(7441):702–8.

49. Kerry M, Bland JM. Statistical notes: sample size in cluster randomization. BMJ. 1998;316:549.

50. Kerry M, Bland JM. Analysis of a trial randomized in clusters. Br Med J. 1998;316:54.

51. Kish L, Frankel M. Inference from complex samples. J R Stat Soc Series B Stat Methodol. 1974;36:1–37.

52. Campbell MK, Fayers PM, Grimshaw JM. Determinants of the intracluster correlation coefficient in cluster randomized trials: the case of implementation research. Clin Trials. 2005;2(2):99–107.

53. Lecky F, Woodford M, Yates DW. Trends in trauma care in England and Wales 1989–97. Lancet. 2000;355(9217):1771–5.

54. Nathens AB, Jurkovich GJ, Cummings P, et al. The effect of organized systems of trauma care on motor vehicle crash mortality. JAMA. 2000;283(15):1990–4.

55. Calzavacca P, Licari E, Tee A, et al. A prospective study of factors influencing the outcome of patients after a Medical Emergency Team review. Intensive Care Med. 2008;34(11):2112–6.

56. Jones DA, McIntyre T, Baldwin I, et al. The medical emergency team and end-of-life care: a pilot study. Critical Care Resusc. 2007;9(2):151–6.

57. Kenward G, Castle N, Hodgetts T, et al. Evaluation of a Medical Emergency Team one year after implementation. Resuscitation. 2004;61(3):257–63.

58. Parr MJA, Hadfield JH, Flabouris A, et al. The Medical Emergency Team: 12 month analysis of reasons for activation, immediate outcome and not-for-resuscitation orders. Resuscitation. 2001;50:39–44.

59. Young L, Donald M, Parr M, et al. The Medical Emergency Team system: a two hospital comparison. Resuscitation. 2008;77(2):180–8.

60. Higginson IJ, Evans CJ, Grande G, et al. Evaluating complex interventions in end of life care: the MORECare statement on good practice generated by a synthesis of transparent expert consultations and systematic reviews. BMC Med. 2013;11:111.

61. Drummond MF, McGuire A. Economic evaluation in health care merging theory with practice. Oxford:

Oxford University Press; 2001.

62. Folland S, Stano M, Goodman AC. The economics of health and health care. 4th ed. Upper Saddle River, NJ: Pearson Prentice Hall; 2004.

63. Altman DG, Bland JM. Absence of evidence is not evidence of absence. BMJ. 1995;311(7003):485.

64. Hunink MGM, Weinstein MC, Wittenberg E, et al. Decision making in health and medicine: integrating evidence and values. 2nd ed. Cambridge, UK: Cambridge University Press; 2014.

65. Spiegelhalter DJ, Abrams KR, Myles JP. Bayesian approaches to clinical trials and health-care evaluation. New York: Wiley; 2004.

66. Angus DC. Fusing randomized trials with big data: the key to self-learning health care systems? JAMA. 2015;314(8):2.

RRS:培训病房工作人员关注正处于危险和病情恶化的患者

Gary B. Smith，John R. Welch

引言

对参与快速反应系统(RRS)工作人员的培训构成了"预防链"的第一个"环"(图 33.1)———一种预防院内患者病情恶化的简单方法[1]。在普通病房工作的医疗、护理和其他工作人员的知识、技能和态度对 RRS 的运作至关重要,因为没有他们的参与,RRS 将是无效的。

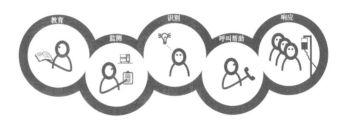

图 33.1 预防链

病房工作人员的基本职责包括:监测、记录和解释患者的重要体征和其他临床变化;识别"高危"和病情恶化的患者;及时给予患者简单、一线的治疗;认识到患者需要更多的帮助;致电快速反应小组(RRT)。病房工作人员在 RRT 成员到达时提供重要的临床和资源支持,如果患者在 RRT 访问后仍在普通病房,则必须对患者的持续监视和护理负责。

与急症和重症监护部门的工作人员不同,那些在病房工作的人通常是多面手,通常与接受常规但往往复杂的护理的患者一起工作。对于这些工作人员来说,患者病情突然恶化的情况相对少见。如果恶化发生,员工必须迅速调整他们的工作模式,以有效管理危机和防止危及生命的并发症发生。这是一个具有挑战性的角色,需要工作人员做好适当的准备,特别是在病房的资源比专家少的情况下。病房工作人员通常不享有与专科工作人员相同的教育机会。许多报告指出,他们并不总是具备必要的知识、心理运动技能和态度,以识别或应对"危险"或病情恶化的患者[2-22]。此外,病区员工可能难以确定自己的学习需求[7]。

这一章讨论了对病房工作人员的培训在确保安全和改善高危患者的预后方面和员工的发展方面的重要贡献。

病房工作人员的挑战

许多医疗问题现在在社区环境中处理，许多低风险的手术程序在日间外科病房进行。因此，有一种趋势是住院患者的年龄越来越大，病情越来越重，患者有多种共病，需要进行复杂的医疗干预。很多都是紧急情况。所有这些患者将在普通病房中度过至少一部分住院时间。一般病房工作人员最有可能照顾需要一级护理的患者(表 33.1)，这些患者定义为"……他们的情况有恶化的危险"或"……最近从更高层次的护理区转来，通过重症监护小组的建议和支持，其需求可以被急症病房满足……"[23](注意：术语"重症监护小组"在很多情况下也指 RRT)。在 2001 年，英格兰 12.2% 的病房患者需要一级或更高级别的护理；到 2006 年，这一比例上升到 21.3%[24,25]。

表 33.1　需要一级护理患者的举例[23]

如下患者	
• 需要至少 4 小时的观察	• 原位胸腔引流
• 需要持续氧疗	• 要求至少 4 小时的 GCS 评估
• 需要大量的静脉输液	• 持续输注胰岛素
• 使用硬膜外镇痛或患者自控镇痛	• 有吸入性肺炎风险
• 接受肠外营养	• 建立间歇性肾脏支持
• 需要通过中心静脉导管大量静脉注射药物	• 需要物理治疗来治疗或预防呼吸衰竭
• 原位气管切开	• 需要每天两次以上的呼气流量测量

GCS：Glasgow 昏迷评分。

提升急诊病房工作人员教育必要性的证据

两项调查显示，危重患者的病房护理存在缺陷[2,3]。首先，54% 的急诊重症监护室患者在转入重症监护室前接受了不理想的护理，许多重症监护室转诊被延迟[2]。其次，13% 的病例认为不能接受对急性患者的初始评估和/或检查，26% 的病例认为初始治疗延迟和/或不适当[3]。不合格的病房护理与较高的死亡率相关[2]，并且会导致患者的识别和治疗延迟[26-30]，以及重症监护室入院的延迟[31-33]。

在这两项调查中，导致护理不合格的潜在因素包括组织不力、缺乏监督、缺乏知识、未能认识到临床急迫性和未能寻求建议。在许多情况下，气道管理、呼吸、循环、监护和氧疗被评为不良。最近的出版物继续显示存在临床监测不佳、未能认识到和/或充分治疗医院内恶化的情况[34,35]。

其他研究表明，医学生对他们最初几年的医生生涯准备不足[8-12]。实习医生往往对急性护理方面的知识掌握不足,如脉搏血氧测量和氧疗[13,14],初级医生在处理紧急情况时经常出错[15]。具体来说,这些问题涉及对医院系统的不完全理解、优先次序、伦理原则、沟通、情况意识和程序技能[15]。学员的错误率在学年开始时较高[36]。

需求评估还表明护士的知识和能力存在显著差距[16-20,22,37],团队合作仍较差[20]。在最近的一项研究中,注册护士表达了对患者病情恶化的原因缺乏了解,但表示希望通过相关培训课程[21]来提高自己的技能和知识。具体来说,他们要求了解"……基本的病理生理学、疾病过程的体征和症状,以及潜在的疾病过程与患者生命体征变化之间的关系……"。经验学习,包括模拟实践,是一个有利的学习策略[21]。

其中一些缺陷可能存在,因为普通文书中包含的关于危重患者评估和管理的信息不足[38,39]。然而,新获得资格的医生也表达了对医学院提供的急性护理培训水平的担忧[40,41]。常见的问题包括将知识转化为实践、作为和不作为、它们的角色和责任、在压力下的表现以及医疗等级[12]。应加强急性护理培训在本科和注册前阶段的强调[42-48]。

病房工作人员应知应会

病区小组个别成员为确保对有危险和病情恶化的患者进行安全管理而需要具备的特殊能力各不相同,但通常包括:

- 快速反应系统的基本原理和病房工作人员在其中的作用
- 如何准确测量生理参数
- 如何观察患者,包括患者生命体征的监测要求
- 如何准确记录观察结果
- 正常的生理值以及如何解释观察到的信号
- 如何识别患者病情恶化
- 如何使用跟踪和触发系统[如医疗急救团队(MET)呼叫标准[49]、国家预警评分[50]
- 对临床急迫性的理解
- 何时及如何进行简单的干预(如气道开放、氧疗、静脉输液)
- 成功的团队精神
- 组织
- 如何以及何时向其他员工寻求帮助
- 如何使用一个系统的方法来传递信息,例如 RSVP[51]、SBAR[52]、iSoBar[53]
- 病房工作人员在心肺复苏和临终护理决策中的作用
- 与快速反应系统相关的人为因素

卫生政策制定者对病房工作人员所需的具体急性护理能力的详细指导直到最近才出现。2000年,英国卫生部(Department of Health,DH)对重症监护服务的全国评估报告强调了"与病房和社区的工作人员分享重症监护技能,以确保增加培训机会和技能实践……"的必要性。然而,它几乎没有提供关于这将如何发生的细节[54]。具体来说,在报告发布后的4年内[54],所有病房工作人员都应该接受高依赖性护理方面的能力培训,但这一雄心勃勃的目标仍有待实现。

2005年,一组英国医疗专业人员使用改进的德尔菲技术建立了急性护理本科教学

(ACUTE)倡议,为医学毕业生确定 71 项基本能力和 16 项可选能力。本研究建议这些能力构成急诊护理与复苏本科训练的核心能力[44]。这是一个重大的挑战,因为急症护理的教学往往缺乏协调,即使在大学医学院之间也是如此。

2007 年,英国国家卫生和照护优化研究所(NICE)颁布了指南——《住院的急性患者:对急性疾病的认识和反应》,建议员工处理严重患者时一般病房应该提供教育和培训,包括监测、测量、解释和对急病患者的及时反应,使之符合他们所提供的护理水平[55]。NICE 还建议员工应该进行评估,以确保他们能够证明其能力[56]。随后,英国卫生部针对医院员工发布了一个能力框架,以补充 NICE 关于管理急性疾病的指导[56]。

英国卫生部要求的能力是以患者的需求与其恶化风险相关的原则为基础。如需要时,满足这些需求的适当干预措施必须随时可用[56]。它确定了六个职员角色:

- 非临床工作人员(这个群体可能包括患者的亲属)
- 记录器
- 识别器
- 主要反应
- 二次应答
- 三级应答(注意,该级别的应答不由病房工作人员提供)

这六个角色中的每一个都分配了一组预期的能力。这些能力是相对的,随着患者病情的加重,这些能力在复杂性、反应能力和临床风险方面也会提高。能力不分配给特定的工作人员群体、专业、职业级别或资历级别,而是根据拥有这些能力所需的工作人员的作用加以汇总。

被指定为“记录员”的工作人员通常会测量生命体征,记录这些和其他观察结果,并计算预警分数(EWS),或将数据与正在使用的 RRT 呼叫标准进行比较。“识别员”将监测患者的病情,在患者个体的背景下解释数据,并调整观察频率和/或监测水平。“初级应答者”将能够解释数据并开始一线治疗,例如给予氧疗或静脉输液。如果患者无法通过一线治疗得到改善,并能够制订诊断、改进和制订治疗计划,以及在需要转诊至危重病护理时能够被识别,则称为“次级应答者”。“三级急救员”是指具备重症监护能力的工作人员,如欧洲重症监护医学基于能力的培训项目[57]或类似的项目所定义的那样。因此,除了“三级急救员”和一些“次级应答者”功能外,大部分的卫生署人员角色由病房人员担任。

任何工作人员都可以扮演“记录员”的角色,尽管这通常是由护理助理完成的。最常见的情况是,“识别者”或“初级应答者”是护士。然而,在某些情况下,医生可以承担这一角色,而“次级应答者”可以是护士执业者或顾问护士,只要他们具备相应的技能、经验和培训。虽然临床工作人员将执行大多数干预,但一些角色可能由非临床工作人员承担(例如搬运工知道获得哪个气瓶)或甚至由患者的来访者承担(例如打电话求助)[58-60]。

医护人员的工作能力可简要归纳为以下范畴:(1)导气管、呼吸、通气及氧合;(2)流通;(3)运输和流动性;(4)急性神经系统护理;(5)以患者为中心的护理、团队合作和沟通[56]。表33.2 提供了一个关于“记录者”“识别者”“初级应答者”和“次级应答者”的高流量和受控氧疗作用的示例。表 33.3(来自引用文献[56])列出了一些处理呼吸和循环问题以及团队合作和沟通问题的初级应答者能力建议。

表 33.2 "记录者""识别者""初级应答者"和"次级应答者"的呼吸速率、
氧饱和度、高流量和控制氧疗的作用示例（改自文献[56]）

能力小组	非临床人员	记录者	识别者	初级应答者	次级应答者
呼吸频率	确认呼吸停止并呼叫	测量呼吸频率记录结果并为呼吸频率分配触发评分。知道什么是异常值	在患者的背景下解释触发，并根据局部升级协议做出反应。调整频率使得观察与触发保持一致	确定不能充分呼吸和制订临床管理疗法	评估治疗效果，必要时完善治疗计划，制订诊断并确认转诊至重症监护
高流量和控制氧气疗法	识别和收集医用气体	在适当的氧气流速下识别和使用面罩/鼻套管/Venturi 接头。氧浓度/流记录	遵循处方。了解需要控制氧气的情况，并在紧急情况下应用高流量氧气	开氧疗处方并评估疗效	对控制和高流量氧气疗法的使用有详细的知识。评估氧疗的有效性，并相应地修改治疗方案
血氧饱和度		测量血氧饱和度。记录结果并分配触发分数。了解脉搏血氧测量的局限性，并能识别异常结果	对测量结果进行上下文解释，并根据局部升级协议（包括氧气和气道支持）使用基本措施进行干预。根据触发器调整观察频率	确定可能的缺氧原因，规定氧气疗法和制订临床管理疗法	制订诊断方法，评估治疗效果，必要时完善治疗计划，确认转诊至重症监护的时机

表 33.3 照顾急症患者的病房工作人员具备的能力举例

呼吸管理

- 确定呼吸困难的原因，并进行临床管理治疗
- 知晓其他适当的诊断测试（如峰值流量、肺活量测定），并制订相应的管理计划
- 雾化处方应包括适当的驱动气体
- 确定可能导致缺氧的原因，进行氧疗和临床管理治疗，并评估有效性
- 进行动脉血气采样和测量，解释血气值
- 了解持续气道正压通气和无创通气的适应证并识别风险
- 开具胸片检查并解释
- 使用基本的气道辅助物和吸引器
- 协助紧急插管
- 准备胸腔引流的设备。管理留置引流管的患者
- 确定张力性气胸是呼吸困难的一个可能原因，具备张力性气胸的处理知识

循环管理

- 识别异常心率并进行临床管理治疗
- 了解常见的异常情况，并能根据患者的情况解释心电图。根据当地治疗方案和临床治疗方案做出反应
- 了解血压异常的原因，了解哪些诊断调查是合适的。了解临床管理疗法
- 在液体平衡异常的情况下，确定何时需要临床干预，并进行诊断调查和管理计划

- 插入导尿管

- 确定出血来源和临床影响,并开始明确的管理。开始复苏

- 了解选择性和紧急情况下哪些血液检测是必需的,是否可以要求测试和执行静脉检查

- 在"困难"病例中静脉置管

- 确定液体复苏需求并制订临床管理计划。开具维持循环的液体和药物处方

- 了解血液制品的适应症和风险。开具血液制品处方

- 确定低心排血量,进行诊断调查并制订管理计划

- 识别与个别患者相关的潜在晕厥/无反应原因

- 住院复苏

- 了解使用紧急药物的基本原理,并能进行管理

团队合作和交流

- 认识到团队中的领导角色,并有责任向二级反应者汇报。以结构化格式提供信息,传达临床紧急情况

- 在文件中纳入管理计划和重新评估的时间表。明确指出转诊给二级反应者的确定时间

2004 年,澳大利亚卫生保健安全与质量委员会(Australian Commission on Safety and Quality in Health Care)举行了一次公开咨询,就所有临床医生在专家到来前,识别和应对病情恶化、护理升级和提供初步应对所需的核心技能、知识和能力征求意见。公开咨询还对评估能力、强制培训以及培训的持续时间、频率和交付的过程提出意见[61]。总的来说,关于必要的最低培训标准的回答缺乏共识[62]。咨询的答复者通常列出的权限实际上与本章本节开头已经列出的权限相同。人们普遍认为,所有提供直接患者照护的临床医生"……至少应具备识别和应对临床恶化的最低培训标准和能力……"[62]。令人惊讶的是,对于是否应该强制进行培训,存在着明显不同的观点[62]。

一些被转诊到 RRT 的患者病情已经恶化到几乎或根本不可能从积极的医疗干预中获益的程度,临终护理可能对他们来说更合适[63]。因此,现在人们认识到,医学生和实习医生(在我们看来,还有护士)应该接受与姑息治疗相关的能力培训,以治疗威胁生命的严重疾病。最近就"合适的能力"做出定义[64]。

在培训病房工作人员立即处理急性疾病中面临的挑战

使足够数量的病房工作人员接受检测和管理急性疾病的培训是一项重大任务,特别是在本科或注册前教育和培训不足的情况下。多中心的 MERIT 研究报告强调了这一点,经过几个月的培训,病房工作人员称之为 MET,只有 30% 的患者后来被转到重症监护室,尽管这些患者符合公认的转诊标准[49]。另一项研究的作者得出结论,为了支持实施 MET 的教育方案的长期有效性,需要定期和持续的培训[65]。

在发展和维持有效的教育方案以及在释放学习者和培训师的同时仍然保持临床服务方面也存在大量的成本问题和其他挑战。机构应定期检讨服务的优先次序和患者安全事故,以设计适当的教育措施,并应制订一套协调和成本效益的方法,提供方便的培训。这只有在

有高级领导和整个临床工作人员参与的情况下才能实现。评估教育和培训对患者预后的影响至关重要。

基础知识和临床经验影响学习效果,但最近工作人员的工作方式和培训方式的变化减少了他们与患者的接触时间。这些要点在决定什么是临床教育和不同工作人员的成本效益方面具有实际应用价值。例如,如果在学员有 6 个月的临床经验时再进行高级生命支持技能培训,则更好地保留其技能[66,67]。组织部门应该详细描述急性护理中所有相关人员的角色和职责,明确与病房团队中每个成员相关的基本技能,并确定那些能够可靠地提供额外技能的人员。培训可以相应地进行调整,使个人专注于对其特定角色至关重要的东西,而不是学习他们不太可能使用的技能[68]。

实施 RRS 所必需的教育

自从 RRT 被引入以来,许多针对病房工作人员的教育计划都集中在 RRS 背后的理论以及激活 RRT 的标准和过程[69,70]。此类培训对于确保及时转诊和快速反应至关重要[71,72],但很少向病房工作人员提供如何防止病情恶化的知识,或如何在呼叫 RRT 和 RRT 到达之间采取行动。普通病房恶化的常见原因在患者主要团队的实践范围内[73-75],研究报告称,RRT 的许多干预措施都是简单的治疗方法[76-82]。无论 RRT 反应有多快,病房工作人员总是有机会在他们到达之前采取行动。在 RRT 到来之前开始一些治疗可能是降低死亡率的最重要因素[65]。不幸的是,来自病房的心搏骤停的证据表明,病房工作人员在发现患者和心搏骤停小组到来之间的时间内往往表现不佳[83,84]。

当前在急性护理教育方面的举措

医院心搏骤停率的下降导致人们呼吁减少对广泛的高级生命支持训练的重视,并加强对骤停前临床恶化的认识和应对的教育[68]。这样的培训应该围绕一个系统的方法来评估和管理气道、呼吸、循环、残疾、患者暴露的问题(即 ABCDE 系统),以及有效的沟通和团队合作的方法[68,85-89]。这些原则是为在重症监护区外工作的本科生、研究生和注册后工作人员提供的许多急性护理教育方案的基础[18,37,68,85-97]。许多这类课程使用的教育方法和技术来源于长期的,通常是通用的,复苏课程。在一个典型的课程中,要求学习者阅读手册,参加一些简短的演讲和研讨会,观看实用技术的演示并练习一些技能,通常使用各种部分培训师或整个患者模型或标准化患者[98]。

1999 年,随着英国出现了"危及生命的急性事件:识别和治疗(ALERT)"课程,相关人员专门开发了多种专业课程,向普通病房工作人员传授一种标准化的危重疾病预防方法[68,99]。这个为期一天的课程的目的是让病房工作人员更有信心和能力来识别和管理成年患者的危重症。ALERT 主要关注患者病情恶化过程中遇到的常见问题,如"脸色发青、气喘吁吁的患者"和"低血压的患者"。该课程将不同学科的员工联合起来进行培训,以提高沟通能力和多专业团队合作。参加者轮流扮演所有角色,包括标准化患者的角色。现在还有许多其他类似的课程,如 COMPASS[88] 和 AIM[89]。其他的[91,92,100,101]有更广泛的职权范围,通常只把一小部分课程时间用于教授预防危重病。不是所有课程都是多专业联合的。

一些急症护理课程包含了电子学习[92,96]。最近,课程更强调了小组互动教学和情景的使用,类似于学习者使用沉浸式人类患者模拟的真实生活实践[18,95]。然而,模拟课程是劳动密集型和昂贵的,很难培训大量的工作人员。因此,尽管有证据表明知识和技能会随着时间的推移而退化,但医院通常每年最多只能向个人提供一次这种专门类型的培训[102]。因此,单独或作为混合教育方法的一部分使用电子学习技术的情况正在增加。

卫生保健支持人员或助手(HCSW 或 HCA)目前在监测和检测急病患者方面发挥着重要作用[103],他们负责在床边进行大多数常规观察。因此,类似于合格工作人员的教育策略,这些群体也进行如短期课程[104,105]和模拟课程[105]的培训。

集中的"很少但经常在临床领域"的训练方法可能对保持一些,主要是精神运动的,急性护理技能有用。"准时制"和"就地制"培训的使用,即在其可能使用之前立即就地提供技能培训,目前正在重症监护室儿科气道培训[106]和心肺复苏中进行研究[107]。这类技术可用于急症护理。

RRT 在教育病房工作人员方面的作用

RRT 成员在教育病房工作人员方面发挥着重要作用,他们提供专业的教学,同时确保病房工作人员转诊者是一种积极的体验。英国 RRT——通常是由护士组成的危重症护理外展团队——被期望与病房工作人员"分享"危重症护理技能[54,108],这通常是通过正式和非正式教学的结合来完成的[109]。外展团队成员和病房工作人员定期一起对病例进行跨专业审查,讨论发生了什么、本应发生什么以及已经吸取了什么教训,这很有益处[110]。次优护理的发现几乎总是需要教育方面的回应,以解决技能或知识缺陷或系统故障。外展工作人员通常在短期的急症护理课程上授课,但也可以提供转诊的即时反馈,或与病房工作人员一起评估和管理更复杂的"高危"患者。MET 系统的反应性更强,可能不太适合允许 ward 和 RRT 人员之间的这种长时间交互。最后,借调病房工作人员作为 RRT 的成员[111]或使患者的主要团队成员能够领导 RRT 呼叫[112],可以为选定的工作人员提供额外的培训机会。

急性护理教育干预获益的证据

将教育的影响与其他旨在改善急性护理过程和患者结局的发展分开很难[113]。因此,关于培训病房工作人员对这些指标的直接影响,发表的研究相对较少。

然而,有证据表明,病房工作人员的教育可能是 RRS 的一个非常,也许是最重要的组成部分[65]。在一项关于 MET 的前瞻性前后试验中,几乎所有观察到的医院心搏骤停率的降低都发生在病房工作人员接受 MET 的教育和准备引入 MET 的期间[114]。在另一家医院,建立了 RRT(重症监护室联络小组),引入了一种工具,旨在帮助早期识别不稳定的病房患者,从而促进了重症监护室的入院,并减少了病房内的心搏骤停次数[115]。类似地,在另一家已建立 MET 的医院,RRT 的使用得到了改善,在实施 MET 激活的具体、客观标准后,心搏骤停明显减少[116,117]。在一项研究中,训练有素的工作人员使用 EWS,当 SBAR 看到虚构的患者的护理图表时,他们测量呼吸频率的频率是医生的两倍,并且更频繁地提醒医生[118]。然而,计算 EWS 和使用 SBAR 的情况仍然很差。与医生的沟通继续受到缺乏结构和随后信息丢失的阻碍[118]。最后,一组葡萄牙人显示出 RRS 的长期有效性降低,这表明关键因素可能是"……工作人员的教育、意识和对患者生理不稳定性的反应……"[65]。作者得出结论，RRS 计划的有效性"不仅取决于 MET 的存在，而且主要取决于整个医院工作人员的定期和持续的教育和培训……"[65]。

使用 ABCDE 评估结构，ALERT 课程已被证明可以提高工作人员对病情恶化患者的管理和改进[119-122]，它还被用作降低医院死亡率的战略方法的一部分[123]。英国复苏委员会对紧急生命支持(ILS)课程进行了 6 年的审计，发现受过 ILS 培训的医疗保健专业人员比例与作为心搏骤停前呼叫的紧急警报数量之间存在密切联系。心搏骤停也明显减少[124]。一项前瞻性的、前后对照的、包括教育项目 COMPASS 在内的多层面干预措施显示，重症监护室的意外入院率和意外住院死亡均有所下降[125]。COMPASS 也被评价为一种不同的针对儿科患者的多层面干预的一部分，该组合方案改善了生命体征和沟通的记录，缩短了进行医学检查的时间[126]。

急性疾病管理(AIM)在注册前的护理计划中进行了修改，并已建立在模块中[101]。理论学习、参与者的高满意度和对该项目增强临床实践和意识的清晰认知之间存在正相关关系[101]。另一个机构描述了一个基于现场模拟的教育项目——"前 5 分钟"项目——以增强病房员工对危机的反应[127]。具体来说，内容集中在对心搏骤停的反应和护士发起的除颤，但作者声称这些目标和活动适用于任何患者危机。长达 30 分钟的模拟会议在模拟中心外类似于病房的环境中全天进行。参与者报告说，在抵达之前，他们在管理患者方面感到更加舒适。员工的知识得到增加。在急救团队到达前，关键任务的性能得到改善，除颤时间缩短[127]。

在引入儿科 MET(pMET)期间，也曾报道过类似的现场培训，将 pMET 和病房工作人员的培训结合起来，使用 2 小时的课程[128]。在实施 pMET 之前和之后，通过审核所有非计划儿科重症监护室的护理来衡量教育影响。病情恶化的患者更早得到病房工作人员的确认，更经常得到咨询师的复查，更迅速地升级到重症监护。pMET 的引入与医院死亡率的显著降低相吻合。即使从未涉及 pMET，病房工作人员对病情恶化的反应也有所改善，这表明在培训期间学到的经验教训得到了更广泛的应用[128]。

在类似病房的实验室环境(使用专业演员作为标准化患者)中对面对面模拟的比较研究(FIRST2ACT)[129]和基于 web 的 e-模拟程序(FIRST2ACTWeb)表明，两者都是有效的策略，而电子模拟提供了更大的可行性。相对于在团队中工作和接受面对面的汇报的好处，面对面的方法得到了更积极的评价[130]。一项小型随机对照试验(RCT)对课堂教学和临床模拟教学进行了比较，结果表明模拟训练比课堂教学更能提高 ABCDE 评估的绩效[131]。接受模拟教学的参与者也更可能对他们的教学经验感到满意[131]。

一个基于模拟的程序——在恶化的情况下抢救患者(RAPIDS)[132]——结合了详细的报告和有效的评估工具(RAPIDS-Tool)[133]来评估参与者在评估和管理患者恶化和电话报告患者恶化方面的表现。对 RAPIDS 课程的初步评估显示，与对照组相比，在评估和管理患者病情恶化和沟通方面，测试后的分数显著增加[127]。然而，来自同一研究的单独数据显示，两组患者的自信心得分均有所增加，但自信与临床表现、知识与临床表现之间无显著相关性[134]。

一个针对本科护士的 45 小时的课程，利用教学讲座、技能实验室、中等和高保真模拟和导师指导的反思会议，已被证明可以增加参与者的知识、自信，改善参与者对团队合作的看法。重复的模拟练习,辅以视频反馈和反思,帮助参与者完善表现,培养推理能力[135]。

基于人体模型的模拟的可用性和需要培训的潜在员工数量之间的不平衡,导致越来越多的人使用基于网络的学习。一项研究表明,这种策略至少与基于 manikin 的仿真一样好[136]。这个基于网络的程序——eRAPIDS——使用了一系列的多媒体工具来描述一个病情恶化的患者。关于患者恶化的潜在生理信号的信息在一个动画中显示了两个护士的对话;屏幕上的文字和插图用于解释评估和管理患者和报告结果所涉及的任务;学习者模仿护士的角色,评估和管理有一个或多个恶化的急性医疗条件的恶化的虚拟患者[137]。其还提供表演后的汇报。在一项关于 eRAPIDS 的前瞻性 RCT 中,参与者报告说,培训与实践相关,并有助于解决问题。一项后续研究表明,经过培训后,护士对恶化的生理变化有了更多的了解,并在评估、管理和报告这些症状方面提高了表现[138]。另一组在模拟训练后使用 RAPIDS-Tool 显示平均评估和管理分数(即 ABCDE 的使用)得到改进。然而,报告得分(即使用 SBAR)没有显著差异[139]。

采用教育前和教育后的知识调查和对模拟场景中关键行动的时间评估,对一个电子学习模块和模拟场景的两阶段教育方案进行了评估,并组织了汇报。知识得分显著增加,第一次正确的紧急干预的应用时间和逐步加强护理的时间均有所减少[140]。一项针对本科护士的临床模拟与课堂培训的双中心 RCT 研究表明,模拟培训能够更好地对气道、呼吸和循环进行系统评估和管理[141]。接受模拟训练的学生对教学的满意度显著提高[141]。在一项研究中,研究人员考察了护理专业学生和 RNs 在模拟训练中管理病情恶化患者的团队合作技能。两组的临床表现相似[142]。

总结

对病房工作人员进行教育是建立有效的快速反应系统的关键。有证据表明,病房工作人员可以通过早期干预简单的程序,并在必要时确保 RRT 的及时介入,从而改善患者的预后。很明显,一系列的教育方法是必要的,灵活和容易获得的资源适合不同的学习风格和解决不同类型的患者需要。雇主和员工都必须重视技能的获得,并让他们看到技能的价值,为学习和实践提供时间和资源。一些理论知识可以通过自学获得,可以使用书面材料、视频或在线软件包。但是运动技能和所需技能的不同部分的整合需要实践。

(张伟硕　译　刘宝　校)

参考文献

1. Smith GB. In-hospital cardiac arrest: is it time for an in-hospital 'chain of prevention'? Resuscitation. 2010;81:1209–11.
2. McQuillan PJ, Pilkington S, Allan A, et al. Confidential inquiry into quality of care before admission to intensive care. BMJ. 1998;316:1853–8.
3. National Confidential Enquiry into Patient Outcomes and Death. An acute problem? London: National Confidential Enquiry into Patient Outcome and Death; 2005.
4. National Patient Safety Agency. Safer care for the acutely ill patient: learning from serious incidents. London: NPSA; 2007.
5. National Patient Safety Agency. Recognising and responding appropriately to early signs of deterioration in hospitalised patients. London: NPSA; 2007.
6. Purling A, King L. A literature review: graduate nurses' preparedness for recognising and responding to the deteriorating patient. J Clin Nurs. 2012;21:3451–65.

7. Cox H, James J, Hunt J. The experiences of trained nurses caring for critically ill patients within a general ward setting. Intensive Crit Care Nurs. 2006;22:283–93.

8. Matheson C, Matheson D. How well prepared are medical students for their first year as doctors? The views of consultants and specialist registrars in two teaching hospitals. Postgrad Med J. 2009;85:582–9.

9. Rolfe IE, Pearson SA, Sanson-Fisher RW, et al. Which common clinical conditions should medical students be able to manage by graduation? A perspective from Australian interns. Med Teach. 2002;24:16–22.

10. Buist M, Jarmolowski E, Burton P, et al. Can interns manage clinical instability in hospital patients? A survey of recent graduates. Focus Health Prof Edu. 2001;13:20–8.

11. Tallentire VR, Smith SE, Skinner J, et al. The preparedness of UK graduates in acute care: a systematic literature review. Postgrad Med J. 2012;88:365–71.

12. Tallentire VR, Smith SE, Skinner J, et al. Understanding the behaviour of newly qualified doctors in acute care contexts. Med Educ. 2011;45:995–1005.

13. Smith GB, Poplett N. Knowledge of aspects of acute care in trainee doctors. Postgrad Med J. 2002;78:335–58.

14. Howell M. Pulse oximetry: an audit of nursing and medical staff understanding. Br J Nurs. 2002;11:191–7.

15. Tallentire VR, Smith SE, Skinner J, et al. Exploring patterns of error in acute care using framework analysis. BMC Med Educ. 2015;15:3.

16. Wood I, Douglas J, Priest H. Education and training for acute care delivery: a needs analysis. Nurs Crit Care. 2004;9:159–66.

17. Derham C. Achieving comprehensive critical care. Nurs Crit Care. 2007;12:124–31.

18. McGaughey J. Acute care teaching in the undergraduate nursing curriculum. Nurs Crit Care. 2009;14:11–6.

19. Cooper S, Kinsman L, Buykx P, et al. Managing the deteriorating patient in a simulated environment: nursing students' knowledge, skill and situation awareness. J Clin Nurs. 2010;19:2309–18.

20. Bogossian F, Cooper S, Beauchamp A, et al. Undergraduate nursing students' performance in recognising and responding to sudden patient deterioration in high psychological fidelity simulated environments: an Australian multi-centre study. Nurse Educ Today. 2014;34:691–6.

21. Chua WL, Mackey S, Ng EKC, et al. Front line nurses' experiences with deteriorating ward patients: a qualitative study. Int Nurs Rev. 2013;60:501–9.

22. Buykx P, Cooper S, Kinsman L, et al. Patient deterioration simulation experiences: impact on teaching and learning. Collegian. 2012;19:125–9.

23. Intensive Care Society. Levels of critical care for adult patients. London: Intensive Care Society; 2009.

24. Chellel A, Fraser J, Fender V, et al. Nursing observations on ward patients at risk of critical illness. Nurs Times. 2002;98:36–9.

25. Smith S, Fraser J, Plowright C, et al. Nursing observations on ward patients—results of a five-year audit. Nurs Times. 2008;104:28–9.

26. Tirkkonen J, Ylä-Mattila J, Olkkola KT, et al. Factors associated with delayed activation of medical emergency team and excess mortality: an Utstein-style analysis. Resuscitation. 2013;84:173–8.

27. Chen J, Bellomo R, Flabouris A, et al. Delayed emergency team calls and associated hospital mortality: a multicenter study. Crit Care Med. 2015;43:2059–65.

28. Quach JL, Downey AW, Haase M, et al. Characteristics and outcomes of patients receiving a medical emergency team review for respiratory distress or hypotension. J Crit Care. 2008;23:325–31.

29. Calzavacca P, Licari E, Tee A, et al. The impact of rapid response system on delayed emergency team activation patient characteristics and outcomes—a follow-up study. Resuscitation. 2010;81:31–5.

30. Downey AW, Quach JL, Haase M, et al. Characteristics and outcomes of patients receiving a medical emergency team review for acute change in conscious state or arrhythmias. Crit Care Med. 2008;36:477–81.

31. Cardoso LT, Grion CM, Matsuo T, et al. Impact of delayed admission to intensive care units on mortality of critically ill patients: a cohort study. Crit Care. 2011;15:R28.

32. Young MP, Gooder VJ, McBride K, et al. Inpatient transfers to the intensive care unit: delays are associated with increased mortality and morbidity. J Gen Intern Med. 2003;18:77–83.

33. Chalfin DB, Trzeciak S, Likourezos A, et al. Impact of delayed transfer of critically ill patients from the emergency department to the intensive care unit. Crit Care Med. 2007;35:1477–83.

34. Hogan H, Healey F, Neale G, et al. Preventable deaths due to problems in care in English acute hospitals: a retrospective case record review study. BMJ Qual Saf. 2012;21:737–45.

35. Donaldson LJ, Panesar SS, Darzi A. Patient-safety-related hospital deaths in England: thematic analysis of incidents reported to a national database, 2010–2012. PLoS Med. 2014;11(6):e1001667.

36. Haller G, Myles PS, Taffe P, et al. Rate of undesirable events at beginning of academic year: retrospective cohort study. BMJ. 2009;339:b3974.

37. O'Riordan B, Gray K, McArthur-Rouse F. Implementing a critical care course for ward nurses. Nurs Stand. 2003;17:41–4.

38. Cook CJ, Smith GB. Do textbooks of clinical examination contain information regarding the assessment of critically ill patients? Resuscitation. 2004;60:129–36.

39. Powell AGMT, Paterson-Brown S, Drummond GB. Undergraduate medical textbooks do not provide adequate information on intravenous fluid therapy: a systematic survey and suggestions for improvement. BMC Med Educ. 2014;14:35.

40. Cooper N. Medical training did not teach me what I really needed to know. BMJ [Career Focus]. 2003;327:190s.

41. Goldacre MJ, Lambert T, Evans J, et al.

Preregistration house officers' views on whether their experience at medical school prepared them well for their jobs: national questionnaire survey. BMJ. 2003;326:1011–2.

42. Harrison GA, Hillman KM, Fulde GW, et al. The need for undergraduate education in critical care. (Results of a questionnaire to year 6 medical undergraduates, University of New South Wales and recommendations on a curriculum in critical care). Anaesth Intensive Care. 1999;27:53–8.

43. Smith CM, Perkins GD, Bullock I, et al. Undergraduate training in the care of the acutely ill patient: a literature review. Intensive Care Med. 2007;33:901–7.

44. Perkins GD, Barrett H, Bullock I, et al. The Acute Care Undergraduate TEaching (ACUTE) initiative: consensus development of core competencies in acute care for undergraduates in the United Kingdom. Intensive Care Med. 2005;31:1627–33.

45. Higginson R, Lewis R, De D, et al. The need for critical care nurse education at preregistration level. Br J Nurs. 2004;13:1326–8.

46. Shen J, Joynt GM, Critchley LA, et al. Survey of current status of intensive care teaching in English-speaking medical schools. Crit Care Med. 2003;31:293–8.

47. Rattray JE, Paul F, Tully V. Partnership working between a higher education institution and NHS Trusts: developing an acute and critical care module. Nurs Crit Care. 2006;11(3):111–7.

48. Whereat SE, McLean AS. Survey of the current status of teaching intensive care medicine in Australia and New Zealand medical schools. Crit Care Med. 2012;40:430–4.

49. Hillman K, Chen J, Cretikos M, et al. Introduction of the medical emergency team (MET) system: a cluster-randomised controlled trial. Lancet. 2005;365:2091–7.

50. Report of a working party. National Early Warning Score (NEWS): standardising the assessment of acute-illness severity in the NHS. London: Royal college of physicians; 2012. ISBN 978-1-86016-471-2.

51. Featherstone P, Chalmers T, Smith GB. RSVP: a system for communication of deterioration in hospital patients. Br J Nurs. 2008;17:860–4.

52. Thomas CM, Bertram E, Johnson D. The SBAR communication technique: teaching nursing students professional communication skills. Nurse Educ. 2009;34:176–80.

53. Porteous JM, Stewart-Wynne EG, Connolly M, et al. iSoBAR—a concept and handover checklist: the National Clinical Handover Initiative. *Med J Aust.* 2009;190:S152–6.

54. Department of Health. Comprehensive critical care: a review of adult critical care services. London: Department of Health; 2000.

55. National Institute for Health and Clinical Excellence. NICE clinical guideline 50 acutely ill patients in hospital: recognition of and response to acute illness in adults in hospital. London: National Institute for Health and Clinical Excellence; 2007.

56. Department of Health. Competencies for recognising and responding to acutely ill patients in hospital. London: Department of Health, National Health Service; 2009.

57. Competency Based Training programme in Intensive Care Medicine for Europe and Other World Regions. Available online at: http://www.cobatrice.org/en/index.asp. Accessed 25 Nov 2015.

58. Ray EM, Smith R, Massie S, et al. Family alert: implementing direct family activation of a pediatric rapid response team. Jt Comm J Qual Patient Saf. 2009;35:575–80.

59. Odell M, Gerber K, Gager M. Call 4 Concern: patient and relative activated critical care outreach. Br J Nurs. 2010;19:1390–5.

60. Vorwerk J, King L. Consumer participation in early detection of the deteriorating patient and call activation to rapid response systems: a literature review. J Clin Nurs. doi: 10.1111/jocn.12977. Accessed 25 Nov 2015.

61. Australian Commission on Safety and Quality in Health Care. National safety and quality health service standards: training and competencies for recognising and responding to clinical deterioration in acute care. Consultation paper. Sydney: Australian Commission on Safety and Quality in Health Care; 2014.

62. Australian Commission on Safety and Quality in Health Care. National safety and quality health service standards: training and competencies for recognising and responding to clinical deterioration in acute care. Consultation report and options for action. Sydney: Australian Commission on Safety and Quality in Health Care; 2014.

63. Tan LH, Delaney A. Medical emergency teams and end of life care: a systematic review. Crit Care Resusc. 2014;16:62–8.

64. Schaefer KG, Chittenden EH, Sullivan AM, et al. Raising the bar for the care of seriously ill patients: results of a national survey to define essential palliative care competencies for medical students and residents. Acad Med. 2014;89:1024–31.

65. Campello G, Granja C, Carvalho F, et al. Immediate and long-term impact of medical emergency teams on cardiac arrest prevalence and mortality: a plea for periodic basic life-support training programs. Crit Care Med. 2009;37:3054–61.

66. Jensen ML, Lippert F, Hesselfeldt R, et al. The significance of clinical experience on learning outcome from resuscitation training-a randomised controlled study. Resuscitation. 2009;80:238–43.

67. de Ruijter PA, Biersteker HA, Biert J, et al. Retention of first aid and basic life support skills in undergraduate medical students. Med Educ Online. 2014;19:24841.

68. Smith GB, Welch J, DeVita MA, et al. Education for cardiac arrest—treatment or prevention? Resuscitation. 2015;92:59–62.

69. Jones D, Baldwin I, McIntyre T, et al. Nurses' attitudes to a medical emergency team service in a teaching hospital. Qual Saf Health Care. 2006;15:427–32.

70. Johnson AL. Creative education for rapid response

teams. J Contin Educ Nurs. 2009;40:38–42.

71. Cretikos MA, Chen J, Hillman KM, et al. The effectiveness of implementation of the medical emergency team (MET) system and factors associated with use during the MERIT study. Crit Care Resusc. 2007;9:205–12.

72. Jones D, Bates S, Warrillow S, et al. Effect of an education programme on the utilization of a medical emergency team in a teaching hospital. Intern Med J. 2006;36:231–6.

73. Prado R, Albert RK, Mehler PS, et al. Rapid response: a quality improvement conundrum. J Hosp Med. 2009;4:255–7.

74. Kollef MH, Chen Y, Heard K, et al. A randomized trial of real-time automated clinical deterioration alerts sent to a rapid response team. J Hosp Med. 2014;9:424–9.

75. Tobin AE, Santamaria JD. Medical emergency teams are associated with reduced mortality across a major metropolitan health network after two years service: a retrospective study using government administrative data. Crit Care. 2012;16:R210.

76. Pirret AM. The role and effectiveness of a nurse practitioner led critical care outreach service. Intensive Crit Care Nurs. 2008;24:375–82.

77. Ball C, Kirkby M, Williams S. Effect of the critical care outreach team on patient survival to discharge from hospital and readmission to critical care: nonrandomised population based study. BMJ. 2003;327:1014–6.

78. Dacey MJ, Mirza ER, Wilcox V, et al. The effect of a rapid response team on major clinical outcome measures in a community hospital. Crit Care Med. 2007;35:2076–82.

79. Story DA, Shelton AC, Poustie SJ, et al. The effect of critical care outreach on postoperative serious adverse events. Anaesthesia. 2004;59:762–6.

80. Story DA, Shelton AC, Poustie SJ, et al. Effect of an anaesthesia department led critical care outreach and acute pain service on postoperative serious adverse events. Anaesthesia. 2006;61:24–8.

81. Kenward G, Castle N, Hodgetts T, et al. Evaluation of a medical emergency team one year after implementation. Resuscitation. 2004;61:257–63.

82. Flabouris A, Chen J, Hillman K, et al. Timing and interventions of emergency teams during the MERIT study. Resuscitation. 2010;81:25–30.

83. Hunziker S, Tschan F, Semmer NK, et al. Hands-on time during cardiopulmonary resuscitation is affected by the process of teambuilding: a prospective randomised simulator-based trial. BMC Emerg Med. 2009;9:3.

84. Einav S, Shleifer A, Kark JD, et al. Performance of department staff in the window between discovery of collapse to cardiac arrest team arrival. Resuscitation. 2006;69:213–20.

85. Frost PJ, Wise MP. Early management of acutely ill ward patients. How junior doctors can develop a systematic approach to managing patients with acute illness in hospital. BMJ. 2012;345:e5677.

86. Smith GB, Osgood VM, Crane S. ALERT™—a multiprofessional training course in the care of the acutely ill adult patient. Resuscitation. 2002;52:281–6.

87. Resuscitation Council UK Immediate Life Support Course Manual 4th edition. London: Resuscitation Council UK; January 2016.

88. http://www.health.act.gov.au/professionals/compass. Accessed 25 Nov 2015.

89. http://gmccsi.org.uk/aim-courses. Accessed 25 Nov 2015.

90. Ellison S, Sullivan C, Quaintance J, et al. Critical care recognition, management and communication skills during an emergency medicine clerkship. Med Teach. 2008;30:e228–38.

91. Cave J, Wallace D, Baillie G, et al. DR WHO: a workshop for house officer preparation. Postgrad Med J. 2007;83:4–7.

92. Gruber P, Gomersall C, Joynt G, et al. Teaching acute care: a course for undergraduates. Resuscitation. 2007;74:142–9.

93. MacDowall J. The assessment and treatment of the acutely ill patient—the role of the patient simulator as a teaching tool in the undergraduate programme. Med Teach. 2006;28:326–9.

94. Shah IM, Walters MR, McKillop JH. Acute medicine teaching in an undergraduate medical curriculum: a blended learning approach. Emerg Med J. 2008;25:354–7.

95. Fuhrmann L, Østergaard D, Lippert A, et al. A multiprofessional full-scale simulation course in the recognition and management of deteriorating hospital patients. Resuscitation. 2009;80:669–73.

96. Collins TJ, Price AM, Angrave PD. Pre-registration education: making a difference to critical care? Nurs Crit Care. 2006;11:52–7.

97. Liaw SY, Scherpbier A, Klainin-Yobas P, et al. A review of educational strategies to improve nurses' roles in recognizing and responding to deteriorating patients. Int Nurs Rev. 2011;58:296–303.

98. Leung JY, Critchley LA, Yung AL, Kumta SM. Introduction of virtual patients onto a final year anesthesia course: Hong Kong experience. Adv Med Educ Pract. 2011;2:71–83.

99. http://www.alert-course.com. Accessed 25 Nov 2015.

100. Soar J, Perkins GD, Harris S, et al. The immediate life support course. Resuscitation. 2003;57:21–6.

101. Steen CD, Costello J. Teaching pre-registration student nurses to assess acutely ill patients: an evaluation of an acute illness management programme. Nurse Educ Pract. 2008;8:343–51.

102. Hamilton R. Nurses' knowledge and skill retention following cardiopulmonary resuscitation training: a review of the literature. J Adv Nurs. 2005;51:288–97.

103. James J, Butler-Williams C, Hunt J, et al. Vital signs for vital people: an exploratory study into the role of the healthcare assistant in recognising, recording and responding to the acutely ill patient in the general ward setting. J Nurs Manag. 2010;18:548–55.

104. Watson D, Carberry M. Training HCAs to recognise

patient deterioration. Training HCAs to recognise patient deterioration. Nurs Times. 2014;110:73–84.

105. Bedside Emergency Assessement for Hospital Support Workers (BEACH). http://www.alert-course.com/?page_id=226. Accessed 25 Nov 2015.

106. Nishisaki A, Colborn S, Watson C, et al. Just-in-time simulation training improves ICU physician trainee airway resuscitation participation without compromising procedural success or safety. Circulation. 2008;118:S1453.

107. Niles D, Sutton RM, Donoghue A, et al. "Rolling Refreshers": a novel approach to maintain CPR psychomotor skill competence. Resuscitation. 2009;80:909–12.

108. Department of Health and NHS Modernisation Agency. The National Outreach Report. London: Department of Health; 2003.

109. McDonnell A, Esmonde L, Morgan R, et al. The provision of critical care outreach services in England: findings from a national survey. J Crit Care. 2007;22:212–8.

110. Cronin G, Andrews S. After action reviews: a new model for learning. Emerg Nurse. 2009;17:32–5.

111. Plowright C, O'Riordan B, Scott G. The perception of ward-based nurses seconded into an outreach service. Nurs Crit Care. 2005;10:143–9.

112. Sarani B, Sonnas S, Bergey MR, et al. Resident and nurse perceptions of the impact of a medical emergency team on education and patient safety in an academic medical center. Crit Care Med. 2009;37:3091–6.

113. Hutchings A, Durand MA, Grieve R, et al. Evaluation of modernisation of adult critical care services in England: time series and cost effectiveness analysis. BMJ. 2009;339:1130.

114. Bellomo R, Goldsmith D, Uchino S, et al. A prospective before-and-after trial of a medical emergency team. Med J Aust. 2003;179:283–7.

115. Green AL, Williams A. An evaluation of an early warning clinical marker referral tool. Intensive Crit Care Nurs. 2006;22:274–82.

116. DeVita MA, Braithwaite RS, Mahidhara R, Stuart S, Foraida M, Simmons RL, Members of the Medical Emergency Response Improvement Team (MERIT). Use of medical emergency team responses to reduce hospital cardiopulmonary arrests. Qual Saf Health Care. 2004;13:251–4.

117. Foraida MI, DeVita MA, Braithwaite RS, et al. Improving the utilization of medical crisis teams (Condition C) at an urban tertiary care hospital. J Crit Care. 2003;18:87–94.

118. Ludikhuize J, Borgert M, Binnekade J, et al. Standardized measurement of the modified early warning score results in enhanced implementation of a rapid response system: a quasi-experimental study. Resuscitation. 2014;85:676–82.

119. Hutchinson S, Robson WP. Confidence levels of PRHOs in caring for acutely ill patients. Postgrad Med J. 2002;78:697.

120. Viner J. Implementing improvements in care of critically ill, ward-based patients. Prof Nurse. 2002;

18:91–3.

121. Smith GB, Poplett N. Impact of attending a one-day course (ALERT™) on trainee doctors' knowledge of acute care. Resuscitation. 2004;61:117–22.

122. Featherstone P, Smith GB, Linnell M, et al. Impact of a one-day inter-professional course (ALERT™) on attitudes and confidence in managing critically ill adult patients. Resuscitation. 2005;65:329–36.

123. Wright J, Dugdale B, Hammond I, et al. Learning from death: a hospital mortality reduction programme. J R Soc Med. 2006;99:303–8.

124. Spearpoint KG, Gruber PC, Brett SJ. Impact of the immediate life support course on the incidence and outcome of in-hospital cardiac arrest calls: an observational study over 6 years. Resuscitation. 2009;80:638–43.

125. Mitchell IA, McKay H, Van Leuvan C, et al. A prospective controlled trial of the effect of a multifaceted intervention on early recognition and intervention in deteriorating hospital patients. Resuscitation. 2010;81:658–66.

126. McKay H, Mitchell IA, Sinn K, et al. Effect of a multifaceted intervention on documentation of vital signs and staff communication regarding deteriorating paediatric patients. J Paediatr Child Health. 2013;49:48–56.

127. Tasota FJ, Clontz A, Shatzer M. What's the 4-1-1 on "the first five"? Nursing. 2010;40:55–7.

128. Theilen U, Leonard P, Jones P, et al. Regular in situ simulation training of paediatric medical emergency team improves hospital response to deteriorating patients. Resuscitation. 2013;84:218–22.

129. Buykx P, Kinsman L, Cooper S, et al. FIRST2ACT: educating nurses to identify patient deterioration. A theory-based model for best practice simulation education. Nurse Educ Today. 2011;31:687–93.

130. Cooper S, Cant R, Bogossian F, et al. Patient deterioration education: evaluation of face-to-face simulation and e-simulation approaches. Clin Simul Nurs. 2015;11:97–105.

131. Merriman CD, Stayt LC, Ricketts B. Comparing the effectiveness of clinical simulation versus didactic methods to teach undergraduate adult nursing students to recognize and assess the deteriorating patient. Clin Simul Nurs. 2014;10:e119–27.

132. Liaw SY, Rethans JJ, Scherpbier A, et al. Rescuing A Patient In Deteriorating Situations (RAPIDS): a simulation-based educational program on recognizing, responding and reporting of physiological signs of deterioration. Resuscitation. 2011;82:1224–30.

133. Liaw SY, Scherpbier A, Klainin-Yoba P, et al. Rescuing A Patient In Deteriorating Situations (RAPIDS): an evaluation tool for assessing simulation performance on clinical deterioration. Resuscitation. 2011;82:1434–9.

134. Liaw SY, Scherpbier A, Rethans J-J, et al. Assessment for simulation learning outcomes: a comparison of knowledge and self-reported confidence with observed clinical performance. Nurse Educ Today. 2012;32:e35–9.

135. Hart PL, Brannan JD, Long JM, et al. Effectiveness

of a structured curriculum focused on recognition and response to acute patient deterioration in an undergraduate BSN program. Nurse Educ Pract. 2014;14:30–6.

136. Liaw SY, Chan SW, Chen FG, et al. Comparison of virtual patient simulation with mannequin-based simulation for improving clinical performances in assessing and managing clinical deterioration: a randomized controlled trial. J Med Internet Res. 2014;16:e214.

137. Liaw SY, Wong LF, Chan SW, et al. Designing and evaluating an interactive multimedia web-based simulation for developing nurses' competencies in acute nursing care: randomized controlled trial. J Med Internet Res. 2015;12:e5.

138. Liaw SY, Wong LF, Ang SB, et al. Strengthening the afferent limb of rapid response systems: an educational intervention using web-based learning for early recognition and responding to deteriorating patients. BMJ Qual Saf. 2016;25:448–456. doi: 10.1136/bmjqs-2015-004073. Accessed 25 Nov 2015.

139. Bell-Gordon C, Gigliotti E, Mitchell K. An evidence-based practice project for recognition of clinical deterioration: utilization of simulation-based education. J Nurs Educ Pract. 2014;4:69–76.

140. Ozekcin LR, Tuite P, Willner K, et al. Simulation education: early identification of patient physiologic deterioration by acute care nurses. Clin Nurse Spec. 2015;29:166–73.

141. Stayt LC, Merriman C, Ricketts B, et al. Recognizing and managing a deteriorating patient: a randomized controlled trial investigating the effectiveness of clinical simulation in improving clinical performance in undergraduate nursing students. J Adv Nurs. 2015;71:2563–74.

142. Endacott R, Bogossian FE, Cooper SJ, et al. Leadership and teamwork in medical emergencies: performance of nursing students and registered nurses in simulated patient scenarios. J Clin Nurs. 2015;24:90–100.

34 建立标准化流程和确定结果评估工具

Gabriella Jaderling，David Konrad

引言

通过解决普通病房恶化患者未能满足的需求,快速反应系统已经成为提高患者安全的一种有序的法宝[1]。基于不断提高的认识,该系统在整个医院中引发复杂的变化,这比新药或单一干预更难量化。那么我们怎样才能最好地衡量我们所做的效果,以及我们用什么工具来评估我们的结果? 我们应该衡量过程还是结果,还是两者都衡量? 衡量最好的标准是什么?

衡量安全和评估复杂干预措施具有挑战性,因为这些衡量和评估取决于一些相互关联的过程,如教育工作、资源、团队建设、行政支持和实施环境。其衡量和评估措施,诸如员工满意度、教育的影响或对生命终末期护理的影响,正如调查心搏骤停率和死亡率的传统结局一样重要。因此,有必要采用众多的定量和定性研究[2]。正是基于此,来自不同医院以及世界各地精心设计的观察性研究将是有价值的[3]。当遇上急性生命威胁时,为了评估提高质量的护理干预措施的效果,在个体水平上进行随机对照试验并不合乎伦理,也不适于用盲法。

我们需要对引入基本系统变化的所有方面进行评估,例如流程本身成功吗? 呼叫标准足够吗? 它们正在被运用吗? 它们能及时得到回应吗? 在评估干预是否对结果产生任何影响时,这些问题将是最基本的问题,可通过定性研究得到最好的评估。如果我们不能确定这个过程是否成功,我们就不能说干预是否有效。

近年来,快速反应系统已经被广泛采用和评估,但其效果存在相互矛盾的证据[4-7]。几项单中心研究显示出阳性结果[8-13],但是,由于纳入的结果不同,入选标准各不相同。各医院之间的文化和结构差异,可能在 RRS 的实施和维护中发挥重要作用,从而并不容易达成共识[14,15]。我们测量的是同样的东西吗? 在前-后研究中使用历史对照,存在重要的局限性,因为必须考虑病例混合的差异和季节性变异。单中心研究的推广是有问题的,必须知道其局限性。当地调查人员的承诺和热情,可能是在一个环境中成功实施的秘诀,而在其他地方可能无法复制[3]。研究人群与各地资源可能存在很大差异,例如教学医院与非教学医院的人员配置就各不相同。考虑到这些局限性,没有必要将这些研究排除在外[16]。通常认为,观察性研究并不像大型随机对照试验那样,同样具有科学价值,无论实施是否成功,以及是否达到了相关的目的。不能轻易地将这些观察性研究推而广之。这为不完善的系统提供了重要的反馈,从而能够帮人们找出可改进的地方,激发和促进进一步的研究。

RRS 流程的标准化

RRS 的启动

在医院,建立 RRS 时,启动前必须花费大量时间去进行准备工作。全面的文献回顾,应包括 RRS 组织变化的方式。应基于一个假设(对普通病房中高危患者,早期识别和干预能够改善预后),识别出问题。在我们的研究机构,通过流行病学研究方法,来计算满足我们在特定时间符合标准的患者的数量[17]。在研究中通过限制和扩展入选条件,允许我们来验证所选择的标准。

复杂干预措施的引入,很大程度上依靠所有相关人员(临床医生、护理人员和管理人员)良好的配合。以持续评估和反馈过程为基石,形成一个网络是有帮助的,因为在实施、评估以及研究中,需要多学科的参与[18]。

如果相关结果没有可靠的基线,则应进行初步研究加以评估。这也有助于确定该协议实施可能存在的障碍,并提供有关克服这些障碍的方案。对临床医生和护理人员的意见进行问卷调查,可为当前方案的实施提供有用的信息,并掌握不同中心之间的实践差异和态度差异[19]。

试验设计是至关重要的一步,从一开始就应该包含流行病学和统计专业知识。与其他任何临床研究一样,试验设计的目的是回答一个明确界定的问题。

数据采集

每次呼叫都可以收集大量信息,然后再根据不同目的进行排序和编译。以呼叫周围事件为基础的定量信息非常适合集成到数据库中。采用标准化方案收集和报告 RRS,对于保持数据的一致性很重要,将有助于跨机构进行比较。报告表单的范例可见于在澳大利亚的出版物[20],国际共识小组以 Utstein 样式进一步给出了统一的指南建议,包括全面的推荐要点和附加内容[21]。除非自动采集数据,否则数据可能需要从不同来源收集,例如 RRS 纸质表格、患者电子图表和医院记录。考虑到许多呼叫来自非工作时间,而且常常在紧急情况下发生,因此始终存在不能及时收集数据的风险。为确保获得所有通话资料,我们的经验是,表格需要尽可能短并且易于完成。在卡罗林斯卡,用于记录临床医生响应呼叫的 RRS 表格,见于图 34.1。应该拟定一个协议,将这些信息可靠而准确地融合到一个可用的数据库中。应该让一些训练有素的工作人员来收集和记录这些数据以便于标准化。然后,该数据库可被用于描述 RRS 过程,以便对事件进行内部评估和分析,或与更多信息进行融合,比如整合为评估死亡率和心搏骤停结局的医院数据库。对于过程和结果的评估,所需的最少的相

科室:	病案号:
日期:	生日:
RRT 呼叫时间:	性别:
RRT 到达时间:	
RRT 返回时间:	

呼叫原因:

☐ 呼吸频率 <8   ☐ 心率 <40   ☐ 意识减弱

☐ 呼吸频率 >30   ☐ 心率 >130   ☐ 直觉

☐ SpO_2<90   ☐ 收缩压 <90   ☐ 不符合以上情况

生命体征:

- 呼叫时:

RR: SpO_2: O_2 L/min: HR: BP: GCS: T:

- RRT 评估时:

RR: SpO_2: O_2 L/min: HR: BP: GCS: T:

治疗和处理:

☐ 静脉输液   ☐ CPAP/BiPAP   ☐ X 光片/US/CT   ☐ 会诊

☐ O_2 ☐ 雾化吸入   ☐ 静脉通路   ☐ ECG

☐ 血气分析/实验室检查   ☐ 药物:

☐ 其他治疗:

☐ 停留在普通病房   ☐ 转移至重症监护室   ☐ 转移至 HDU   ☐ 其他:

药物治疗的局限性:(文件日期:)

☐ 无限制   ☐ 需讨论

☐ 拒绝心肺复苏   ☐ 拒绝气管插管   ☐ 拒绝进入重症监护室

图 34.1 在卡罗林斯卡使用的病例报告表格,由每个 RRT 呼叫的小组负责人填写。

关的数据设置包括:患者人口统计学数据、事件和结局方面的信息(表 34.1)。医疗限制的标准化和可靠性,应该根据各个医院规范来决定(如拒绝心肺复苏标准极为重要,但可能具有挑战性,各个医院存在广泛的偏移)。医院之间甚至同一医院不同部门之间的差异可能很大,可能是最难控制的因素。

定性信息收集可以通过定期与每个病房的联系人进行会议,并通过设置一种容易访问的方式联系 RRS 团队,例如通过医院内部网上的电子邮件地址来进行联系。更有用的评估信息是针对系统的态度、决策和接受度的变化的信息。与工作人员进行问卷调查和深入访谈,可以用来探索对系统的满意度,并找出需要改进的地方[22,23]。

评估

系统的成功取决于它的所有功能,因此需要对所有不同的部分进行评估。为了描述系统工作的环境,需要报告医院的人口统计数据以及团队的设置[21]。

表 34.1　RRS 数据库案例表格——最少内容设置

医院信息	RRS 呼叫信息
床位配置	呼叫日期
结果统计数据(每年)	呼叫时间
反应团队信息	反应时间
构成	普通病房耗费时间
结构	呼叫原因(激活条件)
覆盖范围	RRS 结局
激活标准	临床发现
患者信息	干预
病案号	转入/离开普通病房
年龄	患者结局
性别	出院诊断(ICD-10)
位置/病房类型	操作日期
住院类型(急诊/择期)	药物治疗的限制日期
住院日期	死亡日期
出院日期	
之前的 RRS 呼叫	
之前的重症监护室护理	

任何 RRS 的传入系统被定义为检测和识别医疗急救、触发适当响应的一种功能[18]。需要定期评估它是否正常运行。教育的力度是否足够？知晓度广泛吗？呼叫标准是否充分？如果没有相当大的努力,这很难准确测量,我们可能会在未来看到更多的自动化和持续监测[24,25]。需要识别呼叫触发延迟的情况,因为它们会对结果产生影响[26,27],最好通过定性研究来评估根本原因。

RRS 的传出系统是对危机做出反应的部分,可以有不同的构成,由护士主导或医师主导[18],有能力对触发呼叫的因素做出反应,有能力为急性病患者提供重症护理体验。应该监测和报告反应的时间,监测和报告团队的能力和所需要的设备。应考虑将传入系统和传出系统的巧妙互联互通,并在工作中用视频分析[2]或其他形式的团队培训[28,29]对系统来进行评估。

时间框架可能很重要,反映出直接的剂量—反应关系[30,31]。对系统做出变更,其效果不会立刻出现。相比之下,在完好的创伤系统的干预下,在死亡率下降之前,至少需要实施 10 年的时间[32]。任何新的系统引入都需要时间,以便成熟和完成准确设置[33]。

结局

为了建立标准化的评估工具，我们首先需要确定哪些结果是重要的，其次我们需要对想要测量的结果有足够的基础标准。在最近的一项共识研究中，在追踪和触发系统内，关于验证危险分层工具的最佳终点，专家组没有达成完全一致意见[34]。临床结局通常被认为是最好的选择，也是常用的，如非预期死亡、心搏骤停和非计划重症监护室住院。在一项试点研究中，建议使用以患者为中心的结局，作为评估和衡量 RRS 性能的工具[35]。死亡率可以很容易地被评估，但应该考虑随访时间。后续随访需要多长时间？重症监护室死亡率，甚至医院死亡率可能不是治疗成功的最有用的指标，因为它们受当地入院和出院政策的影响。由于其二元性质，心搏骤停也是常用的，但需要考虑登记的形式。医院内心搏骤停的次数记录是可靠的吗？心搏骤停出现在高强度监护的区域，如重症监护室、手术室和急诊室，不应该被纳入，因为这些患者人群不是 RRS 的重点。此外，必须清楚地说明加强护理的局限性，因为这可能会影响非预期死亡/心搏骤停次数的变化。很显然，RRS 活动还包括生命终末期的护理讨论以及患者是否会从心肺复苏中受益[36-38]。在呼叫之前或者呼叫过程中决定对治疗加以限制，这种情况可被轻松记录在案。然而，在呼叫期间发起的讨论，实际上可能会触发此后的任何一个决定。根据临床情况，患者在住院期间，其决策也可以重新考虑并更改数次。

结论

实施和维护正常运行的 RRS 的过程显然是一个多维度的事件网络，为了对其进行评估，需要将该过程定义为其单独的要素，并进行相应的查看。其过程分为三个阶段：预实施、实施和评估。

正确的准备是成功实施的基础。必须确定哪种类型的 RRS 适用于特定机构，并选择有效的呼叫标准。整个医院的教育和信息，包括分发书面材料以及与工作人员反复讨论细节，以及能够直接解决哪些问题和疑虑。需要收集基线信息以便以后能够评估干预措施的效果。

实施就是执行和收集标准化的数据，对此有广泛的推荐，以帮助收集有用的信息[21]。从一开始，一个好的数据库格式是未来研究的关键。标准化将为我们提供一个共同的术语，使世界各地不同中心之间的对比更容易。

评估和重新评估对于理解流程以及在必要时对其进行修改非常重要。问卷调查可用于评估员工的满意度。对临床医生和护理人员的反馈意见进行审查，并尽快答复。考虑到员工流失率，继续教育很重要。RRS 的教育部分可能是成功最关键的部分，因此需要一个持续的过程。

（吴筱菁　译　李喜元　校）

参考文献

1. Hillman K, Parr M, Flabouris A, Bishop G, Stewart A. Redefining in-hospital resuscitation: the concept of the medical emergency team. Resuscitation. 2001;48: 105–10.

2. Hillman K, Chen J, May E. Complex intensive care unit interventions. Crit Care Med. 2009;37:S102–6.

3. Bagshaw SM, Bellomo R. The need to reform our assessment of evidence from clinical trials: a com-

mentary. Philos Ethics Humanit Med. 2008;3:23.

4. Hillman K, Chen J, Cretikos M, Bellomo R, Brown D, Doig G, Finfer S, Flabouris A. Introduction of the medical emergency team (MET) system: a cluster-randomised controlled trial. Lancet. 2005;365: 2091–7.

5. Chan PS, Jain R, Nallmothu BK, Berg RA, Sasson C. Rapid response teams: a systematic review and meta-analysis. Arch Intern Med. 2010;170:18–26.

6. Cretikos MA, Chen J, Hillman KM, Bellomo R, Finfer SR, Flabouris A. The effectiveness of imple-mentation of the medical emergency team (MET) sys-tem and factors associated with use during the MERIT study. Crit Care Resusc. 2007;9:206–12.

7. Chen J, Bellomo R, Flabouris A, Hillman K, Finfer S. The relationship between early emergency team calls and serious adverse events. Crit Care Med. 2009;37:148–53.

8. Buist MD, Moore GE, Bernard SA, Waxman BP, Anderson JN, Nguyen TV. Effects of a medical emer-gency team on reduction of incidence of and mortality from unexpected cardiac arrests in hospital: prelimi-nary study. BMJ. 2002;324:387–90.

9. Bellomo R, Goldsmith D, Uchino S, Buckmaster J, Hart GK, Opdam H, Silvester W, Doolan L, Gutteridge G. A prospective before-and-after trial of a medical emergency team. Med J Aust. 2003;179:283–7.

10. Bellomo R, Goldsmith D, Uchino S, Buckmaster J, Hart G, Opdam H, Silvester W, Doolan L, Gutteridge G. Prospective controlled trial of effect of medical emergency team on postoperative morbidity and mor-tality rates. Crit Care Med. 2004;32:916–21.

11. Priestley G, Watson W, Rashidian A, Mozley C, Russell D, Wilson J, Cope J, Hart D, Kay D, Cowley K, Pateraki J. Introducing critical care outreach: a ward-randomised trial of phased introduction in a general hospital. Intensive Care Med. 2004;30:1398–404.

12. DeVita MA, Braithwaite RS, Mahidhara R, Stuart S, Foraida M, Simmons RL. Use of medical emergency team responses to reduce hospital cardiopulmonary arrests. Qual Saf Health Care. 2004;13:251–4.

13. Konrad D, Jäderling G, Bell M, Granath F, Ekbom A, Martling C. Reducing in-hospital cardiac arrests and hospital mortality by introducing a medical emer-gency team. Intensive Care Med. 2010;36:100–6.

14. Winters BD, Pham JC, Hunt EA, Guallar E, Berenholtz S, Pronovost PJ. Rapid response systems: a systematic review. Crit Care Med. 2007;35:1238–43.

15. Winters BD, Weaver SJ, Pfoh ER, Yang T, Pham JC, Dy SM. Rapid-response systems as a patient safety strategy: a systematic review. Ann Intern Med. 2013;158:417–25.

16. Bellomo R, Bagshaw SM. Evidence-based medicine: classifying the evidence from clinical trials—the need to consider other dimensions. Crit Care. 2006;10:232.

17. Bell MB, Konrad D, Granath F, Ekbom A, Martling CR. Prevalence and sensitivity of MET-criteria in a Scandinavian University Hospital. Resuscitation. 2006;70:66–73.

18. Devita MA, Bellomo R, Hillman K, Kellum J, Rotondi A, Teres D, Auerbach A, Chen WJ, Duncan K, Kenward G, Bell M, Buist M, Chen J, Bion J, Kirby A, Lighthall G, Ovreveit J, Braithwaite RS, Gosbee J, Milbrandt E, Peberdy M, Savitz L, Young L, Harvey M, Galhotra S. Findings of the first consensus confer-ence on medical emergency teams. Crit Care Med. 2006;34:2463–78.

19. Delaney A, Angus DC, Bellomo R, Cameron P, Cooper DJ, Finfer S, Harrison DA, Huang DT, Myburgh JA, Peake SL, Reade MC, Webb SA, Yealy DM. Bench-to-bedside review: the evaluation of com-plex interventions in critical care. Crit Care. 2008;12:210.

20. Cretikos M, Parr M, Hillman K, Bishop G, Brown D, Daffurn K, Dinh H, Francis N, Heath T, Hill G, Murphy J, Sanchez D, Santiano N, Young L. Guidelines for the uniform reporting of data for medi-cal emergency teams. Resuscitation. 2006;68:11–25.

21. Peberdy MA, Cretikos M, Abella BS, De Vita M, Goldhill D, Kloeck W, Kronick SL, Morrison LJ, Nadkarni VM, Nichol G, Nolan JP, Parr M, Tibballs J, van der Jagt EW, Young L. Recommended guidelines for monitoring, reporting, and conducting research on medical emergency team, outreach, and rapid response systems: an Utstein-style scientific statement: a scien-tific statement from the international liaison commit-tee on resuscitation (American Heart Association, Australian Resuscitation Council, European Resuscitation Council, Heart and Stroke Foundation of Canada, InterAmerican Heart Foundation, Resuscitation Council of Southern Africa, and the New Zealand Resuscitation Council); the American Heart Association emergency cardiovascular care committee; the council on cardiopulmonary, perioper-ative, and critical care; and the interdisciplinary work-ing group on quality of care and outcomes research. Circulation. 2007;116:2481–500.

22. Jones D, Baldwin I, McIntyre T, Story D, Mercer I, Miglic A, Goldsmith D, Bellomo R. Nurses' attitudes to a medical emergency team service in a teaching hospital. Qual Saf Health Care. 2006;15:427–32.

23. Bagshaw SM, Mondor EE, Scouten C, Montgomery C, Slater-Maclean L, Jones DA, Bellomo R, Gibney RT. A survey of nurses' beliefs about the medical emergency team system in a Canadian Tertiary Hospital. Am J Crit Care. 2009;19(1):74–83.

24. Hravnak M, Edwards L, Clontz A, Valenta C, Devita MA, Pinsky MR. Defining the incidence of cardiore-spiratory instability in patients in step-down units using an electronic integrated monitoring system. Arch Intern Med. 2008;168:1300–8.

25. Bellomo R, Ackerman M, Bailey M, Beale R, Clancy G, Danesh V, Hvarfner A, Jimenez E, Konrad D, Lecardo M, Pattee KS, Ritchie J, Sherman K, Tangkau P. A controlled trial of electronic automated advisory vital signs monitoring in general hospital wards*. Crit Care Med. 2012;40:2349–61.

26. Calzavacca P, Licari E, Tee A, Egi M, Downey A, Quach J, Haase-Fielitz A, Haase M, Bellomo R. The impact of rapid response system on delayed emergency team acti-vation patient characteristics and outcomes-a follow-up study. Resuscitation. 2009;81(1):31–5.

27. Quach JL, Downey AW, Haase M, Haase-Fielitz A, Jones D, Bellomo R. Characteristics and outcomes of patients receiving a medical emergency team review for respiratory distress or hypotension. J Crit Care. 2008;23:325–31.

28. DeVita MA, Schaefer J, Lutz J, Wang H, Dongilli T. Improving medical emergency team (MET) performance using a novel curriculum and a computerized human patient simulator. Qual Saf Health Care. 2005;14:326–31.

29. Wallin CJ, Meurling L, Hedman L, Hedegard J, Fellander-Tsai L. Target-focused medical emergency team training using a human patient simulator: effects on behaviour and attitude. Med Educ. 2007;41:173–80.

30. Jones D, Bellomo R, Bates S, Warrillow S, Goldsmith D, Hart G, Opdam H, Gutteridge G. Long term effect of a medical emergency team on cardiac arrests in a teaching hospital. Crit Care. 2005;9:R808–15.

31. Jones D, Bellomo R, DeVita MA. Effectiveness of the medical emergency team: the importance of dose. Crit Care. 2009;13:313.

32. Nathens AB, Jurkovich GJ, Cummings P, Rivara FP, Maier RV. The effect of organized systems of trauma care on motor vehicle crash mortality. JAMA. 2000;283:1990–4.

33. Jones D, Bates S, Warrillow S, Goldsmith D, Kattula A, Way M, Gutteridge G, Buckmaster J, Bellomo R. Effect of an education programme on the utilization of a medical emergency team in a teaching hospital. Intern Med J. 2006;36:231–6.

34. Pedersen NE, Oestergaard D, Lippert A. End points for validating early warning scores in the context of rapid response systems: a Delphi consensus study. Acta Anaesthesiol Scand. 2015;60(5):616–22.

35. Morris A, Owen HM, Jones K, Hartin J, Welch J, Subbe CP. Objective patient-related outcomes of rapid-response systems—a pilot study to demonstrate feasibility in two hospitals. Crit Care Resusc. 2013;15:33–9.

36. Chen J, Flabouris A, Bellomo R, Hillman K, Finfer S. The medical emergency team system and not-for-resuscitation orders: results from the MERIT study. Resuscitation. 2008;79:391–7.

37. Jones DA, Bagshaw SM, Barrett J, Bellomo R, Bhatia G, Bucknall TK, Casamento AJ, Duke GJ, Gibney N, Hart GK, Hillman KM, Jaderling G, Parmar A, Parr MJ. The role of the medical emergency team in end-of-life care: a multicenter, prospective, observational study*. Crit Care Med. 2012;40:98–103.

38. Jaderling G, Bell M, Martling CR, Ekbom A, Konrad D. Limitations of medical treatment among patients attended by the rapid response team. Acta Anaesthesiol Scand. 2013;57:1268–74.

快速反应系统(RRS)对拒绝复苏约定的影响

35

Arthas Flabouris， Jack Chen

背景

快速反应小组(RRT)发展成为一种基于系统的方法,用于识别和应对急性病住院患者,如心搏骤停或未预料到的入住重症监护室患者。医务人员之前已经记录到患者异常的生理指标[1-10],而往往对这些生理异常的反应不充分或没有重视[4],相反,对这些异常指标予以重视并及时处理会明显获益[11]。这促使 RRT 逐渐形成。

在 20 世纪 70 年代中期,有关拒绝复苏(NFR)约定的正式的医院政策首次颁布[12,13]。有趣的是,在这些政策之前的一段时间内,工作人员认为心肺复苏对于某些患者无益,则实施非正式的终止心肺复苏[14]。最终,根据患者的愿望,会做出这样的决定。

与此同时,一个强有力的伦理架构正在形成,以促进患者的自主决定权。单方面的决定不受支持,赞成涉及多学科共同介入的决定,综合考虑患者的愿望和治疗价值,或者在患者在没有能力的情况下,征求其代理人的意见。形成正式的拒绝复苏约定过程的指南已经出台,以提高有决策能力患者对决策过程的参与度。正式的拒绝复苏约定,增加了患者参与这种决策的能力,从而降低终末期患者接受不适当的复苏措施的可能性,进而改善终末期和无法康复患者的生活质量[15-17]。

拒绝复苏约定,来自患者本人或者他们的"代理人",需要表达出在心脏或呼吸暂停的事件中应该做些什么的愿望。这些约定不影响其他方面的治疗[18]。然而,在解释 NFR 约定时,关于其他各种治疗方案如何理解[19,20],以及如何更好地把握指征、参与讨论的医生级别等等均存在许多差异和不确定性[21]。

拒绝复苏约定的制定

目前住院患者的年龄更大,更有可能患有慢性疾病和严重的合并症。然而,在过去的死亡患者中,相当多是突发的疾病,发生在一个年轻的群体,通常由严重的感染、创伤或产科相关疾病引起,而现在死亡患者多与慢性疾病的逐渐恶化有关。这个过程在某些条件下是可预测的[22],当死亡临近时,表现出典型的生理紊乱。患者也可能因获得一种急性的与基础疾病无关的疾病而恶化(如,严重充血性心力衰竭患者的呼吸道感染引起的败血症和脓毒性休克)。

在澳大利亚急性住院患者死亡中,90% 的患者都预先有 NFR 约定[23,24],这一比率与其他国家的情况不同。相比之下,美国的医院死亡患者中,其比例为 79%[25];在欧洲国家中,该比例大约为 50%~60%。其他各国也不尽相同,瑞士为 73%,而意大利为 16%[26]。

研究表明,NFR 约定的制定大不相同,也有研究探讨了这种不同背后的因素。诸如,患者年龄[27,28]、性别[29]、诊断[30,31]、医生专业[32,33]及他们认为可能在患者的治疗中所做的投入[34,35]、医生与患者及代理人的沟通[36]和对患者的复苏相关治疗的信心方面的解释[37]、医院的特点[38]和家庭的个人或宗教原因[34,35],都被证明是这种 NFR 制订方案千差万别的原因。NFR 约定常常在与患者先前表达的愿望发生冲突时,或与记录的患者的晚期决定不一致时需要签订[39]。

同样,患者的日常护理通常是由初级医务人员和护理人员进行,高级顾问医师基本不参与,而他们常常能力不足,没有经过培训,无法做出治疗的重大决策,如启动关于患者治疗决策相关的讨论[40]。

即使是患者的委托代理团队做出终止生命决定,及时做出 NFR 约定,还存在其他的障碍,比如,进行这样的讨论不充分、对于急性或非预期的病情恶化、患者存在可逆状态积极治疗可恢复以及对患者了解不足[34,35,41]。

相比之下,研究证明更应该由重症监护医生做出患者生命终止决策的认定,因为这样的决定在重症监护室环境中更常见[42],且此类患者更有可能死于 NFR,重症监护室住院时间更短,干预更少[43]。

快速反应团队和拒绝复苏约定

上述这些情况与快速反应团队的经历并无不同。例如,针对潜在的可预防的心搏骤停和非预期的重症监护室住院患者,在医院广泛的救治体系治疗失败时,促成了快速反应团队的产生。导致这种失败的因素,包括医疗专业化程度的提高、患者人口老龄化、合并症增多,以及对初级医务人员的依赖,而这些医务人员对急性发病的患者的识别和处理往往显得装备不到位和训练不良[44,45]。

该计划基于确定可启动高级护理计划的医院患者,培训员工识别、响应和促进生命结束讨论、记录,支持性临床护理的发展旨在改善患者的临终治疗方案记录,降低不必要的激进的医疗风险,并增加患者表达终止生命意愿的可能性[46]。

依据反映急性生理紊乱的标准呼叫预备的 RRT 来救治急性发病患者,会增加患者受伤风险,甚至死亡风险。事实上,这些患者中的一些人可能像预期的那样死亡。但到目前为止,人们还不能识别濒死的状态,且除了有创生命支持技术外,还没有一个临终的管理方案。由于 RRT 常由重症医学医务人员组成,他们有可能更好地识别和管理临终患者,并停止无效的复苏措施,从理论上讲,RRT 可能会影响 NFR 约定。事实上,观察性研究已经表明,NFR

约定完成时,RRT 参与比例为 4%~25%[47-49]。许多研究表明 NFR 约定开启时大多数患者正在接受比重症监护更普遍的干预措施,如气管插管、基础和高级生命支持、升压药/强心剂等[50]。

此外,MERIT 研究[23]显示,与无 MET 的医院相比,MET 医院签署 NFR 约定的比例几乎高出三倍。随后对与 NFR 约定相关的 MERIT 研究数据进行分析后发现,与对照医院相比,在有 MET 医院中,所有事件的 NFR 约定执行的比率都显著提高。这一差异主要是由于 RRT 的参与,从而 NFR 约定签署的数量更多,与心搏骤停或猝死或非预期重症监护室住院无关。在那些有 MET 的医院,RRT 中签署 NFR 约定的比例占 8%,而那些无 MET 医院,该比例为 3%(图 35.1)。根据总体的 NFR 约定,MET 相关的 NFR 约定相对更少(表 35.1)。

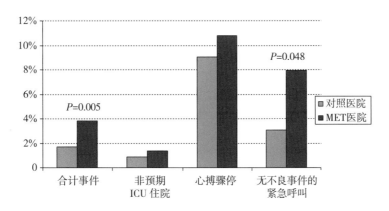

图 35.1　MET 或心搏骤停团队参与时所记录到的拒绝复苏约定每一事件的比例

表 35.1　每 1 000 例住院患者签署 NFR 约定的事件例数

结果	对照的医院		MET 医院		加权后的均数	P
	均数(SD)	范围	均数(SD)	范围	差值(95%CI)[a]	
合计事件	0.31(0.26)	0.00~0.80	0.69(0.51)	0.15~1.94	0.52(0.14~0.90)	0.009**
死亡	0.16(0.11)	0.00~0.34	0.18(0.11)	0.00~0.37	0.00(−0.09~0.10)	0.969
非预期重症监护室住院	0.06(0.13)	0.00~0.40	0.07(0.12)	0.00~0.37	0.02(−0.06~0.09)	0.621
心搏骤停	0.16(0.11)	0.00~0.37	0.15(0.14)	0.00~0.46	0.01(−0.10~0.11)	0.892
无急诊团队参与的不良事件	0.04(0.09)	0.00~0.27	0.40(0.42)	0.00~1.32	0.49(0.20~0.78)	0.002**

注:对 11 所对照医院与 12 所 MET 医院的 NFR 发生率进行比较,P 值通过加权 t 检验推断而得;**$P<0.01$。

事实上,这一数字可能被低估了,因为有可能紧急团队的参与会促使相关人员随后做出并签署 NFR 约定。未来对这类过程的探索很重要,需要考虑许多影响 RRT 进行的逻辑和教育因素[51,52]。

快速反应团队和预先签署拒绝复苏约定的患者

NFR 约定的签署,并不妨碍患者需要紧急团队的救治,特别是对于配置有 MET 的医院来说,紧急团队参与救治先前有 NFR 约定的患者约为心搏骤停团队的三倍。对先前存在 NFR 约定的患者呼叫 RRT 的例数,高于由 RRT 参与而达成的 NFR 约定的例数。所有 RRT 参与的呼叫中,这样的患者占 20%~35%[53-55]。以往有 NFR 约定的患者在死亡之前的 24 小时内曾呼叫 RRT 寻求帮助,或在其他时间或之前呼叫过 RRT 也是很常见的(表 35.2)[56,57]。

表 35.2   患者在 MET 参与时间节点前有和没有 NFR 约定之间的比较

	先前有 NFR 约定 (n=198)	先前无 NFR 约定 (n=1 060)	P 值
年龄(中位数,四分位数)	81(72,87)岁	70(53,81)岁	<0.01
性别(男性百分比)	56.4%	54.3%	0.55
心搏骤停呼叫次数	9(4.5%)	134(12.6%)	<0.01
MET 时间(中位数,四分位数)	11(7.38,16.7)小时	12.83(7.92,18.33)小时	0.06
现场时间(中位数,四分位数)	17(6,33)分	20(10,35)分	0.02
抵达时的脉搏数(中位数,四分位数)	99(79,125)次/分	99(78,124)次/分	0.96
抵达时的呼吸频率(中位数,四分位数)	24(18,30)次/分	20(16,26)次/分	<0.01
抵达时的收缩压(中位数,四分位数)	117(91,145)mmHg	120(90,148)mmHg	0.53
抵达时的血氧饱和度(中位数,四分位数)	93(85,97)%	97(93,99)%	<0.01
抵达时的 GCS=15 例数	41(24.3%)	479(51.7%)	<0.01

也就是说尽管有一部分患者预先有 NFR 约定在身,但 RRT 也会被误叫,或不适当地给予其他重症干预措施,但现有的 NFR 约定框架并没有给予这些进一步治疗的规定。也有一些患者,他们适合接受除了心肺复苏以外的其他重症监护手段的支持。这并不罕见,因为并非所有的 NFR 患者都接近生命的终点,或者会在住院期间死亡。一般来说,大约 30% 的人能出院回家[58,59]。在对先前有 NFR 约定在身的患者的回顾中,这些患者的呼吸频率更高,血氧饱和度更低,并且很可能接受重症监护措施的干预(表 35.2)[57]。然而,他们很少会被送进重症监护室,更有可能在普通病房,紧急情况下呼叫 RRT。与先前无 NFR 约定的患者不同,他们可能会被标注为不需要进一步 RRT 参与抢救[57]。

这些发现表明,有 NFR 约定的患者遇到急性异常生理情况发作时也需要某些干预措施。这种情况未必需要 RRT 的参与,但是在没有可替代评估手段的情况下,RRT 将成为默认选项。特别是,临床医生认为,NFR 约定导致患者得到的监护比他们应该得到的要少。这种信念可能会导致医生不太愿意填写 NFR 约定,即使在他们认为 CPR 不合适的情况下。因为他们担心那样会降低患者的整体监护水平[60]。

快速反应团队与除了拒绝复苏以外的约定

随着传统的心搏骤停团队向新时代的RRT过渡,有证据表明,关于是否需要RRT参与,救治医院必须制订一些特殊的规定。如果是这样,还要规定适当的RRT干预水平,比如,"不需要RRT"或者"改良RRT"。在一项观察性研究中,与其他现存的团队相比,RRT团队不太可能记录NFR约定(RRT团队的记录百分比为64.6%,其他团队的记录百分比为98.6%,$P<0.01$)或拒绝入重症监护室约定(NFICU)(RRT团队的NFICU百分比为37.5%,其他团队的NFICU百分比为82.0%,$P<0.01$),而更可能记录拒绝RRT(RRT团队的记录百分比为64.6%,其他团队的记录百分比为44.0%,$P=0.04$)或修订的RRT(RRT团队的记录百分比为8.3%,其他团队的记录百分比为0%,$P=0.04$)[21]。这就需要对现有的NFR讨论和记录过程进行修改,或启动一个独立的执行过程。这些都是重要的考虑因素,因为随着RRT相关的信息在医学媒体和更广泛的媒体的传播,RRT正变得越来越普遍和积极,RRT信息更加公开化。

鉴于NFR约定的高度可变性,且促成这种可变性的诸多因素,同时要引入RRT的环境不同,引入RRT也将会存在许多不同的影响因素。它还强调了通用和统一的国际指南的重要性,不仅适用于发布NFR指令,也适用于与RRT活动相关的指令,如不适用于RRT或修改的RRT指令。特别是,遇上先前就有NFR约定在身的患者已经接近弥留之际,这种情况并不少见[50,56]。为了防止不期望的不良事件发生,配备有急救护理资源和技能的紧急反应小组,在缺乏一个可供选择的救治策略的情况下,会制订这些患者默认的相应救治方案。

快速反应团队与姑息性照护

本质上,为了防止急性发病患者进展到更为严重的态势(例如,心搏骤停、入住重症监护室),RRT似乎不仅仅只是识别急性疾病和及时为急性患者做出反应,而且还要调用RRT呼叫标准判断患者可能会死亡,以免发展到另一种类型的严重事件(例如,生命终末期不适当的复苏)。对于前者,给予积极复苏措施,可以改善患者预后;而对于后者,适合姑息性护理和/或处理措施。由RRT早期识别适合姑息性治疗的终末期患者是否能达到更好的治疗效果(比如,改善生活质量)尚未明确。理论上,有可能RRT参与后,能够避免不必要的生命支持措施,以便更早地选择姑息性照护策略,更早地开始改善生活质量的措施[17,61]。

RRT是否应对已有NFR指令的患者做出反应的问题越来越重要,因为随着RRT摄取量的持续增长,未来的RRT活动可能会继续升级[62],并且引入了新的措施来帮助确定患者的决定等级[63]。还有RRT训练问题,因为目前RRT成员接受过基础和高级生命支持训练,但不大可能获得对终末期决策和护理方面技能的训练。表35.3列出了针对该问题潜在的优势、劣势,以及可供选择的方案。

在MERIT研究中,参与的医院内关于NFR约定方面存在很大的差异。诸如教学医院状况、位置(小城市与大城市)、医院规模(床位数)和MET配置等影响因素在这些差异中占

表 35.3　预先有 NFR 约定在身的患者:RRT 参与的利弊与可供参考的方案

优势	劣势	可供参考的方案
反应及时	增加 RRT 工作负担,削弱其他正处于恶化状态的患者对 RRT 的需要 RRT 活动产生消极的态度 RRT 成员疲劳和紧张 暴露 RRT 和管床医师的潜在矛盾,以及相互消极的认知 RRT 成员未接受姑息性治疗的训练	"急性"姑息性治疗团队 核实 RRT 反应积极方面,或规定这类患者中 RRT 实践的预期的范围 RRT 和病房工作人员事后交流和咨询。上级医师支持
急性生理性障碍发作期间,改善姑息性治疗的效果 支持管床护理和初级医务人员做出生命终止的决定	因病情急性恶化,患者不大可能参与减轻痛苦的治疗决策	出现急性恶化事件时,参考既定的处理方案,早期姑息性护理训练管床护理和初级医师,以便掌握技能,有信心做出生命终止的决定 上级医师对生命终止的决定进行把关
患者不会遭受重症治疗护理措施的折磨(包括基础和高级的生命支持),这些措施不大可能让患者获益或者收入重症监护室病房	患者会遭受重症治疗护理措施的折磨(包括基础和高级的生命支持),这些措施不大可能让患者获益,且 RRT 对患者的意愿未知	出现急性恶化事件时,参考既定的处理方案,早期姑息性护理进行生命终止护理方面的 RRT 培训
广泛讨论了除了 NFR 以外其他方面的约定,比如,"无需 RRT"的约定,并避免随后 RRT 参与和介入的可能出现的风险	RRT 不熟悉患者及其家庭。常常数小时后,急性病发作期间,患者互动需要减少,会要求"无需 RRT 参与,改良的 RRT",以及除了 NFR 约定以外不做其他过多的干预	培养有资格的团队,以便涉及更广泛议题。合适的生命终止讨论,包括"无需 RRT 参与,改良的 RRT"方面内容

不到 50%[23]。这表明,各医院检查其 RRT 如何最好地识别和应对有生命末期需求的患者以及可能的替代反应,这一点很重要。

总结

- 改变或弱化住院患者 NFR 约定的健康因素与影响 RRT 变革的因素之间存在相似之处。
- 大量的随机研究证实,随着 MET 的引入,RRT 会影响 NFR 约定,并且与传统的心搏骤停团队相比,在 MET 出现时有更多的 NFR 约定可以达成。
- 与其他医院系统变化相关的 RRT 活动,能够进一步潜在影响 NFR 约定的达成,还影响约定类型(无需 RRT、修订 RRT 等)。
- 观察性研究显示,所有 RRT 呼叫中,高达 24% 涉及 NFR 约定的签署。
- 观察性研究还显示,所有 RRT 呼叫中,高达 35% 的呼叫以往存在 NFR 决定的患者,常常在 24h 内死亡。
- 基于危重病护理的 RRT 和姑息治疗服务之间有着密切的联系,这可能会使患者受益。

• 随着 RRT 参与急救的活动持续增加和医院范围内更好地识别和管理患者的策略的发展,需要不断评估 RRT 在临终决策和护理中的未来作用。

(李喜元 译 王慧 校)

参考文献

1. Schein RMH, Hazday N, Pena M, et al. Clinical antecedents to in hospital cardiopulmonary arrest. Chest. 1990;98:1388–92.
2. Franklin C, Mathew J. Developing strategies to prevent in hospital cardiac arrest: analysing responses of physicians and nurses in the hours before the event. Crit Care Med. 1994;22:246–7.
3. Smith A, Wood J. Can some in-hospital cardiorespiratory arrest be prevented? Resuscitation. 1998; 37:133–7.
4. McQuillan P, Pilkington S, Alan A, et al. Confidential inquiry into quality of care before admission to intensive care. BMJ. 1998;316:1853–8.
5. Goldhill DR, White SA, Sumner A. Physiological values and procedures in the 24 h before ICU admission from the ward. Anaesthesia. 1999;54:529–34.
6. McGloin H, Adam SK, Singer M. Unexpected deaths and referrals to intensive care units of patients on general wards. Are some cases potentially avoidable? J R Coll Physicians Lond. 1999;33:255–9.
7. Hillman KM, Bristow PJ, Chey T, et al. Antecedents to hospital deaths. Intern Med J. 2001;31:343–8.
8. Hillman KM, Bristow PJ, Chey T, et al. Duration of life-threatening antecedents prior to intensive care admission. Intensive Care Med. 2002;28:1629–34.
9. Hodgetts TJ, Kenward G, Vlackonikolis I, et al. Incidence, location and reasons for avoidable in-hospital cardiac arrest in a district general hospital. Resuscitation. 2002;54:115–23.
10. Kause J, Smith G, Prytherch D, Parr M, Flabouris A, Hillman K, and for the Intensive Care Society (UK) & Australian and New Zealand Intensive Care Society Clinical Trials Group ACADEMIA Study investigators. A comparison of Antecedents to Cardiac Arrests, Deaths and EMergency Intensive care Admissions in Australia and New Zealand, and the United Kingdom—the ACADEMIA study. Resuscitation. 2004;62:275–82
11. Rivers E, Nguyen B, Havstad S, et al for the Early Goal-Directed Therapy Collaborative Group. Early goal-directed therapy. N Engl J Med. 2001; 345(19):1368–77
12. Clinical Care Committee of the Massachusetts General Hospital. Optimum care for hopelessly ill patients: A report of the Clinical Care Committee of the Massachusetts General Hospital. N Engl J Med. 1976;295:362–4.
13. Rabkin MT, Gillerman G, Rice NR. Orders not to resuscitate. N Engl J Med. 1976;295:364–6.
14. Burns JP, Edwards J, Johnson J, Cassem NH. Do-not-resuscitate order after 25 years. Crit Care Med.

2003;31:1543–50.
15. Fukaura A, Tazawa H, Nakajima H, et al. Do not resuscitate orders at a teaching hospital in Japan. N Engl J Med. 1995;333:805–8.
16. Stern SG, Orlowski JP. DNR or CPR—the choice is ours. Crit Care Med. 1992;20:1263–72.
17. Wright AA, Baohui Z, Ray A, et al. Associations between end-of-life discussions, patient mental health, medical care near death, and caregiver bereavement adjustment. JAMA. 2008;300(14):1665–73.
18. Decisions relating to cardiopulmonary resuscitation. A joint statement from the British Medical Association, the Resuscitation Council (UK) and the Royal College of Nursing 2007.
19. Uhlmann RF, Cassel CK, McDonald WJ. Some treatment withholding implications of no code orders in an academic hospital. Crit Care Med. 1984;12:879–81.
20. LaPuma J, Silverstein MD, Stocking CB, Roland D, Siegler M. Life sustaining treatment. A prospective study of patients with DNR orders in a teaching hospital. Arch Intern Med. 1988;148:2193–8.
21. Sundararajan K, Flabouris A, Keeshan A, Cramey T. Documentation of limitation of medical therapy at the time of a Rapid Response Team call. Aust Health Rev. 2014;38:218–22.
22. Murray SA, Kendall M, Boyd K, Sheikh A. Illness trajectories and palliative care. BMJ. 2005;330: 1007–11.
23. The MERIT Study Investigators. Introduction of medical emergency team (MET) system—a cluster-randomised controlled trial. Lancet. 2005;365:2091–7.
24. Jones DA, McIntyre T, Baldwin I, Mercer I, Kattula A, Bellomo R. The medical emergency team and end-of-life care: a pilot study. Crit Care Resusc. 2007;9: 151–6.
25. The Support Principal Investigators. A controlled trial to improve care for seriously ill hospitalized patients. JAMA. 1995;274:1591–8.
26. van Delden JJ, Lofmark R, Deliens L, et al. Do-not-resuscitate decisions in six European countries. Crit Care Med. 2006;34:1686–90.
27. Bedell SE, Pelle D, Maher PL, et al. Do-not-resuscitate orders for critically ill patients in the hospital. How are they used and what is their impact? JAMA. 1986;256:233–7.
28. Youngner SJ, Lewandowski W, McClish DK, et al. 'Do not resuscitate' orders: incidence and implications in a medical-intensive care unit. JAMA. 1985;253:54–7.
29. Stolman CJ, Gregory JJ, Dunn D, et al. Evaluation of

the do not resuscitate orders at a community hospital. Arch Intern Med. 1989;149:1851–6.

30. Schwartz DA, Reilly P. The choice not to be resuscitated. J Am Geriatr Soc. 1986;34:807–11.

31. Wachter RM, Luce JM, Hearst N, et al. Decisions about resuscitation: inequities among patients with different diseases but similar prognoses. Ann Intern Med. 1989;111:525–32.

32. Hofmann JC, Wenger NS, Davis RB, et al. Patient preferences for communication with physicians about end-of-life decisions. SUPPORT investigators. Study to understand prognoses and preference for outcomes and risks of treatment. Ann Intern Med. 1997;127:1–12.

33. Murphy BF. What has happened to clinical leadership in futile care discussions? Med J Aust. 2008;188:418–9.

34. Kuiper MA. Dying: domain of critical care medicine? Crit Care Med. 2012;40:316–7.

35. Bouley G. The rapid response team nurse's role in end of life discussions during critical situations. Dimens Crit Care Nurs. 2011;30:321–5.

36. Sulmasy DP, Sood JR, Ury WA. Physicians' confidence in discussing do not resuscitate orders with patients and surrogates. J Med Ethics. 2008;34:96–101.

37. Lynn J, Teno JM, Phillips RS, et al. Perceptions by family members of the dying experience of older and seriously ill patients. SUPPORT Investigators. Study to understand prognoses and preferences for outcomes and risks of treatments. Ann Intern Med. 1997;126:97–106.

38. Sidhu NS, Dunkley ME, Egan MJ. "Not-for-resuscitation" orders in Australian public hospitals: policies, standardised order forms and patient information leaflets. Med J Aust. 2007;186:72–5.

39. Morrell ED, Brown BP, Qi R, Drabiak K, Helft PR. The do-not-resuscitate order: associations with advance directives, physician specialty and documentation of discussion 15 years after Patient Self-Determination Act. J Med Ethics. 2008;34:642–7.

40. Tulsky JA, Chesney MA, Lo B. See one, do one, teach one? House staff experience discussing do-not-resuscitate orders. Arch Intern Med. 1996;156:1285–9.

41. Micallef S, Skrifvars MB, Parr MJ. Level of agreement on resuscitation decisions among hospital specialists and barriers to documenting do not attempt resuscitation (DNAR) orders in ward patients. Resuscitation. 2011;82:815–8.

42. Prendergast TJ, Luce JM. Increasing incidence of withholding and withdrawal of life support from the critically ill. Am J Respir Crit Care Med. 1997;155:15–20.

43. Kollef MH, Ward S. The influence of access to a private attending physician on the withdrawal of life-sustaining therapies in the intensive care unit. Crit Care Med. 1999;27:2125–32.

44. Hillman K, Flabouris A, Parr M. A hospital-wide system for managing the seriously ill: a model of applied health systems research. In: Sibbald WJ, Bion JF, editors. Update in intensive care and emergency medicine, Vol 35-Evaluating critical care, using health services research to improve outcome. Berlin: Springer; 2000.

45. Lam S, Flabouris A. Medical trainees and public safety. In: DeVita MA, Hillman K, Bellomo R, editors. Medical emergency teams, implementation and outcome measurement. 2006, ISBN: 0-387-27920-2

46. Austin Health, Respecting Patient Choices. http://www.respectingpatientchoices.org.au/. Accessed Dec 2008.

47. Parr MJ, Hadfield JH, Flabouris A, Bishop G, Hillman K. The Medical Emergency Team: 12 month analysis of reasons for activation, immediate outcome and not-for-resuscitation orders. Resuscitation. 2001;50(1):39–44.

48. Kenward G, Castle N, Hodgetts T, et al. Evaluation of a medical emergency team one year after implementation. Resuscitation. 2004;61(3):257–63.

49. Buist MD, Moore GE, Bernard SA, Waxman BP, Anderson JN, Nguyen TV. Effects of a medical emergency team on reduction of incidence of and mortality from unexpected cardiac arrests in hospital: preliminary study. BMJ. 2002;324:387–90.

50. Tan LH, Delaney A. Medical emergency teams and end-of-life care: a systematic review. Crit Care Resusc. 2014;16:62–8.

51. Cretikos MA, Chen J, Hillman KM, Bellomo R, Finfer SR, Flabouris A. The effectiveness of implementation of the medical emergency team (MET) system and factors associated with use during the MERIT study. Crit Care Resusc. 2007;9(2):206–12.

52. Buist M, Bellomo R. The medical emergency team or the medical education team. Crit Care Resusc. 2004;6:88–91.

53. Jaderling G, Calzavacca P, Bell M, et al. The deteriorating ward patient: a Swedish—Australian comparison. Intensive Care Med. 2011;37:1000–5.

54. Calzavacca P, Licari E, Tee A, et al. Features and outcome of patients receiving multiple medical emergency team reviews. Resuscitation. 2010;81:1509–15.

55. Casamento AJ, Dunlop C, Jones DA, Duke G. Improving the documentation of medical emergency team reviews. Crit Care Resusc. 2008;10:24–9.

56. Jones DA, Bagshaw SM, Barrett J, et al. The role of the medical emergency team in end-of-life care: a multicenter, prospective, observational study. Crit Care Med. 2012;40:98–103.

57. Coventry C, Flabouris A, Sundararajan K, Cramey T. Rapid response team calls to patients with a pre-existing not for resuscitation order. Resuscitation. 2013;84:1035–9.

58. Downar J, Rodin D, Barua R, Lejnieks B, Gudimella R, McCredie V, Hayes C, Steel A. Rapid response teams, do not resuscitate orders, and potential opportunities to improve end-of-life care: a multicentre retrospective study. J Crit Care. 2013;28:498–503.

59. Chen J, Flabouris A, Bellomo R, Hillman K, Finfer S, The MERIT Study Investigators. The medical emergency team system and not-for-resuscitation orders: results from the MERIT Study. Resuscitation. 2008;79:391–7.

60. Fritza Z, Fulda J, Haydocka S, Palmer C. Interpretation

and intent: a study of the (mis)understanding of DNAR orders in a teaching hospital. Resuscitation. 2010;81:1138–41.

61. Temel JS, Greer JA, Muzikansky A, et al. Early palliative care for patients with metastatic non-small-cell lung cancer. N Engl J Med. 2010;363(8):733–42.

62. Chen J, Ou L, Hillman KM, Flabouris A, Bellomo R, Hollis SJ, Assareh H. Cardiopulmonary arrest and mortality trends, and their association with rapid response system expansion. Med J Aust. 2014;201:167–70.

63. Kansal A, Havill K. The effects of introduction of new observation charts and calling criteria on call characteristics and outcome of hospitalised patients. Crit Care Resusc. 2012;14:38–43.